麻醉科

住院医师规范化培训
临床案例集

主编　郑晓春　雷秋林

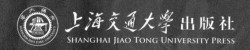

上海交通大学出版社
SHANGHAI JIAO TONG UNIVERSITY PRESS

内容提要

本书以麻醉科住院医师规范化培训大纲为基础，以临床病例为切入点，共收录83个完整、真实的临床案例。根据患者的病情、外科手术类型，预测麻醉实施过程中可能出现的问题，结合近年发展起来的新技术、新知识、指南和专家共识等，提出相应的防治措施，以提高住院医师解决临床问题的实践能力。

本书重点介绍麻醉学的基本理论和基本方法，以基于问题学习(PBL)和基于案例学习（CBL）的教学方法，真实展现临床情况，提升住院医师的临床思维和应急处理问题能力，符合毕业后医学教育的培训目标。

真诚希望这本书能对正在接受规范化培训的住院医师有所帮助，也希望能为住院医师培训基地老师们的临床教学提供参考。

图书在版编目（CIP）数据

麻醉科住院医师规范化培训临床案例集 / 郑晓春，
雷秋林主编 . — 上海：上海交通大学出版社 , 2023.11
　　ISBN 978-7-313-29448-7

Ⅰ.①麻… Ⅱ.①郑… ②雷… Ⅲ.①麻醉学—医师
—岗位培训—案例—汇编 Ⅳ.① R614

中国国家版本馆 CIP 数据核字（2023）第 174143 号

麻醉科住院医师规范化培训临床案例集
MAZUIKE ZHU UANYISHI GUIFANHUA PEIXUN LINCHUANG ANLIJI

主　　编：郑晓春　雷秋林
出版发行：上海交通大学出版社　　　　地　　址：上海市番禺路 951 号
邮政编码：200030　　　　　　　　　　电　　话：021-64071208
印　　制：常熟市文化印刷有限公司　　经　　销：全国新华书店
开　　本：889mm × 1194mm 1/16　　　印　　张：26.75
字　　数：784 千字
版　　次：2023 年 11 月第 1 版　　　　印　　次：2023 年 11 月第 1 次印刷
书　　号：ISBN 978-7-313-29448-7
定　　价：168.00 元

作者简介

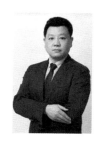

郑晓春，教授，福建省立医院麻醉学专业的学科带头人，在国家和省级麻醉学学术团体担任重要职务，牵头组建了福建省立医院"麻醉与围术期临床医学中心"，擅长危重症患者的麻醉和围术期并发症的诊断和治疗，重视围术期多模式镇痛管理和各专科加速康复（ERAS）推广，惠及广大危重症患者。致力于福建省麻醉学科建设，成立围术期超声培训基地，组建讲师团队，开展各类学习班、讲座并通过医联体下沉的形式，将先进理念和各项新技术带入基层，促进了福建省麻醉学科管理能力和临床水平的显著提高。致力于麻醉学医学研究，近年来承担国家级与省部级等科研项目数十项，获得福建省医学科技奖三等奖 2 项，发表论文 70 篇，其中被 SCI 收录 31 篇，总影响因子 145。致力于医学教育事业，带领福建省立医院麻醉专业住培基地获得全国首批重点基地，同时担任国家一流本科专业建设点、福建医科大学麻醉学系主任，为福建麻醉学事业发展做出贡献。以高速、高效、高度责任感做好抗疫工作，作为副领队，受命建设福建省核酸检测城市基地，带领福建省立医院核酸检测方舱队伍奔赴莆田、泉州、宁德、海南等地抗疫，多次荣获抗疫"最美逆行者"表彰。

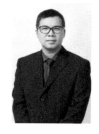

雷秋林，本科学历，学士学位，1992 年 7 月毕业于福建医学院麻醉学专业，同年毕业分配于福建省立医院麻醉科工作至今，长期从事临床麻醉工作，专注于困难气道管理、围术期的心电监测、围术期的凝血和血小板功能监测的临床与科研，长期承担麻醉基地住院医师规范化培训的教学工作，现任：福建省立医院麻醉与围术期临床医学中心主任医师，福建省立医院住院医师规范化培训麻醉专业基地教学主任，人民卫生出版社《麻醉学》住培教材（第二版）编委，中国医药教育委员，海峡医药协会麻醉分会理事。

编委会名单

主　编： 郑晓春　雷秋林

副主编： 蒋俊丹　雷立华　陈江湖　李丽萌
　　　　戴东升

编　委：（按姓氏拼音排序）
　　　　陈晓辉　陈晓影　戴双波　方　闻
　　　　高　飞　龚灿生　郭艳华　黄风怡
　　　　黄晶晶　黄志斌　李德龙　廖燕凌
　　　　林　莹　林剑兵　林伟巍　林宗勋
　　　　涂文劲　许文言　姚玉笙　叶　鹏
　　　　尤美铮　郑　澍　郑春英　郑　凌
　　　　邹聪华

前　言

　　2013 年，国家卫生和计划生育委员会（现国家卫生健康委员会）等七部门印发了《关于建立住院医师规范化培训制度的指导意见》，住院医师规范化培训成为国家制度，以"5+3"为主体的临床医学人才培养体系，成为我国临床医师培养的主流模式。毕业后医学教育包括住院医师规范化培训和专科医师规范化培训，目标是培养具有独立诊治常见病、多发病能力的合格专业医师和独立诊治专科常见疑难病症的合格专科医师。毕业后医学教育在医学终身学习中承上启下，举足轻重，是把"准医师"加快培养成为合格临床医师的重要阶段。

　　福建省立医院麻醉与围术期临床医学中心，专门组织了具有丰富麻醉学理论知识和实践经验的临床麻醉工作者，编写了《麻醉科住院医师规范化培训临床案例集》。

　　本书以麻醉科住院医师规范化培训大纲为基础，以临床病例为切入点，通过完整真实的病例展现和剖析，根据患者的病情、外科手术类型，预测麻醉实施过程中可能出现的问题，结合近年发展起来的新技术、新知识、指南和专家共识等，提出相应的防治措施，以提高住院医师解决临床问题的实践能力。本书还重点收集了围术期间并发的急危重症案例，通过完整、真实的急危重症病例回顾和剖析，引导住院医师独立思考当时发生急危重症的原因、诊断和鉴别诊断，并做出快速、准确的处理，培养住院医师的临床思维和处理急危重症能力。

　　本书在临床病例的选择上，力求既能体现教材的经典性，又能表现临床病例的多样性和复杂性。

　　本书按临床案例的手术类型分为 8 篇，共收录 83 个临床案例，内容涵盖临床麻醉科工作中常见的重点、难点问题，符合麻醉学临床教学实践的特点；本书不像传统教科书那么系统地以概念、病理学、生理学、药理学基础为切入点，重点介绍麻醉学的基本理论和基本方法，而是以临床案例为基本素材，以基于问题学习（PBL）和基于案例学习（CBL）的教学方法，真实展现临床情况，提升住院医师的临床思维和应急处理问题能力，符合毕业后医学教育的培训目标。此外，本书对临床病例中涉及的概念、病理生理学、药理学、危重病医学等基础知识的重点也做了详细叙述。

　　由于临床医学的复杂性，每一位医师和每一个临床科室不可能对每一种临床情况都进行全面的研究，拥有最正确的认识和最丰富的经验。因此，真诚希望这本书能陪伴正在接受规范化培训的住院医师走过牙牙学语的初级阶段，也希望能对住院医师培训基地老师们的临床教学有所帮助。由于编纂时间仓促，书中难免存在疏漏和不足之处，敬请本书的使用者和同道不吝指正！我们期望本书再版时能获得更多住院医师和临床教师的喜爱。

郑晓春　雷秋林

2022 年 12 月

目　录

第四篇　四肢脊柱手术的麻醉管理

第五篇　急诊手术的麻醉管理

第六篇　术中突发特殊情况的麻醉管理

第七篇　妇产科手术的麻醉管理

第八篇　门诊、介入手术的麻醉管理

第一篇 头颅、颈、面手术的麻醉管理

1 合并肥厚型心肌病患者行非心脏手术

一、病例摘要

1. 基本信息

女，76岁，身高162cm，体重62kg，身体质量指数（body mass index，BMI）23.22kg/m²。

2. 主诉

发现左侧甲状腺肿物2周。

3. 既往史

（1）发现"高血压病"10余年，平素规律口服降压药，平素控制于（130～150）/（80～100）mmHg。

（2）发现"冠状动脉粥样硬化性心脏病"10余年，平素控制可，具体治疗不详。

（3）发现"糖尿病"10余年，平素控制可，具体治疗不详。

4. 术前诊断

（1）左侧甲状腺结节。

（2）高血压病。

（3）肥厚型心肌病。

（4）冠状动脉粥样硬化性心脏病。

（5）糖尿病。

5. 拟行手术

左侧甲状腺切除术。

6. 会诊记录

（1）于手术前1周，术前检查提示患者心功能较差，予请心内科会诊，排除手术禁忌证，评估手术风险。心内科会诊建议：①完善冠脉CTA、24h动态心电图评估病情，治疗上可加用小剂量β受体阻滞剂［倍他乐克11.375mg，每天1次（qd）］。②患者时有黑矇、晕厥发作，恶性心律失常、左室流出道梗阻不能排除，患者此次因"甲状腺结节"入院行手术治疗，术中存在急性冠脉综合征、恶性心律失常、急性心力衰竭等风险，建议充分沟通，围手术期加强监护，避免低血压，密切监测生命征，维持电解质平衡。汇报上级医师后，遵嘱执行。

（2）于手术前4天再次请心内科会诊，结合检查结果及查体，予诊断：肥厚型心肌病，冠状动脉粥样硬化。建议：①予以营养心肌［万爽力35mg，每天2次（bid）或辅酶Q10mg，每天3次（bid）］、控制心室率（康忻1.25mg qd或倍他乐克11.375mg qd），他汀类药物稳定斑块［立普妥20mg，每晚1次（qn）］治疗，动态复查心电图、肌酸激酶、肝功能。汇报上级医师后，遵嘱执行。

7. 辅助检查

（1）心电图：①窦性心律；②心脏呈逆钟向转位；③提示左心室肥大，请结合临床；④ST段压低，T波倒置（Ⅰ、aVL、Ⅱ、Ⅲ、aVF、V₄～V₆）。

（2）24h动态心电图示：①窦性心律，平均心率71次/分，最快心率108次/分，最慢心率54次/分；

②偶发房性期前收缩；③短阵性房性心动过速（27 次 /24h）；④偶发室性早搏；⑤ ST-T 段改变明显。

（3）心脏彩超：①室间隔与左室前壁显著增厚（上段：1.73cm，中段：1.68cm，下段：1.67cm，左室前壁：4.13cm，左室后壁：1.06cm）；②左室舒张功能减退；③ EF：60%。

（4）冠脉 CT：①冠状动脉见钙化灶，钙化积分总和为 231.2；②冠状动脉呈右优势型，三只冠状动脉粥样硬化改变，部分管腔轻度狭窄；③二尖瓣稍增厚伴钙化。

（5）BNP：1 258.00pg/ml；肌钙蛋白、血常规、生化、凝血等未见明显异常。

8. 术前访视

（1）患者一般情况尚可，自诉活动后气促，伴胸闷、胸痛，时有黑矇、晕厥发作。

（2）体格检查：甲颏距离 ＞ 6.5cm，张口度 ＞ 3 横指，头颈活动度良好，无义齿或牙齿松动。

（3）ASA 分级Ⅲ级、心功能分级Ⅱ级。

二、麻醉过程

患者入室后三方核查，建立静脉通路后予 500ml 乐加静滴，予常规监测有创血压、心电、脉氧。测得有创动脉压较高，遂予咪达唑仑 1mg iv，镇静。诱导：缓慢分次给予依托咪酯 12mg，舒芬太尼 25mg，顺式阿曲库铵 12mg。插管：在可视喉镜暴露会厌及声门后，顺利将 6.5# 普通气管导管置入气管内，行静吸复合全身麻醉。维持：3% 地氟烷＋丙泊酚＋瑞芬太尼维持麻醉，根据血压进行调整，术中血压较为稳定，未使用血管活性药物。

术中生命体征如图 1-1。

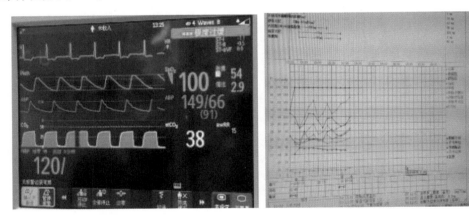

图 1-1　术中生命体征

患者术中血压维持基础血压 ±30%，心率维持基础心率 ±10%，手术过程平稳，无明显不良反应，手术历时 1.5h，术后安全拔管，清醒安返病房。

嘱病房持续监护 24 ～ 48h：监护指标如图 1-2。

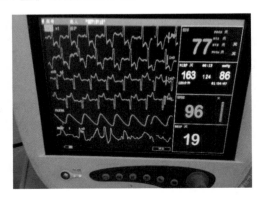

图 1-2　病房生命体征

三、麻醉要点

（一）合并肥厚型心肌病的患者，其主要的病理生理改变

肥厚型心肌病（hypertrophic cardiomyopathy，HCM）基本特征：心室肌肥厚，典型者在左心室，以室间隔为甚，可呈向心性肥厚。

1. 病理变化

以心肌肥厚为主，心脏重量增加。根据是否伴有左心室流出道梗阻（left ventricular outflow tract，LVOT），分为梗阻型和非梗阻型。静息或运动负荷超声显示左心室流出道压力阶差 ≥ 30mmHg 者，属于梗阻型 HCM。

2. 病理生理变化

主要表现在：心室流出道梗阻、舒张功能异常、心肌缺血、心律失常等。

（1）左心室流出道梗阻：主要表现在收缩期，导致每搏输出量受损，心力衰竭和围术期死亡风险升高。心肌非对称性肥厚，室间隔非对称性增厚，室间隔中上部肥厚的心肌突向左室流出道导致流出道狭窄。左室流出道越窄，血流速度越快，流出道相对负压，吸引二尖瓣前叶及腱索收缩期前运动，即 SAM（systolic anterior motion）征。这种动态阻塞程度与二尖瓣 – 室间隔接触范围和持续时间相关，任何促进心室腔大小减小的情况都可能加重动态 LVOT 梗阻。

（2）舒张功能异常：心室肥大和纤维化降低左心室顺应性，左心室舒张末期压力增高，损害心室舒张期充盈。舒张功能障碍最终可能导致患者运动不耐受或出现心力衰竭症状。

（3）心肌缺血：心肌需氧大于氧供，心壁内冠脉狭窄，舒张期过长，心室壁内张力增高等均能导致心肌缺血。

（4）心律失常：心脏结构特别是正常心肌细胞结构和排列混乱和破坏，超微结构异常导致心肌灌注不足和潜在缺血，因此 75% ～ 95% 的肥厚型心肌病患者存在心电图异常。非持续性室性心动过速是心源性猝死的一个重要危险因素，存在于 20% ～ 30% 的 HCM 患者中。

（二）进行麻醉前评估时，作为住院医师重点关注方面

全面了解疾病本身及全身情况，注意有无心绞痛，心衰症状，有无晕厥病史。合并 HCM 患者麻醉术前评估重点之一是确定有无左心室流出道梗阻及严重程度，是否具有心外科手术指征。通过术前准备尽可能降低术中及术后梗阻恶化。

1. 心外科处理指征

术前若患者存在心外科处理指征，接受非心脏手术时需相应心外科备台，做好体外循环准备。同时满足以下 2 个条件为心外科行室间隔心肌切除适应证：

（1）药物治疗效果不佳，治疗后仍有呼吸困难或胸痛或晕厥、先兆晕厥。

（2）静息或运动激发后，由室间隔肥厚和二尖瓣收缩期前移所致左心室流出道压差 ≥ 50 mmHg，SAM（＋）。对部分症状较轻患者（NYHA 心功能 Ⅱ级），左室流出道平均压差（left ventricular outflow tract gradient，LVOTG）≥ 50 mmHg，但存在中重度二尖瓣关闭不全、房颤或左心房明显增大等，也考虑外科手术。

2. 术前心血管系统评估

（1）心肌缺血：HCM 常合并心肌缺血，并且合并心肌桥发生率高。术前需明确其缺血程度及干预方式，行冠脉 CT 及造影检查。

（2）心律失常：HCM 心律失常发生率高。术前需行 12 导联心电图及 24 ～ 48 h 动态心电图检查。①对药物治疗难以控制的症状性射血分数降低型心衰（LVEF < 40%）伴有左束支传导阻滞且 QRS 间期 > 130 ms 患者：考虑心脏再同步化治疗。②近期出现一次或多次昏厥，最大左心室厚度 ≥ 30 mm：考虑 ICD 置入。

（3）合并右心室肥厚及梗阻（RVOTG ≥ 25 mmHg）：围术期风险更高，慎重考虑非心脏手术。

（4）若无梗阻症状，同一般心衰治疗；有梗阻症状患者：解除症状，预防猝死。使用药物如 β 受体阻滞剂、非二氢吡啶类钙通道阻滞剂地尔硫䓬。二氢吡啶类如硝苯地平具有扩血管作用，加重流出道梗阻，不推荐使用。合并症状性射血分数降低型心衰，采用 ACEI/ARB。伴房颤、房扑的 HCM 患者需口服华法林，预防栓塞。

（三）合并 HCM 的患者麻醉围术期管理目标

合并 HCM 的患者麻醉围术期管理原则：维持窦性心律、减少交感兴奋、维持左室充盈、维持全身血管阻力。

1. 血流动力学方面

（1）左心室前负荷：维持足够前负荷，避免左室腔减小，避免血管扩张药。

（2）心率：减慢心率，维持窦性心律，避免心动过速，可使用艾司洛尔。

（3）心肌收缩力：降低心肌收缩力，适当使用 β 受体阻滞剂、吸入性麻醉药及避免交感神经过度兴奋。

（4）维持后负荷：避免低血压事件发生，适当使用去氧肾上腺素或血管升压素。

2. 麻醉监测与麻醉技术应用

（1）术中可行 TEE 监测、中心静脉压（central venous pressure, CVP）及肺动脉楔压（pulmonary artery wedge pressure, PCWP）监测：评估患者心脏运动情况及容量负荷情况。

（2）术前用药：β 受体阻滞剂、非二氢吡啶类钙通道阻滞剂维持服用至术晨。

（3）麻醉诱导和维持：①避免麻醉诱导药物使用引起后负荷降低；②避免麻醉诱导操作如插管引起交感过度兴奋；③术前适当扩容，积极补充丢失血液及体液量，维持足够前负荷；④可使用吸入麻醉药抑制心肌；⑤做好术后监护。

（四）已完成麻醉诱导，手术开始拟在全身麻醉下完成此例手术，该患者围术期可能出现的不良反应

1. 心肌缺血

心肌缺血的识别包括：清醒患者诉胸痛、呼吸困难；活动后 ST 段抬高 > 2mm；灌注扫描检查时出现可逆性缺损。如果冠状动脉阻塞可排除，可认为是心脏微血管的梗阻引发心肌缺血。非二氢吡啶钙通道阻滞剂如地尔硫䓬或维拉帕米作为首选，也可使用 β 受体阻滞剂。

2. 低血压

（1）寻找原因：麻醉药物、手术失血等可能导致的低血压。

（2）扩张容量：包括通过头低脚高位来增加心脏前负荷。

（3）使用增加全身血管阻力而不增加心率或收缩力的药物：去氧肾上腺素和血管升压素。

（4）若出现血流动力学不平稳的房颤，优先选择直流电复律。

3. 心律失常

（1）房颤：按照围术期房颤处理原则。术前 HCM 合并临床房颤患者，均建议抗凝治疗，不受 CHA_2DS_2-VASc 评分。术中出现房颤，积极治疗恢复窦性心律，可使用胺碘酮控制心律；β 受体阻滞剂或非二氢吡啶类钙通道阻滞剂控制心率。

（2）心室颤动：一旦出现快速型室上性心律失常使用胺碘酮纠正，无效或效果不明显者使用电复律。

4. 充血性心衰

HCM 术中突发心力衰竭最常见的原因是 SAM 征导致左心室流出道梗阻，从而引起心腔内压力增高。术中 TEE 可作为诊断工具。此时最重要的是解除流出道梗阻症状，适当利尿，使用 β 受体阻滞剂，改善血液流动，解除症状。

参考文献

［1］OMMEN SR, MITAL S, BURKE MA, et al. 2020 AHA/ACC guideline for the diagnosis and treatment of patients with hypertrophic cardiomyopathy: executive summary: a report of the American College of Cardiology/American Heart Association Joint Committee on Clinical Practice Guidelines [J]. Circulation, 2020, 142: e533– e557.

［2］国家心血管病专家委员会心力衰竭专业委员会，中国医师协会心力衰竭专业委员会，中华医学会心血管分会心力衰竭学组，等 . 中国肥厚型心肌病指南 2022 [J]. 中华心力衰竭和心肌病杂志，2022，06（2）：80–103.

（撰稿：黄风怡　审稿：雷秋林）

② 声门口巨大血管瘤患者行支撑喉镜下血管瘤切除术

一、病历摘要

1. 基本信息

男性，59 岁，身高 179cm，体重 86kg，BMI 26.8kg/m²。

2. 主诉

无意间发现颈部隆起，咽部异物感 15 年。

3. 现病史

15 年前无意间发现颈部隆起，有咽部异物感，偶有夜间憋醒，无声音嘶哑、饮水呛咳，10 天前省肿瘤医院体检做全麻胃镜时，出现严重三凹征，胃镜进镜时发现咽喉部声门区巨大血管瘤，遂取消胃镜检查，加压通气并等待患者苏醒。

4. 既往史

1990 年外院行"左侧颈部肿物切除术"，术后病理提示：血管瘤。20 年前发现慢性肝炎，口服"恩替卡韦"，否认高血压、糖尿病、心血管疾病，否认外伤、输血史，否认食物药物过敏史。自述睡眠时可出现夜间憋醒，需左侧卧位能改善。

5. 体格检查

平素生活自理，能上四楼，无活动义齿，马氏分级Ⅱ级，小下颌，甲颏距离大于 6.5cm，张口度大于 3 横指，头颈活动度正常。

6. 术前诊断

（1）下（喉）咽部血管瘤。

（2）舌多发血管瘤。

（3）慢性乙型病毒性肝炎。

（4）鼾症。

7. 术前辅助检查

（1）心电图示：窦性心律。

（2）胸部 X 线片：心肺未见明显异常。

（3）血常规、生化全套，凝血四项等检查未见明显异常。

（4）术前颈部磁共振示：①下咽后壁偏右侧软组织肿物，考虑为血管瘤可能，请结合喉镜检查；②会厌游离缘左侧区局部小结节囊性灶，考虑良性病变，请结合喉镜检查；③舌骨内侧面右侧局部软组织影增厚，血管瘤可能，请结合临床；④甲状腺左侧叶后方结节，血管瘤可能，建议彩超进一步检查；⑤左侧颈部Ⅱ区局部明显结节灶伴周围异常增粗血管影，血管畸形待排除；⑥右侧斜方肌后方异常信号，考虑血管瘤可能。（见图2-1）

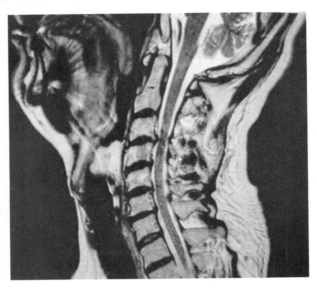

图2-1 颈部磁共振

（5）电子喉镜示：舌部多发血管瘤，喉咽巨大血管瘤，遗传性毛细血管扩张症待排除。声门区无法窥及，声门下无法窥及。（见图2-2）

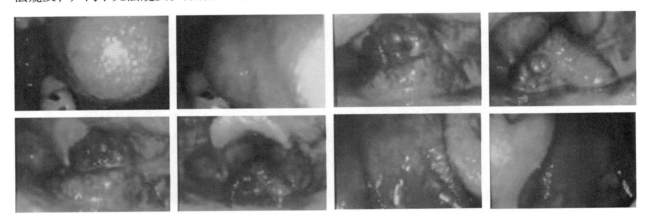

图2-2 电子喉镜

8. 麻醉方案

纤支镜下清醒下气管插管（备气管切开）。

9. 拟行手术

"支撑喉镜下下咽部血管瘤硬化剂注射＋等离子切除术"。

二、围术期过程

入室后常规监测示：BP（142～154）/（67～78）mmHg，P 窦性心律，80次/分，R 19次/分，SpO_2 98%，局麻下行桡动脉穿刺置管并持续测压。

麻醉诱导：戊乙奎宁 0.3mg，肌内注射（im）后，予以达克罗宁胶浆（局麻药）含服10min。含服后在纤维支气管镜下行声门上及声门区、声门下表面麻醉。经纤支镜仔细谨慎探查，发现左侧血管瘤与咽侧壁尚存留一条缝隙，对此处进行2%利多卡因3ml喷洒麻醉后，轻柔地从血管瘤左侧绕到声门区，成功地应用了 2% 利多卡因 5ml 进行了声门区和声门下的表面麻醉。2min 后，充分润滑气管导管，抽瘪套囊，双人辅助，轻柔旋转送入带钢丝气管导管，未遇到明显阻力，成功经纤维支气管镜引导置入 7# 带钢丝气管导管。（插管过程见图 2-3）

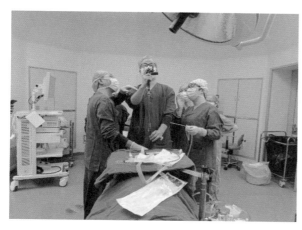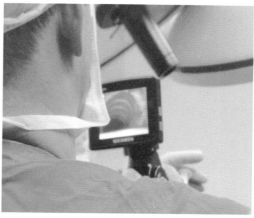

图 2-3　插管过程

清醒气管插管成功后，连接螺纹管给氧，监测呼气末二氧化碳，提示通气良好。予以静脉注射咪达唑仑 1mg，丙泊酚 60mg，依托咪酯 5mg，舒芬太尼 30μg，罗库溴铵 50mg 进行诱导；麻醉维持用药：丙泊酚＋瑞芬太尼＋地氟烷 3%＋顺式阿曲库铵，行静吸复合全身麻醉。（诱导后生命体征见图 2-4）

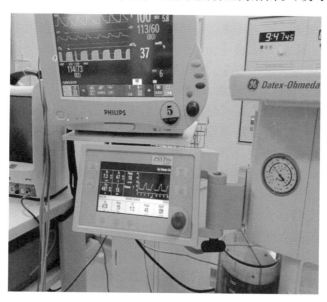

图 2-4　诱导后生命体征

气管插管后行容量控制呼吸，气道压 $15cmH_2O$，维持呼气末二氧化碳 35～40mmHg。

手术术式为支撑喉镜下咽部血管瘤等离子消融术＋硬化剂注射术（支撑喉镜下所见如图 2-5 所示），手术历时 3h。手术已将可见的血管瘤基本消除，完整暴露出了声门。术中给予甲泼尼龙 80mg 静滴抗炎、减少渗出、减轻术区水肿。术中生命体征平稳，术后给予舒更葡糖钠（布瑞亭）200mg 拮抗残余肌松药。待自主呼吸恢复良好，潮气量及呼吸频率达标，患者可遵嘱睁眼点头摇头时，置入气管导管交换管，拔除气管导管，观察有无声门区水肿导致的呼吸道梗阻。患者呼吸顺畅，清醒配合，胸廓起伏良好，观察 2min 后患者无不适，遂予以拔除气管导管交换管，送入恢复室观察。

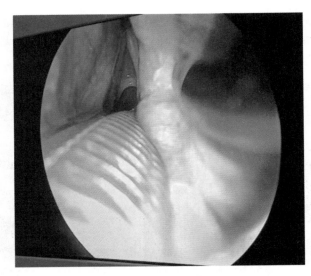

图 2-5　术中支撑喉镜所见

术后无呼吸困难等不适，术后 7d 顺利出院。术后 3 个月复查磁共振及电子喉镜，喉咽部血管瘤已基本消失。

三、关键节点的临床思维和临床决策

（一）插管方式的选择

患者喉咽部巨大血管瘤，电子喉镜示声门区及声门下区无法窥入；近期外院行静脉全麻时出现严重三凹征，平素有夜间憋醒史，综上所述，可以得出，患者存在导致严重上呼吸道梗阻的因素，快诱导插管可能引起紧急气道，出现无法通气、无法插管的局面。根据困难气道指南及专家共识，该患者应选择清醒保留自主呼吸状态下建立气道后再行麻醉诱导。

（二）该患者选择清醒气管插管的理由，清醒插管的风险和预案

该患者清醒状态下无呼吸困难，提示血管瘤侧方空隙尚可维持呼吸，可尝试清醒表面麻醉下气管插管，同时做好紧急气切准备。存在的风险有：①表面麻醉效果不佳。由于血管瘤的遮挡，局麻药的喷洒会受到影响，声门区及声门下区表麻存在困难，可能导致表面麻醉效果不佳，从而导致插管失败。②瘤体破裂出血。若表面麻醉效果不佳，可导致插管过程中瘤体破裂出血，同时置入气管导管过程中，导管尖端可能损伤瘤体，导致瘤体破裂出血可能。③插管失败。由于巨大瘤体的遮挡，存在气管导管无法越过障碍到达气管。④局麻药毒性反应。由于瘤体为血管瘤，血供丰富，存在局麻药吸收速度快、吸收量大的问题，在表面麻醉的过程中，存在毒性反应可能。

（三）清醒表面麻醉效果欠佳的处理方案

由于瘤体遮挡，存在声门区及声门下区表面麻醉欠佳的问题，应有经验丰富的麻醉医师进行表面麻醉气管插管，如果仍无法达到满意的表面麻醉，应果断放弃，行气管切开保证通气。

（四）若插管过程中出现瘤体破裂出血时的预防及处理策略

首先应保证表面麻醉效果好，防止剧烈呛咳导致瘤体破裂；其次送入导管时应充分润滑，动作轻柔并选用小号导管旋转送入，若遇到阻力，切不可使用暴力突破；可使用第二根纤维支气管镜提供第二视野，在明视条件引导下置入气管导管。

若瘤体出血时，气管导管已置入成功，应快速诱导进行手术止血；若气管导管未置入成功，应立即头低位，防止误吸；同时视出血情况决定下一步方案：若出血量小，可局部棉球压迫止血后再尝试气管插管或直接气管切开；若出血量大，应立即进行气管切开控制气道。

（五）局麻药毒性反应临床表现

局麻药毒性反应可分为中枢神经系统毒性反应和心脏毒性反应。

中枢神经系统：一旦血内局麻药浓度骤然升高，可引起一系列的毒性症状，如下按其轻重程度序列：舌或唇麻木、头痛头晕、耳鸣、视力模糊、注视困难或眼球震颤、言语不清、肌肉颤搐、语无伦次、意识不清、惊厥、昏迷、呼吸停止。此时，局麻药一般血内水平多在 4～6g/ml，但强效的丁哌卡因或依替卡因在较低浓度（2g/ml）就可出现毒性症状。局麻药引起的惊厥系为全身性强直阵挛性惊厥，由于肌肉不协调的痉挛而造成呼吸困难。同时因血内局麻药浓度较高对心血管的抑制，造成脑血流减少和低氧血症，也间接影响了脑功能。发生惊厥的机制，可能与局麻药作用于边缘系统、海马和杏仁核有关，认为杏仁核的血液灌流较其他部位更为丰富，局麻药通过杏仁核的血脑屏障也较容易。因局麻药选择性抑制大脑抑制性通路，使易化神经元的释放未遇到阻抗，故出现兴奋和惊厥。若血内浓度继续升高，则易化和抑制性通路同时受到抑制，使全部中枢神经系统处于抑制状态。

心脏毒性反应：自丁哌卡因用于临床后，引起人们对局麻药心脏毒性反应的注意。一般局麻药中枢神经系统毒性表现多先与心脏毒性，而丁哌卡因则与此相反。它与利多卡因所不同的有以下五点：①产生不可逆的心血管虚脱于中枢神经系统毒性（惊厥）间局麻药剂量之比（CC/CNS），丁哌卡因、依替卡因要比利多卡因低；②血管内误入过量的丁哌卡因能引起室性心律失常与致死性室颤，利多卡因则不会；③孕妇比不怀孕患者对丁哌卡因的心脏毒性更为敏感；④丁哌卡因引起的心血管意外，复苏困难；⑤酸中毒和缺氧可显著的强化丁哌卡因的心脏毒性。当发生心血管虚脱时，心肌内丁哌卡因和依替卡因的浓度远比利多卡因为高。由此可见，强效局麻药所出现的较强的心脏毒性，是与心肌对药物的摄取有较大关系。

（六）清醒表面麻醉过程中出现局麻药毒性反应的预防和处理策略

由于丁哌卡因穿透力强、毒性反应强，应避免使用；可使用 2% 利多卡因，在纤维支气管镜引导下进行精准麻醉，以减少局麻药用量。局麻药毒性反应出现后，按照局麻药毒性反应处理流程，应首先给予镇静药物处理，吸氧保持呼吸道通畅。但由于该患者使用镇静药可出现明显的上呼吸道梗阻，故应在快速建立气道后再使用镇静药。可使用紧急经皮气管切开通气或者经皮环甲膜切开通气，创伤小，快速可靠。

参考文献

［1］HASSOUN PM. Pulmonary arterial hypertension[J]. N Engl J Med, 2021, 385: 2361-2376.
［2］刘进，于布为. 麻醉学 [M]. 2 版. 北京：人民卫生出版社，2014.

（撰稿：邹聪华　审稿：李丽萌）

③ 气管肿物患者行肿物切除术

一、病历摘要

1. 基本信息

女，56 岁，身高 160cm，体重 70kg，BMI 27.3kg/m²。

2. 主诉

咽部不适伴咳嗽、咳痰 8 月，吞咽困难 1 月。

3. 既往史

（1）4 个月前因"甲亢"于我院行"左侧甲状腺肿物切除术＋颈部淋巴结清扫术"。

（2）1 月前出现进食、吞咽不畅，平时无呼吸不畅及胸闷，目前表现为痰多，偶有夜间呼吸不畅及憋醒，打鼾情况严重。

4. 术前诊断

（1）气管良性肿物。

（2）甲状腺术后。

（3）甲状腺功能减退。

5. 拟行手术

气管肿瘤切除术＋气管切开术。

6. 辅助检查

（1）心电图：①窦性心律；②ST 段压低（$V_4 \sim V_6$）。

（2）颈部 CT（2 个月前）：气管后壁约平 $C_6 \sim$ C7 颈椎水平占位性病变，与食管分界不清，考虑新生物。

（3）颈部 CT：气管后壁约平 $C_6 \sim$ C7 颈椎水平结节突起，考虑来源于气管肿瘤或肿瘤样病变可能，食管平滑肌待除。

（4）胸部 CT：①双肺少许慢性炎症；②所摄入气管后壁约平 $C_7 \sim T_1$ 椎体水平小结节样突起。

（5）纤维支气管镜：声门下 1cm 气管膜部黏膜下隆起，长径约 1cm，致气管入口管腔变窄约 1/3（见图 3-1）。余无异常。

7. 术前访视

甲颏距离＞ 6.5cm，张口度＞ 3 横指，头颈活动度良好，无义齿或牙齿松动。肥胖，打鼾严重，可能存在面罩通气困难情况。

ASA 分级Ⅲ级、心功能分级Ⅱ级。

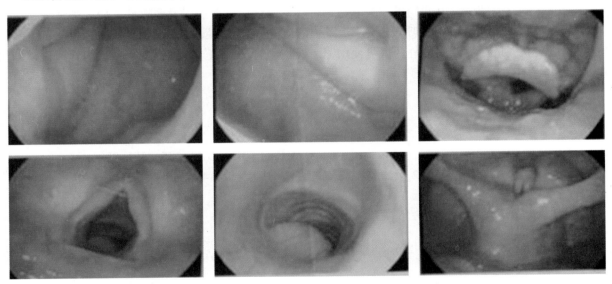

图 3-1　纤维支气管镜检查

二、麻醉过程

患者入室平卧，无创血压 124/87mmHg，P 88 次 / 分，SpO_2 93%，面罩吸氧，局部麻醉下左侧桡动脉穿刺置管，静脉注射盐酸戊乙奎醚 1mg，静脉泵注右美托咪定 1μg/kg，维持 10min。然后进行清醒气管插管。

在口腔、舌根、咽部使用 1% 丁卡因逐层进行充分表面麻醉，同时含服达克罗宁胶浆，待麻醉起效，嘱患者张口，喉镜缓慢置入，使用喉麻管将丁卡因 20mg 喷洒在会厌谷、会厌及周围组织，后缓慢适当挑起会厌，再继续进行声门周围表麻。在纤维支气管镜引导下予 2% 利多卡因 5ml 进行声门下气管内麻醉，并引导插入 ID 6.0mm 的导管，确认导管越过病变位置，位于隆突上方（见图 3-2 ～图

3-4），固定导管深度为 22cm。此时患者自主呼吸良好，$P_{ET}CO_2$ 35 ～ 40mmHg。

确认导管位置后，给予全麻诱导药物，静脉注射舒芬太尼 20μg、丙泊酚 50mg、顺式苯磺酸阿曲库铵 10mg 后连接呼吸机，给予压力控制通气（PCV 18mmHg，RR 12 次/分）。麻醉维持采用静吸复合麻醉地氟醚复合丙泊酚和瑞芬太尼。诱导插管后生命体征平稳，听诊双肺呼吸音对称清晰（呼吸参数见图 3-5，生命体征见图 3-6）。

手术暴露环状软骨及 1 ～ 6 气管环，从第一气管环切开气管，探查见 1 ～ 3 气管环后方膜部位置黏膜隆起，肿物质软，与黏膜有明显界限。于 3 ～ 4 气管环行常规气管切开，将经口气管导管退出声门，由术者将另一无菌气管导管经 3 ～ 4 气管切开口位置向下插入气管内，连接无菌螺纹管行机械通气。待完整切除肿物，缝合气管黏膜和第一气管环切口后，于 3 ～ 4 气管环位置将气管导管更换为气切套管，并继续连接呼吸机行机械通气。术毕待患者清醒，安返病房。

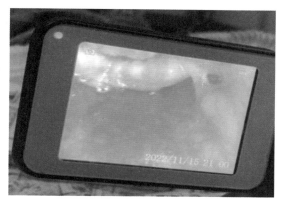

图 3-2　充分表面麻醉后置入喉镜可见会厌，继续进行会厌及周围组织的麻醉，此时患者配合无不适

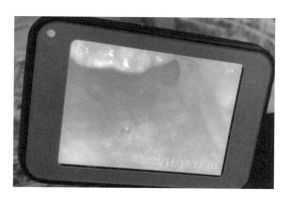

图 3-3　挑起会厌后可视喉镜下最多可见声门后半部，喉镜暴露分级约为 II 级。此时患者稍有不适，但仍可配合

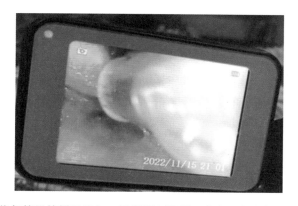

图 3-4　充分暴露后，将气管导管缓慢置入，导管置入顺利，患者示意喉部有不适感，但依旧能够配合

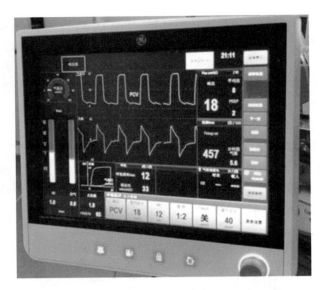

图 3-5　呼吸参数

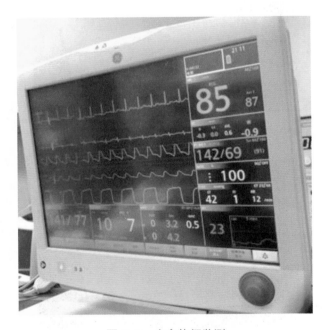

图 3-6　生命体征监测

三、问题

（一）气管肿物手术术前评估要点

气管肿物引起的主要改变是气道梗阻或气道狭窄。气道梗阻或狭窄的位置及程度决定了手术及麻醉的难度。气管肿瘤来源不同，既有原发肿瘤，也有可能是转移复发病灶压迫气管，不同来源的气管肿瘤的手术方式会有所不同。该病例属于气道原发肿瘤，发病率较低（2%左右），有别于气道异物患者，气管肿瘤患者病程较长，患者已慢慢耐受了低氧状态，缺乏评估贸然进行气管插管，很可能造成完全性气道梗阻，危及患者生命。

气管肿瘤患者术前存在不同程度的通气功能障碍，手术目的在于尽快解除气道梗阻。气管肿瘤切除术麻醉管理的关键在于既要维持良好的通气功能，又要保证手术正常进行。气管肿瘤手术的关注点如下：①肿瘤位置（肿瘤与声门、与隆突的距离）；②气管肿瘤的性质（形状、质地、大小等）；③气道的狭窄、通气程度；④患者体征与体位的关系。

（二）气管肿物手术围术期监测

入室后常规吸氧，标准的监测主要包括心电图、无创血压、脉搏血氧饱和度以及呼气末二氧化碳监测。有创动脉压监测适用于实时监测血流动力学和血气分析，穿刺位置常选择左侧桡动脉，建议对气管肿瘤患者行有创动脉压监测。外周静脉对于液体管理已足够，然而当患者术前合并严重心血管系统疾病时，中心静脉置管有利于血管活性药物治疗。考虑到颈部切口的消毒范围，中心静脉置管位置建议选择锁骨下静脉或股静脉。

（三）麻醉方法的选择

气管手术麻醉的关键在于气道的管理，必须确保气道通畅、氧合良好，同时还需为手术提供开阔的术野，避免影响手术的操作，所以麻醉方式的选择就显得特别重要。该患者肿瘤为良性肿瘤，肿物位于声门下 1cm，占气管管腔的 1/3，长径约 1cm，因触碰引起出血导致气道梗阻的可能性小。但是患者偶有夜间呼吸不畅及憋醒，打鼾情况严重，为避免麻醉诱导后出现紧急气道，可考虑行清醒气管插管。

通气方式的选择：

（1）经口气管插管，清醒状态下表面麻醉，通过纤支镜引导，将较细气管导管越过肿瘤后，快速诱导麻醉，控制呼吸。

（2）经口及气管切开联合通气，此方法需考虑气管肿瘤生长的部位。近端气管肿瘤，需要颈部切口或联合胸部正中切口。若肿瘤较大，术前已有明显呼吸困难，可在肿瘤下方局麻行气管切开。若呼吸困难不明显，可保留自主呼吸，充分表麻，经纤支镜引导将气管导管固定于肿瘤上方 0.5 ～ 1.0cm 处，然后控制呼吸，麻醉诱导。暴露并切开病变远端气管后，由术者插入另一根无菌气管导管，接麻醉机通气。当病变部位切除并将气管后壁缝合后，拔除远端气管导管，将原经口气管导管送过吻合口，改此途径通气，继续完成缝合。

（3）高频喷射通气，呼吸频率＞ 60 次 / 分，潮气量＜ 150ml，吸气时间在 0.001 ～ 0.1s，一般呼吸频率 100 次 / 分。它能使呼吸道无效腔减少，使肺通气灌注比值达到最佳状态。高频通气潜在危险是通气为开放系统，可致气胸、纵隔气肿。

（4）体外循环，气管高度梗阻，呼吸极度困难，不能行气管插管或气管切开，建立体外循环（extracorporeal circulation cardiopulmonary bypass）是达到麻醉、肿瘤切除、呼吸道重建的唯一选择。

该患者气管肿物不大，占管腔 1/3，且肿物位置靠近声门，可选择清醒状态下表面麻醉，通过纤支镜引导，将较细气管导管越过肿瘤后，快速诱导麻醉，控制呼吸。术中切除肿物时，切开病变远端气管后，由术者插入另一根无菌气管导管，接麻醉机通气。当病变部位切除并将气管后壁缝合后，拔除远端气管导管，将原经口气管导管送过吻合口，改此途径通气，继续完成缝合。

（5）清醒气管插管的实施要点：①对患者必须做好适当的解释，重点说明配合的事项，不使劲，不乱动，保持深慢呼吸，不屏气，不恶心等，尽量争取患者全面合作。②表面麻醉清醒插管前要求对上呼吸道必须有完善的黏膜表面麻醉。常用的方法有：喷雾和喉镜直视下喷雾咽喉腔黏膜、气管内注入局麻药、经环甲膜穿刺气管注射局麻药等。喷雾表面麻醉的先后程序依次是：口咽腔、舌根、会厌、梨状窝、声门、喉及气管内。③清醒镇静。使用适当的麻醉前用药，如右美托咪定、咪达唑仑、阿片类镇痛药以及阿托品，可使患者镇静、咽喉反射减弱和分泌物减少，以利于施行清醒插管。

（6）术中麻醉管理的要点：气道管理是气管肿瘤麻醉管理的重中之重。确保气道通畅保持良好的氧供及二氧化碳的排出，同时还需给手术提供开阔的视野，避免影响手术操作。术中建立气道的方式，根据术前纤支镜的检查结果，气管肿物在声门下 1cm，长径约 1cm，跨过 2 ～ 3 气管环。在行手术切除肿物时，可在肿物下方切开气管，置入气管导管后行机械通气，既能保证气道的安全，又不影响手术的操作。气道内操作，血液和分泌物易堵塞气管导管，严密观察呼吸变化，特别是分泌物、体位、手术操作对呼吸的影响，避免导管置入过深。准备相应的处理预案，如吸引装置、高频通气设备等。在气管离断后通过手术台上插管单肺或双肺通气以完成手术。术中密切与术者进行沟通气管导管的情况，连续监测脉氧饱和度、呼气末二氧化碳及动脉血气分析。

（7）术后管理：该患者术后行气管切开并置入气切套管，患者易产生恐惧不适，术前必须做好解释工作，取得患者的配合。术中输注右美托咪定及术后良好的镇痛，对减少苏醒期躁动及气管内刺激有很好的作用。当患者肌力恢复，意识完全清醒，镇痛良好后转入 ICU 继续严密监护。

参考文献

［1］庄心良，曾因明，陈伯銮，等 . 现代麻醉学 [M].3 版 . 北京：人民卫生出版社，2005，912–914.

［2］APFELBAUM J L, HAGBERG C A, CONNIS R T, et al.. 2022 American Society of Anesthesiologists Practice Guidelines for Management of the Difficult Airway[J]. Anesthesiology, 2022, 136(1): 31–81.

（撰稿：林莹　审稿：戴东升）

④　巨大甲状腺肿全切术

一、病例简介

1. 基本信息

女，79 岁，体重 55kg，身高 148cm。

2. 主诉

发现双侧甲状腺肿物 10 年。

3. 现病史

缘于入院前 10 年无意发现颈部肿物，位于颈部双侧，无颈部疼痛、声音嘶哑、饮水呛咳、吞咽困难、呼吸困难、甲状腺功能亢进等症状，未予治疗，后肿物逐渐增大。1 个月前因"L$_3$ 椎体占位"就诊我院，行"腰椎肿瘤切除术"，术后病理报告提示"癌转移，考虑甲状腺来源可能。"

4. 既往史

（1）高血压病 10 年，平素血压最高 180/90mmHg，未规律控制血压。

（2）4 个月前于外院行"左侧膝关节置换术"。

5. 入院诊断

（1）双侧甲状腺结节。

（2）高血压病。

（3）L$_3$ 椎体转移瘤术后。

（4）左侧膝关节置换术后。

6. 手术计划

双侧甲状腺全切＋中央区淋巴结清扫术。

7. 体格检查

T 36.1℃，P 93 次 / 分，R 18 次 / 分，BP 153/79mmHg。体重 55kg，身高 148cm。心肺听诊无异常。颈软无抵抗，颈动脉搏动正常，颈静脉正常，气管居中，双侧甲状腺左侧可及 4cm 直径结节，表面光滑；右侧可及 4.5cm 直径结节，表面光滑，无压痛，可随吞咽上下活动。

8. 术前访视

患者可平躺睡眠，安静状态下无呼吸困难、吞咽困难，近期手术，身体活动耐量较差。马氏分级

2 级，张口度 3 横指，头颈活动度尚可。

9. 辅助检查

（1）血常规：白细胞计数 $18.6 \times 10^9/L$，中性分叶核 82.4%，血红蛋白 109g/L。

（2）甲状腺彩超：甲状腺右侧叶实性结节，大小约 58.6mm×35.9mm×4mm；左侧叶多个囊实性结节，大者大小约 50mm×54mm×24mm。

（3）颈部 CT：甲状腺肿大伴多发占位，以右侧叶为著，甲状腺肿，其中右侧癌变可能，邻近气管、食管受压变形向左侧移位。（见图 4-1）

（4）余检查未见明显异常。

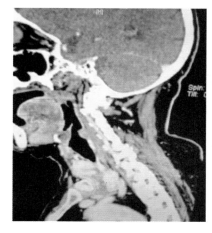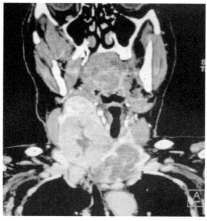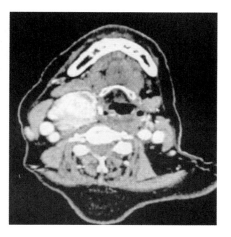

图 4-1　颈部 CT

10. 麻醉术前访视小结

ASA 分级 II 级（已预料的困难气道），心功能 II 级。

二、围术期过程

入室后常规监测血压、心电、脉搏氧饱和度、动脉监测及麻醉深度监测。嘱患者含服利多卡因胶浆。静脉给予长托宁 0.5mg，舒芬太尼 5μg，泵注右美托咪定 0.5μg/kg（总量 28μg），瑞芬太尼 200μg/h。可视喉镜暴露患者口咽部，予 2% 利多卡因分 3 次进行口咽部表麻，患者声门暴露不够充分，咽喉部较敏感，考虑清醒纤支镜引导下气管插管。从纤支镜吸引通道置入硬膜外导管，连接注射器，在纤支镜引导下分次行会厌、声门及气管内表麻。待充分表麻后，用纤支镜探查气管最窄处内径、狭窄的深度及长度。选择 5.5# 加强气管导管，置入气管导管，置管顺利，行麻醉诱导：丙泊酚 80mg，舒芬太尼 30μg，注射用苯磺顺阿曲库铵 8mg，术中去甲肾上腺素（0.2～0.4mg/h）维持血压，静脉推注甲泼尼龙 40mg。麻醉维持：地氟烷 2%～3% 吸入，丙泊酚 2mg/（kg·h），瑞芬太尼 0.1μg/（kg·h），BP（95～120）/（55～70）mmHg，P 55～70 次/分，通气模式：容量控制模式，潮气量 400ml，频率 12 次/分。

术中见气管受到肿物压迫，肿物切除后见气管楔形面，予气管悬吊处理，防止术后气管塌陷。（见图 4-2）

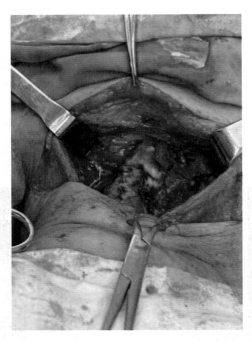

图 4-2　术中见气管楔形面

手术历时 2h，术中出血 50ml，尿量 100ml，输液量 1 000ml。手术结束时停药，拔管前充分吸痰，待患者清醒睁眼，自主呼吸，评估潮气量符合拔管标准，可遵嘱动作，予以拔除气管导管，送外科 ICU 继续观察。1 天后患者返回普通病房。

三、临床思维和临床决策

（一）巨大甲状腺肿的诊断和临床表现

1. 诊断标准

目前国内外尚无统一的标准。国外采用的标准为：上方触不到环状软骨，或下方位于胸廓内，或气管移位 > 10mm，或者胸部 X 线片发现有气管狭窄。国内采用较多的标准为质量 > 500g，或者最长径 > 8cm。

2. 临床表现

巨大甲状腺肿可压迫气管，侵犯软骨环，使气管出现移位、塌陷，常有呼吸短促、吞咽困难、声音改变，有些患者由于肿瘤增长缓慢而无明显压迫症状。患者可能伴有多种心肺并发症。

（二）术前评估的关注点

1. 危险因素评估

识别相关症状及体征，了解患者是否有呼吸困难、有无特殊喜好体位，体位性的呼吸困难或喘鸣可在一定程度上提示气管受压和肺功能异常，如存在体位性症状，则需明确患者在何种体位可减轻或消除相关症状。患者可有心血管症状，可能由于巨大甲状腺肿瘤压迫上腔静脉、肺动脉等造成。

2. 影像学检查

CT 可准确地显示气管受压的情况，包括受压的位置、程度及最狭窄处的直径。这些信息对我们选择合适型号的气管导管、导管放置深度及麻醉方案的制定至关重要。

3. 肺功能检查

有助于了解肿瘤对通气功能的影响。

4. 气道评估

①常规困难气道的评估：包括患者的张口度、甲颏间距、头颈活动度、Mallampati 分级等；②麻醉前应详细了解病情，特别是气管受压和移位的情况。通过影像学检查可明确肿瘤的大小、位置、与周围

组织结构的关系，气管被压迫推移的程度。巨大的甲状腺，由于病程时间长，常有气管压迫和移位的现象。移位和受压越大，气管插管越困难，特别是在头后仰时更加明显。此外巨大甲状腺肿压迫气道，最终导致患者通气功能受损，发生阻塞性睡眠呼吸暂停、低通气综合征的风险明显高于普通人群。

（三）麻醉管理要点

目前普遍认为，全身麻醉是此类手术最安全的麻醉方式。

1. 气道管理

麻醉诱导期间，全身麻醉药和肌松药的使用使颈部肌肉松弛，患者可能会出现严重的呼吸道梗阻，肺内通气血流比例失调，出现低氧血症和高二氧化碳血症的风险进一步升高，因此做好麻醉预案至关重要。根据气道狭窄的程度和位置，选择合适的气道管理方式，包括面罩、喉罩、气管导管、气管切开、体外循环等。

对于无面罩通气困难的患者，多采用保留自主呼吸的清醒气管插管。可给予少量镇静镇痛药物，根据患者情况采用合适的困难气道设备。目前，最常用的是纤支镜引导下清醒气管插管。合适的加强气管导管型号选择至关重要。只通过影像学技术测得的气管直径的绝对值来选择气管导管型号并不完全可取。有文献报道了 2 例巨大结节性的甲状腺肿压迫气管的病例，他们在实施麻醉时使用并成功置入内径大于气管狭窄处的气管导管。较大内径的气管导管能够通过气管最狭窄处的重要原因可能是气管环是完整的。在实际操作中尤其是通过管腔最狭窄处要动作轻柔，避免引起组织水肿，加重气道梗阻。需要注意，导管深度必须超过梗阻部位。

插管时可采取以下措施提高插管成功率：①充分预给氧，增加氧储备，延长插管安全时间窗；②采取头高脚低位，可以改善患者的氧合情况及插管条件；③若患者术前有强迫体位，可通过改变体位，改善呼吸道梗阻的情况，提高插管成功率；④术前可吸入糖皮质激素，减少喉水肿的发生。

术中给予合适的肌松，提高吸入氧浓度，采用压力控制通气模式及小潮气量高频通气模式，潮气量为 6～8 ml/kg，采用轻度头高脚底位能够明显改善氧合，排出二氧化碳。

2. 术中监测

围手术期间常存在血流动力学不稳定及呼吸道并发症，因而严密的术中监测至关重要。巨大甲状腺肿患者可伴有严重的心血管并发症，有创血压监测可实时反映血流动力学的变化。甲状腺手术需在术中监测体温变化，因患者存在潜在的甲状腺功能亢进所致高热及甲状腺功能减退所致低热风险。术中手术医师需评估肿瘤是否引起气管环的破坏及塌陷，为术后拔管的时机提供参考。

3. 麻醉深度管理

麻醉用药剂量较一般手术少，因巨大甲状腺肿患者长时间处于缺氧、高二氧化碳的状态，一旦置于正常或高氧状态下对麻醉的敏感性显著增加。

（四）术后复苏

术后复苏关键点在于术后气管软化的管理。此类患者术后气管软化发生率高，术前虽无明显症状，但肿瘤切除后，因失去周围组织的支撑，即可发生气管塌陷，造成窒息。因此，在手术结束后，应了解气管受压部位有无软化，疑有软化时宜行气管悬吊术。气管受压超过正常直径 1/2 时建议行悬吊术。同时，严格把握拔管指征，应在患者完全清醒、观察无通气功能障碍后方可拔除气管导管。必要时给予少量对呼吸无抑制作用的镇痛药物。对于狭窄部位位于胸廓内而无法行悬吊者，建议延迟拔管时间。一是避免拔管后突然气管塌陷导致措手不及；二是气管导管可起临时的支撑作用；三是预防肌松药的残余作用。

参考文献

［1］崔银，楚帅帅，李冰冰，等．巨大甲状腺肿瘤、纵隔肿瘤压迫气管患者的麻醉管理 [J]．麻醉安全

与质控 .2019.003（2）：113–115.

［2］黄娅琴，雷卫平，孙建良 .胸骨后巨大甲状腺肿手术围术期麻醉管理一例 [J]. 浙江临床医学 .2019.021（10）：1434–1435.

［3］王莉琴，蒋晓，黄河，等 .压迫气管的巨大甲状腺肿围术期麻醉处理 33 例分析 [J]. 临床军医杂志 .2014（9）：920–922.

（撰稿：郑凌　审稿：尤美铮）

⑤ 右侧甲状腺切除术伴甲状腺峡部切除术

一、病例简介

1. 基本信息

女，66 岁，身高 160 cm，体重 55 kg。

2. 主诉

发现右侧甲状腺肿物 10 年。

3. 既往史

既往有高血压病 8 年，最高血压 160/100 mmHg，规律服用氯沙坦 1#qd，美托洛尔 1#qd，吲达帕胺片 1#qd。

4. 入院诊断

（1）右侧巨大甲状腺结节。

（2）高血压 2 级。

5. 手术计划

右侧甲状腺切除术伴甲状腺峡部切除术。

6. 体格检查

T 37.3℃，P 71 次 / 分，R 19 次 / 分，BP 96/60 mmHg。颈部见巨大肿物（见图 5-1），张口度大于 3 横指、马氏分级 2 级、颈椎活动度轻度减低。心肺听诊无异常。

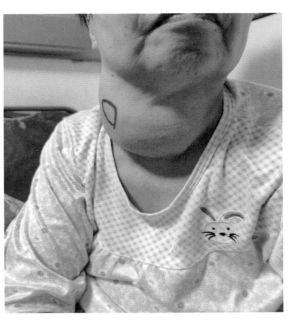

图 5-1　患者颈部巨大肿物

7. 辅助检查

（1）甲状腺彩超：甲状腺大小约 137mm × 55mm × 129mm。

（2）颈部 CT（见图 5-2）：右颈总动脉向外后方推移，气管受压向左后方推移，部分喉咽及气管略变窄。

（3）血常规、生化全套等其余检查未见明显异常。

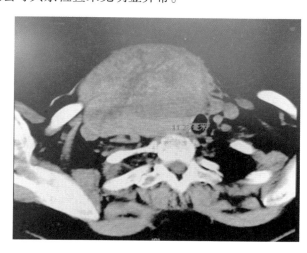

图 5-2　患者颈部 CT

二、麻醉过程

患者张口度大于 3 横指，马氏分级 2 级，颈椎活动度轻度减低，颈部 CT 提示气管受压向左后方推移，为可预料困难气道，拟行"纤支镜引导下清醒插管"。

8 : 40，入室常规监测，给氧、开放大静脉、动脉通路，准备抢救药品及麻醉相关药品、吸引器、纤支镜并调试设备、气管导管等。

8 : 50，静脉给予艾司氯胺酮 5mg、咪达唑仑 1mg，右美托咪定 0.5μg/kg 泵注（10min 泵注完毕）。

8 : 55，2% 利多卡因进行气道表面麻醉。

9 : 10，在纤支镜引导下置入 6.5# 带钢丝气管导管，纤支镜探查确认导管位置，患者通气良好，静脉给予舒芬太尼 25μg、丙泊酚 80mg、顺式阿曲库铵 10mg 行麻醉诱导。

11 : 10，术毕，患者肌松代谢完全，自主呼吸良好，予以拔除气管导管。

12 : 00，血氧饱和度良好，送回病房。

三、关键节点的临床思维和临床决策

（一）困难气道评估要点

困难气道定义：接受过专业培训的麻醉医师所经历到预料或未预料到的困难或失败的临床情况，包括但不限于以下一项或多项：面罩通气，喉镜检查，使用声门上气道通气，气管插管，拔管或有创气道。可从以下几个方面进行评估：

1. 患者颌面部外观及特殊病史

先天性颅颌面畸形；创伤、感染、肿瘤、甲状腺肿大等致口腔颌面部畸形或缺损；烧伤后瘢痕粘连致口唇畸形；颞下颌关节强直；强直性脊柱炎；肥胖；颈围 > 43cm（Brodsky 指出颈围实际上比体重指数对困难气道更有预见性）；颈短；小下颌；巨大舌体；气道附近结构异常等。络腮胡、颈托与颈牵引均会妨碍面罩通气。

2. 张口度与口咽解剖情况

可指导患者张大嘴巴，以评估患者的张口度及口咽解剖（见图 5-3）。在张口最大时测量上切牙到下切牙的距离。如上下切牙间距小于 3cm（或者 2 横指），提示可能插管困难（有研究发现应该把标准定义为上下切牙间距小于 4cm 或 4.5cm）。对口咽进行全面的检查可帮助确定是否有导致困难插管的病理性情况，如赘生物、高拱腭或巨舌。评估完患者的口咽解剖后，应检查患者的牙齿情况。相对过长的上切牙可影响直接喉镜的操作。牙齿情况不好或缺齿可增加牙齿损伤的风险，同样存在牙齿脱造成误吸的风险。十分松动的牙齿应该在喉镜检查前拔除。无牙提示气管插管容易，但可能存在潜在的面罩通气困难。

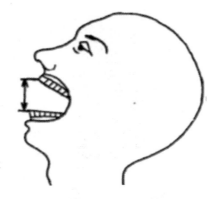

张口度

正常值 ≥ 3 厘米（2 横指）
< 3 厘米，有插管困难可能

图 5-3　张口度评估

3. 改良 Mallampati 分级（见图 5-4）

Ⅰ级：可见腭弓、悬雍垂和软腭；

Ⅱ级：可见部分悬雍垂和软腭；

Ⅲ级，可见软腭；

Ⅳ级：仅可见硬腭。

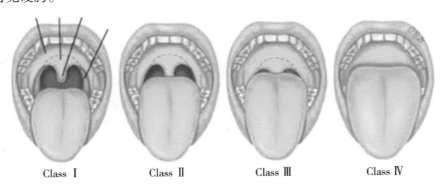

Class Ⅰ　　　　Class Ⅱ　　　　Class Ⅲ　　　　Class Ⅳ

图 5-4　改良 Mallampati 分级

作为一种单独的方法，改良 Mallampati 分级在预测困难插管的准确性上存在不足，但是联合其他预测方法，则有临床意义。一些研究发现让患者头尽量后伸后评估 Mallampati 分级，可提高其应用价值。当检查口咽间隙只可见会厌时，可定义为 Mallampati 分级 0 级，常提示喉镜暴露容易。当然，即使 Mallampati 分级为 0 级，但若会厌塌陷，也可能发生气道管理困难。

4. 下颌关节向前活动情况

让患者进行下颌前伸运动试验，下切牙无法盖过上切牙可能提示可能预示喉镜暴露困难，同样可行上唇咬合实验。患者用下切牙咬上嘴唇，1 级超过上唇线；2 级下切牙低于上唇线；3 级不能咬住上唇线（3 级提示声门暴露困难）。

5. 甲颏距离

甲颏距离，即从颏下缘到甲状软骨切迹的距离，甲颏距离 6.0 ～ 6.5cm 提示可能存在喉镜显露或气管插管困难；甲颏距离小于 6cm 提示不能完成喉镜显露或气管插管。

6. 颈部活动度

直接喉镜插管的理想位置是颈椎屈曲和寰枕伸展，通常指的是嗅花位。气道检查应包括评估此患者能否做到嗅花位。寰枕关节伸颈受限与喉镜暴露下插管困难相关。头颈部的活动度也可以通过测量颏胸距离，即颈部完全伸展和闭嘴时下颌骨下缘到胸骨上切迹的距离进行评估，距离小于 12.5cm 则与困难插管相关。颈椎活动度可以通过测量额头线从颈部完全屈曲到充分伸展形成的角度进行评估。小于 80° 为可预测的困难插管。

（二）可预料困难气道处理流程

1. 应针对以下情况预先制定气道管理策略

（1）清醒插管。

（2）插管困难但可以通气。

（3）不能插管不能通气。

（4）建立紧急有创气道抢救困难。

2. 如果患者可能存在插管困难且有以下一种或多种情况，应该实施清醒插管

（1）面罩或声门上工具通气困难。

（2）误吸高风险。

（3）患者无法耐受短暂的呼吸暂停和缺氧。

（4）预计建立紧急有创气道抢救困难。

3. 综合评估全麻诱导，选择插管方式

（1）不合作的患者或患儿在困难气道管理上有一定的限制，特别是清醒插管时。对于不合作的患者或患儿的困难气道管理，可能需要其他方法（如全身麻醉诱导后插管）。

（2）但对于合作的患者，不推荐全麻诱导后插管。当综合评估全麻诱导后插管的获益大于风险时，才能考虑在全麻诱导后插管。

4. 可尝试喉外按压

对于清醒或全麻诱导后插管，可尝试喉外按压等操作，以提高插管成功率。

5. 在尝试对已预料的困难气道患者进行插管前，评估无创和有创方法各自的优势

（1）如果选择无创方法，预先确定无创气道工具的使用顺序。如果使用单个工具插管困难，可以联合使用多种工具。在插管过程中，注意插管持续的时间和患者氧饱和度的变化；每次尝试插管失败后，给患者面罩通气并评估面罩通气的效果；限制气管插管或声门上工具放置的次数，以避免潜在的损伤和并发症。

（2）如果选择有创方法，确定首选的措施。有创方法包括但不限于以下内容：环甲膜切开术（如刀片 – 探条 – 导管技术）、带有压力调节的环甲膜穿刺装置、经环甲膜或气管切开口放置大口径导管、逆行导丝引导插管、经皮气管切开术等。确保有创气道操作尽可能由接受过有创气道技术培训的医师进行；如果所选的有创方法不可行或失败，选择另一种有创方法；在适当的时候可启用体外膜肺氧合（extracorporeal membrane oxygenation，ECMO）。

（三）清醒插管流程与方法

1. 充分的准备工作

（1）与麻醉助手、手术室护理人员、外科医师和技术熟练的麻醉同事沟通并制定完善的计划。

（2）考虑和规划合适的操作场所、准备操作物品。

（3）ATI 工效学：患者、显示器和心电监护仪应该在主操作者视野的直线范围内。此外，应备好快速输液的装置、麻醉机和供氧设备。如果另有一位麻醉医师，应该处于患者的直视范围内，并且能够随时操控输液泵和其他所有设备。麻醉助手主要位于主操作者的旁边，并且能够随时使用困难气道车。①实施清醒气管内插管时，患者处于坐位，操作者面对面进行插管；②实施清醒气管内插管时，

患者处于仰卧 / 半卧位，主操作者站在患者后侧。

（4）监测患者的生命体征。

2. ATI 组成

英国困难气道协会将 ATI 的关键组成部分是镇静（sedation）、气道表面麻醉（topicalisation）、氧合（oxygenation）和操作技能（performance），简称 sTOP（此处 "s" 小写是强调镇静是非必选要素）。

（1）镇静：必要时给予镇静：①瑞芬太尼 TCI 泵注（Minto）浓度为 1.0 ～ 3.0ng/ml；②如果有第二名麻醉医师在场，考虑咪达唑仑 0.5 ～ 1mg。

（2）气道表面麻醉：口咽部、扁桃体、舌根处 10% 利多卡因喷洒；吸气时利多卡因喷洒 5min 以上，为 20 ～ 30 次。经鼻：去氧肾上腺素与利多卡因联合喷剂；无创方式测试表面麻醉效果；若效果不佳，利多卡因重复喷洒直至最大剂量。

① 10% 利多卡因舌根处喷洒 5 次；②用支气管软镜时经硬膜外导管于声带处及上下两处喷洒 2%；③利多卡因（×3）或使用黏膜喷洒装置［（利多卡因：1（0.1ml 10% 利多）–10mg；1ml 2% 利卡因 =20mg。去氧肾上腺素及利多卡因联合喷剂：25ml=125mg 利多卡因 +12.5mg 去氧肾上腺素）］。

（3）氧合：高流量经鼻给氧（high flow nasal oxygen therapy,HFNO）、逐步调整 HFNO 30 ～ 70L/min、全过程持续 HFNO。

（4）操作技能：①选择合适的气管导管型号。②患者坐位。③确保患者的心电监护、输液装置和显示器在操作者的视野范围内。④清除分泌物。⑤清醒气管插管（ATI）（纤支镜）：操作者与患者面对面，气管导管斜面朝向患者背侧；如经口插管，考虑支气管软镜。⑥清醒气管插管（可视喉镜）：操作者位于患者后侧；考虑使用探条。⑦全身麻醉诱导前两点法确认导管位置。

3. 并发症处理

据报道，行支气管软镜或视频喉镜插管的 ATI 患者总并发症发生率高达 18%。ATI 的关键组成部分是镇静、气道表面麻醉、氧合和操作技能（sTOP）。不完善的 sTOP 技术易导致 ATI 期间并发症的发生。如果发生并发症，应确定其原因并进行相应的处理。

（1）镇静：①评估镇静方案；②考虑使用拮抗药。

（2）气道表面麻醉：①可增加气道表面麻醉剂量，利多卡因最大剂量为 9mg/kg。②局麻药中毒性反应处理。

（3）氧合：①清除分泌物；②减轻 / 逆转镇静深度；③增加 FiO_2；④改变供氧方式。

（4）操作技能：①限制尝试插管次数（最多 3 + 1 次）；②推迟手术；③吸引装置；④备选方案及设备；⑤改变气管导管型号；⑥向经验更丰富的医师寻求帮助。

4. 插管失败

（1）在 3 + 1 次尝试后仍未成功完成气管内插管的情况。应立即采取寻求帮助、100% 纯氧通气、停止所有镇静药物（必要时，给予拮抗药）等措施，思考后续的气道管理方案，同时还应 "启动" 紧急颈前气道（front-of-neck access，FONA）。

（2）如果 ATI 不成功，则暂缓进一步气道管理。操作者仅在以下情况时需要立即进一步干预气道（例如：即使气道通畅，但存在通气受损或缺氧性脑损伤；需要紧急或立即手术；或预期会出现临床症状恶化）。如果认为必须进一步干预气道，在 ATI 失败后保障气道安全的首选方法应该是清醒状态下建立颈前气道。

（3）如果 ATI：FONA 不合适或失败，高风险的全身麻醉诱导后插管将是唯一的选择。在这种情况下，操作者应依据 2015 DAS 未预料的困难气道处理指南，制定可实现的气道管理策略。

（四）纵隔肿瘤手术特点与注意事项

1. 危险因素

无论是儿童还是成人，纵隔肿瘤对麻醉的挑战主要来源于其潜在的心血管系统及呼吸系统的影响。前纵隔肿瘤以胸腺肿瘤最为常见；中纵隔以肠源性和心包囊肿为多见；后纵隔神经源性肿瘤最常见。肿瘤日益长大，对周围重要组织器官产生压迫，从而产生一系列症状。压迫气管或主支气管，可引起咳嗽、呼吸困难；压迫上腔静脉，引起上腔静脉综合征；压迫食管，引起吞咽困难；侵犯喉返神经可引起声嘶；直接压迫心脏，无论有无心包积液，都可引起心包压塞。

2. 充分术前评估

麻醉剂使用前应充分了解患者的病史、症状和体征，预测围手术期危险因素。特别是在患者有体位性呼吸困难时，更要提高警惕。体位性呼吸困难或端坐呼吸、喘鸣，常提示气道受影响，肺功能有异常。当患者有体位性呼吸困难时，应该知道发生时的体位和最佳体位。当患者有心血管症状时，通常提示肿瘤可能压迫上腔静脉，肺动脉或心脏。患者血压从平卧位到站立位异常升高，可能表明患者有右室充盈、射血障碍。头面淤血，颈静脉怒张，提示有上腔静脉阻塞综合征。

3. 麻醉诱导

对绝大多数患者进行快速顺序诱导是可行的，但对于术前心血管功能失代偿的巨大纵隔肿瘤患者，清醒插管有一定的好处。应选择缓慢、分阶段滴定的麻醉方式进行麻醉诱导，选择最佳体位，保证呼吸、循环系统的稳定性。

巨大纵隔肿瘤压迫气道的患者，麻醉插管前必须考虑镇静作用或肌松药注射后导致气道塌陷而无法插管的危险，应慎用肌松药，选择镇静联合局麻下清醒插管，加强气管导管应穿过狭窄部。值得注意的是，除前纵隔压迫性气道外，后纵隔压迫性气道的肿瘤，特别是靠近隆突部位的肿瘤，在气管膜部压迫导致双侧支气管明显狭窄，可能导致无法插管通气，必要时应做好体外循环后再诱导的准备。

4. 术中管理

巨大纵隔肿瘤还可因患者体位变动、麻醉诱导及肿瘤的重力效应对心脏、大血管等发生压迫，引起循环衰竭，应密切关注血流动力学，及时调整手术患者体位。巨大纵隔肿瘤合并肺动脉干或一侧肺动脉受压可突然出现低氧、低血压，甚至心搏骤停。

（1）手术时间长、出血多和高危的患者应备好粗大静脉通路，必要时颈内静脉及股静脉同时放置深静脉导管。颈内静脉置管可以监测中心静脉压，尤其是合并上腔静脉综合征的患者，合并上腔静脉综合征的患者应常规股静脉穿刺建立静脉通路或放置14G以上导管或鞘管，预防上腔静脉阻断或大出血。

（2）随时监测动脉血气，调整内环境、电解质及酸碱平衡紊乱，维持患者正常的体温。手术后大部分患者可选择在早期拔除气管导管，高危患者不急于过早拔除气管导管。长期纵隔肿瘤或甲状腺肿瘤压迫气管的患者，应注意气管软化的危险。后纵隔肿瘤，应关注双下肢肌力及感觉的改变。

5. 后纵隔肿瘤

（1）后纵隔巨大肿瘤常需要胸外科和脊柱外科联合手术，因此创伤大、危险高。

（2）后纵隔肿瘤很少会压迫心脏、大血管，绝大多数情况下可选择全麻诱导下插管。

（3）值得注意的是，由于最常见的后纵隔肿瘤是神经源性肿瘤，当肿瘤毗邻椎间孔椎弓板等部位时，手术操作可能会引起神经根周围出血，进而可能形成血肿压迫神经根。因此该类患者不建议行联合硬膜外麻醉，因为硬膜外术后镇痛等可能会影响术后对下肢神经功能的评估。可采用超声引导下椎旁神经阻滞联合静脉自控镇痛实现术中及术后早期镇痛。该类患者术后应高度警惕神经损伤或压迫的危险，密切关注肌力及神经功能的改变。

（五）困难气道患者拔管流程与注意

2012版DAS气道拔管指南提出：拔管是一个选择性过程，计划和实施操作非常重要，目标是确保氧供不中断，避免气道刺激，并且需要制定备案，使得拔管有退路，在拔管失败能后快速有效地恢复通气或进行重插管。指南提出的拔管步骤包括以下四步：

1. 计划拔管

此阶段应根据患者有无气道危险因素分为低风险（low risk）和高风险（high risk）两类，而这些气道危险因素包括：

（1）术前困难气道与饱胃。

（2）术中气道恶化（血肿、水肿和手术致解剖异常）。

（3）术后插管/气切受限（颌骨内固定、颈椎内固定等）。不同风险类型，将通过不同的处理流程来处理拔管。

2. 拔管准备

（1）呼吸道评估：纤支镜或喉镜直视下检查、气囊漏气试验、肺部听诊、胸部 X 线片和氧合指数等方式评价肺氧合功能。排除饱胃或气管插管/气管切开受限等情况。

（2）全身情况评估：排除肌松残余及低体温等、维持血流动力学平稳、镇痛。

（3）设备和监测条件。

3. 实施拔管

（1）按照低风险和高风险两种不同类型的气道，按照各自的处理流程实施拔管，并采用一些适当的技术来实现"供氧维稳保退路"的处理目标。

①低风险拔管：实施拔管时，应考虑是否采用清醒拔管或深麻醉拔管。深麻醉拔管在正常气道、自主呼吸良好的情况下，可有效减少拔管期的气道刺激，令血流动力学更平稳；②高风险拔管（见图5-5）在实施拔管前，必须考虑一个关键的问题：是否能安全拔管？对高风险气道患者，若存在气道出血、水肿或其他引起气道梗阻的因素，应根据实际情况与外科进行沟通，磋商决定是否拔管。若决定暂缓拔管，必须确保能为患者提供重症监护病房（intensive care unit，ICU）/高度依赖病房（high dependency unit，HDU）级别的护理和监测。若风险因素可能持续存在或缺乏 ICU/HDU 护理条件，则应考虑预防性气管切开。若上述气道梗阻的高危因素并非绝对，并决定拔管时，清醒拔管成为拔管实施的必要条件。面对高风险气道，指南禁止非清醒拔管。

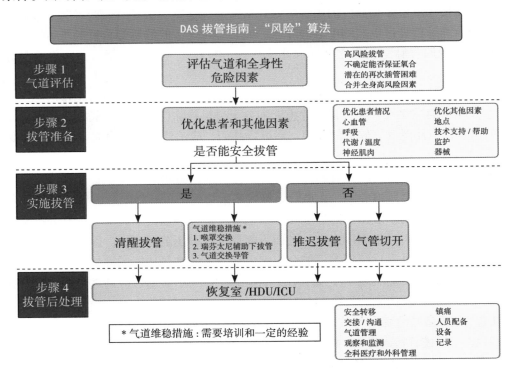

图 5-5　高风险拔管流程

（2）指南中，除了建议清醒拔管、增加氧储备、口/鼻咽通气道和准备好气管切开等常规处理外，还特别提出了三种"advance technique"以达到"供氧维稳保退路"的要求。它们包括：①拔管期瑞芬太尼输注技术（remifentanil infusion）；②喉罩交换技术（LMA exchange）；③气道交换导管技术（airway exchange catheter，AEC）。

4. 拔管后处理

密切的观察和监测，随时做好再插管准备、转回病房或者转送 ICU 或 HDU。

参考文献

［1］APFELBAUM J L, HAGBERG C A, CONNIS R T, et al. 2022 American Society of Anesthesiologists practice guidelines for management of the difficult airway[J]. Anesthesiology. 2022, 136: 31–81.

［2］GONZALEZ H, MINVILLE V, DELANOUE K, et al.The importance of increased neck circumference to intubation difficulties in obese patients[J]. Anesth Analg, 2008；106: 1132.

［3］BRODSKY J B, LEMMENS H J, BROCK–UTNE J G, et al. Morbid obesity and tracheal intubation[J]. Anesth Analg, 2002; 94: 732–736.

［4］SHIGA T, WAJIMA Z, INOUE T, et al. Predicting difficult intubation in apparently normal patients: a meta–analysis of bedside screening test performance [J]. Anesthesiology, 2005, 103(2): 429–437.

［5］SAMSOON G L, YOUNG J R. Difficult tracheal intubation: a retrospective study[J]. Anaesthesia, 1987, 42 (5): 487.

［6］LUNDSTROM L H, VESTER–ANDERSEN M, MOLLER A M, et al.Poor prognostic value of the modified Mallampati score: a meta–analysis involving 177 088 patients[J]. Br J Anaesth, 2011, 107: 659–666

［7］MASHOUR G A, KHETERPAL S, VANAHARAM V, et al. The extended Mallampati score and a diagnosis of diabetes mellitus are predictors of difficult laryngoscopy in the morbidly obese[J]. Anesth Analg, 2008, 107(6): 1919–1923.

［8］MASHOUR G A, SANDBERG W S. Craniocervical extension improves the specificity and predictive value of the Mallampati airway evaluation[J]. Anesth Analg, 2006, 103(5): 1256–1259.

［9］CALDER I, CALDER J, CROCKARD H A. Difficult direct laryngoscopy in patients with cervical spine disease [J].Anaesthesia, 1995, 50: 756–763.

［10］IOHOM G, RONAYNE M, CUNNINGHAM A J. Pre– diction of difficult tracheal intubation [J]. Eur J Anaesthesiol, 2003, 20(1): 31–36.

［11］WILSON M E, SPIEGELHALTER D, ROBERTSON J A. Predicting difficult intubation[J]. Br J Anaesth, 1988, 61(2): 211–216.

［12］AHMAD I, EL–BOGHDADLY K, BHAGRATH R, et al. Difficult Airway Society guidelines for awake tracheal intubation (ATI) in adults[J]. Anaesthesia, 2020, 75: 509–528.

［13］RALL M, DIECKMANN P. Safety culture and crisis resource management in airway management: general principles to enhance patient safety in critical airway situations[J].Best Practice Res: Clin Anesthesiol, 2005, 19: 539– 557.

［14］SMITH A F, MISHRA K. Interaction between anaesthetists, their patients, and the anaesthesia team[J]. Br J Anaesth, 2010, 105: 60–68.

［15］FLIN R, FIORATOU E, FRERK C, et al. Human factors in the development of complications of airway management: preliminary evaluation of an interview tool[J].Anaesthesia, 2013, 68: 817–825.

［16］DAVIS M, HIGNETT S, HILLIER S, et al. Safer anaesthetic rooms: human factors/ergonomics analysis of work practices[J].J Perioper Pract, 2016, 26: 274–280, 217.

［17］EL–BOGHDADLY K, ONWOCHEI D N, Cuddihy J, et al.A prospective cohort study of awake fibreoptic intubation practice at a tertiary centre[J].Anaesthesia, 2017, 72: 694–703.

[18] BADIGER S, JOHN M, FEARNLEY R A, et al.Optimizing oxygenation and intubation conditions during awake fibre–optic intubation using a high–flow nasal oxygen–delivery system[J]. Br J Anaesth, 2015, 115: 629–632.

[19] INGRANDE J, LEMMENS H J M. Dose adjustment of anaesthetics in the morbidly obese[J]. Br J Anaesth, 2010, 105: i16– 23.

[20] WOODALL N M, HARWOOD R J, BARKER G L, et al.Complications of awake fibreoptic intubation without sedation in 200 healthy anaesthetists attending a training course[J]. Br J Anaesth, 2008, 100: 850–855.

[21] PATIL V, BARKER G L, HARWOOD R J, et al.Training course in local anaesthesia of the airway and fibreoptic intubation using course delegates as subjects[J]. Br J Anaesth,2002, 89: 586–593.

[22] KUNDRA P, KUTRALAM S, RAVISHANKAR M, et al.Local anaesthesia for awake fibreoptic nasotracheal intubation[J]. Acta Anaesthesiol Scand, 2000, 44: 511–516.

[23] ALI–MELKKILA T, KAILA T, KANTO J. Glycopyrrolate; pharmacokinetics and some pharmacodynamics findings[J]. Acta Anaesthesiol Scand, 1989, 33: 513–517.

[24] JOHNSTON K D, RAI M R. Conscious sedation for awake fibreoptic intubation: a review of the literature[J]. Can J Anaest,2013, 60: 584–599.

[25] LAW J A, MORRIS I R, BROUSSEAU P A, et al.The incidence, success rate, and complications of awake tracheal intubation in 1, 554 patients over 12 years: an historical cohort study[J]. Can J Anaest, 2015, 62: 736–744.

[26] JOSEPH T T, GAL J S, DEMARIA S J, et al.A retrospective study of success, failure, and time needed to perform awake intubation[J].Anesthesiology, 2016, 125: 105–114.

[27] ROSENSTOCK C V, THOGERSEN B, AFSHARI A, et al.Awake fiberoptic or awake video laryngoscopic tracheal intubation in patients with anticipated difficult airway management: a randomized clinical trial[J]. Anesthesiology, 2012, 116: 1210–1216.

[28] MERRY A F, MITCHELL S J. Complications of anaesthesia[J].Anaesthesia, 2018, 73: 7–11.

[29] WAHBA S S, TAMMAM T F, SAEED A M. Comparative study of awake endotracheal intubation with Glidescope video laryngoscope versus flexible fiber optic bronchoscope in patients with traumatic cervical spine injury[J].Egypt J Anaesthesia, 2012, 28: 257–260.

[30] DAWSON A J, MARSLAND C, BAKER P, ANDERSON BJ. Fibreoptic intubation skills among anaesthetists in New Zealand[J].Anaesthesia and Intensive Care 2005; 33: 777–783.

[31] FRERK C, MITCHELL V S S, MCNARRY A F F, et al.Difficult Airway Society 2015 guidelines for management of unanticipated difficult intubation in adults[J]. Brit J Anaesthesia, 2015, 115: 827–848.

[32] HIGGS A, MCGRATH B A, GODDARD C, et al.Guidelines for the management of tracheal intubation in critically ill adults[J]. Brit J Anaesthesia, 2018, 120: 323– 352.

[33] 王世泉 , 王世端 . 麻醉意外 [M].1 版 . 北京 : 人民卫生出版社 , 2001: 161–162.

[34] Piro A J, Weiss D R, Hellman S. Mediastinal Hodgkin's disease: a possible danger for intubation anesthesia. Intubation danger in Hodgkin's disease[J]. INT J RADIAT ONCOL. 1976; 1 INT J RADIAT ONCOL.

[35] MILLER.Anesthesia[M].2nd ed.Newyork: Churchill Livingstone, 1986: 1420–1422, 1435–l435, 1880–1886.

[36] 许红娇；李金宝 . 老年患者仰卧位行巨大前纵隔肿瘤切除术的麻醉管理 1 例 [J]. 国际麻醉学与复

苏杂志, 2020, 041(12): 1166-1171.

[37] M.Popat（Chairman）, 1V.Mitchell, 2R.Dravid, 3A.Patel, 4C.Swampillai5and A.Higgs.Difficult Airway Society Guidelines for the management oftracheal extubation [J].Anaesthesia, 2012, 67: 318-340.

[38] DRAVID R, LEE G. Extubation and Re-Intubation Strategy//[M] Popat M, ed.Difficult Airway Management.Oxford: Oxford University Press, 2009: 131-144.

（撰稿：郑春英　审稿：龚灿生）

❻ 气管狭窄合并甲状腺肿大患者行球囊扩张

一、病历摘要

1. 基本信息

男，64岁，体重70kg，身高173cm。

2. 主诉

咳嗽、咳痰1月余，气促5天。

3. 现病史

入院前1月余于外院行"食管癌"，术后带管入住ICU，拔除气管导管后出现咳嗽，少许咳痰，痰色略黄，较黏稠、不易咳出，伴声嘶。转普通病房治疗后咳嗽、咳痰有所好转后出院（具体治疗不详）。5d前无明显诱因出现气促，程度明显，休息后可稍缓解，气促与体位无关、夜间可平卧休息，伴咳嗽、咳痰、声嘶，性质、程度大致同前。2d前就诊外院，查血常规 WBC 13.22×10^9/L，N% 61.5%，Hb 101g/L，Plt 375×10^9/L，CRP 22.98mg/L。生化：直接胆红素 12μmo1/L，BUN 11.1mmol/L，Cr 216μmol/L，UA 732.61mo1/L。凝血：纤维蛋白原6.07g/L，D-二聚体3.5mg/L，FDP 10.67μg/ml：肌钙蛋白Ⅰ、NT-pro BNP正常。予氨溴索化痰，多索茶碱扩张支气管，甲泼尼龙抗炎，后气促无明显好转，为进一步诊治急诊我院，予普米克联合可必特雾化、厄他培南抗感染后，今日予完善气道重建、HRCT（报告未回），复查血气分析：pH 7.395，PCO_2 45.5mmHg，PO_2 164mmHg，Hb 7.9g/dl，HCO_3^- 27.9mmol/L，BE 2.6mmol/L，氧合指数365mmHg。今为进一步诊治，急诊拟"气促待查"收入住院。

4. 既往史

高血压1级（低危）、肾功能不全、中度贫血、痛风、食管癌术后。

5. 体格检查

T 36.3℃，P 135次/分，R 20次/分，BP 205/98mmHg。入室后患者吸气性呼吸困难明显，无法平卧，行麻醉监护。

6. 辅助检查

（1）X线片：①双肺多发炎症，双侧胸腔少量积液；②腹部未见明显异常。

（2）胸部CT：①食管癌切除术后；②双肺散在炎症，以双肺下叶为著，部分炎性肉芽肿形成可能，其他待排；③所摄入甲状腺左侧叶低密度灶，建议彩超检查（见图6-1）。

（3）支气管镜检查：声门开闭良好，声门下方约20mm处气管瘢痕样狭窄，狭窄处直径约5mm，可容外径约4.2mm支气管镜进入，局部黏膜肿胀，覆盖少量坏死物，狭窄段长约20mm，下缘距离隆突约80mm。气管中下段管腔通畅，隆突锐利，搏动良好。因患者气促明显，未再进一步观察（见图6-1）。

（4）血常规：血红蛋白73g/L。生化：白蛋白33g/L，钾3.5mmol/L。

7. 入院诊断

气管狭窄；食管癌术后；肾功能不全；高血压病（低危）；中度贫血。

8. 拟行手术

支气管镜球囊扩张术＋甲状腺切开＋气管成形＋气管切开造瘘术。

9. 麻醉术前访视小结

ASA 分级Ⅲ级；心功能分级Ⅱ级。

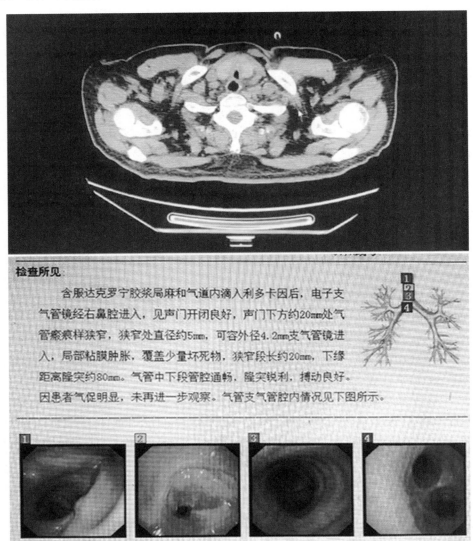

检查所见：

含服达克罗宁胶浆局麻和气道内滴入利多卡因后，电子支气管镜经右鼻腔进入，见声门开闭良好，声门下方约20mm处气管瘢痕样狭窄，狭窄处直径约5mm，可容外径4.2mm支气管镜进入，局部粘膜肿胀，覆盖少量坏死物，狭窄段长约20mm，下缘距离隆突约80mm。气管中下段管腔通畅，隆突锐利，搏动良好。因患者气促明显，未再进一步观察。气管支气管腔内情况见下图所示。

图 6-1 影像学检查

二、手术过程及转归

（一）麻醉准备

患者入室予监测生命体征，备好高频喷射通气机、Optiflow 经鼻高流量氧气湿化、喉麻管、纤支镜、3.5# ～ 5.5# 钢丝导管。（见图 6-2）

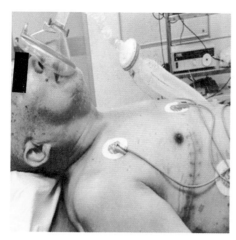
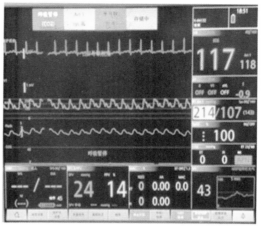
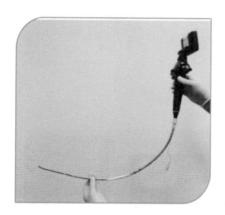
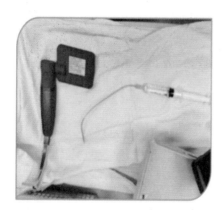
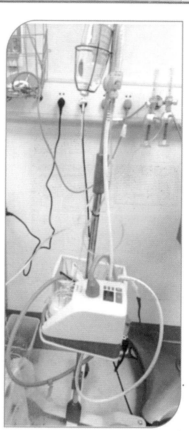

图 6-2　患者情况及物品准备

（二）清醒下行支气管镜球囊扩张术（见图 6-3～图 6-5）

入室后患者半卧位，常规监测示：BP 214/107mmHg，P 窦性心律，117 次/分，R 22 次/分，SpO_2 93%，开放外周静脉通路，进行桡动脉穿刺置管，吸痰后予万托林气雾剂、氨茶碱 0.25g ivgtt，采用套管针行环甲膜穿刺置管后给予利多卡因行气管内表麻。明视下经喉麻管依次从口、咽、喉、会厌表麻，再此期间患者呛咳，SpO_2 下降最低 71%。纯氧吸入后再次行气道表麻，呋麻喷鼻液经鼻表麻，在坐位下经右侧鼻腔行支气管镜下气管上端狭窄处予高压球囊扩张术：常规局麻后，电子支气管镜经鼻腔进入，见声门开闭良好，气管上段声门下约 2cm 处气管镜无法进入。予外径 12mm、长度 30mm 的高压球囊在该段狭窄段扩张治疗，共扩张三次，持续时间分别为 30s、40s、50s，过程顺利。扩张后狭窄段管腔较前有较明显的扩大，外径 5.9mm 支气管镜可顺利进入，患者自述呼吸困难改善。

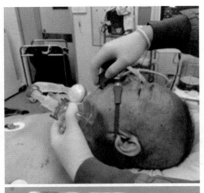
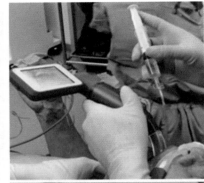
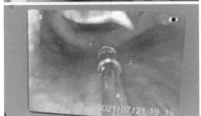
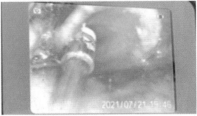

图 6-3　充分表麻

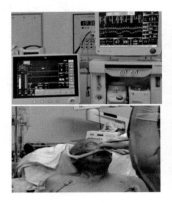
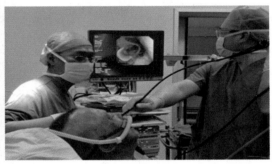

图 6-4　行支气管镜球囊扩张术

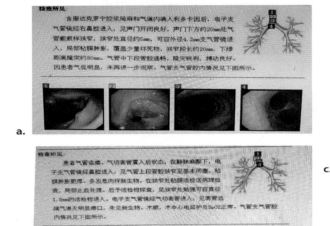
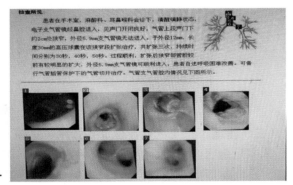

a.未行病理检查；
b.气管上段狭窄，气管造瘘术后；
c.气管上段狭窄高压球囊扩张术。

图 6-5　支气管镜检查报告

（三）经鼻清醒气管插管

暴露声门，进入气管后见到气管软骨环结构，在纤支镜引导下置入气管导管（5.5# 置入深度27cm），再次确认导管位置为导管尖端距隆突 3～4 个软骨环。固定气管导管，听诊双肺呼吸音，气管导管连接呼吸机，行麻醉诱导：予长托宁 0.3mg、舒芬太尼 20μg、依托咪酯 4ml、罗库溴铵 50mg 分次诱导。术中丙泊酚、瑞芬太尼、地氟烷复合麻醉。静脉注射快速诱导后插管，麻醉维持用药：丙泊酚＋瑞芬太尼＋顺式阿曲库铵，行全身麻醉。

手术开始，术中切口上至甲状软切迹、两侧越过胸锁乳突肌前缘、下达胸骨上窝、沿甲状腺峡部切开并结扎甲状腺残端，切开环状软骨，下方见肉芽组织增生明显，与气管前壁粘连。于气管前壁做一直径约 1.5cm 圆形开口，造瘘后置入 7 号气切套管，予凡士林纱条引流，行 "气管成形＋气管切开造瘘＋甲状腺切开术"。手术结束，予舒更葡萄糖钠 180mg 拮抗肌松作用，患者清醒转入呼吸科 ICU。（术中生命体征见图 6-6，麻醉记录单见图 6-7，血气分析见表 6-1）

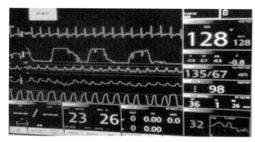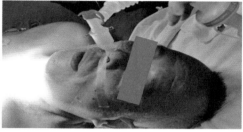

图 6-6　术中生命体征

图 6-7　麻醉记录单

表 6-1　血气分析

时间	18：15	20：30	23：30	00：27
FiO_2	100%	100%	100%	40%
pH	7.27	7.25	7.31	7.36
pCO_2	64	53	46	41
PO_2	272	85	55	54

（续表）

时间	18：15	20：30	23：30	00：27
Na^+	139	141	140	139
K^+	4.0	3.5	3.5	3.5
Ca^{2+}	1.23	1.11	1.09	
Glu	4.6	5.7	5.8	
Lac	0.5	0.5	0.8	0.9
Hct	28	25	20	20
HCO_3^-	29.4	25.3	25.2	23.2
BE	2.5	−3.3	−3.1	
SO_2c	100	95	85	96
THbc	10.4	9.5	7.4	

三、临床思维和临床决策

（一）支气管镜球囊扩张术的定义

支气管镜球囊扩张术原理是将球囊置于狭窄的气道，通过高压枪泵加压扩张球囊，使狭窄部位的气管全周产生多处纵向小裂伤，球囊膨胀向外的张力可导致支气管狭窄的病理组织部分崩解，从而达到狭窄部位扩张的目的。

（二）主要难点

患者气促合并二氧化碳蓄积，气管狭窄处病变区域长，合并甲状腺肿大，直接行气切可用区域小，可能损害重要血管神经，可能出现狭窄气管痉挛、出血后呼吸困难风险加重，存在出血、加重窒息、气管痉挛、呼吸心搏骤停等风险；若气管内放置支架：存在治疗周期长，病情易反复，难以耐受的问题，且支架内肉芽组织生长，甚至可能导致再狭窄、远段分泌物阻塞和出血、支架移位也是高发问题；若选择气管插管，管径过小的气管导管无法进入声门下，无法满足通气要求。

（三）选择合适的气管导管（表6-2）

F（气管导管法制）=OD（外径）×3.14=ID（内径）×4＋2。

声门下方约20mm处气管瘢痕样狭窄，狭窄处直径约5mm，可容外径约4.2mm支气管镜进入，局部黏膜肿胀，覆盖少量坏死物，狭窄段长约20mm，故导管外径应小于4.2mm，导管型号为外径乘以3.14；狭窄位于声门下方20mm，狭窄最远端位于声门下40mm，而自上门齿至气管隆嵴的距离，在中等体型成人男性为28～32cm、女性为24～26cm，门齿至声门的距离成年男子13～15cm，气管导管长度应超过狭窄最远端，大于17～19cm。在患者现有解剖生理条件上，直接行气管插管不能满足通气要求。于是，选择上述方式为患者解决了通气问题。

表6-2 气管导管型号选择

型号	内径（mm）	外径（mm）	长度（cm）
2.0#	2	3.5	16
2.5#	2.5	4.1	17
3.0#	3	4.7	17
3.5#	3.5	5.3	18

（续表）

型号	内径（mm）	外径（mm）	长度（cm）
4.0#	5.3	6	20
4.5#	4.5	6.5	21
5.0#	5	7	23
5.5#	5.5	7.7	24
6.0#	6	8.2	25
6.5#	6.5	8.9	26
7.0#	7	9.5	28
7.5#	7.5	10.2	29
8.0#	8	10.9	32

（四）（支）气管镜诊疗镇静／麻醉的适应证和禁忌证

1. 适应证

（1）所有因（支）气管镜诊疗需要并愿意接受镇静／麻醉的患者。

（2）对（支）气管镜检查有顾虑或恐惧，高度敏感而且不能耐受局麻下操作的患者。

（3）一般情况良好，ASA Ⅰ级或Ⅱ级患者。

（3）处于稳定状态的 ASA Ⅲ级或Ⅳ级患者，应在密切监测下实施。

2. 禁忌证

（1）有常规（支）气管镜操作禁忌者，严重肝肾功能和止血功能障碍以及饱胃或胃肠道梗阻伴有胃内容物潴留者。

（2）未得到适当控制的可能威胁生命的循环与呼吸系统疾病，如急性冠状动脉综合征、未控制的严重高血压、严重心律失常、严重心力衰竭、新近发生的急性心肌梗死以及哮喘急性发作等。

（3）ASA Ⅴ级的患者。

（4）无陪同或监护人者。

（5）有镇静／麻醉药物过敏及其他麻醉风险极高者。

（五）（支）气管镜诊疗镇静／麻醉的实施与呼吸管理

首先应建立静脉通路，患者采取平卧位或根据操作需要摆放体位，连接监护设备，记录患者生命体征并持续吸氧。

1. 表面麻醉

良好的表面麻醉可明显减轻患者痛苦，维持较稳定的血流动力学和呼吸功能，为术者提供良好的操作条件，减少术中并发症发生。单纯表面麻醉仅适用于患者耐受能力强且操作简单的（支）气管镜诊疗。推荐将利多卡因作为常用表面麻醉药。

2. 轻、中度镇静

表面麻醉虽可降低（支）气管镜检查的应激反应，仍有部分患者因紧张、恐惧而出现窒息、呼吸困难等，因此宜在表面麻醉的基础上给予镇静及适量镇痛药物，使患者处于轻、中度镇静水平，并保留自主呼吸。目前，临床最常选择咪达唑仑或联合芬太尼或舒芬太尼，适用于患者耐受能力较好且操作简单的（支）气管镜诊疗。咪达唑仑可采用滴定法给予。

3. 深度镇静或静脉麻醉

在表面麻醉基础上的深度镇静或静脉麻醉，适用于常规的（支）气管镜诊疗操作，尤其是耐受较差的患者。右美托咪定联合应用麻醉性镇痛药物适用于（支）气管镜诊疗。在充分表面麻醉基础上，可在 10 ~ 15min 内静脉泵注右美托咪定 $0.2 ~ 1 \mu g/kg$，随后以 $0.2 ~ 0.8 \mu g/（kg \cdot h）$ 维持。宜合用适量芬太尼、舒芬太尼或瑞芬太尼，可明显抑制气道操作的刺激。咪达唑仑或丙泊酚也可用于（支）气管镜诊疗的深度镇静或静脉麻醉，建议联合应用小麻醉性镇痛药物（如芬太尼、舒芬太尼、瑞芬太尼或羟考酮），以改善患者耐受程度。

（六）常见并发症及处理

1. 呼吸抑制

呼吸抑制是镇静/麻醉以及（支）气管镜诊疗时最常见并发症，当呼吸暂停或呼吸频率及幅度减少或患者屏气时，可出现 SpO_2 明显下降，此时应暂停操作，提高吸入氧浓度并采用面罩辅助呼吸或控制呼吸，待患者呼吸恢复正常，SpO_2 回升后再继续操作。必要时，可气管内插管或置入喉罩辅助或控制呼吸，直至患者呼吸完全恢复正常。若患者采用苯二氮䓬类药物镇静，必要时可考虑静脉给予拮抗剂氟马西尼。

2. 喉、（支）气管痉挛

口腔内分泌物直接刺激咽喉部，（支）气管镜反复进出声门诱发喉部肌群反射性收缩，发生喉痉挛。麻醉不充分，患者高度紧张或操作技术不规范和强行刺激声带、气管壁或注入药物及冷盐水等，均可造成气管或支气管痉挛。因此，必须保证良好的表面麻醉效果与适当的镇静/麻醉深度，并严密观察患者的生命体征。

3. 反流误吸

镇静状态下，患者咽喉反射可能被抑制，口腔内分泌物可能误吸入气管。胃液及胃内容物可能反流并误吸入呼吸道，造成吸入性肺炎。因此，必须严格禁食禁饮，防止反流误吸。一旦发生呕吐，立即使患者采取侧卧位，扣拍背部，及时清理口咽部的呕吐物，观察生命体征，特别是氧合状态，必要时插入气管内导管并在（支）气管镜下行气管内冲洗及吸引。

4. 心血管并发症

镇静/麻醉的药物、麻醉操作以及（支）气管镜诊疗操作可能造成患者心率与血压剧烈波动，甚至出现心律失常、心搏骤停等。因此应加强监测，并及时发现和处理相关并发症。

5. 出血

出血多由诊疗操作中气道损伤所致。与诊断性（支）气管镜检查相比，治疗性支气管镜检查具有更高的出血风险。轻者可不处理，出血较多者可局部止血，保证氧合下镜下止血，严重时应进行支气管插管隔离双肺，必要时介入或外科手术治疗。谨记，与潜在的失血性休克相比，患者更有可能死于出血所致的窒息。

6. 气道灼伤

气道灼伤多由气道内着火所致，多在高浓度氧气下应用手术电刀或激光引燃气管内导管所致。

7. 气胸

主要见于气管与支气管异物取出术和经（支）气管镜钳活检术。术中或术后如出现持续低氧血症，胸部叩诊过清音、呼吸音减弱，则警惕并发气胸，应进行胸部 X 线片检查，确诊后作出相应处理，严重者则需胸腔闭式引流。

四、小结

（支）气管镜诊疗麻醉因其与术者共用同一气道，给麻醉者大大增加了气道管理的难度，因而对麻醉管理者要求较高，而对于上述这样复杂高难度的病例，我们还是建议先进行多学科会诊，共同商讨更为安全的策略，在充分准备后再进行诊疗。

参考文献

［1］邓小明，王月兰，冯艺，等 .（支）气管镜诊疗镇静 / 麻醉专家共识（2020 版）[J]. 国际麻醉学与复苏杂志，2021，42（08）：785-794.

［2］APFELBAUM J L, HAGBERG C A, CONNIS R T, et al.2022 American Society of Anesthesiologists Practice Guidelines for Management of the Difficult Airway[J]. Anesthesiology, 2022, 136 (1):31-81.

（撰稿：蒋俊丹　审稿：陈晓影）

❼　小儿喉乳头状瘤手术

一、病历摘要

1. 患者

女，5 岁，身高 110cm，体重 19kg。

2. 主诉

反复声嘶 4 年，再发 1 月。

3. 现病史

入院前 4 年无明显诱因出现持续性声音嘶哑，无咽喉部异物感，未予重视及诊治。4 年间上述症状反复出现，均未予重视及诊治。1 年半前就诊福建省福州儿童医院，查电子喉镜（2019-10-17）示喉乳头状瘤；未予特殊处理。为进一步诊疗，就诊我院，于 2019-10-28 在全麻下行支撑喉镜下喉病损激光烧灼术，术顺，术后病理回报：鳞状细胞乳头状瘤。术后规律复查。11 月前再次因声嘶就诊我院，于 2020-06-01 全麻下行支撑喉镜下喉病损激光烧灼术，术顺，术后病理回报：鳞状细胞乳头状瘤，局灶鳞状上皮呈轻度不典型增生。术后规律复查。1 月前无明显诱因再次出现声音嘶哑，偶伴气喘。

4. 既往史

否认其他疾病史，否认食物药物过敏史。

5. 体格检查

静息可闻及轻微喉鸣音，说话声音嘶哑。平素活动耐量可，登楼可出现明显气喘。无活动性牙齿，马氏分级 3 ～ 4 级（配合欠佳），张口度大于 3 横指，头颈活动度正常。6 天前出现咳嗽、咳白色黏痰，无特殊治疗，2 天前好转。既往夜间睡眠时憋醒一次，改变体位后好转。

6. 专科检查

咽部无充血，无淋巴滤泡增生，双侧扁桃体Ⅰ度大，无充血水肿，表面光滑，无脓性分泌物，无白色栓塞物，悬雍垂居中，可见乳头状新生物，咽反射灵敏。

7. 辅助检查

（1）心电图：窦性心律不齐，心率 91 次 / 分。

（2）心脏彩超、肺部 CT 及实验室检查未见明显异常。

（3）电子喉镜检查：患儿合作差，会厌喉面近游离缘处可见一处乳头瘤，左侧劈裂可及带蒂乳头瘤，较前明显增大，随呼吸运动可堵塞声门。双侧声带膜部全程粘连，双侧室带、喉室及声带下表面、声门下均可见粉色乳头状瘤样新生物。（见图 7-1）

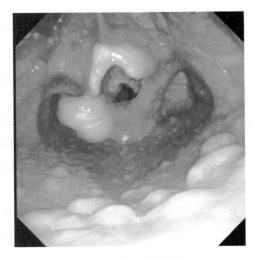

图 7-1　术前电子喉镜检查

8. 术前诊断

①喉乳头状瘤；②悬雍垂乳头状瘤。

9. 拟行手术

支撑喉镜下喉病损激光烧灼术。

二、麻醉过程

术前准备 全麻及抢救药品，小儿喉镜，3.5#、4# 钢丝导管，高频喷射呼吸机，气切包。

08：50，入手术室，患儿哭闹不安，无法配合，予 0.15mg 阿托品、25mg 丙泊酚静脉注射，2% 七氟烷吸入，心电监测（HR 140 次 / 分，SpO$_2$ 98%），2min 后患儿呼吸困难，考虑呼吸道梗阻，进行第一次插管。

09：02，气管插管完成后，患儿呛咳剧烈，导管脱出，同时涌出大量白色分泌物，吸引器予以吸除，关闭七氟烷，纯氧通气。

09：04，予 10mg 丙泊酚静脉注射，6% 七氟烷吸入，3min 后进行第二次插管。

09：08，气管插管完成，插管深度 19cm，听诊双肺呼吸音清且对称，妥善固定导管。

09：30，手术开始。

09：48，左侧劈裂带蒂乳头状瘤切除（见图 7-2）。

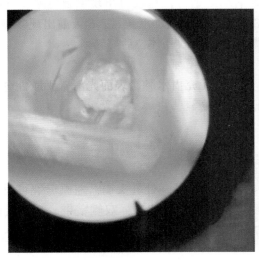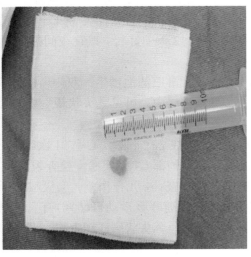

图 7-2　左侧劈裂带蒂乳头状瘤

11：20，术后予舒芬太尼2μg，罗库溴铵5mg静脉注射，尝试用交换导管引导更换气管导管失败，重新进行气管插管，插管顺利（见图7-3），患儿转入外科ICU。

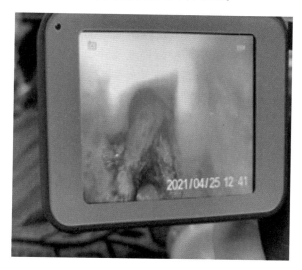

图7-3　术后气管插管图

手术历时110min，术中HR 114～125次/分，NIBP（120～142）/（45～60）mmHg，SpO_2 98%～99%，$P_{ET}CO_2$ 31～40mmHg。出入量：晶体液350ml，出血量5ml。

三、临床思维与决策

（一）小儿喉乳头状瘤病因、诊断及流行病学

喉乳头状瘤于1880年由MacKenzie首次描述。它是呼吸道黏膜的一种疾病，特征是呼吸道黏膜良性非角质化鳞状乳头生成，由人类乳头状瘤病毒引起。其特点是反复发作，但临床上无可靠的治疗方法。

1. 小儿喉乳头状瘤的病因

目前研究表明，人类乳头状瘤病毒6型和11型是造成喉乳头状瘤感染的主要两种分型。它们不仅反复导致发作性呼吸道乳头状瘤，还导致90%的生殖道尖锐湿疣。喉乳头状瘤最常见的感染方式是母婴垂直传播，分娩时产道感染是主要途径。

2. 小儿喉乳头状瘤的诊断

患儿最为常见的初发症状是声嘶，典型三联征为声嘶、喘鸣及呼吸困难，有的伴有反复呼吸道感染、慢性咳嗽。随着疾病进展，后期出现呼吸道梗阻、吸气或呼气均有喘鸣，甚至可出现鼻翼翕动及吸气性三凹征。根据病史、临床表现及组织学改变，结合人类乳头状瘤病毒感染的实验室证据，即可确诊。

3. 小儿喉乳头状瘤的流行病学

80%发生于7岁前，4岁以下更为集中，临床特征为反复发作性，或自行缓解。喉乳头状瘤常发生于声带、室带、喉室、会厌喉面以及声门下，还见于扁桃体。喉乳头状瘤发病率仅为3.6/100 000～4.3/100 000，但却是小儿最常见的喉部良性肿瘤，也是小儿声嘶的主要原因之一。小儿病程趋势是初期复发相对频繁，随着治疗和病程发展，复发频率逐渐降低，甚至可自然消失。

4. 小儿喉乳头状瘤的治疗措施

对于喉乳头状瘤没有有效的治愈手段，只能控制病情。主要治疗方法是采用手术切除，同时采取综合治疗手段以解除喉梗阻和减缓病灶复发。目前，CO_2激光手术是主要的治疗手段。近年来，显微电动吸切器逐渐应用于临床，有取代传统激光手术的趋势。

（二）小儿喉乳头状瘤的术前评估与准备

1. 特殊的困难气道

（1）术前患儿即存在梗阻性呼吸困难。

（2）肿瘤可生长在气道的任何部位，造成气道梗阻而增加气管插管的困难。

（3）患儿配合困难，无法在术前对气道的梗阻程度及肿瘤波及范围作出精确评估。

（4）许多患儿经历多次手术，反复的气管插管和外科手术可能引发正常解剖结构的改变，加之肿瘤的遮挡，声门可能难以暴露，进而造成气管插管困难。

（5）患儿无法配合进行清醒气管插管，使用镇静催眠药可能加重气道梗阻，麻醉诱导风险极大。

（6）手术和麻醉共用同一气道，对术中呼吸维持和管理造成挑战。

（7）发生困难气道的处理方法受限，如喉罩通气无法在此类患儿中实施。

（8）气管切开有引发肿瘤播散的可能，虽然是安全的建立气道方法，但不宜作为首选。

2. 困难气道评估

（1）既往病史：包括手术次数，最近一次手术情况（包括建立气道的方法、麻醉诱导方法、是否进行声门下操作及距本次手术的时间）。

（2）评价呼吸困难情况：评价患儿呼吸困难的程度有助于判断气道梗阻的程度。了解患儿平卧睡眠时是否发生通气困难，采用何种体位可以改善通气，有助于判断麻醉诱导后是否可安全进行面罩通气。

（3）术前电子喉镜检查可直观判断肿瘤大小、位置、范围及阻塞气道的程度，但往往患儿难以耐受此项检查。对于可疑会出现麻醉诱导后的完全性气道梗阻，术前进行此项检查至关重要。

（4）颈部CT检查可显示肿瘤大小、位置，但非常规检查。

3. 全身情况评估

关注患儿的总体健康状况，如营养状态、并存疾病、近期呼吸系统感染史、过敏史、用药史、是否外周静脉穿刺困难、术前禁食禁饮状态及术前是否行 α–干扰素治疗，是否有治疗引发的骨髓抑制和神经毒性等严重并发症等。

（三）小儿喉乳头状瘤手术的麻醉管理

1. 麻醉前准备

（1）术前药物准备。①常规麻醉药物：七氟烷、丙泊酚、氯胺酮、阿片类药物、肌松剂、苯二氮䓬类药物；②急救药物：肾上腺素等血管活性药物、激素。

（2）麻醉用具准备：喉镜，与小儿年龄相符的气管导管及小于该型号的所有气管导管及管芯，高频喷射呼吸机，吸引器，气管表麻用具，气切装置，麻醉机，监护仪。

（3）麻醉方案。①建立气道的方法：除气道严重梗阻需先行气管切开外，常规经口气管插管；②诱导方法；吸入诱导是常用的诱导方式，术前静脉已开放者，也可静脉诱导；③麻醉维持：静吸复合麻醉，全凭静脉麻醉；④紧急预案：当出现困难气道时，应有紧急预案，包括紧急气管切开，有经验的耳鼻喉科医师监管；激光导致气道着火时应备有紧急预案；⑤麻醉前用药：术前镇静药物的应用需特别谨慎，尤其是对于术前即存在明显呼吸困难的患儿。在没有密切监护、氧源、正压通气设备及吸引装置的条件下，严禁使用术前镇静药物。术前可应用抗胆碱药物以减少口腔分泌物，提高术中喉部操作应激引发心律失常的阈值。

（4）麻醉诱导：麻醉诱导过程是此项手术最关键、风险最大的过程。诱导需考虑以下问题：控制通气的方式、诱导用药、是否使用肌松剂、气管插管方法、瘤体出血及组织脱落的应急处理、急性气道梗阻的应急预案等。

①控制通气的方式：首先考虑气管插管控制呼吸。麻醉诱导最好保留自主呼吸，若术前存在严重呼吸困难，应先做气管造口。②诱导用药：可使用丙泊酚、舒芬太尼、咪达唑仑、氯胺酮等，吸入七

氟烷诱导可保留自主呼吸是较好的一种选择。③肌松药使用问题：只有在麻醉诱导后可以有效地面罩通气且术前呼吸困难不严重的情况下，才可以使用肌松药。面罩纯氧通气提高氧储备后吸入诱导或静脉麻醉诱导，待患儿入睡后，首先应判断是否能有效通气，待患儿入睡后，可进行一定深度的口咽、喉头表面的表麻或直接气管插管。④瘤体出血及组织脱落问题：气管插管过程中应避免暴力，以防瘤体组织脱落堵塞呼吸道。一旦气管插管成功建立，应经气管导管行气管内吸引。⑤紧急预案：麻醉诱导过程中一旦发生面罩通气困难，应面罩加压通气，双手挤压患儿胸壁进行辅助通气。

（5）麻醉维持与管理：气管插管成功后，一般以全凭静脉麻醉维持，高频喷射呼吸机维持通气。目前，研究未发现喷射通气引起乳头状瘤向远端支气管播散。高频喷射通气最适合于气道正常、无梗阻、肺和胸壁顺应性正常的患者。在喷射通气间歇能够完全呼气至关重要。在声门病变、显著杓状软骨间瘢痕、喉痉挛的情况下，无法完全呼气，不可以使用喷射通气。当气管导管过细或仅通过套在喷射通气头外面的细管进行喷射通气时，须高度警惕二氧化碳排出困难。若气体只进不出，很快便会造成气胸和皮下气肿，并导致心搏骤停。肥胖等胸壁顺应性下降的患者，可能发生胃扩张，进一步影响顺应性。晚期慢性阻塞性肺病患者存在呼气期延长，可能不适于采用喷射通气。肺大疱的患者使用喷射通气是非常危险的。

（6）术后管理：术后早期可发生喉部水肿，常在麻醉恢复室出现胸壁凹陷、吸气性喉鸣。可湿化氧气吸入，静脉注射激素或吸入肾上腺素。术后可因喉部的高反应性出现喉痉挛，面罩加压给予纯氧，甚至严重时给予小剂量的短效肌松剂。与高频喷射通气相关的并发症主要包括：通气氧合不佳、胃扩张、反流甚至破裂，气压伤导致的纵隔气肿和气胸（最常发生于气道部分梗阻如声带部分闭合，为避免这种并发症可在喷射通气时使用肌松剂）。术后积存的分泌物及肺不张可造成肺部并发症。

参考文献

［1］黄选兆，汪吉宝.实用耳鼻咽喉科学 [M].北京：人民卫生出版社，1998.
［2］邓小明.现代麻醉学 [M].5 版.北京：人民卫生出版社，2020.

（撰稿：廖燕凌　审稿：郭艳华）

8　桥小脑肿瘤切除术

一、病历摘要

1. 基本信息

女，75 岁，身高 153cm，体重 51kg，BMI 21.79kg/m²。

2. 主诉

反复头晕 2 月余，加重 1 周。

3. 既往史

（1）高血压、糖尿病史 30 余年，最高血压 210/110mg，定期服药，血压控制不详，左面瘫病史 10 年具体诊疗不详，未手术。

（2）左侧颞部摔伤病史 10 年，具体不详。

4. 术前诊断

（1）左侧桥小脑肿瘤。

（2）高血压病 3 级（极高危）。

（3）2 型糖尿病。

5. 拟行手术

开颅左侧桥小脑肿瘤切除术。

6. 辅助检查

头部 MR 示左侧小脑角区，桥前池，鞍上池左下部肿瘤；范围约 $3.6cm \times 3.3cm \times 2.8cm$。

二、临床思维与临床决策

（一）对于神经外科手术的患者，作为主麻进行术前访视时，重点关注要点

术前评估的重点内容：

1. 专科评估

肿瘤的大小（与术中出血相关）；位置（功能区相关）；要注意对患者的意识，肢体的运动功能，瞳孔的对光反射等情况做出全面的评估，利于与术后出现某些并发症时做鉴别诊断时进行对比。

2. 脑神经功能评估

对指导麻醉管理十分重要。例如后颅凹肿瘤包括桥小脑角肿瘤及脑干肿瘤，术前可能并发脑神经功能受损（第 9 舌咽神经和第 10 迷走神经），可能引起吞咽困难、饮水呛咳等导致咳嗽、呕吐等保护性反射减弱，极容易发生误吸危险；迷走神经受累可引起心动过缓或逸搏心律；三叉神经、面神经受累可引起血压升高、心率增快。

拓展：脊髓型颈椎手术患者，前向压迫，可能致迷走神经损伤，有时需永远气管切开。

3. 水、电解质变化

神经外科患者在做术前准备的过程中，一般都进行了限制液体量和脱水治疗，容易发生水，电解质紊乱和酸碱平衡失调，尤其注意低钾血症。

4. 抗癫痫治疗的患者

对长期服用抗癫痫药治疗的患者，术前不能轻易停药，但应掌握其与麻醉药物之间可能的相互作用。

（二）特殊监测项目

由于颅脑手术属于大手术，预计手术时间长，出血量多，所以应该常规做好直接动脉穿刺置管测压及中心静脉置管，做好保温，自体血回输等。

患者入室后，常规心电监测，血氧饱和度（SpO_2）监测，局部麻醉下行桡动脉穿刺置管测压并行术前血气分析；局麻下右颈内静脉穿刺置管行术前测压并持续输液。

（三）麻醉方法的选择，麻醉用药的选择及理由

1. 麻醉方法的选择

气管插管，静吸复合全麻。

2. 麻醉用药选择的原则

神经外科手术患者麻醉药物的选择，原则上应符合以下标准：

（1）诱导快、半衰期短、蓄积少，不发生麻醉苏醒后二次呼吸抑制。

（2）不增加颅内压和脑代谢。

（3）不影响脑血管对二氧化碳的反应性。

（4）不破坏血脑屏障功能，无神经毒性。

（5）停药后苏醒迅速，无药物残余作用，无兴奋及术后精神症状。

3. 通过选择不同药物的合理搭配，满足上述要求

（1）静脉麻醉药：①丙泊酚。降低或不改变颅内压，不影响脑血管对二氧化碳的反应性且对脑缺血及再灌注损伤有保护作用，是目前神经外科手术较理想的麻醉诱导及维持用药。②依托咪酯：能引起脑血流，脑代谢和颅内压呈剂量相关性下降，其机制可能是：依托咪酯有直接收缩脑血管作用，可用于神经外科手术的麻醉诱导用药。③r- 羟基丁酸钠。引起脑血管收缩，脑血流和颅内压降低，同

时还抑制脑代谢，适用于神经外科手术患者的麻醉，特别是颅内压升高或顺应性降低的外伤患者。④氯胺酮。是静脉麻醉药物中唯一可以增加脑血流和脑代谢的药物，能直接扩张脑血管，引起颅内压显著升高，因此氯胺酮不推荐用于神经外科手术患者的麻醉，尤其是颅内压升高或顺应性降低的外伤患者。

（2）吸入麻醉药：虽然所有的吸入麻醉药均具有不同程度脑血管扩张作用，使脑血流增加；但是整体麻醉而言异氟烷，七氟烷和地氟烷对脑血流，脑代谢和颅内压影响小，配合适当的过度通气还可使颅内压降低，是颅脑手术的首选用药；恩氟烷因在深麻醉时可能引起兴奋性脑电图改变（惊棘波）；氧化亚氮能使颅内压升高，因此均不推荐使用。

（3）麻醉性镇痛药：对脑血流，脑代谢和颅内压的影响不大。

（4）肌肉松弛药：肌肉松弛药不能通过血脑屏障，对脑血流，脑代谢和颅内压影响轻微。但去极化肌松药：琥珀胆碱由于能引起肌纤维成束收缩，可导致颅内压升高，不能使用。

麻醉诱导用药：盐酸戊乙奎尼醚、咪达唑仑、丙泊酚、舒芬太尼、维库溴铵，诱导过程平稳，静脉泵注丙泊酚、瑞芬太尼和顺式阿曲库铵，吸入七氟烷行静吸复合全麻维持。

手术开始，当外科医师剪开硬脑膜时，发现脑组织较膨胀，请求麻醉医师帮忙。

（四）临床常见的原因

1. 概述

颅内压力增高。颅内压（intracranial pressure，ICP）是颅腔内容物（脑组织、脑脊液、血液）对颅腔壁产生的压力；正常 ICP 是 5～15mmHg；一种内容物（肿瘤、血肿、水肿或脑积水等）的增加，会引起其他内容物代偿性地减少，以保持 ICP 在正常范围。因颅腔容积固定不变，此代偿能力是有限的。颅腔内容物体积继续增加，会导致 ICP 升高，ICP 持续在 15 mmHg（200 mmH$_2$O）以上时称为颅内高压。

脑血流（cerebral blood flow，CBF）= 脑灌注压 / 脑血管阻力，脑灌注压 = 平均动脉压 — 颅内压或中心静脉压（以两者中稍高者计算）。当平均动脉压（mean arterial pressure，MAP）在一定范围（50～150mmHg）内波动时，脑循环通过改变自身阻力来维持恒定的 CBF，这称为自主调节。MAP 超出此范围时，CBF 随 MAP 变化而增减。慢性高血压患者自主调节的动脉压阈值增高。

2. 围术期颅内压升高的常见原因

（1）MAP 高。MAP 对颅内压的影响：脑灌注压（CPP）是指平均动脉压（MAP）与颅内压（CP）或中心静脉压（取两者较大值）之差。脑血流在 MAP 处于 50～150mmHg 时，可由于脑血管的自动收缩与舒张而保持恒定，这称为脑血管的自动调节机制。当 MAP 超出此范围时，CBF 则随 MAP 变化，进而对颅内压产生影响。

（2）PaCO$_2$ 高。PaCO$_2$ 对颅内的影响：PaCO$_2$ 通过影响脑细胞外液（ECF）的 pH 对 CBF 产生重大影响。PaCO$_2$ 在 25～80 mmHg 范围时，CBF 随 PaCO$_2$ 的增长呈线性增加，PaCO$_2$ 变化 1mmHg 会导致 CBF 变化 1～2ml/（100g·min），超出此范围，脑血流对 PaCO$_2$ 的反应性减弱，当 PaCO$_2$ 低于 20mmHg 时，即有可能发生脑缺血。降低 PaCO$_2$ 使颅内压下降所能维持的时间较短暂（6h），如果是持续降低 PaCO$_2$，则颅内压会逐渐恢复正常，这是由于持续低颅内压减少了脑脊液的重吸收，导致脑脊液的容量增加，使颅内压恢复正常，即脑脊液体积的增加代偿了脑血流的减少。

（3）PaO$_2$ 低。PaO$_2$ 对颅内压的影响：低氧血症是一种强力脑血管扩张因子，PaO$_2$ 低于 60 mmHg 时 CBF 增加量明显，当低于 50 mmHg 时，脑血流量迅速增加并达到最大值，颅内压明显升高。PaO$_2$ 在 60～300 mmHg 对 CBF 影响很小。

（4）机械通气或 PEEP 通气，致中心静脉压或胸腔内压力增加，可使颅内压升高。

（5）室温高且无菌单覆盖。体温对颅内压的影响：体温降低时脑血流量减少，可引起颅内压下降。

（五）判断正确，原因分析全面合理，此时的处理措施

围术期颅内高压的麻醉处理：确保呼吸道畅通，避免缺氧和二氧化碳蓄积是有效预防颅内压升高的重要措施。具体措施包括：

（1）适当限制晶体液的输入。

（2）适当加深麻醉（调节吸入七氟烷浓度，或静脉追加舒芬太尼）。

（3）生理性降颅内压措施。①过度通气：动脉血二氧化碳分压对脑血流有调节作用。二氧化碳分压每降低 1mmHg，可使脑血流量减少 2% ～ 4%。临床上常通过呼吸机实施过度通气，将动脉血二氧化碳分压或呼气末二氧化碳分压维持于 25 ～ 30mmHg，以有效控制颅内压。但是，长时间的持续过度通气或动脉血二氧化碳分压过于降低可使乳酸产生增多，这有可能引起脑水肿加重或循环功能抑制。因此，一般认为不应将二氧化碳分压降至 25mmHg 以下，每次过度通气时间不超过 1h 为宜，可采用间断过度通气措施。②体位：采用头高足低位，可降低脑组织的静水压和脑灌注压，从而降低脑血流量，对颅内压升高有辅助治疗作用。③颅脑外科手术一般不采用低温技术来降低颅内压。

（4）药物性降颅压措施。

①渗透性脱水剂：其原理是通过提高血浆渗透压，使多余的细胞内水分进入血管，经肾脏而排出体外。临床常用药物为：20% 甘露醇溶液，现均主张用小剂量 0.5g/kg 于 15 ～ 45min 内静脉输注完毕，输入后 10 ～ 15min 颅内压开始下降，30 ～ 45min 达到作用高峰，颅内压可降低 50% ～ 90%，持续 1h 后逐渐回升，4 ～ 6b 后颅内压可回升到用药前的水平。甘露醇输注后可引起一过性血容量增加，对于心功能不全的患者应谨慎。

②袢利尿药：呋塞米（速尿）抑制髓袢升枝粗段对原尿水分的回吸收，使到达远端肾小管和集合管的尿液增多而产生利尿作用。它可以与渗透性脱水药产生协同作用，脱水药使细胞内多余的水分进入血管，而袢利尿药使其排出体外。常用的袢利尿药是呋塞米，一般以 10 ～ 20mg 静脉注射，必要时可重复，直至小便明显增多为止，静脉注射后 30mm 开始发挥降低颅内压的作用，可持续 5 ～ 7h 以上。但这类药物的缺点是容易引起电解质紊乱，因此要注意监测。

③肾上腺皮质激素：肾上腺皮质激素能加强和调整血脑屏障功能，降低毛细血管通透性，减少脑脊液的产生。临床上治疗脑水肿首选地塞米松，一般 10 ～ 30mg 静脉注射，也可以选择氢化可的松 100 ～ 300mg 静脉滴注。肾上腺皮质激素对脑水肿的预防作用大于逆转脑水肿作用，因此应在创伤早期或手术前应用，效果较好。

此外，白蛋白液有时也可用于降低颅内压。

经适当限制晶体液输入；加深麻醉（调大吸入七氟烷浓度，并静脉追加舒芬太尼 10μg）；过度通气；20% 甘露醇 200ml 快速静滴处理；颅内压降低至外科满意水平，继续手术；手术历时约 1h，外科医师在桥小脑角附近切除肿瘤时，心率突然下降至 28 次 / 分，伴随 MAP 开始下降，最低至 45mmHg。

（六）此时最可能的原因、紧急处理措施

1. 最可能原因

脑干附近的手术操作（直接刺激或手术牵拉），可使机体自主神经调节严重失衡，可发生严重的迷走神经反射，有时可导致心搏骤停；有时也可伴有强烈的交感神经反射，表现为心动过速和高血压；血流动力学非常不稳定。

2. 处理

首先应提醒外科医师立即停止手术，常可缓解症状；必要时可使用山莨菪碱或阿托品，使心率增加到基础心率的 15% ～ 20%；也可预防性用药以稳定机体自主神经调节功能。

3. 排除原因

突然发生的心动过缓有时也提示可能突然出现了颅内压增高，导致了库欣反射（Cushing reflex）。如同时出现高血压，严重的心动过缓，则应立即告知外科医师，可能出现颅内高压，共同处理颅内高压。

嘱外科医师立即停止手术，并给予山莨菪碱 3mg 静脉推注，2min 后心率血压恢复至正常范围，手术顺利进行，此后术中尚平稳，手术历时 3h，术后带管回 SICU，继续丙泊酚镇静，呼吸机辅助呼吸，次日晨患者完全清醒后拔管。

参考文献

［1］李文志，赵国庆.住培教材《麻醉学》[M].2 版.北京：人民卫生出版社，2021.

（撰稿：雷秋林　审稿：黄凤怡）

❾ 颌面部骨折患者手术

一、病历摘要

1. 基本信息

男，41 岁，身高 168cm，体重 70kg，BMI 24.8kg/m²。

2. 主诉

右面部碰撞伤 15 小时。

3. 既往史

无特殊。

4. 入院诊断

（1）右下颌骨髁状突骨折。

（2）左侧下颌骨骨折伴感染。

（3）22 牙折断。

（4）左侧上颌窦前壁骨折。

5. 拟行手术

右侧下颌骨骨折切开复位内固定术。

6. 气道评估

双侧鼻腔通畅；张口度 1 横指；Mallampati 气道分级 Ⅱ 级；有打鼾史，无夜间憋醒史；甲颏距离约 6.5cm；气管居中；颈长度适中；颈椎活动自如。

二、手术麻醉过程

患者张口困难，为明确的困难气道，拟行清醒表麻下经鼻气管插管。

（1）鼻腔内滴入麻黄碱收缩血管后，用含利多卡因的棉签行鼻腔内表面麻醉。

（2）在纤支镜下行会咽部及气管内表麻。

（3）经鼻置入气管导管并推注诱导药物，连接呼吸机调整呼吸参数。

（4）手术顺利，术毕清醒拔管，安返病房。

三、关键节点的临床思维和临床决策

（一）颌面外科手术气道特点

（1）上气道畸形或梗阻。

（2）很多操作在口腔内进行，对气道有影响。

（3）颌面部血管丰富，神经多，反射多，不良反射也较多。

（4）手术后会发生气道解剖结构改变。所以说，颌面外科手术中的气道问题是所有外科手术中最多的。

（二）术前气道评估

（1）急诊常用的是"Lemon"法则，包括 3-3-2 法则（张口度、甲颏距离及颏舌距离）。

（2）Mallampati 分级。

（3）疾病有没有引起气道梗阻及颈部活动度。

（4）影像学检查已成为困难气道评估的重要工具，如 X 线、CT、超声等。

（三）颌面外科手术的气道建立

1. 常用插管方式

（1）经鼻气管插管：颌面外科手术最常用，经鼻插管不影响口腔手术，且气管插管比较容易固定。对于决定选择经鼻插管的患者术前应了解患者两侧鼻孔的畅通情况，观察有无鼻中隔偏曲，在不妨碍手术的前提下尽可能选择较大的鼻孔进行插管。在向患者做出解释并给予小量镇静镇痛药物后，给患者的鼻黏膜局部应用麻黄碱，常用浓度为 0.6% ～ 1%（即 30mg 麻黄碱稀释到 3 ～ 5ml），将蘸湿药液的棉棒插入鼻孔，应注意鼻中隔前下部的黎氏区，这里血管分布较密，很容易出血，是麻黄碱收缩血管的重点区域。可适当应用利多卡因做黏膜表面麻醉以增加患者的舒适度。将麻黄碱棉棒向鼻后孔插入，注意此时棉棒的方向应垂直于冠状面略向脚的方向送入，切忌向患者的头侧插入（那样会插入中鼻道而不会进入咽部）。在充分的表面麻醉和收缩血管之后，用润滑剂充分润滑气管导管，将气管导管沿几近垂直于冠状面的角度插入，在经过鼻后孔时应持续轻柔用力使导管通过鼻后孔，而切忌用力粗暴或将导管在鼻后孔处上下移动，造成黏膜损伤。当导管通过鼻后孔到达鼻咽部后应将导管向后下用力，可助导管顶端略向前抬更易于下行且损伤较小。导管推行至声门上后，可使用普通喉镜在直视下将导管送过声门，如果导管顶端紧贴咽后壁，则用插管钳夹住导管使顶端对准声门助手协助推进导管插入声门，如果导管顶端位置比声门高，则可以抬起患者的头使顶端对准声门；如果患者开口困难难以置入普通喉镜，则可将纤维支气管镜从导管内通过，在明视下使纤支镜顶端进入主气管，然后沿纤支镜推入气管导管。经鼻气管插管可以在全身麻醉下进行，如果估计插入过程较为困难者，也可选用清醒插管：在充分的表面麻醉（包括环甲膜穿刺）和适度的镇静下，保留患者的自主呼吸，可以通过听呼吸音的强弱来判断导管顶端与声门的相对位置，调节头位在导管顶端呼吸音最强处将其送过声门。

（2）经口气管插管：颌面部骨折多为外力撞击造成，常合并有颅底、鼻骨等骨折而无法经鼻气管插管；

（3）气管切开：严重的颌面外伤无法进行经鼻或者经口气管插管的可选择气管切开；术后需要长期带管的，在手术之前通常也会进行气管切开。

（4）颏下置管：是一种比较特殊的插管方式。颏下置管是 1986 年最早提出的。比如患者有颅底骨折，不能经鼻插管，口腔又需要对咬合时会进行颏下置管。其操作过程是先经口气管插管，去除连接部分后于颏下拉出，手术结束后，再放回口内。这种插管方式与气管切开相比发生率较低，且创伤较小，这些年在本科室的应用率较高。

2. 困难气道患者的插管策略

（1）评估困难气道的可能性：发现患者是困难气道后，要评估患者是通气困难，还是插管困难，以及患者能否合作。如果患者出现不能通气、不能插管，需要进行气管切开时，还要评估气管切开是否困难。在插管前一定要保证肺通气满意且氧供充分。

（2）气管插管方式的选择：在插管前要评估各种插管方式的利弊，是选择清醒气管插管，还是全麻诱导后气管插管，还是有创气管插管。是保留自主呼吸进行气管插管，还是不保留自主呼吸进行气管插管。比如患者不能合作，保留自主呼吸进行气管插管是很困难的。再比如患者需要进行气管切开，但是气管切开困难，就可能造成灾难的发生。采取什么样的方式进行诱导和插管，需要我们进行仔细的评估。ASA 强烈推荐，对于已知困难气道的患者应在轻度镇静下进行清醒气管插管；对于已知困难气道的患者不应轻易做麻醉诱导；对于头颈颌面外科手术患者，一般选择在清醒状态下经鼻气管插管；熟练掌握可视化技术，尽量在可视下行气管插管，减少对患者气道的二次伤害。

3. 建立气道原则

对于可预料的困难气道，一定要保留自主呼吸。未预料的困难气道，一定要及时求助。要选择自己熟悉的工具和方法，并联合应用这些工具和方法。另外，如果插管失败，切忌多次尝试。如果插管次数过多，可引起困难插管和困难通气。

（四）清醒气管插管（ATI）

1. 人员

团队合作、良好的沟通和适当的准备可以减少包括失败在内的并发症的风险，训练有素、称职的助理的重要性不容低估。因此，与麻醉助理、手术室护理人员、外科医师和熟练的麻醉同事进行规划和沟通至关重要（D 级）。

2. 地点选择

清醒气管插管最好在手术室环境（D 级）进行，可以随时获得技术援助、药品、设备和空间。对于高危患者，包括严重气道阻塞、缺氧、呼吸衰竭、有挑战性或失败的 ATI 患者，手术室更具有优势，例如更大的空间和及时的外科协助。根据麻醉师协会对进行镇静治疗的患者的指导方针，建议在整个 ATI（C 级）过程中使用 ECG、无创血压、脉搏血氧饱和度和持续呼气末二氧化碳监测。

3. 选择合适的气管插管路径、可视化设备

不建议使用标准 PVC 气管导管（A 级）。建议使用最小的合适外径的气管导管，因为这样可以降低撞击的发生率（B 级）。建议气管斜角向后定位（A 级）。最常见的方法是使用支气管镜检查或电子喉镜检查。

4. 使用预充氧气

据报道，在 ATI 期间，低流量氧气技术的氧饱和度降低（$SpO_2 \leqslant 90\%$）发生率在 12% ～ 16%。当使用加温和加湿的高流量鼻氧时，报告的氧饱和度降低发生率为 0 ～ 1.5%；这是我们的调查中专家们最常用的氧合策略。建议在 ATI 期间给氧（B 级），应在患者到达手术室时开始，并在整个过程中持续（D 级）。如果可行，应选择高流量鼻氧（C 级）。

5. 气道局部麻醉

ATI 的成功取决于局部麻醉对气道的有效应用。利多卡因在理论上比其他局部麻醉药物更安全，是 ATI 最常用的局部麻醉剂，因为它有利于降低心血管和全身毒性风险。关于单独使用哪种局部用药方法（例如，黏膜雾化、随身喷雾、经气管注射、雾化吸入）更好，没有足够的证据。

6. 最低限度镇静

最低限度的镇静被定义为"一种药物诱导的状态，在此期间患者对口头命令做出正常反应，而气道、自主通气和心血管功能不受影响"。在 ATI 期间使用它可以减少患者的焦虑和不适，并增加操作耐受性，但强烈建议有经验的麻醉医师实施、监测和滴定镇静（D 级）。

参考文献

［1］AHMAD I, EL–BOGHDADLY K, BHAGRATH R, et al.Difficult Airway Society guidelines for awake tracheal intubation(ATI)in adults[J]. Anaesthesia, 2020, 75(4): 509–528.

（撰稿：陈江湖　审稿：姚玉笙）

⑩ 极重度肥胖患者全甲状腺切除伴双侧淋巴清扫

一、病历摘要

1. 基本信息

男，54岁，体重127kg，身高178cm，BMI 40.1kg/m²，腰围101cm。

2. 主诉

体检发现右侧甲状腺肿物3月余。

3. 既往史

（1）5年前发现"高血压"，最高达180/100mmHg。

（2）20余年前患"急性肾衰竭"，具体诊疗不详。

4. 术前诊断

甲状腺结节。

5. 拟行手术

全甲状腺切除＋双侧中央区淋巴结清扫术。

6. 辅助检查

（1）心电图：不完全性右束支传导阻滞。

（2）心脏彩超：室间隔与左室壁增厚；左室、左房增大。

（3）胸部X线片：双肺少许慢性炎症。

（4）肺功能：轻度限制性通气功能障碍，MVV正常。

（5）实验室检查：血常规、肝肾功能、凝血功能、甲状腺功能无明显异常。

7. 术前访视

（1）患者一般情况良好。

（2）打鼾情况严重，偶有憋醒，平日无呼吸不畅及胸闷。

（3）头颈活动度良好，甲颏距离＞6.5cm，张口度＞3横指，无义齿或牙齿松动，听诊双肺呼吸音稍增粗。

（4）NYHA心功能分级Ⅱ级。

（5）麻醉ASA分级Ⅲ级。

二、围术期过程

（1）入室后常规监测示：BP 168/104mmHg，P窦性心律，78次/分，R 15次/分，SpO_2 100%，局麻下行桡动脉穿刺置管并持续测压，ABP 171/102mmHg。（见图10-1）

（2）在充分的气道表面麻醉及给氧去氮下，使用纤维支气管镜进行清醒气管插管。（过程见图10-2～图10-7）

（3）清醒气管插管后立即给予咪达唑仑2mg、丙泊酚100mg、舒芬太尼30μg、顺式阿曲库铵10mg静脉推注；连接呼吸机；予丙泊酚（浓度10 mg/ml）20～40ml/h ＋瑞芬（浓度0.02mg/ml）20～50ml/h ＋3%地氟烷麻醉维持；术中根据手术情况实时调整麻醉维持剂量。（诱导后生命体征见图10-8）

（4）手术进行2小时45分，术中血压平稳，输晶体液1 000ml，出血约50ml。

（5）术毕清醒拔管。

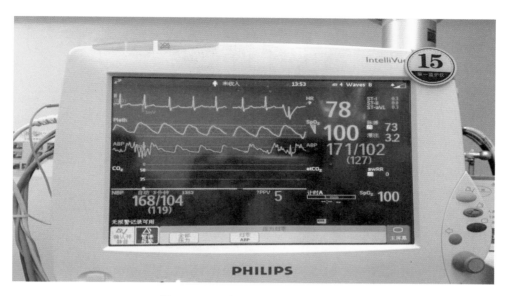

图 10-1 患者入室后基础生命体征

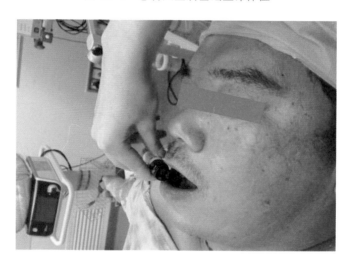

图 10-2 给予达克罗宁胶浆含服

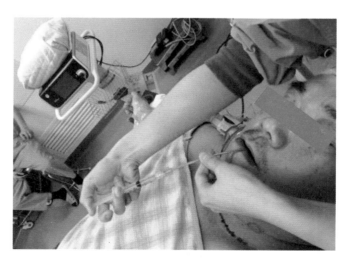

图 10-3 在口腔、舌根部给予 2% 利多卡因进行充分表面麻醉

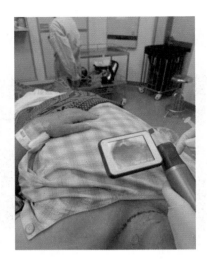

图 10-4　充分表面麻醉后，缓慢置入喉镜，可见会厌

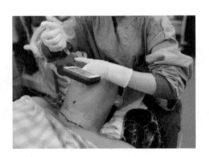

图 10-5　予 2% 利多卡因喷洒会厌及周围组织

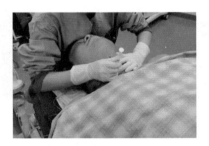

图 10-6　在患者的配合下，行环甲膜穿刺注药，进行气管内表麻

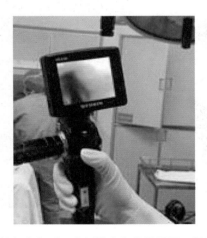

图 10-7　充分给氧去氮后，在纤维支气管引导下，顺利置入钢丝导管

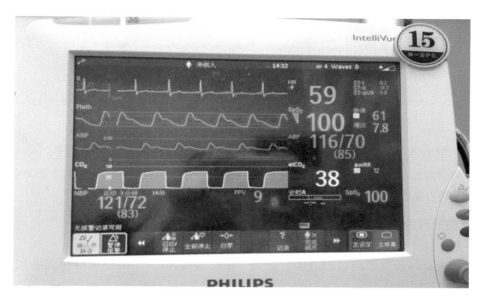

图 10-8　麻醉诱导后生命体征

三、临床思维和临床决策

（一）肥胖的程度判定

1. 体重指数（BMI）

（1）评估患者体重状态最常用的衡量指标，即患者的体重（以 kg 计算）除以身高（以 m 计算）的平方（BMI=kg/m²）。

（2）世界卫生组织定义 BMI ≥ 40kg/m² 为重度肥胖；针对亚太地区人群的体质及其与肥胖有关机病的特点，BMI ≥ 35kg/m² 为重度肥胖（见表 10-1）。

表 10-1　WHO 及亚太地区肥胖的分类

类型	WHO	亚太地区
过瘦	BMI < 18.5	BMI < 18.5
正常	18.5 ≤ BMI < 25	18.5 ≤ BMI < 23
超重	25 ≤ BMI < 30	23 ≤ BMI < 25
轻度肥胖	30 ≤ BMI < 35	25 ≤ BMI < 30
中度肥胖	35 ≤ BMI < 40	30 ≤ BMI < 35
重度肥胖	BMI ≥ 40	BMI ≥ 35

　　BMI 是一种较为粗略的指标，定义肥胖特异性高，敏感性低。

2. 腰围（waist circumference，WC）

在临床中使用腰围来定义促成代谢综合征的脂肪重量成分（见表 10-2）。

表 10-2　中国成人超重和肥胖的体重指数和腰围界限值与相关疾病˙危险的关系

类型	体重指数（kg/m²）	腰围（cm）		
		男：< 85	男：85 ～ 95	男：≥ 95
		女：< 80	女：80 ～ 90	女：≥ 90
体重过低**	< 18.5	–	–	–
体重正常	18.5 ～ 23.9	–	增加	高

（续表）

类型	体重指数（kg/m²）	腰围（cm）		
		男：< 85	男：85 ～ 95	男：≥ 95
		女：< 80	女：80 ～ 90	女：≥ 90
超重	24 ～ 27.9	增加	高	极高
肥胖	≥ 28	高	极高	极高

注：* 相关疾病指高血压、糖尿病、血脂异常和危险因素聚集；** 体重过低可能预示有其他健康问题。该患者 BMI > 40，腰围 > 95，为重度肥胖，极高危。

（二）肥胖的病理生理学

1. 脂肪分布

如脂肪主要在腹部和腹腔内蓄积过多，称为"中心型肥胖"。中心型肥胖相关的代谢紊乱发生率较高，更易合并代谢综合征。

2. 代谢综合征

肥胖患者多合并代谢综合征（metabolic syndrome，MS），伴有腹型肥胖、血脂代谢异常、血糖升高或胰岛素抵抗、高血压以及其他特点，MS 与心血管事件显著相关（见表 10-3）。

表 10-3 代谢综合征诊断标准

指标	定义值
中心性肥胖	男性腰围≥ 90cm；女性≥ 80cm
合并下列 4 项中任意 2 项	
三酰甘油水平升高	> 1.7mmol/L，或已接受相应治疗
高密度脂蛋白水平降低	男性< 0.9mmol/L，女性< 1.1mmol/L 或已接受相应治疗
血压升高	收缩压≥ 130mmHg 或舒张压≥ 85mmHg 或已接受相应治疗或此前已诊断高血压
空腹血糖升高	≥ 5.6mmol/L 或已接受相应治疗或此前已诊断 2 型糖尿病

3. 呼吸系统

（1）功能残气量下降。

（2）肺顺应性降低。

（3）静息代谢率、氧耗及呼吸做功增加。

（4）阻塞性睡眠呼吸暂停低通气综合征（obstructive sleep apnea hypopnea syndrome，OSAHS）：OSAHS 患者即使是轻度镇静也可引起气道的完全塌陷和（或）呼吸暂停。

4. 心血管系统

（1）高血压：高血压若未控制可发展为离心性和向心性混合的左心室肥厚。

（2）冠心病。

（3）心力衰竭。

（4）心律失常。

5. 消化系统

（1）肝胆疾病。

（2）胃排空及胃食管反流病：围术期发生反流误吸的可能性增高。

6. 血栓形成

肥胖患者处于高凝状态，增加心肌梗死、卒中、静脉血栓形成的风险。

7. 其他

肥胖患者的免疫功能受抑制，脑卒中、骨关节炎和退行性关节病风险增加，并可伴有肥胖炎性综合征、自主神经系统功能障碍和周围神经病变症状。

（三）作为住院医师，对该患者进行麻醉前评估时应重点关注的事项

所有肥胖患者均应进行全面的术前评估，并着重于呼吸系统、气道及心血管系统的评估，另应重点识别和筛查 OSAHS 和高血栓风险的患者。减肥手术死亡风险分层（obesity surgery mortality risk stratification，OSMRS）同样适用于肥胖患者非减肥手术，4 ~ 5 分的患者术后需要更加密切的监测（见表 10-4）。

表 10-4　减肥手术死亡风险分层 OS-MRS（同样适用于肥胖患者非减肥手术）

危险因素	评分
BMI > 50 kg/m^2	1
男性	1
年龄 > 45 岁	1
高血压	1
肺栓塞危险因素： 既往静脉血栓形成 腔静脉滤器植入 低通气（睡眠呼吸障碍） 肺动脉高压	1
死亡风险	
A 级：0 ~ 1 分	0.2% ~ 0.3%
B 级：2 ~ 3 分	1.1% ~ 1.5%
C 级：4 ~ 5 分	2.4% ~ 3.0%

该患者 4 分 C 级，死亡风险 2.4% ~ 3.0%，术后需要更加密切的监测。

1. 呼吸系统的评估

该患者重度肥胖，打鼾情况严重，偶有憋醒，平日无呼吸不畅及胸闷。行 STOP-BANG 评分，提示患者为 OSAHS 高危，推荐行持续气道正压通气（CPAP）或双相气道正压通气（BIPAP）治疗，以降低术后呼吸循环系统并发症的发生率（见表 10-5）。

表 10-5　STOP-Bang 评分

S = Snoring 是否打鼾？比讲话声音大，或在隔壁房间可以听到
T = Tiredness 是否经常疲倦？或白天嗜睡
O = Observed Apnea 是否有人观察到睡眠中呼吸暂停？
P = Pressure 是否高血压？
B = BMI > 35 kg/m^2
A = 年龄 > 50 岁
N = 颈围 > 40 cm
G = 男性

≥ 3 个问题回答是，OSAHS 高危；< 3 个问题回答是，OSAHS 低危。

2. 气道的评估

该患者肥胖面颊，头颈活动度正常，颞下颌关节活动度正常，张口度三横指，舌体肥大，甲颏间距＞6.5cm，马氏分级Ⅲ级，存在面罩通气困难及气管插管困难可能。听诊双肺呼吸音稍粗。属于已预料的困难气道，应做好困难气道的准备。（见表10-6、表10-7）

表10-6　改良的 Mallampati 分级

分级	观察到的结构
Ⅰ级	可见软腭、咽腔、悬雍垂、咽腭弓
Ⅱ级	可见软腭、咽腔、悬雍垂
Ⅲ级	仅见软腭、悬雍垂基底部
Ⅳ级	看不见软腭

表10-7　术前气道评估体格检查内容

体格检查内容	提示困难气道表现
上门齿的长度	相对较长
自然状态下闭口时上下切牙的关系	上切牙在下切牙之前
张口度	少于3cm
改良的 Mallampati 分级	＞Ⅱ级
上腭的形状	高拱形或非常窄
下颌空间顺应性	僵硬，弹性小或有肿物占位
甲颏距离	小于3横指
颈长	短
颈围	粗
头颈活动度	下颌不能接触胸壁，或不能颈伸

3. 心肺功能的评估

患者心肺功能尚可。运动当量＞5METs。

（四）已预料的困难气道，应该怎么处理

1. 做好充足的准备

（1）困难气道管理用具和设备的准备。无创工具：直接喉镜（含不同尺寸和形状的喉镜片）、可视喉镜；经气管导管类：包括管芯类、光棒、可视管芯、纤维支气管镜或电子软镜；SAD（二代喉罩、插管喉罩、喉管等）；有创工具：非紧急处理工具（逆行气管插管）和紧急气道处理工具（如环甲膜穿刺置管和经气管喷射通气、经环甲膜穿刺通气 Quicktrach、颈前外科气道建立装置等）。

（2）患者及家属知情同意。

（3）人员准备：对于已预料的困难气道应进行术前讨论，在有经验医师或助手在场的情况下进行插管操作。

（4）反流误吸高风险患者的准备：应在手术前常规禁食、禁饮；使用药物降低胃内 pH。

2. 对于已预料的明确困难气道的处理方法

（1）采用清醒镇静表面麻醉下实施气管插管，推荐使用可视插管软镜等（如纤维支气管镜和电子软镜）可视工具。

（2）改变麻醉方式，可采取椎管内麻醉、神经阻滞和局部浸润等局部麻醉方法完成手术。

（3）建立外科气道。可由外科行择期气管切开术。

该患者行甲状腺手术，采用清醒镇静表面麻醉气管插管。

（五）肥胖患者麻醉用药量的不同

1. 静脉麻醉药物

肥胖相关的生理学变化可导致很多药物的分布、结合及消除发生改变，证据显示肥胖者麻醉药物分布容积的变化并不相同，不能统一定量。麻醉药物计算依据如见表10-8所示。

表 10-8 相关药物剂量计算推荐依据

瘦体重	全体重
丙泊酚（维持剂量）	丙泊酚（负荷剂量）
芬太尼 舒芬太尼 瑞芬太尼	咪达唑仑
	琥珀胆碱
	泮库溴铵
罗库溴铵	阿曲库铵和顺式阿曲库铵（负荷剂量）
阿曲库铵和顺式阿曲库铵（维持剂量）	
维库溴铵	
对乙酰氨基酚	
吗啡	
利多卡因	
丁哌卡因	

体重超过 140 ～ 150kg 者不适用靶控输注。

2. 吸入麻醉药

肥胖患者对吸入麻醉药的脱氟作用增加，吸入地氟烷或七氟烷较异氟烷或丙泊酚苏醒更快。

3. 常用体重计算公式

（1）全体重（total body weight，TBW）：即患者实际体重。

（2）理想体重（ideal body weight，IBW）：按照正常体脂比，随年龄变化，可由身高和性别近似计算。

男：身高 –100（cm）

女：身高 –105（cm）

（3）瘦体重（lean body weight，LBW）：即去掉脂肪的体重。最常用的计算公式如下：

$$（男性）LBW（kg）= \frac{9270 \times TBW（kg）}{6680 + \left[216 \times BMI（kg/m^2）\right]}$$

$$（女性）LBW（kg）= \frac{9270 \times TBW（kg）}{8780 + \left[244 \times BMI（kg/m^2）\right]}$$

校正体重（adjusted body weight，ABW）：调整体重的计算考虑到肥胖者瘦体重和药物分布容积的增加。ABW（kg）=IBW（kg）+ 0.4 $\left[$ TBW（kg）— IBW（kg）$\right]$

该患者具体用药情况分析如下：

该患者 TBW 127kg，BMI 40.1kg/m^2，LBW 76.7kg，即该患者诱导时丙泊酚、顺式阿曲库铵、咪达唑仑应以 TBW 计算给予；余诱导药物和维持药物则以 LBW 计算给予。按常用麻醉药物诱导及维持剂量计算，该患者麻醉诱导及维持时麻醉药用量应如下：

诱导：咪达唑仑（0.05 ～ 0.2）mg/kg×127kg=6.35 ～ 25.4mg；

丙泊酚（1.5 ～ 2.5）mg/kg×127kg=190.5 ～ 317.5mg；

舒芬太尼（0.2 ～ 1.0）μg/kg×76.7 kg=15.34 ～ 76.7μg；

顺式阿曲库铵（0.15 ～ 0.2）mg/kg×127 kg=19.05 ～ 25.4mg；

维持：丙泊酚（4 ～ 12）mg/（kg·h）×76.7kg=306.8 ～ 920.4mg/h，即 30.7 ～ 92.0 ml/h；

瑞芬太尼（0.2 ～ 0.4）μg/（kg·min）×76.7kg=15.34 ～ 30.68μg/min，即 46.0 ～ 92.0 ml/h。

计算出的用量与实际用量明显不符，在实际手术中，应用了 BIS 监测来辅助判断麻醉深度，证明了实际用药量完全能满足患者的手术需求，避免了用药过量导致的延迟苏醒、血流动力学不稳等问题。说明理论是依据，实际用药还需根据患者的具体情况具体分析，不能照搬理论。

（六）肥胖患者麻醉管理要点

1. 麻醉前评估与准备

见本节（三）内容。

2. 麻醉方式的选择

根据手术的部位选择区域阻滞、全麻。

3. 麻醉诱导

根据术前对患者气道的评估，针对患者个性化选取诱导方式。诱导前应备好紧急气道处理车。若为已预料困难气道，可选择清醒插管［本节（四）内容］。诱导推荐采用头高斜坡位，见图 10-9，充分清除口腔分泌物。

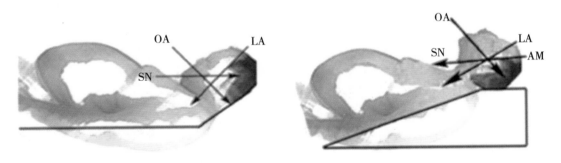

图 10-9 肥胖患者的头高斜坡位

AM：耳道；LA：咽轴线；OA：口轴线；SN：胸骨切迹

4. 麻醉维持

最好使用在脂肪组织内蓄积最少的药物，尽量应用短时效药物。丙泊酚持续输注或吸入性麻醉药物均可用于麻醉维持。

5. 术中监测

（1）心电图、外周氧饱和度、无创血压、呼气末二氧化碳监测等常规监测。

（2）如患有严重心肺疾病，应进行有创动脉血压监测。

（3）对于有心力衰竭、肺动脉高压或合并其他内科情况的患者，术中可行经食管超声心动图检查和肺动脉导管置管，以连续评估容量状态及必要的心脏功能。

（4）推荐动脉血气监测列为病态肥胖患者监测的常规。

（5）监测麻醉深度，特别是全凭静脉麻醉下，以减少麻醉药过量；建议应用肌松监测。

6. 术后拔管

（1）肥胖患者拔管后发生气道阻塞的危险性显著增加。应在肌松监测下指导应用肌松拮抗剂，使患者在清醒前恢复肌力，恢复足够的潮气量，在清醒下半卧位拔管。

（2）拔管前应常规做好放置口咽或鼻咽通气道的准备，并准备好行双人面罩辅助通气，同时做好紧急气道处理的准备，如喉罩、再次气管插管等。

（3）肥胖患者离开 PACU 时，必须评估患者无刺激时有无低通气或呼吸暂停体征，至少观察 1h 未出现这些征象以及吸空气脉搏氧饱和度达到所需水平，方可返回病房。

7. 术后镇痛

应用局部阻滞及多模式联合镇痛。

参考文献

［1］熊利泽 . 邓小明 .2017 年版中国麻醉学指南与专家共识 [M]. 北京：人民卫生出版社，2017.

（撰稿：黄晶晶　审稿：黄志斌）

⑪　甲亢患者行双侧甲状腺次全切除术

一、病例摘要

1. 基本信息

男，28 岁，体重 65kg，身高 170cm，BMI 22.49kg/m²。

2. 主诉

反复颈部肿大伴四肢无力，消瘦 3 个月。

3. 既往史

否认高血压、糖尿病、心脏病等疾病，否认食物药物过敏史。

4. 术前诊断

甲状腺功能亢进症。

5. 专科检查

患者神志清楚，查体配合，无义齿及松动牙齿，张口度＞3 横指，甲颏距离＞6.5cm，马氏分级 Ⅱ级，头颈活动度正常，下颌前伸试验正常。甲状腺Ⅲ°肿大，呼吸动度正常（见图 11-1），无三凹征，双肺听诊未见明显异常，预计无面罩通气困难及气管插管困难。

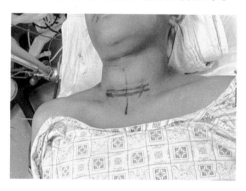

图 11-1　甲状腺检查

6. 辅助检查

（1）胸部 X 线片：心肺未见明显异常，气管轻度受压偏移。

（2）血常规、生化、凝血、尿常规、术前八项未见异常。

（3）甲状腺功能三项（7 月 12 日）：S-TSH ＜ 0.05mIU/L，FT3 6.29pmol/L，FT4 10.53 pmol/L；甲状腺功能全套（7 月 1 日）：甲状腺球蛋白 HTG 108ng/ml，S-TSH ＜ 0.05mIU/L，FT3 7.92pmol/L，FT4

18.72 pmol/L。

（4）心电图：窦性心动过速，102 次 / 分。

（5）甲状腺彩超：甲状腺大小左 57mm×25mm×20mm、右 56mm×32mm×24mm；双侧弥漫性增粗（血流丰富），请结合甲状腺功能。双侧甲状腺颈部多发淋巴结，考虑反应性增生可能（见图 11-2）。

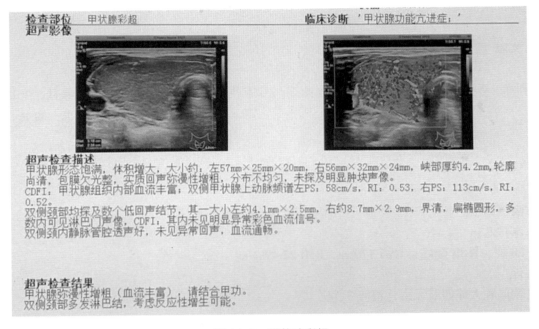

图 11-2　甲状腺彩超

7. 拟行手术

双侧甲状腺次全切除术。

8. 术前评估

自诉爬四五层楼无胸闷、气喘，日常活动不受限，心功能分级Ⅰ级。近期无上感史，否认哮喘、支气管炎病史。ASA 分级Ⅱ级。

二、围术期过程

（1）该患者麻醉开始前开放动静脉，常规心电监护、末梢血氧饱和度及无创血压监测。

（2）术前三方核查后，盐酸戊乙奎醚 0.3mg im，依次分次缓慢静脉给予咪达唑仑 1mg、丙泊酚 100mg、舒芬太尼 30μg、罗库溴铵 50mg。

（3）维持：丙泊酚 2mg/（kg·h）＋瑞芬 0.12μg/（kg·min）＋地氟烷 3%。

（4）术顺，术毕，术中生命征稳定，出血量少，未伤及神经气管环等，患者清醒拔管安返病房。

三、临床思维与决策

（一）甲状腺手术麻醉前访视的内容

（1）甲状腺解剖结构中毗邻组织有气管、颈部大血管、颈椎等，甲状腺肿块或肿大可能对这些结构产生推移或挤压，甚至两者皆有，尤其是气管，导致通气困难，以及有无声带麻痹。

（2）体格检查：进行颈前气管的触诊，以中指触摸气管软骨环，示指、无名指触摸气管旁，检查气管是否居中。

（3）观察常规 X 线胸部正位片或颈部 CT 片，检查是否存在气管的移位、狭窄及其程度，为麻醉气管插管及术中术后通气提供指导。巨大的甲状腺占位，尤其是胸骨后甲状腺，压迫气道同时，可能对心脏、大血管也造成压迫，麻醉风险极大。

（4）甲状腺功能报告是否正常，是否合并甲亢、甲减、亚临床甲减和低 T3 综合征等。

（5）患者全身状况及其他并发症、精神状况和合作程度。

（二）甲亢患者术前准备的注意要点及甲状腺功能的评估

（1）首先对疑似存在甲状腺功能亢进的患者，需要判断甲亢对心肺功能的影响，通过其平时活动、劳作的自主感觉了解心肺功能的储备，进行常规（动态）心电图了解心电活动、超声心动图了解心脏功能，以及动脉血气分析了解心肺综合功能，全面了解患者在处于应激状态下的心肺功能，即是否耐受手术。

（2）术前甲状腺素等指标的检测，特别是游离甲状腺素和促甲状腺素的变化的相互关系，以判断患者甲状腺功能处于何种状态。甲亢的患者术前治疗情况，碘剂应用的剂量和时间，体重改变、睡眠、情绪以及基础代谢率。

①血清 T3、T4 含量测定。甲亢时，血清 T3 可高于正常 4 倍左右，而 T4 仅为正常值的 2.5 倍。②基础代谢率。常用计算公式：基础代谢率 =（脉率＋脉压）— 111。测定时应在完全安静、空腹时进行（一般是早晨清醒后未起床时），正常值为 ±10%，增高至 +20% ～ 30% 为轻度甲亢，+30% ～ 60% 为中度，+60% 以上为重度。③术前应用复方碘剂两周，主要可以抑制蛋白水解酶，减少甲状腺球蛋白的分解、甲状腺激素的释放、甲状腺的血流量，使得甲状腺激素释放量减少，同时使甲状腺的腺体变得坚固而致密，减少手术中、手术后的出血量。

术前访视时该患者心肺功能正常能够耐受正常手术麻醉，其基础代谢率基本降至正常、血清 T3、T4 基本控制，常规服用碘剂治疗两周，术前准备完善。

（三）甲状腺手术麻醉选择

1. 全麻快诱导气管内插管

目前最常用的麻醉方法。

2. 慢诱导清醒气管内插管

遇到巨大甲状腺、胸骨后甲状腺等压迫气管致气管狭窄，具体参考"（四）困难气道清醒插管"。

3. 颈丛神经阻滞

深浅丛同时阻滞，效果较佳，一般可以双侧颈丛联合患侧深丛阻滞，为减少颈深丛阻滞对膈神经影响，一般尽量避免同时双侧颈深丛阻滞。现在的神经阻滞通常用于多模式镇痛的一部分。

（四）困难气道清醒插管

（1）如果患者的症状、体征和影像学检查显示气道明显受累，评估为已预料的困难气道，应按困难气道处理流程，进行清醒气管插管应采用表面麻醉下清醒纤支镜插管。选择加强型气管导管有助于术中道管理，注意应确保导管前端通过气管狭窄面，气管导管套囊压力不宜过高。

（2）术前应备好困难气道车（气道建立工具如纤维支气管镜、可视光棒、表面麻醉工具、局麻药）、吸引器、鼻导管、面罩。

（3）充分完成表面麻醉后，应优先保证保证患者通气和氧合，避免变成紧急气道，可使用高流量给氧装置，采取非紧急无创方法建立气道，巨大甲状腺压迫气道患者无法行环甲膜切开，故慎重使用全麻药物快诱导插管。

（五）围术期管理要点

（1）甲状腺手术时需要建立并维持通畅的气道，所以术中为了防止导管扭折，可以选用带钢丝气管导管，另约 40% 的喉返神经麻痹继发于甲状腺手术，若术中可能损伤喉返神经，则可以考虑应用带有神经监测仪的气管导管。

（2）术中体位的变动可能使气管导管扭折、脱落等，故应密切关注气道压、潮气量、血氧饱和度及呼末二氧化碳的变化。

（3）甲状腺功能亢进的患者应避免使用有拟交感作用的药物如氯胺酮、哌替啶、氟烷等，术中应保持合适的麻醉深度并充分镇痛，避免浅麻醉，以减少手术刺激所导致甲状腺激素的进一步释放，避免甲状腺危象的产生。甲状腺功能减退的患者可能对麻醉及镇痛药物比较敏感，应注意维持合适的麻醉深度，使血流动力学处于正常水平。

（4）毒性甲状腺肿患者可能有明显突眼，诱导后需注意保护角膜。甲状旁腺功能亢进伴有骨质疏松的患者，气管插管时应避免头颈过度后仰以免颈椎骨折。

（5）手术结束后确保患者意识清醒，能够听从指令，肌力完全恢复，咽喉保护性反射恢复及清除口腔分泌物后方可拔管。

（6）术后需维持一定的镇痛深度，减少手术患者在术后因为疼痛而导致甲状腺激素的应激反应，从而引起术后的甲状腺危象。

（六）围术期心率变化，考虑可能出现什么问题？应该如何处理

1. 容量不足

心率快，同时出现低血压，要考虑是否存在容量不足，可以给予适当补充血容量。时刻关注手术部位，术野是否持续大量出血，及时检查血红蛋白，给予扩容输血补液。

2. 麻醉深度不足

心率快，血压高，围术期比较常见的是麻醉深度不足，可予以加深麻醉处理。

3. 甲亢危象

甲状腺合并甲亢病史的患者，要考虑是否出现甲亢危象，如果是考虑甲亢危象，其发生原因可能与循环中的甲状腺激素水平增高有关。多发生于较重甲亢未予治疗或治疗不充分的患者。甲状腺危象应该以预防为主，做好充分术前准备，治疗原则是迅速抑制甲状腺激素的合成，首选丙硫氧嘧啶（popylthiouracil，PTU），围术期可置入胃管，将丙硫氧嘧啶溶解后注入胃内，在足量给予 PTU 后，如术中挤压甲状腺时出现心率增快，可静脉持续泵注短效 β 受体阻滞剂如艾司洛尔，必要时大剂量应用以抑制甲状腺激素的外周作用。

4. 恶性高热

比较不常见，结合临床相关症状、体征和实验室检查再行判断和处理。

5. 颈动脉窦反射

甲状腺手术刺激颈动脉窦时，可引起血压降低，心率变慢，甚至心搏骤停。术中可采用少许局麻药在颈动脉窦周围行浸润阻滞进行预防，若颈动脉窦出现反射，则应暂停手术并立即静脉注射阿托品，必要时采取心肺复苏措施。

（七）术后并发症

1. 呼吸道梗阻

多发生于手术后48h内，常见原因有手术切口内出血或敷料包扎过紧而压迫气管、气管软化塌陷、喉头水肿、喉痉挛、呼吸道分泌物堵塞及双侧喉返神经损伤导致的声带麻痹。应积极预防，备有紧急气管插管或气管造口的急救器械以备不测。高危患者可在气管导管拔除前放入可通气的气管交换导管，且拔管后出现呼吸困难可立即沿交换导管重新置入气管导管。因手术操作切断、缝扎或牵拉或钳夹喉返神经后造成永久性或暂时性损伤，一般经理疗或神经营养药物治疗后可自行恢复。

2. 手足抽搐

因手术操作误伤甲状旁腺或使其血供受累所致，血钙浓度下降至2.0mmol/L以下，导致神经肌肉的应激性增高而在术中或术后发生手足抽搐，应立即静脉注射葡萄糖酸钙，严重者需行异体甲状旁腺移植。通常选用 10% 葡萄糖酸钙 10ml 经稀释后缓慢注射。高钙血症使心脏对强心苷极为敏感，容易发生心律不齐甚至猝死，因此如果患者在 2～3 周内曾经使用过强心苷类药物宜小心，应该将血钙维持在正常下限。

参考文献

［1］郭曲练，姚尚龙．临床麻醉学 [M].4 版．北京：人民卫生出版社，2016.

［2］邓小明．现代麻醉学 [M].5 版．北京：人民卫生出版社，2020.

（撰稿：郭艳华　审稿：廖燕凌）

第二篇 心、胸手术的麻醉管理

⑫ 非体外循环冠状动脉旁路移植术

一、病例简介

1. 基本信息

男，67岁，体重60kg，身高165cm。

2. 主诉

反复胸闷。心悸2年，加剧1周。

3. 现病史

2年前出现活动后胸闷痛，休息后可缓解。2年间胸闷痛症状反复发作，均未就诊。7天前于活动后出现胸闷胸痛，持续1～2h，伴有灼热感，无心悸、呼吸困难、恶心、大汗，就诊当地医院查"肌钙蛋白I < 0.1μg/L，NT-pro BNP 81.3ng/L，心电图提示：窦性心律，异常q/Q波（V_1～V_4），前间壁及前壁心肌梗死，考虑急性ST段抬高型心肌梗死，予以"低分子肝素抗凝，阿司匹林、氯吡格雷双抗，阿托伐他汀调脂，补液"等处理后胸闷痛症状较前缓解，遂转入上级医院继续诊治，入院后冠状动脉造影提示"①冠心病（左主干 + 三支病变）；②冠状动脉管壁钙化。"经过内科系统治疗，患者目前症状缓解，心率维持在60～80次/分，血压波动于（98～131）/（45～68）mmHg，血糖波动于6.8～10.2mmol/L。

4. 既往史

（1）高血压病1年余，血压最高达150/95mmHg，未规律服用口服药，未规律监测血压。

（2）糖尿病史1年余，规律口服降糖药，血糖控制不详。

5. 个人史

吸烟史数十年，1包/d，未戒烟，机会性饮酒。

6. 入院诊断

冠状动脉粥样硬化性心脏病。

不稳定型心绞痛。

原发性高血压病。

非胰岛素依赖型糖尿病。

7. 辅助检查

（1）冠脉造影：①左主干远端狭窄70%～80%；前降支开口至近段远端弥漫性狭窄30%～90%；前降支中段中部狭窄40%～60%；第一对角支开口至近端狭窄40%～80%；中间支近端狭窄40%～90%；回旋支开口狭窄70%～80%；回旋支近段近端至远段近端弥漫性狭窄30%～90%；其余部分及分支未见明显狭窄；②右冠状动脉近段远端狭窄50%～60%；右冠状动脉中段狭窄30%～50%；右冠状动脉远段狭窄40%～60%；右冠-后降支开口狭窄50%～60%；右冠-后侧支第二分支近端狭窄50%～60%；其余部分及分支未见明显狭窄。

（2）心电图示：①窦性心动过速；② V_1～V_2 导联异常Q波；③ PtfV1 ≤ -0.4mm·s；④ QTc间期

延长；⑤ST 段压低（$V_3 \sim V_5$），T 波双向、倒置、深倒置（Ⅰ、aVL、$V_2 \sim V_5$）（见图 12–1）。

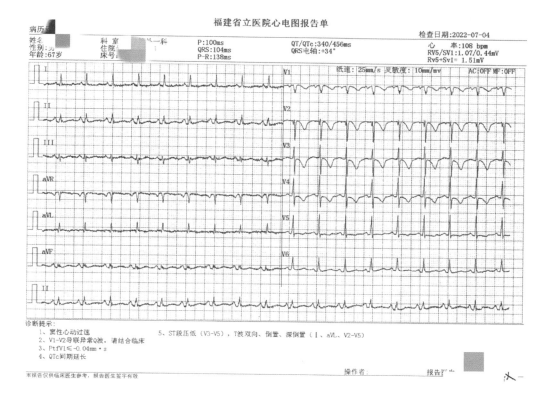

图 12–1 心电图

（3）心脏超声示：①左室前部及心尖部运动减弱；②左室舒张功能减退（见图 12–2）。

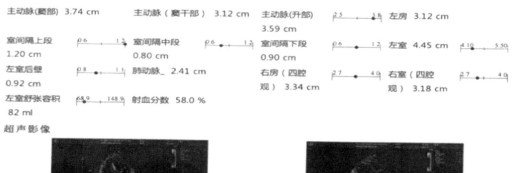

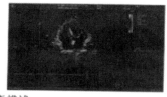
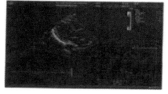

超声检查描述

主动脉及肺动脉未见增宽。各房室腔未见明显扩大，室间隔及左室壁未见增厚，房室间隔连续完整。各瓣膜回声、开放未见异常。

CDFI：二尖瓣反流+，三尖瓣反流+。

室壁运动分析：左室前壁及心尖部运动减弱。

TDI：e' < a'，s' = 7 cm/s。

超声检查结果

1、左室前壁及心尖部运动减弱。

2、左室舒张功能减退。

图 12–2 心脏超声检查

8. 拟行手术

非体外循环下冠状动脉旁路移植术。

二、临床思维和临床决策

（一）冠心病患者的术前危险因素

（1）年龄和性别：高龄（年龄岁）、女性患者和小体重者。

（2）肥胖：病理性肥胖使循环血容量增加，心脏做功明显增加，导致心脏的形态和功能发生改变，尤其是合并阻塞性睡眠呼吸暂停（obstructive sleep apnea，OSA）综合征，由于缺氧和高二氧化碳血症，引起高血压，心室肥厚，容易发生心肌缺血和各种心律失常，术后呼吸和心血管事件的发生率明显增高。

（3）不稳定型心绞痛：容易发生冠状动脉痉挛和急性心肌梗死，特别是术前未经过 β 受体阻滞剂和钙通道阻滞剂的有效治疗和伴随基础 ST 段下移者。

（4）左心功能低下 术前有左心功能不全，有心衰史；近期心肌梗死（1 周至 1 月内）；合并室间隔穿孔；EF 40%，LVEDP 18 mmHg，左心室舒张末期内径 65mm；左主干严重狭窄（90%）和（或）合并弥漫性多支病变；合并有左心室室壁瘤范围较大；冠状动脉球囊扩张或支架失败后急症手术。

（5）合并高血压和糖尿病 。

（6）合并肾功能不全。

（7）合并肺部疾患：长期吸烟患者血中一氧化碳血红蛋白含量高，直接影响血红蛋白的氧合，术前需禁烟 2 个月以上。

（8）合并瓣膜疾患：合并二尖瓣病变者肺动脉收缩压 60 mmHg，或合并主动脉瓣病变者跨瓣压差 120 mmHg，围术期病死率明显增高。

（9）合并其他血管疾病。

（10）其他：再次手术、急症手术。

（二）该患者术前访视及评估重点

1. 术前访视及评估重点

（1）明确冠状动脉狭窄的部位以及阻塞的程度，是否有代偿，侧支循环形成。

（2）目前心功能状态，及是否合并的瓣膜疾病。

（3）最近是否发生的心肌梗死的情况。

（4）心绞痛的类型。

（5）患者术前合并症及用药情况。

（6）减少患者的焦虑情绪。

2. 根据上述访视与评估要点，应考虑的因素

（1）患者左主干＋多支冠脉病变严重，左室前壁与心尖部运动减弱。7 天前出现急性 ST 段抬高型心肌梗死，对心肌缺血的耐受性很差，同时又伴有右冠状动脉狭窄，容易出现心律失常甚至心搏骤停的风险，术前应重视。

（2）患者有高血压和糖尿病史，但是无规律监测血压和血糖，术前访视应关注入院后血压、血糖的监测情况及用药方案，注意口服降压药的种类与剂量，避免术中发生顽固性低血压，如术前使用 ACEI 或 ARB 类高血压药物，术前 24 ～ 48h 停药，可降低心脏和大血管手术围麻醉期低血压的发生。

（3）对于患者术前抗凝药物的使用，根据患者病情与手术方案调整抗凝药物的使用，以达到减少心、脑缺血事件和术中、术后减少出血的风险。

（4）术前用药目的减少应激反应。术前应与患者进行良好的沟通，减少患者对手术的紧张情绪，减少心肌耗氧增加，降低围术期不良事件发生。理想的麻醉前用药应使患者入室呈嗜睡状，无焦虑、紧张，不增加心率，心率控制术前基础水平，通常低于 70 次 / 分，血压较在病房时低 5% ～ 10%，无

胸痛、胸闷等任何心血管方面的主观症状。术前应当评估患者的静息心率，参考病房治疗用药，给予适当 β 受体阻滞剂和钙通道阻滞剂。若术前心功能差、高度依赖交感张力维持心排血量，β 受体阻滞剂和钙通道阻滞剂可促发严重的心力衰竭，应避免过量使用或不用。该患者术前心功能尚可，故术日清晨可以口服地西泮 5～10mg，倍他乐克 47.5mg 以及地尔硫䓬 90mg，吗啡 0.1～0.2mg/kg 术前 30min 肌内注射。

（三）患者麻醉诱导需要注意问题

冠心病患者的麻醉诱导原则：维持心肌的氧供和氧耗的平衡。增加心肌的氧供和减少心肌的氧耗。

（1）保持足够的动脉灌注压，避免心率增快，尤其是对于左主干病变患者，维持足够的麻醉深度，避免外周血管的扩张及心肌的抑制。

（2）选择对心血管影响较小的麻醉药物，运用滴定法麻醉诱导。如依托咪酯，常用诱导剂量 0.3mg/kg 不改变心率和 CO，中到大剂量舒芬太尼，具有良好的镇痛作用，无明显组胺释放，对心肌无抑制作用，两者联合用于麻醉诱导可以保持血压、心率相对稳定。静脉注射咪达唑仑或丙泊酚，易引起低血压，需少量、缓慢、分次给药，减少其对心血管的影响。吸入性麻醉药以七氟烷对心血管系统影响轻微，可控性好，联合阿片类药物维持麻醉，可以使心率减慢，利于减少心肌氧耗。肌松药选择以不增加心率，和组胺释放为原则可以选择顺式阿曲库铵或罗库溴铵。

（3）合并高血压患者，诱导期间易发生低血压，可备去氧肾上腺素、去甲肾上腺素及间羟胺静脉注射或微量泵注。

（4）可采用脑电双频指数检测麻醉深度，既要防止深麻醉引起的低血压，又要防止浅麻醉引起高血压。

（四）围术期麻醉管理

1. 维持心肌的氧供需平衡

（1）增加冠脉的血流量及氧含量，避免加重心肌缺血。

（2）维持较高水平的血压。

（3）延长舒张期的灌注。

（4）降低冠脉张力，避免冠脉的痉挛。

2. 降低心肌的氧耗

避免心率增快、心室壁张力增高、心肌收缩力增强。

（五）麻醉期间血流动力学目标

（1）血压的变化（升高或降低）不应超过术前数值的 20%。

（2）MAP–PCWP ＞ 55mmHg。

（3）MAP 与心率的比值＞ 1.2。

（4）维持收缩压在 90mmHg 以上。

（5）避免在心率增快的同时血压下降。

（6）CVP 维持 5～8 cmH_2O。

（六）冠状动脉吻合期间麻醉管理

1. 防治心律失常

术前的禁食禁饮，抗高血压和利尿剂的使用，患者的血钾处于正常偏低水平，术中需注意维持血钾水平在 4.5～5.5mmol/L，以降低心肌兴奋性和预防心律失常。

2. 低血压的处理

如果术中出现收缩压＜ 80mmHg，MAP ＜ 60mmHg，同时出现心律失常或 ST 段改变，提示心肌缺血，须即刻处理。当心率在 55 次 / 分以下时，可以单次静脉注射去甲肾上腺素 4～8μg 或持续泵入小剂量去甲肾上腺素，心率在 55 次 / 分以上时，选用去氧肾上腺素 50 ～ 100μg 或持续泵入小剂量去氧肾上腺素或间羟胺 1 ～ 2mg 小剂量单次静脉注射。在心功能不佳时，当 PCWP > 16mmHg，MAP < 70mmHg 或收缩压 < 90mmHg，CI < 2.2L/（min·m^2），混合静脉氧饱和度（SvO_2）< 65% 时，可使用肾上腺素或多巴胺持续静脉泵注，但要注意升高血压的同时会增加心率，增加心肌的氧耗。

3. 避免心肌的缺血，防止冠脉痉挛

术中可以持续微量泵输注硝酸甘油预防和治疗心肌缺血，剂量以不明显影响动脉血压为宜。避免浅麻醉，避免过度通气，防止药物过敏释放组胺诱导的冠脉痉挛，不稳定心绞痛及有动脉桥的患者主张应用钙通道阻滞剂地尔硫䓬预防冠脉痉挛。术中、术后严重高血压的治疗应首选尼卡地平，但血压增高的同时伴心率增快，可选用地尔硫䓬。

4. 注意手术操作对血流动力学的影响

搬动或固定心脏，由于心脏体位的改变，心脏固定器的压迫和心脏的扭曲，会造成循环的干扰，尤其是在吻合回旋支和右冠后降支最为明显。需要改变患者体位及调整血管活性药物以降低对血流动力学的影响。

（1）吻合前降支时，左心室受压变形，右心室间接受压，但对血压影响较小，轻度的头低位即可达到血流动力学平稳。

（2）吻合后降支时，心脏抬高近乎垂直，右室游离壁被压到室间隔上，右室变形、舒张受限，但二尖瓣环形态基本正常。采用 30° 头低位或加用升压药物维持。

（3）吻合回旋支对心脏影响最大，左右心室同时受压，二尖瓣环折叠扭曲，二尖瓣反流增加，采用 30° 头低右侧位，可使 MAP、CO 增加，必要时加用升压药物。

（4）在上述变换体位及加用药物无法达到理想的血流动力学状态时，告知外科医师重新调整心脏位置后吻合。

（5）外科医师在搬动心脏和安放心脏稳定器时，动作要轻柔规范，尽量减少血流动力学的干扰。

（6）外科医师吻合血管时应用分流栓，可保证吻合期间心肌的供血，对维护血流动力学稳定也起到一定的作用。

5. 限制液体入量，控制前负荷

前负荷的增加会增加心室舒张末容积，降低心肌的灌注压，减少心肌的氧供，同时，由于过多的前负荷，在心脏体位改变时，更容易出现低血压和恶心心律失常，CVP 控制于 4 ～ 8cmH$_2$O 为宜。通常在主动脉侧壁钳近端吻合接近结束时，开始加快补充血容量。

6. 血液回收技术的使用

利用血液回收机回收术中丢失的红细胞，回输给患者，减少患者输注异体血带来的风险。同时根据血气 HCT 的结果酌情输注红细胞，保持混合静脉氧饱和度（SvO_2）> 70%。

7. 体温的监测

体温下降会增加心肌的氧耗，降低心肌的室颤阈值，增加心肌的应激性，易发生心律失常。因此需要监测患者中心温，维持在 36℃ 以上。可以使用变温毯或变温水箱、加温输液设备、暖风机等保温，同时还需注意到避免室温过低（维持在 23 ～ 25℃）。

（七）患者使用 IABP 的禁忌证

1. 冠脉搭桥术中 IABP 置入标准

（1）应用大剂量正性肌力药物［多巴胺用量 ≥ 10μg/（kg·min）］＋血管收缩药仍持续性低血压（SBP < 90mmHg），心脏指数（cardiac index，CI）< 2.0L/（m^2·min），尿量 < 30ml/h，左心房压 > 20mmHg。

（2）因心脏缺血而诱发的顽固性心律失常，药物治疗无效，影响循环稳定。

（3）术中搬动心脏导致循环不稳定，药物治疗无效。也有研究认为，术前只要满足下列条件中的

2 项即可使用 IABP：① EF ≤ 40%；②左主干病变；③不稳定心绞痛；④再次冠脉搭桥手术。

2. IABP 禁忌证

（1）重度主动脉瓣关闭不全。

（2）主动脉夹层、主动脉窦瘤。

（3）凝血功能障碍。

（4）严重周围血管病变。

（5）脑出血急性期、严重贫血、不可逆的脑损伤、不可逆的心室衰竭终末状态等。

参考文献

［1］刘进，于布为.国家卫生和计划生育委员会住院医师规范化培训规划教材·麻醉学 [M].2 版 . 北京：人民卫生出版社，2021.

［2］于钦军，王伟鹏 . 临床心血管麻醉实践 [M].2 版 . 北京：清华大学出版社，2022.

［3］LANDONI G，LOMIVOROTOV V V，NIGRO N C，et al.Volatile anesthetics versus total intravenous anesthesia for cardiac surgery[J]，N Engl J Med，2019，380（13）：1214–1225.

［4］HILLIS L D，SMITH P K，ANDERSON J L，et al.2011 ACCF/AHA guideline for coronary artery bypass graft surgery：Executive summary：A report of the American College of Cardiology Foundation（ACCF）/American Heart Association（AHA）task force on practice guidelines [J].Circulation，2011，124：2610–2642.

［5］HEMMERLING T M，ROMANO G，TERRASINI N，et al.Anesthesia for off–pump coronary artery bypass surgery[J].Ann Card Anaesth，2013，16（1）：28–39.

（撰稿：方闻 审稿：雷立华）

⑬ 肥厚型心肌病心脏手术

一、病例简介

1. 基本信息

女，63 岁，体重 46kg，身高 156cm。

2. 主诉

反复胸闷、气促 10 余年，加重 7d。

3. 现病史

入院前 10 余年无明显诱因出现胸闷、气促，活动后加剧，就诊当地医院，予对症处理后症状好转，之后上诉症状反复。2 年前于外院检查心脏彩超示"肥厚型心肌病"，未进一步治疗。入院前 7d 再次出现胸闷、气促，程度较前加重，伴胸骨后疼痛，可放射至后肩部，持续时间 2 ～ 3h，伴冷汗，休息后稍缓解。为进一步诊治就诊我院。

4. 既往史

高血压病史 10 余年，最高 160/90mmHg，未规律口服降压药、监测血压。

5. 入院体格检查

T 36.7℃，HR 141 次 / 分，BP 136/90mmHg，R 22 次 / 分。心前区无隆起，心尖冲动位于左锁骨中线第 5 肋间，心界稍向左下扩大，心率 141 次 / 分，律不齐，胸骨左缘 2 ～ 4 肋间可闻及 Ⅱ /6 级收缩期杂音。

6. 辅助检查

（1）血常规：WBC 7.4×10^9/L，NE 80.6% ↑，Hb 120g/L。

（2）生化：ALT 44U/L ↑，AST 39U/L ↑，GS 6.27mmol/L ↑。

（3）凝血：Pt 13.7s ↑，INR 1.2 ↑。

（4）BNP 4 988Pg/ml ↑。

（5）cTn–I 0.58 ng/ml ↑

（6）胸部 X 线片报告：①双肺感染性病变；②双侧少量胸腔积液；③心衰、心包积液。

（7）心电图：①快心室率型心房颤动；②左心室综合高电压；③ST 段压低，T 波低平、双向、倒置（Ⅰ、aVL、$V_3 \sim V_6$）。

（8）冠状动脉 CTA：①冠状动脉见少许钙化灶，钙化积分总和 70.3；②冠状动脉呈右优势型；前降支及回旋支粥样硬化改变，管腔轻度狭窄（前降支近段管腔狭窄 20% ～ 30%，回旋支近段管腔狭窄约 10%）；③心脏增大，左心室壁心肌增厚，二尖瓣钙化，心包少量积液；④所摄入双肺炎症渗出性改变，双侧胸腔少量积液。

（9）心脏彩超：①室壁运动欠协调，左室壁运动减弱，左室射血分数降低（EF 43%）；②室间隔及左室各壁明显增厚；③左室流出道速度稍增快；④左方扩大，二尖瓣反流 ++；⑤右房扩大，三尖瓣反流 ++；⑥主动脉瓣反流 +；⑦左室舒张功能减退（见图 13–1）。

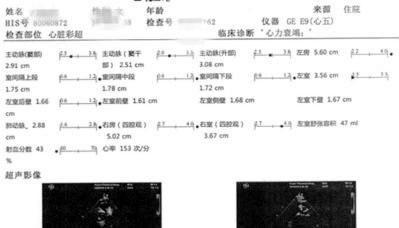

图 13-1 心脏彩超

7. 术前诊断

（1）肥厚型心肌病。

（2）心房颤动。

（3）左心耳血栓。

（4）慢性心力衰竭，心功能Ⅲ级。

（5）高血压病2级。

（6）肺部感染。

8. 拟行手术

射频消融＋左心耳血栓取出＋左室流出道疏通术（改良Morrow手术）。

9. 术前访视

患者卧床休息，无胸闷、胸痛、气促、心悸。既往偶有头晕，无黑矇、晕厥史。HR 65次/分，BP 150/80mmHg，SpO_2 98%。

二、肥厚型心肌病的相关知识点

（一）肥厚型心肌病定义

肥厚型心肌病是以遗传性心肌病，以心室肌非对称性肥厚为解剖特点。通常指二维超声心动图测量的室间隔或左心室壁厚度≥15mm，或者有明确家族史者厚度≥13mm，通常不伴有左心室腔的扩大。按左室流出道是否梗阻分为：梗阻型（静息时左室流出道收缩期压力阶差＞30mmHg）；隐匿型（或激惹型）（安静时无压力阶差，运动负荷时压力阶差＞30mmHg）；非梗阻型（静息和运动时压力阶差＜30mmHg）。主要症状表现为劳力性呼吸困难，严重呈端坐呼吸或阵发性夜间呼吸困难；常有典型心绞痛，劳力后发作。胸痛持续时间较长，用硝酸甘油含化不但无效且可加重；晕厥与头晕，多在劳累时发生。

（二）肥厚型心肌病的病理生理改变

1. 左室流出道梗阻

主要原因是由于心室非对称性肥厚，尤其是以室间隔心肌肥厚为甚。在心室收缩期，肥厚的室间隔使处于流出道的二尖瓣前叶与室间隔靠近而向前移动，造成二尖瓣前叶收缩期前向运动（systolic anterior motion）SAM征，尤其是在心肌收缩力增加和心率增快时，会加重左心室流出道狭窄并引起二尖瓣关闭不全，导致二尖瓣反流。

2. 心室舒张功能不全

心肌异常肥厚，肌纤维排列混乱，结缔组织增生，室壁僵硬；心肌严重肥厚，改变心腔形状与每搏量；等容舒张期延长，心室充盈依赖左房收缩与左房压力。

3. 心肌缺血

主要由于心肌肥厚造成心内膜下心肌缺血，同时冠脉血管舒张储备降低，冠脉血管壁增厚和管腔变窄，引起无症状或有症状的心肌缺血。

4. 心律失常

以房颤最为常见，也可伴发室上性或室性心动过速等心律失常，甚至发生心源性猝死。

5. 晚期的心室收缩功能不全

此类患者通常收缩功能正常或增强，但随着病情进展，心肌坏死、纤维化和瘢痕形成加重，使心室壁变薄、心室腔扩大，晚期引起左室收缩功能不全的心衰。

（三）常用药物治疗及注意事项

1. β受体阻滞剂

机制为降低心肌收缩力，同时减慢心率，使心室舒张期延长，增加心室扩张和充盈，减轻梗阻同时降低心肌氧耗，从而缓解胸痛症状。此外，β受体阻滞剂还具有抗心律失常作用。

2. 钙拮抗剂

既有负性肌力作用，同时还能减慢心率。常用维拉帕米和地尔硫䓬。

3. 注意事项

避免使用血管扩张剂及地高辛等洋地黄类药物，慎用大剂量利尿剂。

三、患者围术期的麻醉管理

（一）麻醉诱导期

患者入室后，在清醒状态下，局麻建立 ABP 监测，如图 13-2 所示。

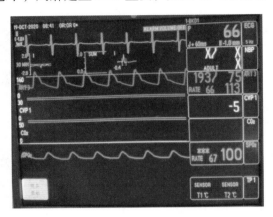

图 13-2 入室后生命体征

予以咪达唑仑 2mg，丙泊酚 50mg，罗库溴铵 50mg，舒芬 50μg 诱导后，血流动力学变化如图 13-3、图 13-4 所示。

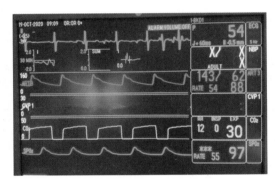

图 13-3 诱导前生命体征

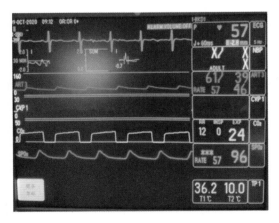

图 13-4 诱导后生命体征

问题一、低血压的原因是什么？如何快速判断并处理？

（1）麻醉诱导期间出现严重低血压的原因。

①麻醉药物导致的心肌抑制、扩张血管作用，心脏的前后负荷均出现下降。由于术前心脏超声检查提示未见 SAM 征，因此麻醉医师没能够引以重视，在麻醉诱导药物的选择上，联合使用咪达唑仑和丙泊酚，出现了诱导期的低血压。

②后负荷的降低，增加了左心室与主动脉的压力阶差，导致 SAM 征的出现或加剧，加重流出道的梗阻。

因此麻醉诱导通常使用依托咪酯、芬太尼或舒芬太尼、罗库溴铵或顺式阿曲库铵，尽量不复合使用咪达唑仑，更要避免使用丙泊酚，以避免发生诱导期严重低血压。同时要保持适当的麻醉深度，避免应激反应加重流出道梗阻。

（2）判断与处理。

①对于低血压原因的判断，可以通过心脏超声快速检测判断；②适当的补充容量，增加前负荷；③首选小剂量 α 受体兴奋药来提高血压，如去氧肾上腺素 0.05～0.1mg 或甲氧明 1～2mg（心率＞60 次 / 分），心率较慢者（＜55 次 / 分）可以用去甲肾上腺素 2～4μg 静脉注射，或持续静脉泵入小剂量去氧肾上腺素或去甲肾上腺素来维持血压。

该患者经过食管超声（TEE）检查，发现左室流出道压差 60mmHg，SAM 征明显，经过静脉注射去甲肾上腺素 8μg 后持续泵注去甲肾上腺素 0.08μg/（kg·min）后血压逐渐稳定。（见图 13-5）

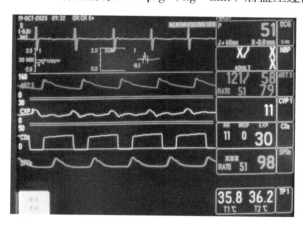

图 13-5 生命体征监测

问题二、可否使用多巴胺或麻黄素或肾上腺素来纠治低血压？

使用上述药物，会增快心率，增加心肌耗氧量，使心腔变小，影响舒张期充盈。同时心肌收缩力增强，血流速度快，二尖瓣对合缘 - 室间隔距离更近，增加了左心室与主动脉的压力阶差，进一步加重 SAM 现象。

（二）麻醉维持及手术过程

麻醉诱导后，患者在体外循环下行：射频消融＋左心耳血栓取出＋左室流出道疏通术，切除长 5～7cm 的心肌组织，包括前和后乳头肌周围的异常肌束和腱索，右侧接近室间隔膜部，左侧至二尖瓣前交界附近，并对除室间隔膜外的部分后间隔和左前侧游离壁肥厚的心室肌进行切除。开放升主动脉后经食管超声检查，患者仍然存在 SAM 征，第二次阻断升主动脉，再次切除部分肥厚室间隔，TEE 监测有轻微流出道梗阻，外科主刀医师认为救治满意，安装临时起搏器，起搏心率 80 次 / 分后予以停止体外循环。血流动力学如图 13-6 所示。但患者在关胸期间，血压出现下降趋势，加大去甲肾上腺素去甲提至 0.1μg/（kg·min），BP 仍难维持，CVP 逐渐升高，如图 13-7 所示，外科主刀医师认为两次阻断冠脉循环，心肌收缩力受影响，要求加用肾上腺素和多巴胺泵注，血流动力学如图 13-8 所示。

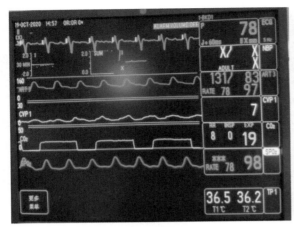

图 13-6　生命体征监测

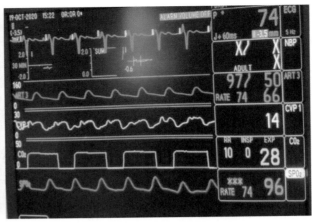

图 13-7　生命体征监测

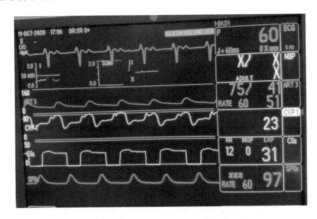

图 13-8　生命体征监测

问题三：该患者为何在加大去甲肾上腺素剂量后血压下降，CVP 上升？在加用肾上腺素和多巴胺后反而更恶化呢？

该患者术后有残存的左室流出道梗阻，在停体外循环前，由于有体外循环的辅助，心脏做功低，因此 SAM 征不明显。体外循环停止后，前负荷偏低，起搏心率偏快，使左心室腔容积缩小，加重了流出道梗阻。因此一味加大去甲肾上腺素的使用并不能改善血流动力学，而加用正性肌力药物，更是无异于雪上加霜。正如前上所述，正性肌力药物在左室流出道梗阻未解除前使用，心肌收缩力增强，心率加快，不仅无异于改善，反而会加重流出道梗阻。在此情况下，患者在第三次体外循环辅助下行二尖瓣置换手术后顺利停机，送往 ICU。

四、肥厚型梗阻性心肌病麻醉管理总结

原则：心率慢；容量足；增加后负荷，减少压力阶差；应激小，监测完全。

（1）麻醉处理要考虑到药物对心肌收缩力、心率、前负荷、后负荷和交感神经活性的影响。保持适当的麻醉深度，避免应激反应，保持血流动力学稳定。

（2）保持足够的前负荷和维持较高的后负荷。

（3）尽量维持窦性心律，积极预防和治疗室上性心律失常等异位心律，避免使用增快心率的药物，维持心率在 50～70 次 / 分。

（4）牢记凡增强心肌收缩力、减少心室容量负荷、降低血压的因素均可加重流出道梗阻；而抑制心肌收缩力、增加前负荷和后负荷的因素均可减轻流出道梗阻；血管扩张药物（尤其是以扩张静脉血管为主的药物），将增大主动脉和左心室间的压力差，加重 SAM 征，而使用缩血管药可以减少梗阻和二尖瓣反流量。

（5）术后有残存左室流出道梗阻的慎用正性肌力药。

（6）充分利用心脏超声和有创监测手段进行病情分析。

参考文献

［1］于钦军，王伟鹏 . 临床心血管麻醉实践 [M].2 版 . 北京：清华大学出版社，2022.

［2］OMMEN S R, MITAL S, BURKE M A, et al. 2020 AHA/ACC guideline for the diagnosis and treatment of patients with hypertrophic cardiomyopathy: A report of the American College of Cardiology/American Heart Association Joint Committee on clinical practice guidelines[J].Circulation, 2020, 142: 1–74.

［3］田鹏声，于钦军，王水云，等 . 改良扩大 Morrow 手术的麻醉处理 [J]. 临床麻醉学杂志，2016，32（3）：217–220.

（撰稿：方　闻　审稿：雷立华）

⑭ 肺泡蛋白沉积症患者行肺灌洗术

一、病历摘要

1. 基本信息

男，69 岁，身高 176cm，体重 72kg。

2. 主诉

咳嗽伴活动气促 19 年，加重 1 月。

3. 既往史

发现"硅肺"20 年。"高血压"6 年，规律服"络活喜"药治疗，血压控制尚可。

4. 入院诊断

（1）肺泡蛋白沉积症。

（2）Ⅰ型呼吸衰竭。

（3）双侧肺炎。

（4）慢性肺源性心脏病。

（5）硅肺。

（6）高血压病 2 级（很高危）。

5. 拟行手术

双侧肺泡灌洗术。

6. 辅助检查

（1）实验室检查：血尿常规、凝血功能未见明显异常；ESR、CRP 正常；血乳酸脱氢酶 467U/L；肌钙蛋白、BNP 未见异常；动脉血气分析（$FiO_2=0.21$），pH 7.39，PO_2 88.2 mmHg，PCO_2 41.7mmHg。

（2）心电图：窦性心动过速；轻度 ST 段抬高；完全右束支传导阻滞。

（3）胸部 X 线片：双肺弥漫性炎症、渗出可能；心影增大。

（4）胸部 CT 检查（见图 14–1）：双肺弥漫性病变，符合肺泡蛋白沉积症并间质性病变，双侧胸腔积液。

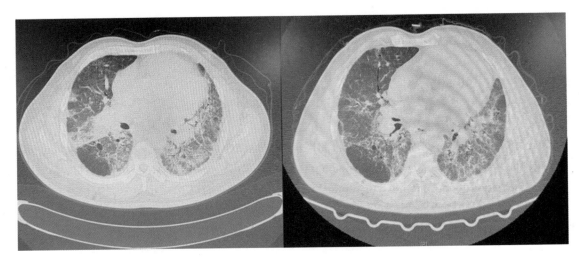

图 14-1　胸部 CT 检查

（5）心脏彩超：EF 60%，右房、右室扩大，三尖瓣反流 ++；估测肺动脉收缩压 62mmHg；左室舒张功能减退。

（6）冠脉 CTA：前降支、回旋支粥样硬化改变，管腔轻微；肺动脉增宽，考虑为肺动脉高压；主动脉粥样硬化；所摄入双肺多发病变。

（7）肺功能：用力肺活量（forced vital capacity, FVC）40.3%，一秒用力呼气容积（forced expiratory volume in one second, FEV$_1$）41.1%，FEV$_1$/FVC，100.1%，MVV 实测值 / 预测值 57.1%，重度限制性通气功能障碍，MVV 降低。

（8）纤维支气管镜检查：见双侧支气管少 - 中量黏稠分泌物附着管壁。

7. 麻醉术前访视

患者频繁咳嗽、咳痰，伴有气促，自诉平路走 100m 即感气促，日常活动受限。双肺可闻及散在湿啰音。气道评估：甲颏距离 > 6.5cm，张口度 > 3 横指，头颈后仰正常，Mallampati 分级 1 级，无义齿。ASA 分级 Ⅲ 级、心功能分级 Ⅲ 级。

二、麻醉过程

（1）患者入室后常规监测示无创血压 124/76mmHg、心率 88 次 / 分、血氧饱和度 96%。入室后吸氧，开放外周静脉，局麻下行桡动脉穿刺置管并持续测压。

（2）麻醉诱导：分次缓慢给予戊乙奎宁 0.5mg，咪达唑仑 2mg，舒芬太尼 20μg，依托咪酯 16mg，丙泊酚 30mg，罗库溴铵 50mg；可视喉镜充分显露声门后，先行气道表面麻醉，再置入左侧双腔支气管导管，纤维支气管镜检查对位良好，双肺纯氧通气 5min 后，改为左侧单肺通气。

（3）麻醉维持：丙泊酚 + 瑞芬太尼 + 顺式阿曲库铵，行全身麻醉维持，术中根据手术情况实时调整麻醉维持剂量。

（4）该患者插入 37F 双腔支气管导管，纤支镜检查导管对位良好；术中共进行灌洗循环 14 次，灌洗结束后，改为气管导管行双肺通气，进行肺复张。手术顺利，灌洗时间 4h，术后转入呼吸重症监护室。

（5）术后第 2 天转回普通病房。

三、关键节点的临床思维和临床决策

1. 肺泡蛋白沉积症定义是什么？

肺泡蛋白沉积症是一种以肺泡内沉积含有过碘酸雪夫（PAS）染色阳性的脂蛋白物质为特征的临床罕见肺部疾病。主要由于肺泡巨噬细胞对表面活性物质的清除障碍所致。临床表现为进行性呼吸困难、胸痛、杵状指、少数有咯血；轻、中度咳嗽，通常为干咳或有白黏痰，继发感染后痰量增多，可呈脓性。目前，最佳的治疗方法是大容量全肺灌洗术，可以清除肺泡内表面活性物质，安全、有效，能够迅速改善患者的通气功能。

2. 该患者除全身麻醉的常规监测外，还应进行什么麻醉监测？

除了全身麻醉的常规监测外，实施肺灌洗手术应行有创动脉压监测，间断监测动脉血气，必要时监测中心静脉压和体温。

有创动脉压监测：有创动脉压波形可得到每一心搏的血压，且波形不受术中电刀、电凝的干扰，对术中血流动力学的稳定有指导意义。

动脉血气分析：该手术需单肺通气，血气分析有助于及时发现期间的低氧血症及高二氧化碳血症，并给予对症处理，纠正血气异常。同时血气分析对于发现术中的代谢性酸血症、低灌注导致的乳酸增高，具有重要的指导意义。

中心静脉压监测：以避免容量负荷过大，及时发现是否有渗漏、肺水肿等并发症。在紧急状况下中心静脉通路能够为药物迅速起效提供便捷的给药途径。

体温监测：同时虽然灌洗液有预热，但是灌注量大、时间长，特别是对于超过 3h 以上的手术，患者体温下降明显，因此需连续监测体温，及时做好保温工作。

3. 该类型手术，如何做到严格的肺隔离？

能否准确地定位双腔导管的位置是肺灌洗顺利的关键环节，肺隔离的好坏直接关系到患者的安危及大容量全肺灌洗术的成功与否。

（1）术前应询问病史，气道评估，认真阅读 CT 片，评估气管及支气管内径，做必要的插管工具准备，选择合适的合适型号的导管，一般男性用 37 ～ 39F、女性用 35 ～ 37F。

（2）双腔支气管导管置管时，首先判断是否进入目标主支气管。分别钳夹一侧腔道，听诊双侧呼吸音，当目标支气管侧呼吸音消失、对侧呼吸音清楚时可判断双腔支气管方向正确。其次判断导管深度是否合适。听诊目标主支气管侧上、下肺部呼吸音，当下肺呼吸音清楚，上肺呼吸音弱，提示导管位置过深，缓慢退双腔支气管导管，当听到上肺部呼吸音清晰时停止，提示导管位置正确。

（3）纤维支气管镜下定位是确认双腔管导管位置的金标准。观察气道压力、$EtCO_2$ 的波形及用吸痰管探测法也有助于支气管导管的定位。

（4）尽量保持原来的头颈位置。术中如变动头颈部位置时，需再仔细辨别导管位置，以免导管移位脱出。

（5）注意肺灌洗液量平衡。正常情况下第一个灌洗后回收液量较灌入量略少，以后两者几乎相等。若残留液量超过 100ml 时，应检查灌洗液是否漏入胸膜腔或对侧肺内。

4. 术中行单肺通气，通气 10min 后患者 SpO_2 逐渐下降至 88%，可能的原因有哪些？

（1）肺隔离技术中机械性因素：双腔支气管导管位置不佳是最为主要的原因，其次，导管被血液、分泌物或组织碎屑堵塞。

（2）通气肺本身的病变：肺泡蛋白沉积症患者肺泡弥散障碍。

（3）双肺通气血流比失调：单肺通气开始后，由于灌洗侧肺仍有血流通过，造成肺内分流，可引起血氧饱和度下降，待过一段时间灌洗侧肺发生缺氧性肺血管收缩后血氧饱和度即上升，在麻醉过程中要注意保护 HPV 机制，在麻醉中均应避免高碳酸血症、血容量过多等，此外现在常用的吸入麻醉药可抑制 HPV，这也是不选择吸入麻醉的原因。

5. 处理灌洗过程中是否出现低氧血症？

一旦出现低氧血症应积极治疗。具体措施包括：

（1）提高吸入氧浓度。

（2）查找低氧血症的原因：暂停肺灌洗，用纤维支气管镜判断双腔导管是否就位良好，清除呼吸道分泌物；听诊双肺呼吸音，灌洗液有无误入非灌洗侧肺。

（3）检查通气／血流比是否合适：通过调整麻醉机呼吸模式，改善患者通气功能，但要注意避免过高气道压或过大通气量造成的肺损伤。必要时改侧卧位为平卧位，以改善通气、纠正通气／血流比例失调。

（4）对于上述处理无效，只能放弃单肺通气，先用吸引器吸尽肺内灌洗液，再行双肺通气。

6. 对此类患者如何保证有效通气的同时预防急性肺损伤？

提高吸入氧浓度（80%～100%），采用保护性肺通气策略，选用小潮气量、适当增加呼吸频率、通气侧 PEEP、非通气侧肺 CPAP、肺泡复张技术及必要时的允许性高碳酸血症，可以避免或纠正此类手术中的低氧血症，还可减轻手术后的肺损伤。临床操作时对于正常肺功能患者，在适宜的通气量（6～8ml/kg）下，单肺通气时气道压宜 < 25cmH$_2$O。对于肺功能减退者，单肺通气时气道压宜控制在30cmH$_2$O 以下，必要时允许高碳酸血症。

7. 灌洗结束后，还应注意哪些问题？

（1）灌洗完毕，间断负压吸引残存的灌洗液，减少灌洗液残留，对灌洗侧肺行手控 PEEP 通气，促进肺水吸收，避免肺水肿的发生，使之尽早恢复呼吸功能，待肺部湿啰音基本消失，方可考虑拔出双腔支气管导管。

（2）术毕常规应用氨茶碱和激素，以舒张气道、预防支气管痉挛的发生。

（3）此类患者在灌洗后可能肺功能恢复缓慢，术后应谨慎拔管，大部分患者均需拔除双腔支气管导管后更换气管导管，送入重症监护室行机械通气支持。

参考文献

［1］程庆好，李蕾，王洪武，等 . 大容量全肺灌洗术麻醉常见并发症及其处理 [J]. 中国医药导刊，2011，13（5）：811-812.

［2］刘进，于布为 . 麻醉学 [M].2 版 . 北京：人民卫生出版社，2014，18-28.

（撰稿：尤美铮　审稿：郑凌）

⑮　食管癌根治术后再次气管插管麻醉围术期管理

一、病历摘要

1. 基本信息

男，75 岁，身高 157cm，体重 54kg，BMI 21.9kg/m^2。

2. 主诉

反复进食受阻 2 个月。

3. 既往史

（1）发现"痛风"2 年，未治疗。

（2）否认高血压病、糖尿病、心血管疾病病史，否认脑血管疾病、精神疾病史，否认肝炎、结核、哮喘、慢性肺部疾患等病史，否认外伤、输血史，否认食物药物过敏史。

4. 个人史

吸烟 40 余年，1 包 /d，未戒烟，平素痰多，痰较浓，不易咳出。饮酒史 10 余年，啤酒 1 瓶 /d，白酒 80ml/d，红酒 100ml/d，未戒酒。

5. 术前诊断

（1）食管癌。

（2）痛风。

6. 拟行手术

胸腹腔镜联合食管癌根治术。

7. 辅助检查

（1）心电图：窦性心律，完全性右束支传导阻滞。

（2）心脏彩超：①心脏结构未见明显异常；②左室舒张功能降低；③ TDI e'＜ a'，E/e'=13.7。

（3）冠脉 CTA：①冠状动脉见钙化灶，钙化积分总和 298.0；②前降支、右冠状动脉粥样硬化改变，管腔轻微 – 轻度狭窄。

（4）肺功能检查：肺弥散功能中度下降，FRC、RV、TLC 和 RV/TLC 比值均正常。

（5）胸腹部 CT：①食管中段部分管壁不规则增厚，邻近周围、纵隔内、右肺门及肝胃间隙多发大小不一淋巴结；②双肺肺气肿伴肺大泡，双肺散在慢性炎症；③左肺下叶结节灶，考虑炎性肉芽肿。

（6）胃镜：食管癌（病理示：鳞癌）。

（5）血液检查：未见明显异常。

8. 术前访视

患者一般情况良好，活动耐量＞ 4METS；甲颏距离＞ 6.5cm，张口度＞ 3 横指，头颈活动度良好，无义齿或松动牙齿，预计无面罩通气及插管困难。

ASA 分级Ⅲ级、心功能分级Ⅰ级。

二、食管癌患者麻醉围术期管理特点

（一）食管癌手术的麻醉特点

（1）食管纵跨人体颈、胸、腹三个区域，食管癌好发部位位于食管狭窄处，以食管中段狭窄处居多，因此食管癌常见的手术术式是右胸腹颈三切口，即 McKeown 术式。因此食管癌手术时间长、创伤大，麻醉用药量大，易发生麻醉药物蓄积，增加麻醉围术期风险。

（2）食管癌与长期饮食习惯有关，食管癌患者多数为老年人。

（3）食管癌管腔变小，长期进食梗阻可引起营养不良或电解质混乱，低蛋白或贫血，增加手术风险。

（4）术前食管癌梗阻部位以上狭窄后扩张，食物潴留；术后管状胃与食管吻合口处会有渗液，因此食管癌患者麻醉应按饱胃处理。

（5）术中胸腔手术要求单肺通气，应考虑肺保护策略，避免缺氧与肺损伤。

（6）手术时间长，创伤大，注意保温。

（7）食管癌转移主要是通过淋巴系统，因此食管癌手术行广泛淋巴清扫，肺的淋巴回流能力丧失，易引起肺水肿。

（二）术前访视应考虑的危险因素

（1）年龄大于 65 岁。年龄增加与较高的并发症发病率和病死率风险独立相关。随着年龄增加，PaO_2 越低，术中发生低氧血症的风险越高。

（2）体重指数大于 35kg/m²。肥胖的生理变化包括膈肌上抬、肺容量减少、肺顺应性下降，吸气峰压上升，V/Q 比失调，肺内分流，更易低氧血症。

（3）吸烟史。吸烟使碳氧血红蛋白（CO-Hb）含量增加，使血红蛋白氧离曲线左移，不利于氧的释放；增加气道易激性和分泌物，抑制支气管上皮细胞纤毛运动，使分泌物不易排出。

（4）术前合并症，功能受损状态（Zubrod 评分大于 1 分）。

（5）营养状态。

（6）肿瘤组织学性质、部位、分期及 Mckeown 术式。

（三）微创食管癌根治术中胸腔段实现单肺通气的方法

（1）单腔气管插管联合二氧化碳人工气胸。

（2）双腔支气管插管单肺通气。

（3）单腔气管插管＋支气管封堵管。

（4）单腔气管插管插入一侧支气管。

（四）实现单肺通气不同方法的优缺点

（1）单腔气管插管联合二氧化碳人工气胸：二氧化碳人工气胸有利于外科分离食管周围组织间隙，气管隆嵴淋巴结清扫，没有双腔支气管导管的阻挡。但因二氧化碳人工气胸压力，对循环不稳定患者影响大，血中二氧化碳分压及呼末二氧化碳分压增高。分离时当对侧胸膜破时易引起张力性气胸。

（2）双腔支气管插管单肺通气：使健侧与患侧肺隔离，避免健侧肺受患侧肺污染，当中转开放仍能很好实现单肺通气。不利于隆突淋巴结清扫。

（3）单腔气管插管＋支气管封堵管：隔离左右肺，避免污染健侧。有利于气管隆嵴淋巴结清扫。缺点肺萎陷较人工气胸和双腔支气管隔离差。

（4）单腔气管导管插入一侧可用于无其他方法选用时使用该方法。

三、食管癌手术患者麻醉手术过程临床思维及临床决策

入室后常规监测示：BP 107/59mmHg，P 窦性心律，80 次 / 分，R 15 次 / 分，SpO_2 96%。局麻下行深静脉穿刺置管并输液，局麻下行桡动脉穿刺置管并持续测压；术前血气分析结果：pH 7.37，$PaCO_2$ 37mmHg，PaO_2 87mmHg，K^+ 4.3mmoL/L.Glu 4.3mmoL/L，Lac 0.6 mmoL/L，Hct 43%，HCO_3^- 21.4 mmol/L，BE（B）−3.4mmol/L，Hb 13.3g/dl。

麻醉诱导：盐酸戊乙奎宁 1mg 肌内注射，咪达唑仑 2mg，丙泊酚 1.5mg/kg，舒芬太尼 0.5μg/kg，罗库溴铵 0.8mg/kg，地塞米松 10mg 静脉注射快速诱导后行左侧双腔支气管插管，根据听诊双肺呼吸音及气道压力变化判断左侧双腔支气管放置方向与深浅合适，经气管纤支镜定位位置良好。麻醉维持用药：丙泊酚＋瑞芬太尼＋罗库溴铵，行静脉复合全身麻醉。

当患者由仰卧改为左侧半俯卧位后，出现 SpO_2 降低。SpO_2 从 100% 降至 90%，呼末二氧化碳分压波形消失（见图 15-1）。采用纤支镜进行检查调整后，SpO_2 上升至 100%。

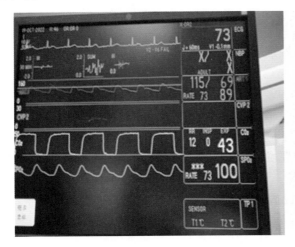
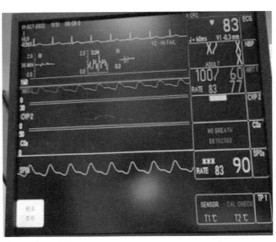

图 15-1 体外改变后 SpO_2 从 100% 降至 90%

外科于胸腔镜下打开上纵隔胸膜，游离迷走神经，暴露右喉返神经，清扫右喉返神经旁淋巴结，超声刀切断了食管固有动脉及支气管动脉分支。分离食管向上至胸廓入口，向下至贲门。清扫食管旁、隆突下淋巴结。暴露左喉返神经，清扫左喉返神经旁淋巴结。游离胸导管并结扎。胸腔手术时长为 2 小时 35 分钟。

改变体位（平卧位）在腹腔镜下游离胃及清扫胃左动脉、贲门旁淋巴结。管状胃和食管于左颈部进行吻合。腹腔手术时长为 2 小时 55 分钟。总手术时长：6 小时 40 分。手术名称：胸腹腔镜联合食管切除伴食管 – 胃左颈部吻合＋颈胸腹三野淋巴结清扫术＋胸导管结扎术。术中生命体征情况见如下麻醉记录单（见图 15-2）：

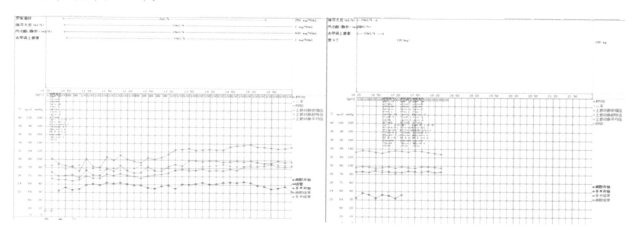

图 15-2　麻醉记录单

术中输液共 3 000 ml，出血 200 ml，尿量 300 ml。手术当天总入量 4 300 ml。术中麻醉单显示生命体征平稳，除了麻醉诱导血压由 107/59 mmHg 降至 83/50 mmHg，全程给予去甲肾上腺素 0.1 μg/（kg·min）左右，循环稳定。17：00 手术结束，17：20 双腔支气管导管拔除，18：30 送回病房。

手术结束查三次血气与术前血气分析如图所示（见图 15-3）：

时间	10：25	17：00	17：26	17：50	
pH	7.37	7.16	7.22	7.29	一、［H+］=24*PCO₂/HCO₃⁻=62.6
PCO₂	37	47	71	50	pH=7.20 时［H+］=63　符合
PO₂	86	196	61	96	
Na⁺	128	130	133	127	二、pH 7.16 ↓　PCO₂ 47 ↑　呼吸性酸中毒
K⁺	4.3	3.4	4.2	4.1	腹腔镜气腹的原因照成 CO₂ 升高
Ca²⁺	1.11	0.61	1.32	0.59	三、HCO₃⁻=24+ △PCO₂/10=24.7 > 18
Glu	4.3	5.6	6.4	7.4	代谢性酸中毒存在。
Lac	0.6	2.1	0.9	1.2	17：18 给与葡萄糖酸钙 3g iv
Hct	43	28	35	32	17：19 5% 碳酸氢钠 100ml ivgtt
Hco₃⁻	21.4	18	29.1	24	患者出现代谢性酸中毒的原因？
Hco₃⁻ tsd	22.2	17.4	24.8	22.8	氧合指数：入室 430——术后拔管 69？
TCO₂	22.5	19.4	31.3	22.5	
BEecf	-3.9	-10.2	1.4	-2.6	
BE（B）	-3.4	-9.7	0.1	-2.8	
SO₂	96	99	85	97	
THbc1	13.3	8.7	10.9	9.9	
	入室（吸入空气）	吸入 60% 氧浓度	拔管（60%）	出室（面罩 100%）	

图 15-3　术中血气分析指标

术后第 1 天，患者诉伤口疼痛，无发热、畏冷，双肺呼吸音清，未闻及干湿性啰音，胸腔管引流出 150ml 淡红色血性液体。

术后第 2 天，患者诉伤口疼痛，无发热、畏冷，双肺呼吸音清，未闻及干湿性啰音，痰多不易咳出，胸腔管引流出 370ml 淡红色血性液体。

术后第 3 天，患者诉伤口疼痛，无发热、畏冷，双肺呼吸音粗，双肺可闻及湿啰音，痰多不易咳出，胸腔管引流出 170ml 淡红色血性液体。

术后第4天患者突然出现气促，呼吸困难，不能平卧。生命征：36.7℃，R 30次/分，P 180次/分，BP 132/89mmHg，SpO$_2$ 92%，双肺呼吸音粗，闻及大量湿啰音。行气管插管，接呼吸机辅助呼吸（PC模式：FiO$_2$ 80%，PEEP 5cmH$_2$O，F 12次/分）血氧升至97%。处理：补钾，纠酸等，转入ICU。入ICU生命征：体温37.3℃，R 16次/分，P 111次/分，BP 146/75mmHg，SpO$_2$ 100%，（吸入氧浓度50%）双肺呼吸音粗，闻及大量湿啰音。血红蛋白120g/L，生化：白蛋白32g/L，丙氨酸氨基转氨酶34U/L，天冬氨酸氨基转氨酶31U/L，肌酐62μmol/L，葡萄糖7mmol/L，入ICU诊断：①肺部感染；②Ⅰ型呼吸衰竭；③食管癌术后。患者ICU住院14d。住院总天数30d。

（一）实现良好的肺萎陷措施

（1）首先确认双腔支气管导管位置正确到位。

（2）确保气管、支气管内没有分泌物堵塞。

（3）阻断非通气侧肺前吸纯氧比吸空混氧肺萎陷更好更快。

（4）将两侧肺均短暂断开呼吸，开放双腔支气管导管接口不通气，比单独阻断一侧肺通大气肺萎陷更好。

（5）于仰卧位阻断非通气侧肺比俯卧位阻断非通气侧肺肺萎陷更好。

（6）吸引有助肺的萎陷。

（7）外科医师可以辅以器械使非通气侧肺更好萎陷。本案例患者取左侧半俯卧位后，关闭或钳闭非通气侧肺的气道通路，并使非通气侧肺通大气，行左侧通气侧肺通气（见图15-4）。

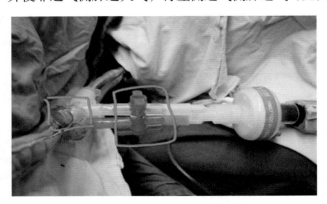

图15-4　实现肺萎陷时夹闭非通气侧并打开非通气侧双腔支气管接口

（二）患者由仰卧改为左侧半俯卧位后出现SpO$_2$降低的原因

大多数SpO$_2$降低是由于体位的变化导致双腔支气管导管移位，其次手术过程中因外科手术操作也可能导致气管导管的移位。纤支镜检查发现双腔支气管导管球囊脱出左主支气管（见图15-5），导管移位漏气导致的SpO$_2$降低，呼末二氧化碳分压波形消失。调整气管导管位置后，该患者SpO$_2$上升。

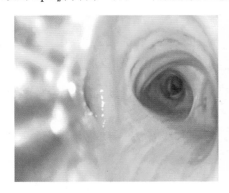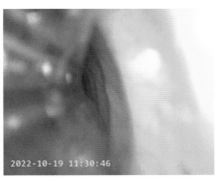

图15-5　纤支镜下双腔气管导管位置情况

（三）患者出现代谢性酸中毒原因

（1）手术时间长，创伤大导致的组织缺血缺氧。

（2）术中低血压给予大剂量的去甲肾上腺素 $[0.1\mu g/(kg\cdot min)]$，可导致组织由其内脏血管收缩、缺血。

（3）较长时间缺乏对低血压原因的思考：麻醉、手术操作、容量以及患者本身等原因。

（4）CO_2 气腹压力及流量是否太高，导致腹腔脏器缺血。

（5）单肺通气相关的肺损伤。

（四）食管癌围术期出现氧和指数下降的原因

食管癌围术期出现氧和指数下降的术后肺部并发症，是食管癌术后最常见的并发症。与其相关的原因有：

1. 患者因素

高龄、吸烟、肺部病变（术前痰多，肺气肿）、肥胖与营养状况。

2. 麻醉因素

单肺通气的缺氧性肺损伤、机械牵张性肺损伤、缺血再灌注损伤、通气侧肺动脉压增高：导致肺毛细血管张力衰竭；气管导管的留置；高浓度氧会造成吸收性肺不张；术中过量的液体治疗。

3. 手术因素

胸腹颈联合切口手术术后肺损伤的发生率为 38%～52%；手术操作破坏了胸壁的完整性，损坏了肋间肌，损害了膈肌的完整性，使患侧肺的通气泵受到严重损伤；广泛的淋巴结清除：肺淋巴回流能力丧失，易于发生肺水肿；喉返神经损伤；再次手术或组织粘连。

（五）从麻醉视角思考该患者发生 PPC 的主要原因

（1）患者肺气肿还有肺大泡，手术时间长，创伤大，于单肺通气期间是否采取肺保护策略通气模式。

（2）术前严重抽烟，未戒烟，痰多，不易咳出，术中是否及时吸痰。

（3）三野淋巴清扫，因病灶累及胸导管，行胸导管结扎术，淋巴回流障碍，术中液体入量是否适当控制。

（4）是否及时进行血气监测，及时发现问题。

（5）术中去甲肾上腺素大量使用加重肺的缺血再灌注损伤。

（六）肺保护通气策略

大型 Meta 分析结果表明，相比潮气量或呼气末正压（positive end-expiratory pressure, PEEP），驱动压才是导致术后并发症发生的主要因素。肺保护通气策略具体措施包括小潮气量、最佳 PEEP、肺复张、允许性高碳酸血症、低浓度吸入氧等。需注意内源性 PEEP 情况。

（七）食管癌术前、术后麻醉围术期管理应关注的问题

食管癌术前、术后麻醉围术期管理应关注的问题：术前呼吸康复（例如，戒烟、吸气肌训练）、术后做好疼痛管理，有助于排痰，做好围手术期口腔卫生、防止误吸。

参考文献

［1］郭曲练，姚尚龙 . 临床麻醉学 [M].4 版 . 北京：人民卫生出版社，2016：215-226.

［2］DURKIN C, SCHISLER T, LOHSER J. Current trends in anesthesia for esophagectomy [J].Curr Opin Anesthesiol, 2017, 30: 30 -35.

（撰稿：雷立华 审稿：戴双波）

⑯ 主动脉瓣重度狭窄行 TAVI 术中心搏骤停复苏

一、病历摘要

1. 基本信息

男，77 岁，身高 170cm，体重 75kg，BMI 26.0kg/m²。

2. 主诉

胸闷伴气促、黑矇半年，加重 20 余天。

3. 既往史

（1）发现"高血压病"病史 20 年，袖带测压最高达 180/100mmHg，规律服用"代文 1 片 /qd"，血压未规律监测。

（2）发现"糖尿病"6 年，规律服用"二甲双胍 0.5g/tid、格列苯脲片 4 mg/bid"，晨起监测空腹血糖控制 10 ～ 11mmol/L。

（3）否认脑血管疾病史，否认精神疾病史；否认肝炎、结核、传染病史，否认食物药物过敏、哮喘病史，否认外伤、输血史。

4. 个人史

吸烟 20 余年，每天 10 余支；无饮酒史。

5. 术前诊断

（1）心脏瓣膜病 主动脉瓣重度狭窄。

（2）心脏瓣膜病 二尖瓣关闭不全、三尖瓣关闭不全、肺动脉高压中度。

（3）冠状动脉粥样硬化心脏病。

（4）高血压病 3 级（极高危）。

（5）心功能 Ⅲ 级（NYHA 分级）。

（6）2 型糖尿病。

6. 拟行手术

经皮主动脉瓣植入术。

7. 辅助检查

（1）心电图：①窦性心律；②ST 段压低（V_6-V_9）；③T 波低平，双向，倒置（Ⅱ、Ⅲ、aVF，V_5-V_9）。

（2）心脏彩超：①主动脉瓣增厚，回声增强，主动脉瓣重度狭窄（主动脉瓣口面积 0.84 cm²，主动脉瓣口血流速度 385cm/s，跨瓣平均压差 36mmHg 伴反流 ++）；②左房、左室扩大伴二尖瓣反流 ++ ～ +++；③三尖瓣反流 ++ ～ +++；肺动脉高压（中度）；④室壁运动普遍减弱，左室舒张末容积 205ml，LVEF 35%，E/E'值为 42。

（3）冠脉 CTA：①钙化积分 1 590.2；②左主干、三支冠脉粥样硬化，管腔重度狭窄；③主动脉瓣、二尖瓣钙化，左房、左室扩大。

（4）冠脉 DSA：回旋支远段近端狭窄 90% ～ 95%，右冠中段 - 后侧支中部狭窄 80% ～ 90%。

（5）血液检查：① ProBNP 1 682pg/ml；②血糖 6.62mmol/L。

8. 术前访视

患者诉无诱因反复胸骨后中上段巴掌大范围出现间断性闷痛伴气促、黑矇半年，近期加重；听诊双肺呼吸音稍增粗；甲颏距离 > 6.5cm，张口度 > 3 横指，头颈活动度良好，无义齿或松动牙齿，预计无面罩通气及插管困难。

ASA 分级Ⅲ级，心功能分级Ⅲ级。

二、关于主动脉瓣狭窄（aortic valve stenosis，AS）的基础知识

（一）主动脉瓣狭窄（AS）主要病因

AS 主要病因：①主动脉瓣膜退行性病变；②风湿性心脏瓣膜病变；③先天性心脏瓣膜畸形。不同的病因对主动脉瓣膜及瓣环周围组织结构影响是不同，对主动脉瓣狭窄的自然病程影响也是不同（见图 16-1）。不同病因影响外科手术操作的难易，也影响麻醉围术期的管理。

AS 获得性病因以老年性退行性变最常见，多合并高血压、糖尿病和动脉粥样硬化，其次是风湿性心脏瓣膜病，常合并主动脉瓣关闭不全或二尖瓣病变。先天性 AS 多见于小儿，狭窄部位可以在瓣膜、瓣上和瓣下，成人先天性 AS 主要以主动脉瓣二叶瓣畸形最为多见，随着年龄增加瓣膜已被钙化而造成 AS。风湿性病变是瓣膜交界粘连样改变；退行性变是以瓣膜及瓣环钙化为主，主动脉瓣二叶瓣畸形较退行性病变更早出现钙化与狭窄。有文献显示主动脉瓣膜钙化越严重，跨瓣流速越快风险是越高的。

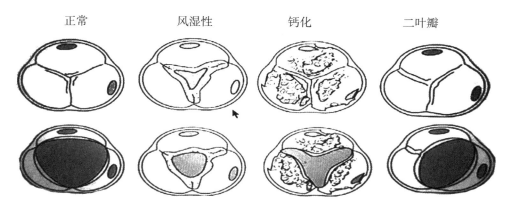

图 16-1　不同病因对应的主动脉瓣膜结构

（二）主动脉瓣狭窄（AS）自然病程特点及典型的临床表现

AS 的自然发展病程比较缓慢，一旦严重 AS 出现症状后，几年内病死率可高达 90%。重度 AS 典型的三联征症状是心力衰竭、晕厥和心绞痛。50%～70% 的心绞痛为首发，原因是肥厚的左室壁心肌氧供减少而需氧增大，左室舒张末压力及跨瓣压增大，易发生心内膜下缺血，心肌收缩期因主动脉瓣口狭窄、流速增快，文丘里效应导致冠状动脉血液反流，发生心肌缺血或猝死。晕厥是 15%～30% 为首发症状。当出现呼吸困难、端坐呼吸或夜间阵发性呼吸困难时，则说明有充血性心力衰竭，也可很快发展为全身水肿、肝大和颈静脉怒张等，平均寿命仅为 1～2 年。

（三）主动脉瓣狭窄（AS）的分期

对 AS 分期熟知能更好地评估患者术前病情。更好地进行术前准备与围术期管理。在易患因素作用下，AS 疾病病程进展可分为三级，分别为轻度、中度与重度（见表 16-1）。

重度 AS 又可以分为无症状重度 AS 与有症状重度 AS。

有症状重度 AS 再分三型：有症状高压差型重度 AS；有症状、低流量／低压差型重度 AS 伴 LVEF 下降；有症状低压差伴 LVEF 正常型重度 AS。对无症状伴 LVEF 正常型重度 AS 应考虑是否可能因运动演变成有症状重度 AS，对于低流量低压差型重度 AS 可因收缩力减弱导致心排血量下降引起血流速度减慢，跨瓣压力差变小，这类患者手术风险越高。低流量低压差型重度 AS 也可因瓣下梗阻或因左心室肥厚／心室容积减少导致射血分数正常而跨瓣压差及流速有所下降。对于这类患者可经 MRI 评估心肌纤维化情况，对于瓣膜钙化程度可行 CT 检查。结合患者活动耐量、临床症状、基础疾病等情况，

充分做好重度 AS 术前检查与评估。

该患者为低流量低压差型伴 LVEF 下降的重度 AS，围术期管理应超声关注心肌收缩力与舒张功能情况，备好适当的正性肌力药。

表 16-1 主动脉瓣狭窄（AS）的分级

项目	轻度	中度	重度
瓣膜面积（cm^2）	＞ 1.5	1.1 ～ 1.5	≤ 1
平均压力梯度（mmHg）	＜ 20	20 ～ 39	≥ 40
射流速度（m/s）	2.6 ～ 2.9	3 ～ 3.9	≥ 4

（四）阐述主动脉瓣狭窄（AS）血流动力学管理原则

1. 避免心动过速

肥厚的心肌氧供减少而需氧增加，心肌的肥厚导致左室舒张末容积压力增高，心内膜下缺血，做功增加，血流速度快易发生冠脉窃血。心率增快绝对增加氧耗，降低氧供，易发生室性心律失常。因此因各种刺激、低血压以或低血容量导致的心率增快应避免。

2. 维持前负荷

由于左室顺应性降低，舒张功能不全和舒张末期压升高，需要充足的前负荷以维持正常的每搏量，避免使用扩张血管药。

3. 维持体循环阻力

左室射血的后负荷主要来自狭窄且基本固定的主动脉瓣，降低体循环阻力（systemic vascular resistance, SVR）不但不增加 CO，相反降低动脉压，导致心肌灌注减少容易造成心肌缺血。因此，需维持足够的 SVR 和灌注压，使用 α 受体兴奋剂，避免低血压发生室颤等严重事件。

4. 心肌收缩力

这类患者通过增高收缩状态以维持每搏量，除非出现心力衰竭，通常不需要正性肌力药物。AS 引起心衰，因左室舒张末容积压力增高，不能很好耐受 β 受体阻滞剂等负性肌力药。

5. 维持窦性心律

由于 AS 患者舒张功能不全，心房收缩可贡献 30% ～ 40% 的每搏量，因此保持窦性心律很重要。

（五）主动脉瓣与二尖瓣瓣膜狭窄血流动力学管理异同点

二尖瓣狭窄主要的病理生理是因为二尖瓣狭窄导致左室舒张期充盈不足，造成心排血量减少而导致的劳累型气促，同时因血流排除受阻导致左方扩大肥厚，滞留的血液导致血流变慢左心耳易形成血栓，易发生房颤。左房扩大，压力增高，逐渐引起肺动脉压的升高，导致右心系统障碍。主动脉瓣与二尖瓣瓣膜狭窄血流动力学管理异同点（见表 16-2）。

表 16-2 主动脉瓣与二尖瓣瓣膜狭窄血流动力学管理要点

瓣膜病变	心率	心律	前负荷	后负荷	收缩力	左心室压（RVP）
主动脉瓣狭窄	维持正常的心率：60 ～ 80 次 / 分；避免心动过速；避免心动过缓	维持窦性心律；避免室上性心动过速（SVT）；避免房室分离	维持血管容量；避免低血容量	维持收缩压 ＞ 100mmHg，平均动脉压 ＞ 70mmHg，或两者均在基线值的 20% 以内；避免低血压	避免心肌抑制	

（续表）

瓣膜病变	心率	心律	前负荷	后负荷	收缩力	左心室压（RVP）
二尖瓣狭窄	维持低于正常的心率：50～70次/分；避免心动过速	无论心律如何，注意控制心室率	维持血管容量；避免低血容量；避免血容量过高	维持收缩压＞100mmHg，平均动脉压＞70mmHg，或两者均在基线值的20%以内；避免低血压	避免心肌抑制	避免低氧血症；避免高碳酸血症

三、关键节点的临床思维和临床决策

患者入室，予鼻导管吸氧。常规监测：HR 85次/分（窦性心律），NBP 145/75mmHg，SpO_2 99%，R 15次/分。泵入右美托咪定负荷量 0.5μg/kg，限时20min泵完。局麻行左桡动脉穿后血压150/80 mmHg。血气：PaO_2 118 mmHg（FiO_2 40%），$PaCO_2$ 44mmHg，血钾 4.2mmol/L，血糖 6.2mmol/L，LAC 0.9mmol/L，Hb 14.9g/L。脑氧饱和度监测：左侧 rSO_2 71%，右侧 rSO_2 61%；麻醉深度监测BIS值98。围术期经胸超声监测。备好去甲肾上腺素、肾上腺素、多巴胺、硝酸甘油、利多卡因、胺碘酮等抢救药。

麻醉诱导：常规依托咪酯 0.3mg/kg，罗库溴铵 50mg，舒芬太芬 0.65μg/kg，地塞米松 5mg。静脉缓慢推注后行气管插管，诱导后血压降至130～120/80～60 mmHg，心率60～70次/分。麻醉维持用：丙泊酚＋瑞芬太尼＋七氟烷1%，行静吸复合全身麻醉，麻醉深度BIS维持40左右。左右瞳孔等圆等大2mm，对光放射灵敏。诱导后行右颈内深静脉穿刺，植入三腔深静脉导管。血管活性药物经此路给药。

心内科医师经右股静脉穿刺，置入 6F 鞘管，送入心脏临时起搏电极至右室心尖内膜面，监测感知良好，固定电极外导线备用。当通过造影评估主动脉瓣环形态后，给予肝素化（100U/kg），顺利送入 ALwideΦ24 主动脉球囊至狭窄瓣口处，将临时起搏器超速起搏至180次/分，行主动脉瓣球囊扩张，扩张成功后停止超速起搏，起搏扩张时血压最低降至 40/40mmHg 左右（见图16-2），加大去甲肾上腺素用量，以维持有效循环灌注压。停止起搏后，心率恢复60～70次/分，患者血压缓慢回升90/59mmHg。

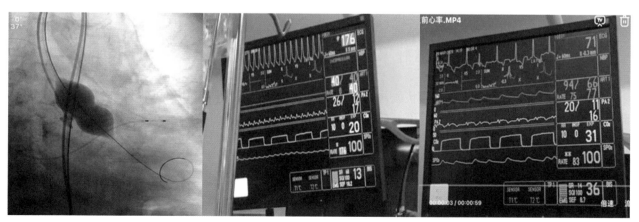

图 16-2　起搏扩张过程患者生命体征

当再次将起搏心率调至160次/分后，行瓣上造影，同时释放主动脉瓣膜支架时发生室颤，即刻完全释放瓣膜，造影瓣膜位置良好，左右冠状动脉显影良好，撤出瓣膜系统，给予胸外心脏按压，肾上腺素 0.5mg，同时立刻心外除颤，复跳后又室颤，头置冰帽，心脏彩超示左室饱胀，心肌收缩无力，在推注肾上腺素共 1mg 与利多卡因 100mg 后除颤，心脏仍未未复跳，继续快速按压，推注肾上腺素，

共 1mg，追加肝素用量，ACT 监测大于 480s，快速建立体外循环，调大去甲肾上腺素，多巴胺持续泵注量，整个胸外心脏按压过程中动脉血压维持 90～60/30～45mmHg，在体外循环辅助下，经胸心脏超声监测下，将心脏排空后除颤复跳，此时距心搏骤停 40min。在小剂量多巴胺与去甲肾上腺素辅助下，HR 110～120 次/分，动脉压 120～140/67～78mmHg，撤除冰帽。这个过程对应生命体征见图 16-3。心肺复苏中，左侧 rSO_2 最低降至 19%，右侧 rSO_2 最低降至 20%，胸外心脏按压至体外循环建立，左侧 rSO_2 维持 42%，右侧 rSO_2 维持 43%，术毕左侧 rSO_2 47%，右测 rSO_2 52%；BIS 最低降至 0，暂停麻醉用药，4h 复苏过程中 BIS 维持在 10～15，术毕时 BIS 恢复至 32 左右。瞳孔等圆等大 2mm，对光反射灵敏。

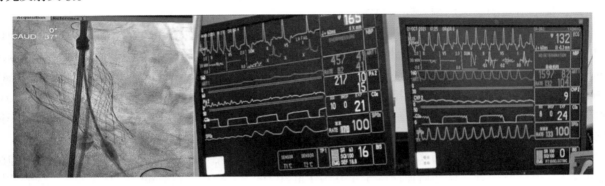

图 16-3　再次起搏过程患者生命体征

总体外循环时间 75min，查 ACT 170s，手术历时 4 小时 50 分，术毕患者仍未苏醒，带气管导管回 ICU。入 ICU HR 102 次/分，BP 108/62 mmHg，SpO_2 100%，R 15 次/分，CVP 9cmH$_2$O，T 36.8℃，血气：PaO_2 198 mmHg（FiO_2 60%），$PaCO_2$ 47mmHg，血钾 3.8mmol/L，血糖 10.2mmol/L，LAC 12mmol/L，Hb 12.8g/L。血管活性药物：小剂量多巴胺与去甲肾上腺素。

患者转归：术后第一天患者自主睁眼，呼之无法正确对答；术后第二天患者自主睁眼，对答切题；术后第三天转回普通病房；术后第八天出院。

（一）麻醉诱导时的注意事项

（1）麻醉诱导要选择对心血管影响较小的药物，如：依托咪酯。

（2）麻醉诱导应采用渐进式缓慢诱导，逐渐达到适合的麻醉深度。

（3）因行心血管操作，维持以中、大剂量的阿片类镇痛为主。

（4）备好 α 肾上腺素受体兴奋剂，如：去甲肾上腺素、去氧肾上腺素，以便快速处理因麻醉导致的体循环阻力降低的低血压。

（5）如患者出现心肌缺血的症状或体征，首要任务是提高灌注压，却不可轻易给硝酸甘油，由于降低前负荷与动脉压使病情迅速恶化。

（6）对于术前心功能差的患者，在给予 α 肾上腺素受体兴奋剂血压仍不好维持，可考虑给予适当正性肌力药如多巴胺。

（二）术中心率超速起搏到 180 次/分的原因

超速起搏心率时，心脏处于无效收缩与舒张状态，主动脉内的血流速度与压力迅速下降，但进行主动脉球囊扩张与主动脉瓣膜释放时，能稳定手术操作，避免瓣膜移位操作所带来的风险。

（三）超速起搏心率对麻醉围术期的风险

超速起搏心率使心脏无法正常收缩与舒张，导致每搏量急剧下降，动脉血压下降使器官灌注压也急剧下降，尤其重要脏器的灌注，尤其是心脏易发生恶性心律失常如室颤，应积极进行心脏复苏，避免引起多器官灌注障碍，导致多脏器功能障碍。

对于重度 AS 患者应控制较慢的心率，避免心动过速或室上性心动过速，防止恶性事件发生。围术期超速起搏心率 180 次 / 分时，血压迅速下降，可诱发心律失常，严重可发生室颤，重度 AS 发生室颤复苏困难，需备好体外循环。

（四）该病例术中患者发生紧急事件 – 室颤的可能因素

（1）重度 AS 因心肌肥厚左室壁氧供减少而氧耗增加，又因瓣膜狭窄，跨瓣压差增大，左室肥厚容积缩小，导致左室舒张末压力增高，易发生心内膜下心肌缺血。

（2）主动脉瓣口血流速度太快，流入冠脉血液因文丘里效应发生心肌窃血。

（3）当调快起搏心率时，血压迅速下降，冠脉灌注迅速下降，若时间超出心肌耐受范围，易发生室颤，对于重度 AS 患者室颤复苏困难，需紧急建立体外循环。

（4）患者术前有高血压、糖尿病共患病，并伴有冠状动脉粥样硬化疾病，增加原有疾患的风险。

（5）该患者是低流量低压差型 AS，其心脏超声示：室壁运动普遍减弱，LVEF35%，E/E’值为 42，提示心肌收缩与舒张功能不全，对术中快心率耐受也差，易发生心律失常。

（6）患者伴有主动脉瓣反流 ++ 与二尖瓣反流 ++–+++，扩张后主动脉瓣反流量与二尖瓣反流量使得原来收缩、舒张功能障碍的左室更胀，复苏更加困难。

（五）影响心脏复苏成功的因素

（1）快速持续的胸外心脏按压是重要的，通过胸外心脏按压维持一定灌注压，为心肌与脑的复苏争取时间。

（2）通过有效的按压，将收缩无力过胀的左室腔内血液挤压出去，避免心肌纤维过度牵拉损伤。

（3）体外循环建立恢复有效稳定的循环，过胀的心脏被有效引空后更易除颤复跳。

（4）排除心内操作导致的冠脉狭窄堵塞或心脏结构损伤的问题。

（5）心脏超声监测能直观看到心脏复苏情况，指导诊疗措施，心脏超声显示该患者心肌收缩无力，心脏饱胀。给予心脏持续按压，体外循环将心脏引空，给予肾上腺素除颤复跳成功。

（6）通过脑氧监测观察大脑复苏情况。

（7）BIS 值不仅反映麻醉深度，也可通过脑电活动反映脑缺血缺氧状态，适时调整麻醉用药量，更好地维持循环。

（8）重视头置冰帽对脑保护的重要性。

（9）纠正酸碱电解质，维持内环境的平衡。

（10）给予静脉胰岛素泵入纠正该患者的高血糖，静滴白蛋白纠正低蛋白，给予甘露醇与激素进行脑损伤后的保护等对症处理。

参考文献

［1］于钦军，王伟鹏 . 临床心血管麻醉实践 [M].2 版 . 北京：清华大学出版社，2007：265–269.

［2］VAHANIAN A, BEYERSDORF F, PRAZ F, et al.2021 ESC/EACTS Guidelines for the management of valvular heart disease[J]. Eur Heart J, 2022，43：561 – 632.

（撰稿：雷立华　审稿：戴双波）

⑰ 肺大泡手术的围术期管理

一、病历摘要

1. 基本信息

男，20 岁，体重 65kg，身高 178cm。

2. 主诉

突发右侧胸痛 1 天。

3. 现病史

缘于入院前 1 天，无明显诱因突发右侧胸痛，呈针刺样，无向他处放射，经休息或变换体位后不能缓解。无畏冷、发热，无恶心、呕吐，无腹胀、腹痛。急诊外院查胸部 X 线片发现"右侧气胸（肺压缩约 40%）"，予行"右侧胸腔抽气术"后，症状缓解，转诊我院。目前，患者胸痛缓解，呼吸平稳。

4. 术前诊断

（1）右侧自发性气胸。

（2）右侧肺大泡。

5. 拟行手术

胸腔镜下右侧肺大泡切除术。

二、围术期过程

患者入手术室后，局麻下行左桡动脉穿刺测压，血压 126/72mmHg，HR 70 次/分。麻醉诱导：咪达唑仑 2mg，丙泊酚 70mg，顺式阿曲库铵 10mg，舒芬太尼 30μg。插入左侧双腔气管导管，听诊定位满意。血压 105～120/62～75mmHg，HR 60～70 次/分。

搬动体位为左侧卧位后，听诊再次确认双腔管位置。血压突然降至 50/30 mmHg，HR 120 次/分。气道压 30cmH$_2$O。

立刻行右侧胸腔穿刺，抽出气体，粗针头右锁骨中线第二肋间穿刺留置。血压逐渐回升，稳定在 100～120/70～80mmHg，HR 70～90 次/分。夹闭双腔气管导管右侧管，行左肺单肺通气。降低潮气量，行小潮气量通气。

手术顺利，历时 1h。术毕清醒，安返病房。

三、临床思维和临床决策

（一）胸腔镜下肺大泡手术的患者，术中需行侧卧位，侧卧位对呼吸的影响

1. 清醒状态（自主呼吸）

侧卧位时，膈肌上抬，下肺通气比上肺通气好。肺血受重力影响，下肺分布较多。由于上肺通气与血流均下降，下肺通气与血流均增加。因此，双肺的通气血流比变化不大。

2. 麻醉状态（机械通气）

侧卧位时，肺血分布的模式依然是下肺占优势。但肺通气的模式与清醒时相反，上肺通气比下肺通气好。所以，麻醉后侧卧位时，上肺通气好但血流不足，下肺通气不良但血流灌注良好，肺通气血流比的改变较大。

（二）开胸对呼吸的影响

1. 清醒状态（自主呼吸）

开胸后肺萎陷，肺泡通气明显减少，但开胸侧肺血流并未相应减少，造成开胸侧肺通气不足而血流灌注良好的情况，通气血流比的降低造成肺内分流。

2. 麻醉状态（机械通气）

麻醉后非开胸侧肺受腹腔内容物、纵隔、重力的影响通气不良，而血流灌注相对较多，同样造成通气血流比的降低出现肺内分流。肺内分流使动脉血氧分压下降出现低氧血症。

3. 单肺通气

开胸侧肺萎陷，肺血流转到非开胸侧肺。开胸侧肺无通气，潮气量通向非开胸侧肺，一定程度改善通气血流比。

（三）缺氧性肺血管收缩

缺氧性肺血管收缩是肺泡氧分压下降后肺血管阻力增加的一种保护性反应。表现为缺氧区域血流减少与肺动脉阻力的升高，使血流向通气良好的区域分布。缺氧性肺血管收缩使通气血流比失调缓解，肺内分流减少，因而低氧血症得到改善。单肺通气时缺氧性肺血管收缩在减少萎陷肺血流中起重要作用。

缺氧性肺血管收缩受生理因素、疾病状态与药物的影响。影响肺血管的因素同样影响肺血管收缩。充血性心衰、二尖瓣疾患、急慢性肺损伤等均可影响缺氧性肺血管收缩。钙离子通道阻滞剂、硝酸盐类、硝普钠、β_2 受体激动支气管扩张剂、一氧化氮与吸入麻醉药均可抑制缺氧性肺血管收缩。缺氧性肺血管收缩抑制后低氧血症表现明显。

（四）纵隔摆动的影响

1. 纵隔摆动

开胸前，胸腔两侧压力相等，纵隔位于胸腔中间。开胸后，开胸侧胸腔变为正压，而非开胸侧胸腔仍为负压，结果使纵隔移向非开胸侧胸腔。吸气时非开胸侧胸腔负压增加，纵隔向非开胸侧胸腔移位更明显。呼气时非开胸侧胸腔压力增加超过开胸侧胸腔压力，使纵隔向开胸侧胸腔移位。因此，纵隔随呼吸的变化在两侧胸腔之间交替移动，称为纵隔摆动。

2. 纵隔摆动的影响

开胸后纵隔摆动造成大血管扭曲。腔静脉扭曲造成回心血量减少，心排血量降低。动脉扭曲造成血压下降。所以开胸后易出现低血压。血压下降造成心肌灌注减少，加上开胸后对呼吸的不良影响可能出现缺氧或二氧化碳蓄积，因而易引起心律失常。手术对纵隔结构的刺激也是心律失常的常见原因。手术中应实施严密的心电监护，保证血容量，维持循环功能稳定。

（五）胸腔镜下肺大泡手术，术中拟行肺隔离，肺隔离技术的指征

肺隔离技术的应用范围广泛，从为胸内手术操作创造理想的手术野到严重肺内出血的急症抢救，都需要应用肺隔离技术。通常把肺隔离的应用指征笼统地分为相对指征与绝对指征。肺隔离的相对指征指为方便手术操作而采用肺隔离的情况，包括全肺切除、肺叶切除、肺楔形切除、支气管手术、食管手术等。肺隔离的绝对指征是需要保证通气，防止健肺感染等情况，包括湿肺、大咯血、支气管胸膜瘘、单侧支气管肺灌洗等。但这种分法并不理想，实际应用中很多相对指征会演变为绝对指征。如手术中意外发生导致必须使用肺隔离技术时相对指征就成为绝对指征。

最初应用肺隔离技术的主要目的是保护健肺，但目前肺隔离技术应用的主要目的在于方便手术操作。因此，不仅肺手术需要肺隔离，胸内其他器官的手术也需要肺隔离。

（六）术中低血压的常见原因

（1）各种原因引起的血容量（前负荷）不足，如出血等。

（2）各种原因引起的外周阻力下降，如过敏，感染等。

（3）心脏收缩功能衰竭，包括左心衰和右心衰。

（4）心率异常或心律失常。

（5）麻醉深度过深。

（七）本病例术中低血压的原因

本病例为年轻男性，没有心脏病史；发生低血压时，没有恶性心律失常，心率稍增快；没有发现皮疹等过敏的体征；手术未开始，没有明显出血征象；麻醉诱导后超过 10min，没有加深麻醉。发生低血压是在搬动体位为左侧卧位后，听诊再次确认双腔管位置时，考虑患者为右侧肺大泡，术前有自发性气胸，未行胸腔闭式引流，气管插管后行机械通气，机械通气为正压通气。综合以上，考虑患者发生张力性气胸。

（八）本病例术中发生低血压的教训

本病例术中发生张力性气胸，导致发生低血压。经验教训是：术前发生自发性气胸的患者，应行胸腔闭式引流术。术中麻醉气管插管后，行机械通气，机械通气为正压通气，不同于自主呼吸为负压通气，机械通气可能使破裂的肺泡再通，引起张力性气胸。

参考文献

［1］邓小明，姚尚龙，于布为，等. 现代麻醉学 [M].4 版 . 北京：人民卫生出版社，2014.
［2］SAUGEL B, SESSLER D I. Perioperative Blood Pressure Management[J].Anesthesiology, 2021, 134(2): 250–261.

（撰稿：戴双波　审稿：方　闻）

⑱　巨大纵隔肿瘤手术的围术期管理

一、病例摘要

1. 基本信息

女，36 岁，体重 55kg，身高 160cm。

2. 主诉

胸痛 1 个月。

3. 现病史

缘于入院前 1 个月，无明显诱因出现胸骨后隐痛，程度轻，无明显加重或减轻因素，偶伴乏力。无畏冷、发热，无声音嘶哑，无咳嗽、咳痰，无喝水呛咳，无气促、呼吸困难，无上肢肿胀，麻痹。就诊于外院查胸部 CT 发现：前上纵隔肿瘤，考虑胸腺瘤合并瘤内囊变及出血。转诊我院，门诊复查胸部 CT 提示：前中上纵隔占位性病变，考虑来源于胸腺的富血供肿瘤性病变，神经内分泌肿瘤可能性大，胸腺瘤待排。予行"CT 引导下经皮前纵隔病灶穿刺活检术"，病理示："梭形细胞肿瘤"。以"前纵隔肿物"收住院。

4. 术前诊断

前纵隔肿物。

5. 拟行手术

"正中开胸前纵隔肿物切除术"。

6. 辅助检查

（1）心电图：窦性心律，心率 63 次 / 分。

（2）心脏彩超：心脏结构及功能未见明显异常。

（3）血管彩超：双侧颈动脉、椎动脉及锁骨下动脉未见异常。

（4）肺功能检查：未见明显异常。MVV，FEV_1，FEV_1/FVC 正常。

（5）胸部 CT ＋增强：前中上纵隔（偏左侧）占位（8.0cm×5.9cm×9.4cm），包绕邻近血管，与血管粘连紧密，考虑来源于胸腺的富血供肿瘤性病变，神经内分泌肿瘤可能性大，胸腺瘤待排。病灶周围及左锁骨上窝见少许淋巴结。（见图 18–1）。

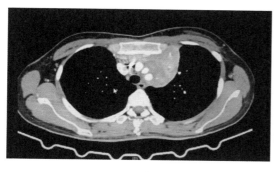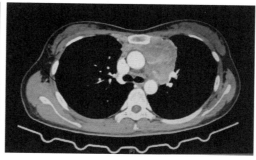

图 18-1　肺部 CT ＋增强

7. 麻醉术前访视

头颈活动度正常，张口度＞3 横指，颈部气管居中；双肺听诊呼吸音清、对称；无颈静脉怒张及颜面部水肿；无创血压（BP）106/63mmHg，心率 62 次 / 分，脉搏血氧饱和度（SpO_2）100%；屏气试验 30s；气道状况：马氏分级Ⅰ级；心功能情况：NYHA Ⅰ级；活动耐量：5 ～ 6 个代谢当量。

二、围术期过程

患者入室，常规安全核查，常规行心电图、SpO_2 检测，局麻下行右桡动脉穿刺置管，实时监测动脉血压，右上肢、下肢静脉开放两路静脉通路。快速诱导后气管内置入 7.5# 单腔气管导管。超声引导下行右颈内静脉穿刺置管。

手术中，劈开胸骨后探查见肿瘤与无名静脉关系紧密，分离肿瘤过程中，出现大出血，怀疑无名静脉破裂出血，立即请心脏大血管外科主任会诊手术。体外循环医师紧急体外循环装机，全身肝素化，股动、静脉插管，建立体外循环。

体外循环辅助下行"纵隔肿物切除术＋无名静脉成形术"。手术结束后体外循环停机，鱼精蛋白中和肝素。关胸缝合切口，手术历时 5h。手术结束后患者带气管导管转入重症监护病房。

三、临床思维和临床决策

（一）纵隔分区及纵隔肿瘤好发部位，纵隔肿瘤常见合并症

纵隔是位于两侧胸膜腔之间所有组织和脏器的总称，临床上以胸骨角与第四胸椎下缘作水平线，其上方为上纵隔，下方为下纵隔；下纵隔又以心包为界，心包前方为前纵隔，心包后方为后纵隔，心包区为中纵隔。

上纵隔由前向后大致分为三层。前层：主要有胸腺，左、右头臂静脉和上腔静脉；中层：主动脉弓及其三大分支、膈神经和迷走神经；后层：气管、食管、左喉返神经和胸导管。

纵隔肿瘤好发部位。①上纵隔：甲状腺肿，动脉瘤，甲状旁腺肿瘤，食管肿瘤；②前纵隔：胸腺瘤，胸骨后甲状腺肿，畸胎瘤，心包囊肿，淋巴瘤；③中纵隔肿瘤：淋巴瘤，支气管囊肿；④后纵隔肿瘤：神经源性肿瘤，食管肿瘤，支气管源性肿瘤。

纵隔肿瘤常见合并症：重症肌无力、上腔静脉综合征、气道阻塞、呼吸困难、喉返神经损伤、Horner 综合征等。

（二）纵隔肿瘤术前访视要点

由于肿瘤压迫造成的症状和体征是纵隔肿瘤患者就诊的主要原因，术前评估的重点是预测围术期风险，做好麻醉预案。术前评估应以患者病史、体格检查、实验室检查与特殊检查为基础，术前评估的重点应集中在呼吸系统与心血管系统。

通过术前访视，明确患者是否存在呼吸困难、有无喜好体位：体位性呼吸困难或喘鸣能提示气管受压和（或）小气道功能异常；明确何种体位可减轻或消除呼吸困难症状，此种体位就是喜好体位。同时结合辅助检查，如胸部 CT、MRI、纤支镜及血管造影等检查，明确肿瘤的位置、大小、血供，以及与气道、肺、心脏、大血管及周围组织的关系，并与相关症状体征比对。

通过术前访视，明确患者有无上腔静脉、肺动脉等压迫征象，其中上腔静脉阻塞综合征的症状是头晕、呼吸困难、吞咽困难、心悸等，体征则为头面颈胸上肢淤血发暗、浅表静脉曲张、颈静脉扩张。

由于部分巨大纵隔肿瘤压迫周围血管、气管或支气管、肺组织，对患者的肺功能及储备有很大影响。因此术前的肺功能检测意义重大，可以更全面地评估肿瘤对肺脏血管及气管、主支气管的影响。

（三）上腔静脉阻塞综合征

上腔静脉阻塞综合征是指由于多种原因引起上腔静脉完全或不完全阻塞，静脉回流受阻，出现引流区静脉扩张，局部水肿等症状和体征。上腔静脉阻塞的最常见原因是胸腔内恶性肿瘤，其中以肺癌中的小细胞肺癌多见，其他有原发性纵隔肿瘤、淋巴瘤、转移癌，较少见的是慢性纵隔纤维素炎、纵隔结核病变等。

临床表现如下：

（1）原发病的症状与体征。如肺癌时患者可出现咳嗽、痰中带血、胸痛等临床表现。其他原发病也有相应的表现。

（2）患者多伴有咳嗽、声嘶、呼吸急促，喜坐或立位，卧位时呼吸困难加重，严重者甚至端坐呼吸。

（3）头、面、上肢及上半身皮肤发绀、水肿，同时胸壁有曲张的静脉，严重者呈网状分布。

（四）该例纵隔肿瘤麻醉预案

该患者以"胸骨后隐痛"为主要症状就诊，门诊胸部 CT 提示为"前上纵隔巨大占位性病变"，拟行手术治疗。

患者无喝水呛咳，无气促、呼吸困难，无强迫体位，结合 CT 检查示气管、支气管没有受压，拟行快速诱导全身麻醉下气管内单腔管置入进行机械通气。

纵隔肿瘤巨大，偏左侧，包绕各主要血管，手术难度大，术中可能大出血。拟行右桡动脉穿刺置管，实时监测血压变化。开放右上、下肢周围静脉通路（18G），右颈内静脉穿刺置管。同时心脏大血管外科医师术中会诊，体外循环医师备好术中紧急体外循环辅助，行体外膜肺氧合（extracorporeal membrane oxygenation，ECMO）。

备好各种血管活性药物，术前备血，术中备好血液回收装置。

（五）巨大纵隔肿瘤手术的麻醉管理要点

纵隔肿物手术的麻醉管理，最主要是关注两点，一是肿物的占位性作用，包括压迫相邻器官，特别是压迫气管造成的呼吸困难，另外就是与毗邻组织解剖关系密切，特别是大血管及神经包绕，粘连等造成手术难度大，出血或术后并发症多等；二是要关注肿物的功能性作用，比如具有分泌功能，如异位促肾上腺皮质激素瘤、胸腺瘤重症肌无力等，围术期的管理则是综合性的，需要考虑内分泌方面的影响。这些是麻醉管理时面临的主要挑战。

当纵隔肿瘤侵及大血管或心脏时麻醉管理要点如下：①术中是否要阻断上腔静脉，上腔静脉阻断致头面部血液回流障碍，脑组织有效灌注压（正常值 50 ~ 70mmHg）下降，此时应备头部冰帽降温，降低脑组织氧耗，可静脉给予甲泼尼龙 200mg，减轻脑水肿；②如若需较长时间上腔静脉阻断或 CVP 持续升高 > $50cmH_2O$ 或比基础值升高 $20cmH_2O$，则需行血液分流减压（颈内静脉 - 股静脉）或颈内静脉放血，严重者需术中 ECMO 团队支持。

当纵隔肿瘤侵及气道时麻醉管理要点包括：①气道评估不仅包括患者的头颈活动度、甲颏间距离、张口度等，肿瘤大小、性质、位置、是否侵犯气道等都需纳入考量，术前必须进行气管三维重建，评估气管移位、气道狭窄程度和最狭窄位置（距门齿距离及内径）。②选择合适型号的气管导管，如肿瘤位于隆突以上，可选择加强型气管导管，导管置入深度应超过肿瘤位置；如肿瘤位于隆突附近，则应选择双腔支气管导管；当人工气道建立困难或无法建立人工气道，则在麻醉诱导前行 ECMO 支持。③患者可能存在被动体位（急救体位），前纵隔肿瘤患者适度右倾位或许可减轻呼吸困难症状，纵隔肿物综合征中高危患者麻醉诱导必须选择清醒状态下的气管插管。

（六）纵隔肿物综合征

纵隔肿物综合征（mediastinal mass syndrome, MMS）可分为低危、中危、高危三个不同的风险等级：低危患者无或轻微症状，症状与体位无关，影像学检查提示无邻近结构明显受压；中危患者有轻到中度体位性症状，症状与体位有关，气管受压超过 50%，但是无呼吸困难症状；高危患者有严重的体位性症状，表现为喘鸣、发绀、气管或支气管压迫超过 50% 或气管移位过中线、心包受累、上腔静脉压迫综合征等。

中高危 MMS 患者麻醉诱导时如果出现严重呼吸困难或心搏骤停，应立即采取以下方案：①快速唤醒患者；②迅速将体位改变至术前预先设计的急救体位；③若不能有效通气，行硬质支气管镜，同时准备 ECMO 支持治疗。

参考文献

［1］中国医师协会医学机器人医师分会胸外科专业委员会筹备组，谭群友，陶绍霖，等 . 机器人辅助纵隔肿瘤手术中国专家共识（2019 版）[J]. 中国胸心血管外科临床杂志，2020，27（02）：117-125.

［2］TAN J C, LIN P S, HE L X, Evidence in Cardiovascular Anesthesia(EICA)Group. Anesthetic management of patients undergoing mediastinal mass operation[J].Front Surg,2022, 9: 1033349.

（撰稿：戴双波　审稿：方　闻）

⑲　胸腔镜瓣膜手术并发单侧肺水肿

一、病历摘要

1. 基本信息

女，47 岁，身高 158cm，体重 60kg，BMI 24.03kg/m²。

2. 主诉

劳累性胸闷气短 1 年，加重 1 月。

3. 既往史

剖宫产术后 8 年。

4. 个人史、家族史

无特殊。

5. 体格检查

心率 78 次 / 分，呼吸：24 次 / 分，无创血压：128/72mmHg，听诊心律齐，$A_2 > P_2$，二尖瓣听诊区可闻及隆隆样杂音，呈递增型。

6. 辅助检查

（1）胸部 X 线片：心影增大。

（2）经胸心脏彩超：①左房增大，二尖瓣重度狭窄伴反流 + ～ ++；②右心增大，三尖瓣反流 ++++；③肺动脉增宽，肺动脉压增高；④左室舒张功能降低；⑤心包少量积液。（见图 19-1）

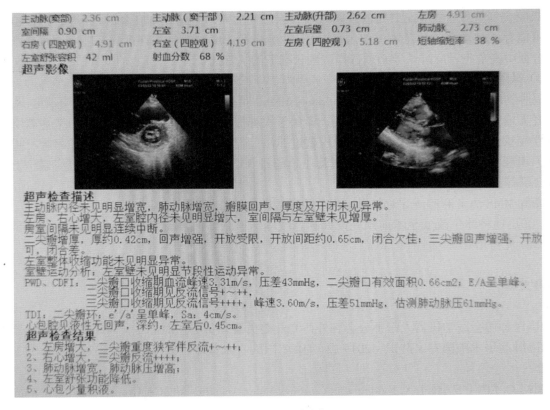

主动脉（窦部） 2.36 cm	主动脉（窦干部） 2.21 cm	主动脉（升部） 2.62 cm	左房 4.91 cm
室间隔 0.90 cm	左室 3.71 cm	左室后壁 0.73 cm	肺动脉 2.73 cm
右房（四腔观） 4.91 cm	右室（四腔观） 4.19 cm	左房（四腔观） 5.18 cm	短轴缩短率 38 %
左室舒张容积 42 ml	射血分数 68 %		

超声影像

超声检查描述
主动脉内径未见明显增宽，肺动脉增宽，瓣膜回声、厚度及开闭未见异常。
左房、右心增大，左室腔内径未见明显增大，室间隔与左室壁未见增厚。
房室间隔未见明显连续中断。
二尖瓣增厚，厚约0.42cm，回声增强，开放受限，开放间距约0.65cm，闭合欠佳；三尖瓣回声增强，开放可，闭合欠佳。
左室整体收缩功能未见明显异常。
室壁运动分析：左室壁未见明显节段性运动异常。
PWD、CDFI：二尖瓣口收缩期血流峰速3.31m/s，压差43mmHg，二尖瓣口有效面积0.66cm2；E/A呈单峰。
　　　　　　　二尖瓣收缩期见反流信号+～++；
　　　　　　　三尖瓣收缩期见反流信号++++，峰速3.60m/s，压差51mmHg，估测肺动脉压61mmHg。
TDI：二尖瓣环：e'/a'呈单峰，Sa：4cm/s。
心包腔见液性无回声，深约：左室后0.45cm。
超声检查结果
1、左房增大，二尖瓣重度狭窄伴反流+～++；
2、右心增大，三尖瓣反流++++；
3、肺动脉增宽，肺动脉压增高；
4、左室舒张功能降低；
5、心包少量积液。

图 19-1　心脏彩超

心电图：①快心室率型心房颤动；②ST 段压低，T 波地平、双向、倒置（Ⅱ、Ⅲ、aVF、$V_3 \sim V_6$）。

血常规：Hb 112g/L。

血生化：总胆固醇 5.47mmol/L，尿酸 635μmol/L。

NT-pro BNP：1171Pg/ml。

血凝：凝血酶原时间 18.7s，INR 1.74。

7. 术前诊断

（1）二尖瓣狭窄伴关闭不全。

（2）三尖瓣关闭不全。

（3）全心衰竭。

（4）心房颤动。

（5）肺部感染。

8. 拟行手术

3D 胸腔镜下二尖瓣成形＋三尖瓣成形＋射频消融（MAZE）＋左心耳切除术。

二、围术期过程

（1）入室后监测：有创动脉血压（ABP）115/65mmHg，P 窦性心律，92 次/分，R15 次/分，SpO_2 99%。术前血气分析结果如表 19-1：

表 19-1　血气分析

FiO₂	pH	PCO₂	PO₂	Na⁺	K⁺	Ca²⁺	Glu	Lac	HCT	HCO₃⁻	BE	Hb
0.21	7.51	34	79	134	3.4	1.07	5.5	1.5	41	27.1	4.1	13.1

（2）麻醉诱导：盐酸戊乙奎醚 1mg 肌内注射，分次缓慢给予咪达唑仑 5mg，依托咪酯 4mg，舒芬太

尼 35μg，罗库溴铵 50mg，可视喉镜 35# 左侧双腔支气管导管置管顺利；纤维支气管镜检导管对位良好。超声引导下深静脉穿刺置管并持续测压；超声医师行经食管超声心动图监测；贴好体外除颤电极。

（3）麻醉维持：丙泊酚 2mg/（kg·h）＋右美托咪定 40μg/（kg·h）＋舒芬太尼 0.6μg/（kg·h）＋罗库溴铵 0.6mg/（kg·h）＋七氟烷 1.5%，行静吸复合全身麻醉。

（4）术中情况及麻醉处理见表 19-2。

表 19-2　术中情况及麻醉处理

时间	外科手术步骤及患者情况	麻醉处理
10：08	股动静脉置管	全身肝素化；肝素 200mg
10：15	切皮进胸腔	单肺通气
10：35	体外循环全流量	双肺通气：VC 模式，VT 100ml，F：10 次 / 分
13：50	心脏自动复跳，阻断 165min	肾上腺素 0.02μg/（kg·min）泵入升压
14：30	关闭右心房切口	TEE 检查见二尖瓣反流 +++
14：46	第二次阻断升主动脉修复二尖瓣	停止肾上腺素泵入
15：21	第二次开放升主动脉，阻断 35min	体外双向波 200J 除颤 3 次恢复自主心搏
15：53	体外循环结束，CPB 323min	给予鱼精蛋白 500mg 中和肝素
16：10	右侧支气管导管见大量淡黄色浆液流出，血气分析示 I 型呼吸衰竭；ABP 由 110/65mmHg 下降至 82/58mmHg，SpO_2 下降至 87%	调整呼吸参数，PEEP 15mmHg，FiO_2 100%；甲泼尼龙 500mg iv；吸引分泌物；肾上腺素 0.15μg/（kg·min）泵入升压，带双腔管入 ICU

16：10 血气分析结果如表 19-3：

表 19-3　血气分析

FiO_2	pH	PCO_2	PO_2	Na^+	K^+	Ca^{2+}	Glu	Lac	HCT	HCO_3^-	BE	Hb
1	7.27	45	47	140	3.5	1.11	11.5	4.6	31	20.7	-6.2	9.9

术后恢复情况：患者带双腔气管导管和双腔管专用吸痰管于 17：10 入重症监护室，右侧支气管吸出大量稀薄血浆样分泌物，19：48 血气分析提示 II 型呼吸衰竭，为方便气管镜操作更换单腔 7.5# 气管导管。给予呼吸机辅助、抗感染、利尿、强心等处理。术后 9d 拔除气管导管。术后 15d 右侧胸腔仍有中等量积液行胸腔穿刺引流。术后 20d 出院继续康复。

术后 d1、d10、d20 患者肺部影像如图 19-2：

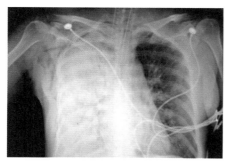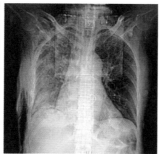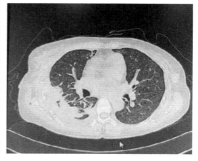

图 19-2　肺部影像

三、临床思维和临床决策

（一）肺水肿的定义、临床表现和分型

1. 定义

各种原因导致的肺血管液体渗入到肺泡内，出现肺水肿、引起临床生理功能紊乱。

2. 临床表现

呼吸困难、发绀、咳痰、血性泡沫痰，两肺可出现湿啰音，影像学表现为以肺门为中心的蝶状或片状模糊影。

3. 分型

从机制上分为心源性肺水肿（静水压性肺水肿）和非心源性肺水肿（渗透性肺水肿）。

（二）微创瓣膜手术术后并发单侧肺水肿的发生率、病死率、临床特征

1. 发病率

微创瓣膜手术（minimal invasive valve surgery, MIVS）术后并发单侧肺水肿（uremic pulmonary edema, UPE）的标准定义不存在，报告的定义差异很大。发生率 1.4%～25%，病死率 4%～33%，取决于 UPE 的定义是否同时包括放射学和临床标准。

2. 临床特征

（1）发病时机：多在术中肺复张时到术后 24h 时间内，尤其是肺复张脱离体外循环初期。

（2）鉴别诊断：需与心源性肺水肿鉴别，TEE 排除心脏收缩功能异常以及肺静脉狭窄或闭锁。

（3）严重程度：轻症者仅轻度低氧血症，给予适当 PEEP 后改善；重症者氧合功能严重受损，单纯呼吸机支持难以维持。

（4）临床表现：①气道压升高，听诊可闻及明显的湿啰音，有时可见双腔气管插管中，右主干支气管内有粉红色泡沫痰溢出，量大者为淡粉色透明液体淹没右侧插管。极少数可逐步进展到对侧肺，从而出现双肺水肿。②常出现肺动脉压力升高。危重者肺氧合功能丧失，出现酸中毒，高碳酸血症，全身内环境紊乱，血压下降甚至休克，对血管活性药物反应下降，危及生命。

（5）影像学改变：胸部 X 线常显示右侧肺变白甚至全肺变白，CT 表现为斑片状的磨玻璃样改变。

（三）微创瓣膜手术术后并发单侧肺水肿的危险因素

危险因素尚不明确，有文献指出可能与以下因素相关：

（1）肺动脉高压（尤其是高于 35mmHg）。

（2）术前 CRP > 0.426 5mg/dl。

（3）术前应用类固醇或免疫抑制剂。

（4）糖尿病。

（5）慢性阻塞性肺疾病（chronic obstructive pulmonary diseases，COPD）。

（6）右心室功能不全。

（7）输入新鲜冰冻血浆相关。

长时间 CPB 引起的缺血 – 再灌注肺损伤、全身炎症因子释放是其主要原因。

（四）术后并发单侧肺水肿分级与术后总通气时间和氧合指数的关系

1. 分级

分为无 UPE、轻度 RRPE（Ⅰ级）、重度 RRPE（Ⅱ级）三级，轻度 RRPE（Ⅰ级）胸部 X 线片表现为间质水肿；重度 RRPE（Ⅱ级）的胸部 X 线片具有肺泡水肿征象。

2. 关系

分级越严重，与术后总通气时间呈正相关，与术后氧合指数呈负相关。

（五）微创瓣膜手术（MIVS）的术前管理

1. 术前评估

至少禁烟 4 周。术前应常规行外周血管 CT 及超声检查，评估插管血管的直径、走行及粥样硬化程度等。心血管评估重点注意病变的性质、严重程度及对心脏结构和心功能的影响。COPD 患者应积极控制感染。详细评估消化道排除 TEE 禁忌证。

2. 术前用药

当前的治疗药物通常持续至手术当日，根据抗凝药物种类拟定停药及桥接方案，适当镇静以解除焦虑、减少麻醉药用量。

3. 物品准备

准备双腔气管插管或支气管封堵器、纤维支气管镜、准备粘贴式体外除颤电极等。

（六）微创瓣膜手术（MIVS）的术中管理

1. 术中监测

除了常规监测外，还应监测有创动脉血压、中心静脉压、BIS、脑氧饱和度、TEE监测等。

2. 麻醉药物和方法

（1）麻醉药物：①诱导药物：应选择对心血管抑制少的镇静、镇痛如依托咪酯、舒芬太尼等，选择不引起组胺释放的肌松药物；②维持药物：使用持续或靶控输注丙泊酚联合右美托咪定镇静，可联合使用七氟烷静吸复合麻醉，少用或不用苯二氮䓬类以利于患者术后早期拔管；以中大剂量舒芬太尼持续泵注抑制应激反应；选用中短效肌松药顺式阿曲库铵、维库溴铵等。

（2）麻醉方法：选择气管内插管全身麻醉，因支气管封堵器不能进行有效的吸引，尽量选择双腔气管插管预防可能发生的UPE，同时可防止右侧支气管水肿液流入左侧，保护左肺功能。

3. 循环管理

遵循瓣膜病麻醉的一般原则，从前负荷、心率、心肌收缩力、体/肺循环阻力五个方面进行血流动力学目标管理，重点要保护和利用机体的各种代偿机制，尽量维持有效的CO。

4. 通气管理 大部分胸腔镜手术需要单肺通气

（1）单肺通气时机：在不影响外科操作的前提下尽量选择双肺通气，否则单肺通气。

（2）主动脉阻断后双肺通气呼吸参数设定：采用双肺最小通气策略：潮气量50～80ml，呼吸频率6～8次/min，FiO_2 25%～35%，PEEP 0，并在整个CPB中持续。

（七）微创瓣膜手术（MIVS）的术后管理

（1）镇痛。

（2）镇静。

（3）保温。

（4）气管拔管和早期活动。

（八）单侧肺水肿（UPE）的预防措施

（1）减少肺萎陷时间。

（2）术中及术后应避免对胸膜腔进行过重的负压吸引。

（3）提高手术技巧，尽可能缩短CPB时间，是关键。

（4）CPB期间给予双肺最小通气策略维持通气。

（5）适度的低温。

（6）CPB的设备优化：MiECC。

（7）白细胞滤器和改良超滤技术的应用。

（8）药物：可使用七氟烷、西维来司钠、乌司他丁、依达拉奉、左西孟旦、氨甲环酸、甘露醇可起到一定的预防作用。

（九）单侧肺水肿（UPE）的治疗措施

以支持为主，维持氧合功能，确保全身的氧供。

（1）用双腔支气管导管代替单腔气管内管，以防止分泌物流向左肺。

（2）纤维支气管镜治疗。

（3）正压机械通气和PEEP的使用。

（4）限制晶体液输入量，适当予以胶体补充，在循环稳定的前提下适度保持液体出入负平衡。

（5）利尿剂。

（6）血管活性药。

（7）尽早应用皮质激素。

（8）通气治疗：高频喷射通气等。

（9）ECMO：VV 模式。

参考文献

［1］KESÄVUORI R, VENTO A, LUNDBOM, et al. Unilateral pulmonary oedema after minimally invasive and robotically assisted mitral valve surgery[J].Eur J Cardio–Thorac, 2020, 57(3): 504–511.

［2］KESÄVUORI R, VENTO A, LUNDBOM, et al. Minimal volume ventilation during robotically assisted mitral valve surgery [J].Perfusion–U, 2019, 34(8): 705–713.

［3］于钦军，王伟鹏.临床心血管麻醉实践 [M].北京：清华大学出版社，2022，392–399.

（撰稿：林剑兵　审稿：林伟巍）

❷⓪　先天性心脏病封堵术的围术期管理

一、病历摘要

1. 基本信息

女，6 岁，身高 105cm，体重 20kg，BMI 18.14kg/m^2。

2. 主诉

出生后发现心脏杂音 6 年。

3. 既往史、个人史、家族史

无特殊。

4. 体格检查

心率：95 次 / 分，呼吸：24 次 / 分，无创血压：103/60mmHg，听诊心律齐，胸骨左缘第 3～4 肋间可闻及 Ⅱ～Ⅲ /6 收缩期杂音。

5. 辅助检查

（1）胸部 X 线片：心影呈二尖瓣型，主动脉结正常，肺动脉段平直，心尖圆隆向下延伸。

（2）经胸心脏彩超：室间隔缺损、肺动脉增宽。

（3）血常规、血凝、血生化基本正常。

6. 术前诊断

（1）先天性心脏病。

（2）室间隔缺损。

7. 拟行手术

经胸室间隔缺损封堵备侧切口体外循环下室间隔缺损修补术。

二、围术期过程

（1）入室后常规监测：BP 105/65mmHg，P 窦性心律，100 次 / 分，R 15 次 / 分，SpO_2 99%。

（2）麻醉诱导：盐酸戊乙奎醚 0.2mg 肌内注射，丙泊酚 70mg，舒芬太尼 7μg，罗库溴铵 20mg 静脉注射快速诱导后可视喉镜气管插管顺利；左侧桡动脉穿刺置管监测动脉血压；超声引导下深静脉穿刺置管并持续测压；超声医师行经食管超声心动图监测。

（3）麻醉维持用药：丙泊酚＋右美托咪定＋瑞芬太尼＋七氟烷1.5%，行静吸复合全身麻醉。

术前血气分析结果如表20-1示：

表20-1　血气分析

FiO$_2$	pH	PCO$_2$	PO$_2$	Na$^+$	K$^+$	Ca^{2+}	Glu	Lac	HCT	HCO$_3^-$	BE	Hb
0.60	7.45	32	286	135	3.7	1.16	4.6	0.5	33	22.2	−1.8	10.6

（4）术中情况及麻醉处理：手术医师选择胸骨旁左缘第3肋间切口，TEE引导下右心室面穿刺置鞘管引导经室缺进入左心室，先置入5#偏心封堵伞，见上缘有分流，换用7#封堵伞，TEE示位置形态良好后完全释放，准备拔出输送鞘时，超声提示封堵伞脱落。此时患儿血压由112/64mmHg逐渐下降至65/35mmHg，心率由100次/分上升至155次/分，立即调整麻醉机模式为纯氧吸入，备好抢救药物和除颤仪，严密监测生命征变化，防止出现右心衰竭和低氧血症，甚至心搏骤停。立即给予肾上腺素0.03μg/（kg·min），多巴胺3μg/（kg·min）泵入升压，血压回升至111/67 mmHg。紧急通知体外循环医师装机。体外循环准备就绪后加深麻醉。手术医师更换患儿体位重新消毒后取右侧第四肋间小切口行体外循环下封堵器取出＋室间隔缺损修补术，探查封堵器位于主肺动脉，切开肺动脉取出封堵器，采用自体心包修补缺损，开放后自动复跳。食管超声检查示室间隔水平未见明显分流信号，主动脉瓣反流＋，二尖瓣反流＋，三尖瓣反流＋～++。主动脉阻断98min，体外循环173min。

（5）术后恢复情况：患儿生命征平稳带管入重症监护室，术后4h神志清醒，拔除气管导管，第2天转入外科病房治疗。术后复查心脏彩超提示：室间隔修补术后，室间隔水平未见分流。术后第4天康复出院。

术中生命体征如图20-1示：

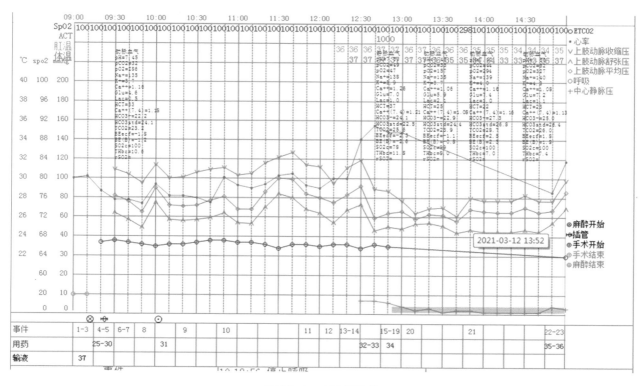

图20-1　麻醉记录单

三、临床思维和临床决策

（一）先天性心脏病封堵术适应证、封堵方法及其特点

先天性心脏病是小儿时期最常见的心脏病，发病率为 0.7% ～ 0.8%，据估计我国每年约有 15 万患儿需要接受治疗。目前，最常适用于房间隔缺损、室间隔缺损、动脉导管未闭等疾病的封堵，其他还适用于主动脉 – 肺动脉侧支循环的封堵等。

封堵方法主要有两类：

1. 介入封堵

介入治疗创伤小、术后恢复快，但受到体重、外周血管直径、导管走行途径等因素的影响，可能产生严重的并发症，这使介入治疗的应用范围受到一定限制。

2. 超声下封堵

在经胸超声或经食管超声引导下封堵。

（1）经皮封堵：可以避免 X 线对机体的损伤。

（2）开胸封堵：开胸后经心脏、大血管或切开的外周血管进行封堵治疗，可明显降低封堵器脱落、心血管损伤等并发症，且操作更接近异常解剖位置，提高封堵成功率，同时可以为封堵失败的患者提供"一站式"体外循环下手术治疗。

（二）先天性心脏病封堵术的主要并发症（以室间隔缺损为例）

室间隔缺损封堵术的操作成功率据文献报道在 94.9% ～ 98%，近期疗效得到肯定。但由于膜部室间隔结构复杂，术中及术后出现的并发症不容忽视。

（1）心律失常。

（2）封堵器移位和残余分流。

（3）机械性溶血。

（4）主动脉瓣关闭不全。

（5）三尖瓣关闭不全。

（6）其他：感染性心内膜炎、神经系统并发症、心脏及血管穿孔引起心脏压塞等。

（三）先天性心脏病封堵术围术期管理的特殊性

（1）患者多为儿童及婴幼儿，器官发育尚未成熟，营养状况差，对药物耐受性差，易出现药物过量、苏醒延迟等情况，麻醉用药前需充分了解患者营养状况个体化术前用药。

（2）患儿心脏循环多存在异常分流，易引起呼吸、循环功能紊乱，术中操作容易引起心律失常和循环波动，应严密观察患儿生命征。

（3）介入动静脉穿刺、心导管机械刺激、经胸和经食管超声检查、手术疼痛刺激等因素要求患儿绝对安静以及麻醉过程平稳。

（4）介入手术通常在导管室进行，特殊的检查和治疗设备要求麻醉医师在不同于手术室的环境下实行麻醉。

（5）经皮封堵失败可能升级为经胸，经胸封堵失败往往需要体外循环下修复，因此麻醉医师根据手术情况选择合适的麻醉方式，术中体外循环医师待命至关重要。

（四）先天性心脏病封堵术术前管理

1. 病情评估

术前认真访视，充分了解患儿病情和营养状况，检查有无合并其他先天畸形，重点评估心功能；详细询问有无过敏史、哮喘病史、近期上呼吸道感染史等；多与家属沟通，详细告知麻醉及手术的风险性。

2. 禁食禁饮

根据欧洲儿童术前禁食指南，推荐 1h 内禁饮纯净液体；3h 内禁饮母乳；4h 内禁饮配方奶和其他

非母乳类奶制品；6h 内禁止摄入固体食物。

3. 术前用药

麻醉前 30min 肌内注射盐酸戊乙奎醚、肌内注射或静脉注射足量阿托品可有效减少分泌物的产生，从而减少呼吸道梗阻的风险。

4. 药物器械准备

应根据手术方式选择合适的麻醉方法，麻醉前需按气管插管全身麻醉做准备，备好麻醉机、氧气、插管器械、吸引器、急救设备及各种麻醉和抢救药物。

（五）先天性心脏病封堵术术中管理

1. 根据不同的手术方式选择合适的麻醉药物和方法

（1）介入封堵或经皮经胸超声（transthoracic echocardiography, TTE）引导封堵：①大多数年龄在 10 岁以上的患儿常可在局部麻醉下完成介入封堵。②非气管插管静脉全身麻醉：对于不合作的患儿，采用全麻药物和镇痛药物的应用组合实施静脉全身麻醉。常用的药物有咪达唑仑、丙泊酚、氯胺酮、右美托咪定等。③喉罩静吸复合全麻：芬太尼／舒芬太尼和丙泊酚诱导麻醉，以丙泊酚／七氟烷维持。

（2）经皮或经胸小切口经食管超声（TEE）封堵：因在经食管超声引导下进行，患者在清醒状态下无法耐受食管超声探头的刺激，同时隔离呼吸道与消化道，即使发生呕吐也不会造成误吸，麻醉选择要求气管插管全麻。①以七氟烷诱导配合镇静、镇痛药、肌松药作气管插管全麻，更容易管理，术中维持主要以七氟烷吸入为主，辅以小剂量瑞芬太尼或者右美托咪定泵注镇痛。②文献有报道超声引导骶管阻滞、椎旁神经阻滞在此类手术中的应用经验。

2. 根据不同的手术方式选择合适的监测

（1）介入封堵或经皮经胸超声（TTE）引导封堵。

（2）主要监测：无创血压、SpO_2、心率、心电图、经鼻呼气末二氧化碳分压等。

（3）经皮或经胸小切口经食管超声（TEE）封堵：除了上述监测外，还需要体温监测、有创血压监测、中心静脉压监测、气道压、呼气末二氧化碳分压等。

3. 呼吸和循环管理

（1）呼吸管理：呼吸停止是封堵器介入治疗中最严重的并发症之一。因此常规建议诱导后垫肩，将患儿头偏向一侧，术中要充分供氧，面罩吸氧，检测心率和血氧饱和度（SpO_2）并监听呼吸音，随时做好气管插管的准备。

（2）循环管理：术中镇痛、镇静或全麻的深浅必须恰当，既要预防心动过速、高血压和心功能改变，又要避免分流增大、高碳酸血症和低碳酸血症。

4. 术中并发症的处理

（1）介入封堵或经皮经胸超声（TTE）引导封堵：①心脏压塞。是介入封堵中最严重的并发症。一旦出现进行性血压下降、心率加快、脉压变小，要考虑心脏压塞可能，采取急救措施。②心律失常。是最常见的并发症，多为一过性。术中必须持续监测心电图变化，一旦出现恶性的心律失常，立即提醒操作者停止操作，解除刺激后一般均能恢复。出现心室颤动时立即除颤治疗，出现窦性心动过缓时，可给予阿托品 0.02～0.03mg/kg 静脉推注。③喉痉挛。多由麻醉浅、咽喉部分泌物过多、缺氧和二氧化碳蓄积引起，因此术前常规应用阿托品抑制腺体分泌，术中需严密监测呼吸和血氧饱和度的变化。④低体温。婴幼儿极易引起低体温。要重视保温措施：术中要保持室温恒定，建议不低于 29℃，输入的液体适当加温，手术巾尽量保持干燥等。⑤出血。小儿体重轻，总血量少，对缺血耐受性差，术中要重视出血，必要时补充红细胞。由于反复穿刺易形成血肿，麻醉医师要提醒术者在所有穿刺成功后再肝素化。

（2）经皮或经胸小切口经食管超声（TEE）封堵：除了上述并发症外，还可能出现以下并发症：①术中经食管超声检查并发症：食管穿孔、食管口咽出血、热损伤、齿唇外伤、气管受压、气管导管移位、声带麻痹、血压过高或低等，术前应询问消化道病史、选择合适口径的探头、术中轻柔操作可预防上述风险。②残余分流：因封堵器未能完全覆盖入口和出口。可考虑放弃封堵，在体外循环下修补病损。③封堵器脱落：与封堵器选择偏小、卡位不当和操作不当有关。术中应严密监测经食管超声心动图的变化，如发生封堵器脱落，应及时处理血流动力学紊乱、低氧血症等危及生命的风险，同时应改变手术方式，紧急快速建立体外循环，在体外循环下取出封堵器并修补病损，同时保证重要脏器的氧供。

（六）先天性心脏病封堵术术后管理

1. 保持呼吸道通畅

苏醒期需要严密监测患儿生命体征、血氧饱和度的变化，及时吸痰和清理口腔分泌物，保持气道伸直位，维持有效呼吸。

2. 苏醒期监测

术后需持续监测有无延迟苏醒的情况；注意麻醉药物不良反应，比如氯胺酮造成的肢体躁动、肌肉紧张及幻觉、噩梦等，此时要注意固定患儿肢体，以防出现坠床等意外情况；管理术侧肢体，严格制动并压迫止血，警惕穿刺部位的出血、局部血肿和血栓形成，随时观察穿刺侧肢体的颜色，温度感觉，足背动脉搏动是否对称有力；实行动脉导管未闭封堵术的患儿由于残余分流易导致溶血，因此72h内应严密观察患儿的面色，有无贫血貌，定时查验血尿常规；实行室间隔缺损封堵术的患儿易发生完全性束支阻滞，术后5d内应加强心电监护，严密观察心电图的变化。

3. 人文关怀

术后及时恰当的人文关怀护理有助于患儿身体恢复，减轻患儿焦虑，并且能够及时发现术后负性反应，减少术后不良反应的发生。

参考文献

［1］国家卫生和计划生育委员会经外科途径心血管疾病介入诊疗专家工作组. 常见心血管疾病经外科途径进行介入诊疗的专家共识 [J]. 中国循环杂志，2017，32（2）：105–119.
［2］于钦军, 王伟鹏. 临床心血管麻醉实践 [M]. 北京：清华大学出版社，2022，444–453.

（撰稿：林剑兵　审稿：林伟巍）

㉑ 重症肌无力手术的处理

一、病例摘要

1. 基本信息

女，30 岁，身高 162cm，体重 60kg，BMI 22.9kg/m²。

2. 主诉

四肢乏力伴双眼睑下垂 2 年余。

3. 既往史、个人史、婚育史、家族史

无特殊。

4. 术前诊断

重症肌无力。

5. 拟行手术

胸腔镜下胸腺瘤切除术。

6. 辅助检查

（1）心电图：窦性心律。

（2）心脏彩超：未见异常。

（3）肌电图（重复电刺激）：低频、高频重复电刺激可见波幅明显递减现象。

（4）胸部 CT 平扫＋增强：①纵隔内胸腺影部分存在，部分略呈三角形、小结节状，部分边缘较模糊（未完全退化胸腺或胸腺轻度增生可能）。②双肺少许慢性炎症：部分炎性肉芽肿可能。

（5）重症肌无力抗体：AchR 抗体阳性 13.57nmol/L，MuSK 抗体 IgG、LRP4 抗体 IgG、RyR 抗体 IgG、Titin 抗体 IgG 阴性。

（6）血常规、甲状腺功能、生化全套、尿常规、粪常规、凝血功能、肺功能均正常。

7. 术前访视

患者一般情况良好；甲颏距离＞6.5cm，张口度＞3 横指，头颈活动度良好，无义齿或牙齿松动。平素可以爬三楼。四肢乏力、双上睑下垂较前好转，无呼吸困难、咀嚼费力、饮水呛咳、吞咽困难、肢体麻木、晨轻暮重感。T 36.5℃，R 20 次 / 分，BP 120/78mmHg，P 82 次 / 分。神志清楚，心肺听诊无异常，腹部软，无压痛及反跳痛。四肢肌力 4+，肌张力正常。肌张力正常。目前，患者口服溴吡斯的明 60mg tid，嘱患者溴吡斯的明继续服用至术晨。

8. 麻醉术前访视小结

ASA 分级Ⅲ级，心功能分级Ⅰ级。

二、麻醉过程

进入手术室，建立左侧桡动脉动脉测压及静脉输液通路，查血气分析 SpO₂ 98%。

麻醉诱导：戊乙奎宁 0.5mg 肌内注射，地塞米松 10mg、咪达唑仑 2mg、丙泊酚 60mg、舒芬太尼 30μg、罗库溴铵 30mg 静脉注射快速诱导后插入左侧 35 号双腔支气管导管；麻醉维持用药：丙泊酚＋瑞芬太尼＋七氟烷 1.5%，行静吸复合全身麻醉。手术历时 1 小时 40 分钟，术中生命征平稳，手术顺利，术中出血量约 20ml，入量 500ml，尿量 150ml。术后镇痛方案：肋间神经阻滞＋静脉自控镇痛（生理盐水 100ml ＋氟比洛芬 200mg ＋右美托咪啶 200μg）。术后患者自主呼吸恢复后，予新斯的明 1mg 分次静脉推注，患者自主呼吸潮气量约 400ml，频率约 15 次 / 分。可握手抬头，吸空气 20min，血氧饱和度维持在 95%，复查血气如表 20-1，TOF ＞ 0.9，随即吸痰后拔除双腔管，转入恢复室。

表 20-1 血气分析

血气分析	pH	PCO₂	PO₂	Na⁺	K⁺	Ca²⁺	Glu	Lac	HCT	BE（B）	THbc
入室	7.44	39	97	136	4	1.14	5.7	2	39	2.2	12.9
术毕	7.38	40	97	137	3.9	1.1	6.5	2.1	39	2	12.8
恢复室	7.39	40	128	137	3.9	1.11	6.6	2	38	2.1	12.5

进入恢复室 20 min 后患者出现呼之不应，2 L/min 氧流量鼻导管吸氧下心电监护提示 BP：113/65mmHg，P 窦性心律，68 次 / 分，R 15 次 / 分，SpO₂ 98%。胸廓可见起伏，双侧瞳孔等圆等大，直径约 2.5mm，对光反射灵敏，鼻唇沟对称，双肺呼吸音清，未闻及干湿性啰音，腹软，四肢肌张力尚可，病理征阴性。复查血气分析。患者血气分析基本正常，双侧瞳孔等大等圆，对光反射灵敏，病理征阴性，考虑重症肌无力危象可能，给予 3 mg 新斯的明分次静脉推注，甲泼尼龙 40 mg 静脉推注。2h 后患者自动睁眼，可正常对答，表示之前可以听见医师的呼唤，但感全身乏力，无法睁眼，四肢无法运动，现四肢活动自如，无特殊。术后第 2 天患者无特殊不适，无四肢乏力 / 呼吸困难等症状，予拔除引流管管，术后第 3 天顺利出院。

三、临床思维和临床决策

（一）目前患者重症肌力发病机制及临床分型

重症肌无力（myasthenia gravis, MG）是一种主要累及神经肌肉接头突触后膜上乙酰胆碱受体的自身免疫性疾病。临床主要表现为部分或全身骨骼肌无力和易疲劳。当重症肌无力患者在病程中由于某种原因突然发生的病情急剧恶化，呼吸困难，危及生命的危重现象称为肌无力危象。

重症肌无力的分型。Ⅰ型：单纯眼肌型，局限于单纯的眼肌麻痹。Ⅱa型：轻度全身肌无力，有颅神经（眼外肌），肢体和躯干肌无力，但不影响呼吸肌，无明显延髓肌症状，抗胆碱酯酶药物反应良好，预后良好。Ⅱb型：有明显的脸下垂、复视、构音和吞咽困难及颈肌、四肢肌无力，抗胆碱酯酶药物常不敏感，易发生肌无力危象，病死率较高。Ⅲ型：急性进展型，常突然发病，数周–数月内迅速进展，早期累及呼吸肌和延髓肌。抗胆碱酯酶药物反应差，极易发生肌无力危象，病死率很高。常伴发胸腺瘤。Ⅳ型：晚发型全身无力。通常为Ⅰ、Ⅱa型经过数年加重，成为Ⅳ型，通常伴有严重的延髓肌症状。抗胆碱酯酶药物反应差。Ⅴ型：肌肉萎缩型，起病半年内出现肌肉萎缩，罕见。根据上述分析患者目前属于重症肌无力Ⅱb型。

（二）术前停用溴吡斯的明争议

溴吡斯的明作为一种乙酰胆碱酯酶抑制剂是MG患者最常用的内科治疗药物。对于术前是否停用胆碱酯酶抑制剂，目前尚有争议。但在多数研究中，MG患者的胆碱酯酶抑制剂均服用至术晨。

（三）重症肌无力患者术前关注点

充分的术前准备是降低重症肌无力患者术后并发症和病死率的重要环节。

（1）了解肌无力的程度及其对药物治疗的反应合理调整抗胆碱酯酶药物的剂量，其原则为以最小有效量的抗胆碱酯酶药维持足够的通气量和咳嗽吞咽能力，如果停药1～3d而症状不明显加重则更好。如果停药后病情加重，应迅速给予抗胆碱酯酶药，观察对药物的反应性，这对判断术中和术后用药有很大的价值。

（2）完善术前检查胸部CT或MRI、纵隔气体造影能明确有无胸腺肿瘤及其范围和性质；ECG及MCG能解心脏功能及肌力情况；免疫学如免疫球蛋白IgA、IgG和IgM检查能确定抗体蛋白的类型；血清乙酰胆碱受体抗体（AchR-Ab）效价测定及血清磷酸激酶测定能明确病源及肌肉代谢情况；测定肺通气及胸部X线片等有助于解肺功能。肺功能明显低下、咳嗽吞咽能力不良者宜延缓手术。

（3）支持治疗MG患者术前应有足够的休息及适当的营养以增强体质，加强抗病菌能力；对吞咽困难或呛咳者宜鼻饲防止发生吸入性肺炎。

（4）麻醉前用药以小剂量、能镇静而又不抑制呼吸为原则。病情较轻者可适当应用苯巴比妥或苯二氮䓬类药物；病情重者镇静药宜减量或不用。吗啡和抗胆碱酯酶药物间有协同作用，不宜使用。为抑制呼吸道分泌及预防抗胆碱酯酶药不良反应应常规用阿托品或东莨菪碱，但剂量宜小，以免过量造成呼吸道分泌物黏稠或掩盖胆碱能危象的表现。

（5）其他问题：①是否伴有胸腺瘤，以及肿瘤大小、位置、是否压迫气管；②是否伴发甲减、恶性贫血、系统性红斑狼疮和类风湿关节炎；③关注血钾水平，因为低血钾会加重肌无力症状；④血气分析和肺功能检查，可提示是否有呼吸肌受累，以及预测术后是否需要呼吸支持；⑤术前用药，应避免应用巴比妥类和阿片类药物以免呼吸抑制，术晨服用维持剂量抗胆碱酯酶药；⑥准备术后施行辅助呼吸的呼吸机；⑦术前应用中枢或呼吸抑制药物，需持慎重态度。

（四）肌松药物的选择

MG患者由于功能性AchR-Ab下调，胆碱酯酶活性被抑制，去极化肌肉松弛药不能使运动终板产生去极化动作电位从而产生抵抗作用，但其对非去极化肌肉松弛药高度敏感，使得药物的作用时间延长，术后难以快速逆转肌肉松弛效应。

但因MG患者对去极化肌肉松弛药存在耐药现象，重复使用后易发生"Ⅱ相阻滞"，且长期使用胆碱酯酶抑制剂可导致体内胆碱酯酶活性降低，以及缺乏相应的肌肉松弛拮抗药物，使去极化肌肉松弛药的阻滞程度明显加重、阻滞时间明显延长，不利于 MG 患者的恢复；罗库溴铵、维库溴铵、阿曲库铵等中短效非去极化肌肉松弛药具有无蓄积作用、易拮抗等特点，已被广泛应用于 MG 患者的治疗。有研究发现，MG 患者对肌肉松弛药的有效药物剂量（ED_{95}）变异性大，因此所需剂量应根据疾病的严重程度而定，病情越重对非去极化肌肉松弛药越敏感，如全身型 MG 患者的作用时间明显长于眼肌型患者，常用诱导剂量为正常 ED 的 40%～50%，在 4 个成串刺激（train of four stimulation，TOF）肌肉松弛监测出现第 4 个肌颤搐或第 1 个肌颤搐高度恢复至 25 时追加诱导剂量的 1/4 维持。因 MG 患者术前已长期使用吡斯的明等药物，导致胆碱酯酶活性显著降低，传统的胆碱酯酶抑制类肌肉松弛拮抗药物术后不能快速拮抗残余的肌肉松弛药效；而 Sugammadex 是一种强效、快速、安全的氨基甾体类非去极化肌肉松弛拮抗药，可 1：1 结合残余在体内的罗库溴铵分子，一般 3min 内即可逆转神经—肌肉阻滞作用，使肌肉收缩力恢复，从而减少术后肌肉松弛残余对 MG 患者神经—肌肉传递功能的影响。即便如此，如需对 MG 患者使用肌肉松弛药治疗仍须慎重，建议给予中短效肌肉松弛药如罗库溴铵，减少肌肉松弛药的用量并进行连续肌肉松弛监测来评价其阻滞程度，并据此调整肌肉松弛药的剂量。

（五）术后镇痛

术后镇痛在完善的呼吸管理下，需给予患者适当的镇痛。因术后疼痛可加重患者的肌无力症状，诱发肌无力危象：疼痛致使患者的自主呼吸通气量减少，抑制咳嗽、排痰能力，增加了术后肺不张、肺部感染的风险，所以适当的术后镇痛可以促进患者术后恢复。肌肉或静脉应用阿片类镇痛药对 MG 患者来说，不但影响神经-肌肉传递功能，抑制呼吸和消化道功能，而且镇痛效果也不理想，故并不适用于此类患者的镇痛。

低浓度罗哌卡因联合硬脊膜外腔镇痛对 MG 患者具有安全、镇痛效果好等优点。低浓度罗哌卡因联合硬脊膜外腔麻醉不但可以减少术中阿片类、肌肉松弛药物等的用量，术后还可提供良好的镇痛效果，且不产生深度运动阻滞，利于患者有效地排出呼吸道分泌物，减少肺部感染发生，从而促进其尽早恢复，因此可作为 MG 患者术后镇痛较理想的方法之一。非甾体抗炎药（NSAIDS）中氟比洛芬具有对呼吸功能影响小、镇痛时间长、无中枢抑制作用和不增肌无力危象发生的风险等特点，是 MC 患者治疗较为理想的选择。

（六）患者术后延迟拔管的指征

对于术前存在以下情况的患者，应予以关注，并延迟拔管为宜：①病程在 6 年以上患者；②合并与重症肌无力无关的慢性阻塞性肺部疾病；③术前吡斯的明的剂量 24h 内超过 750mg 者；④术前肺活量低于 2.9 L/min 者。对此类患者，术后不必急于拔除气管插管，如患者出现不能耐受气管插管刺激，可使用镇静药或将 1% 丁卡因经气管插管喷入气管内数次，同时严格无菌操作，预防肺部感染；⑤术后处理重点在于排除呼吸道分泌物（主要排痰）与呼吸支持，同时密切监测呼吸功能，防治肌无力危象或胆碱能危象，若出现危象则需紧急抢救。此外，有研究表明，约 10% 的重症肌无力患者术后需接受呼吸机继续支持治疗。

四、思维拓展

（一）重症肌无力危象鉴别诊断与处理

重症肌无力危象是指 MG 患者在某种诱因下病情迅速恶化，发生严重的呼吸困难，甚至危及生命，一般分为肌无力危象、胆碱能危象、反拗危象 3 种。3 种危象中以肌无力危象最为常见，临床表现为病情急性加重，出现呼吸困难、烦躁、大汗淋漓，甚至发生窒息，需要接受机械通气治疗。

治疗肌无力危象的基本原则是确保呼吸道通畅，在此前提下维持充足的通气量寻找诱因对症处理。皮质类固醇类激素是治疗肌无力危象的重要药物，可以有效地缓解肌无力危象症状，但长期大剂量使用可能会引起肌无力症状加重、危象持续时间延长、并发症增多，从而影响预后；短程大剂量皮质类固醇类激素联合丙种球蛋白或血浆置换可加速中和或清除血浆中的自身抗体，使得肌无力症状加速缓解，延长症状缓解的时间，减少类固醇皮质激素的用量，从而避免长期大剂量使用引起的不良反应。

如何明确诊断 MG 危象类型，必要时可用依酚氯铵试验以助鉴别：注射后 1min 内肌力增强呼吸改善者为肌无力危象；如症状加重伴肌震颤者为胆碱能危象；无反应者为反拗性危象。

肌无力危象者立即给予新斯的明 1mg 肌内注射，如症状不能控制则加用类固醇激素，采用短期大剂量疗法，停用激素应逐渐减量，以防症状反跳如呼吸道分泌物过多。出现毒碱样中毒症状，可用阿托品拮抗。

胆碱能危象为使用胆碱酯酶抑制剂过量突触后膜持续去极化，复相过程受阻，神经－肌肉接头处发生胆碱能阻断而致呼吸肌麻痹，除肌无力外还表现毒蕈碱样中毒症状，如恶心、呕吐、腹泻、大汗瞳孔缩小及分泌物增加等。此时应立即停用胆碱酯酶抑制剂，静脉注射阿托品 1～2mg，每 30min 重复一次，直至出现轻度阿托品样中毒。解磷定能恢复胆碱酯酶的活性并对抗胆碱酯酶抑制剂的烟碱样作用，故可同时静滴，直至肌肉松弛，肌力恢复。

反拗危象的治疗主要是对症治疗，纠正通气不足。

（二）其他提示及注意事项

若术前同时接受其他具有神经－肌肉阻滞作用的药物应严加注意：

（1）抗心律失常药如奎宁、奎尼丁可抑制肌纤维传导，而普鲁卡因胺可减少节后神经末梢的乙酰胆碱释放，从而易使术后肌无力症状加重。

（2）抗生素如链霉素、新霉素、庆大霉素、多黏菌素等，可阻碍乙酰胆碱的释放，如患者术前或术中应用上述抗生素，术后则可加重患者肌无力。

（3）降压药胍乙啶、六羟季胺与单胺氧化酶抑制药，均可增强非去极化类肌松药的作用。

（4）利尿药噻嗪类与呋塞米可促使血钾降低而加重其症状。

（5）低钠、低钙与高镁也可干扰乙酰胆碱的释放。

（6）重症肌无力孕产妇一般产程不受影响，但应避免应用镇静、镇痛药，因其呼吸功能储备处于临界状态，当行剖宫产时，如选择麻醉或镇痛分娩，宜采用椎管内脊神经阻滞或局部麻醉为妥，且应小剂量、分次给药，避免阻滞平面过高而造成通气不足、机体缺氧及二氧化碳蓄积。

（7）胸腺瘤手术有可能损伤胸膜，需予以注意。

（8）术后镇痛务必考虑麻醉性镇痛药的呼吸抑制作用，对该类患者需慎重，以不用为妥。

参考文献

［1］陈群，鲁卫华，金孝岠 . 重症肌无力患者围术期麻醉管理的进展 [J]. 上海医学，2015，38（04）：331-335.

［2］邓小平，姚尚龙 . 现代麻醉学 [M].4 版 . 北京：人民卫生出版社，2014.

（撰稿：林伟巍　审稿：林剑兵）

㉒ VATS 下气管肿瘤切除术＋断端吻合术

一、病例摘要

1. 患者

女性，29 岁，身高 158cm，体重 45kg，BMI 18kg/m²。

2. 主诉

咳嗽 1 年，加重 1 月。

3. 既往史，个人史、婚育史、家族史

无特殊。

4. 术前诊断

（1）气管中段腺样囊性癌。

（2）右肺中下叶少许炎症。

5. 拟行手术

VATS 下气管肿瘤切除术＋断端吻合术。

6. 辅助检查

（1）心电图：①窦性心律；②ST 段压低，T 波低平（Ⅱ、Ⅲ、aVF、$V_4 \sim V_6$）。

（2）心脏彩超：未见异常。

（3）外院胸部 CT 示：①胸段气管占位累及气管周脂肪间隙，考虑气管癌可能；②右肺中下叶少许炎症。气管三维 CT 成像如图 22-1。

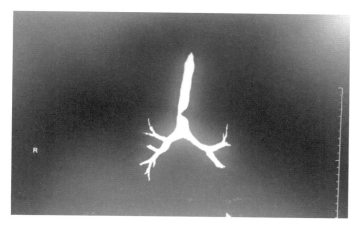

图 22-1　气管三维 CT 成像

（4）支气管镜示：气管中下段左侧壁见新生物，新生物上缘距声门约 8cm，下缘距声门约 10cm，病理示涎腺型肿瘤，结合病史及组化符合腺样囊性癌。

（5）血气分析。pH 7.47、PCO_2 39mmHg、PO_2 82mmHg、Na^+ 140mmol/L、K^+ 3.8mmol/L、Ca^{2+} 1.13 mmol/L、Glu 6.8mmol/L、Lac 0.6mmol/L、HCT 36%、BE（B）3mmol/L、THbc 12g/dl。

（6）血常规、生化全套、尿常规、粪常规、凝血功能均正常。

7. 术前访视

患者一般情况良好；甲颏距离＞6.5cm，张口度＞3 横指，头颈活动度良好，无义齿或牙齿松动。双肺听诊呼吸音清，未闻及明显干湿性啰音；平素可以走三楼。

8. 麻醉术前访视小结

ASA 分级Ⅲ级，心功能分级Ⅰ级。

9. 呼吸内科会诊

目的：气管镜下切除部分肿瘤改善通气，为进一步手术创造更好条件。

意见：患者气管内涎腺型肿瘤致管腔狭窄，具有气管镜下肿瘤切除改善气道梗阻指征，可行气管镜下介入治疗。患者在非插管全麻＋局麻下行"ERBR 电切除部分肿瘤"。在气道内滴入利多卡因表麻，电子支气管镜经喉罩进入气管镜下介入治疗，见气管中下段左侧壁及前壁，宽基底菜花样新生物突出管腔，管腔狭窄约 75%，新生物上缘距隆突约 8cm，下缘距隆突约 4.5cm，表面毛细血管丰富，管腔最窄处可容外径 5.9mm 支气管通过。术后狭窄段管腔狭窄情况改善至 50% 左右。术前见图 22-2，术后见图 22-3。

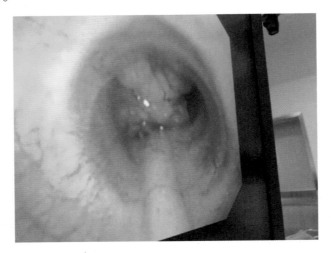

图 22-2 术前气管镜

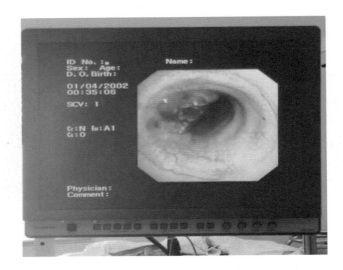

图 22-3 术后气管镜

二、围术期过程

（一）麻醉前准备

（1）高频喷射机（调好参数）。

（2）气管插管导丝（长度 90cm、空心的）。

（3）螺纹管（无菌的，放在台上用）。

（4）5#、5.5#、6# 气管导管。

（5）3# 喉罩（可插管型）。

（6）纤维支气管镜（带吸引、吸痰功能）。

（7）腰硬联合麻醉穿刺包。

（8）麻醉药品准备：咪达唑仑 10 mg/10 ml；舒芬太尼 50 μg/10ml；顺式阿曲库铵 10 mg/10 ml；2% 利多卡因 10 ml；0.25% 罗哌卡因；右美托咪定 200 μg/50 ml；瑞芬太尼 1 mg/20 ml；丙泊酚 500 mg/50 ml；去甲肾上腺素 2 mg/50 ml；氨甲环酸（备用）；曲马多（备用）。

（二）麻醉过程

入室予右美托咪定 0.5 μg/kg 静脉泵注 10 min。硬膜外麻醉：T_5～T_6 向头端置管 3 cm；0.25% 罗哌卡因，首量 12 ml，追加 4～5 ml/40 min。麻醉诱导：舒芬太尼 5 μg＋丙泊酚 3.0～4.0 μg/ml 进行诱导后置入 3# 喉罩，氧流量 5～10 L/min。麻醉维持：瑞芬太尼 0.03～0.05 μg/（kg·min）；丙泊酚（TCI）1.0～3.0 μg/ml；右美托咪定 0.5～1.0 μg/（kg·h）；通过 BIS 值调整药物输注速度维持 BIS 40～60。术中使用支气管镜：气管内利多卡因喷洒表面麻醉、定位肿瘤上下缘、检查吻合口充分止血后开放气道、悬吊远端断口，以防止误吸，保持气道通畅。术中外科医师进行胸内迷走神经阻滞（0.25% 罗哌卡因＋1% 利多卡因 5 ml）术中未发现严重低氧血症及高碳酸血症。血气分析见表 22-1。术中保留自主呼吸缝合主支气管见图 22-4。复位后，患者保持头俯屈位，减轻吻合口张力，如图 22-5。术毕 10 min 拔出喉罩。术后 14d 恢复良好顺利出院。

表 22-1 血气分析

血气分析	pH	PCO₂	PO₂	Na⁺	K⁺	Ca²⁺	Glu	Lac	HCT	BE（B）	THbc
术中	7.30	51	136	135	4.5	1.18	7	0.5	34	−2	11.8
术毕	7.36	38	98	134	4	1.1	6.5	0.7	35	−1	11.9

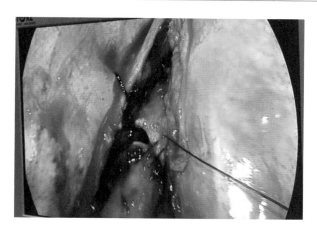

图 22-4 缝合主支气管

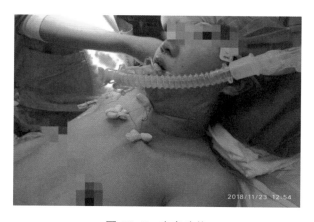

图 22-5 患者头位

三、临床思维和临床决策

（一）术前评估要点

主要从以下三个方面进行评估：

（1）通气困难严重程度：从临床症状、肺功能和动脉血气分析 3 方面评定。根据患者目前临床症状：主要以咳嗽，偶有呼吸困难、胸痛。根据呼吸困难四级分类法：临床表现：1 级与同年龄健康者在平地一同步行无气短，但登山或上楼时呈气短。2 级平路步行 1000 m 无气短，但不能与同年龄健康者保持同样速度，平路快步行走呈现气短，登山或上楼时气短明显。3 级平路步行 100 m 即有气短。4 级稍活动，如穿衣、谈话即气短。目前，患者为呼吸困难 2 级。肺功能检查不配合。血气分析基本正常，无低氧及二氧化碳潴留表现。

（2）气管狭窄程度和位置：结合 CT 和支气管镜检查，肿物位于气管中下段左侧壁及前壁，宽基底菜花样新生物突出管腔，管腔狭窄约 50%，上缘距隆突约 8cm，下缘距隆突约 4.5cm。

（3）气管肿物的特点：宽基底菜花样新生物突出管腔，表面毛细血管丰富。

（二）麻醉方式的选择及气道管理

对于主气道肿物，多采用全麻气管插管的方式，对于可预见的困难气道，可采取清醒气管插管。

（1）气管上段肿物的患者在局部麻醉下于肿物下方行气管切开再进行全麻诱导。

（2）下段肿物的患者经口行气管插管，保持插管尖端位于肿物上方，术中开胸后行一侧支气管插管、单肺通气，切除肿物后再经原有的气管内插管通气，见图 22-6；如果肿物质地较硬，不易出血，可选用合适气管导管，在支气管镜引导下越过肿物，进行通气。

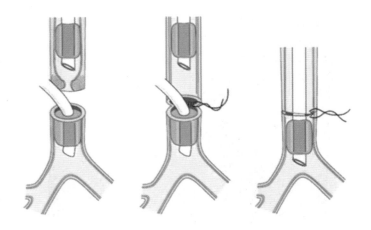

图 22-6　下段肿物气道处理

由于患者女性，年纪轻，出于众多考虑，外科医师选择胸腔镜下行气管肿物切除。可以采取以下几种方法可满足外科操作需求：

①全麻＋双腔支气管插管：主气道肿物手术，肿瘤较大且血运分丰富，双腔较粗，易造成出血、肿瘤的脱落，同时不利于外科手术操作以及支气管镜的定位。

②全麻＋气管插管＋封堵管：主气道肿物较大，占约 50% 的气管腔，不利于封堵管到位；术中需要支气管镜定位肿瘤边缘以及观察出血情况，与封堵管彼此之间造成干扰且相互的影响，同时也容易导致肿瘤出血脱落。

③硬膜外麻醉＋喉罩全麻（静脉全麻）＋保留自主呼吸：术中可满足外科手术需求，使用喉罩，减少气管内损伤，有利于术中支气管镜的操作，但开放性气胸导致纵隔摆动，导致 V/Q 比失调，出现二氧化碳潴留和低氧血症，也可能影响血流动力学稳定。术中手术牵拉使患者出现咳嗽，影响手术操作。

④局部麻醉下建立股动脉－股静脉浅低温并行性体外循环并给予全身麻醉诱导：可用喉罩或气管插管控制呼吸，在外科操作时可停止呼吸。但这种方法潜在风险较大，如出血、栓塞、肺损伤等。

我们采用"硬膜外麻醉＋喉罩全麻（静脉全麻）＋迷走神经阻滞＋保留自主呼吸的方式""建立体

外循环诱导全麻"的方案作为备选方案。

（三）非气管插管的胸腔镜手术麻醉难点

（1）在非插管患者中，术侧胸腔开放时，负压就会消失。吸气时，空气静入胸膜腔，术侧肺萎陷，术侧肺部分气体进入非术侧肺，静脉回心血减少，纵隔移向健侧；呼气时，纵隔移向术侧，非术侧肺部分气体进入术侧肺，即出现纵隔摆动和摆动气，导致血流动力学不稳定、低氧血症和高碳酸血症。一个主要的麻醉问题诞生了，如何在开放性气胸患者在保留自主呼吸的同时维持呼吸功能。但在多个临床研究中，术中给予适当的补液，增加氧流量氧浓度或通过正压通气，可改善血流动力学不稳定、低氧血症和高碳酸血症，并且在手术结束后会很快得到解决。

（2）外科医师的操作不可避免对肺叶和气管的刺激，容易导致患者出现刺激性的呛咳，严重影响了外科医师的操作，也给手术安全带来隐患。通过胸内迷走神经阻滞的方式能够有效地减少术中咳嗽的发生。迷走神经阻滞后偶尔会发现短暂的喉返神经麻痹，但术后会自行消退。

（3）对团队建设提出更高的要求：①麻醉医师具备熟悉各项麻醉技能，包括高位椎管内阻滞、椎旁阻滞、静脉麻醉下保留自主呼吸麻醉技术等；能够在手术期间转换麻醉方式并解决各种并发症，例如低氧血症和高碳酸血症。②外科人员必须在手术前准确评估病情，并建立完整而系统的出入系统，以确保患者的安全；熟悉解剖，减少出血、动作轻巧流利，以减少术后并发症，熟悉胸内迷走神经阻滞技术。

非气管插管的胸腔镜手术在技术上是可行的，目前国内尚未建立一套完整规范的临床指南，并保证包括患者选择、术前准备、手术方法、术后管理在内的系统，出院标准和随访制度。目前，需要更多前瞻性研究和实践。

四、思维拓展

（一）非气管插管胸腔镜手术麻醉的优点

可以避免机械通气的不良影响、非通气侧肺的缺血再灌注损伤以及肌肉松弛剂的残留作用，可以更快地恢复呼吸肌功能并降低手术发病率，缩短住院时间。同时，保留患者术中的自主呼吸，维持正常呼吸状态，可避免因气管插管带来的并发症，为不能耐受气管插管全麻的老年患者增加了一种新的麻醉选择。在术后可采用硬膜外持续镇痛，不仅起到良好的镇痛作用，还减少恶心呕吐的发生。

（二）非气管插管胸腔镜手术麻醉的禁忌证

有以下情况的患者，不适合应用非气管插管技术。

（1）被麻醉医师评估为气道管理困难。

（2）血流动力学不稳定。

（3）肥胖：身体质量指数 $> 30 \text{ kg/m}^2$。

（4）凝血功能障碍：国际标准化比值 > 1.5。

（5）持续性咳嗽或气道黏液高分泌。

（6）存在高反流风险。

（7）神经系统疾病：癫痫发作的风险，无法配合，颅内或脑水肿。

（8）广泛胸膜粘连或曾经肺切除：与外科医师的技术有关。

（9）低氧血症：$PaO_2 < 60\text{mmHg}$ 或高碳酸血症 $PaCO_2 > 50\text{mmHg}$。

（10）中枢性低通气综合征。

（11）须肺隔离技术，以保护对侧肺免受污染。

（三）主气管肿物的气道管理流程

参考北京协和医院黄宇光教授制定的流程图，如图 22-7。

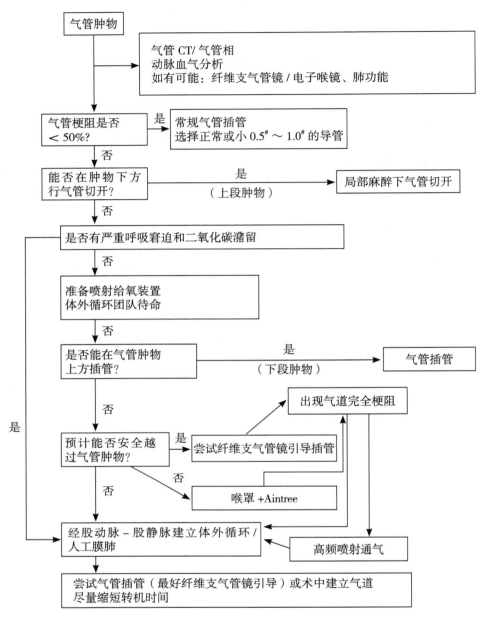

图 22-7 主气管肿物的气道管理流程

参考文献

［1］高卉，易杰，黄宇光 . 主气管肿物手术的气道建立和麻醉管理 [J]. 中国医学科学院学报，2013，
35（03）：322-326.

［2］陈磊，董庆龙 . 自主呼吸下全凭静脉麻醉在胸腔镜手术围手术期血流动力学变化的观察 [J]. 广州
医科大学学报，2016，44（02）：45-48.

［3］代小探，宋平平，张百江 . 非气管插管在胸外科 VATS 中的应用 [J]. 中国肺癌杂志，2016，19
（05）：312-316.

（撰稿：林伟巍　审稿：林剑兵）

第三篇 普外科手术的麻醉管理

23 术后谵妄患者行腹腔镜下右肾根治性切除术

一、病例摘要

1. 基本信息

患者男性，73 岁，身高 170cm，体重 80kg，BMI 27.6kg/m²。

2. 主诉

左腰部疼痛 5 月。

3. 既往史

（1）高血压 5 余年，最高收缩压大于 180mmHg，平素规律口服阿利沙坦酯 1 片 qd 和美托洛尔 47.5 mg qd，血压控制在 120/80 mmHg。

（2）甲亢病史 9 年，内分泌科规律治疗后痊愈，术前甲功正常。

（3）1 年前体检发现"房颤"。

（4）1 月前"前庭周围性头晕"。

（5）9 年前"胃穿孔"术后。

（6）否认糖尿病、精神、心血管及呼吸系统疾病，否认外伤、输血史，否认食物药物过敏史。

4. 术前辅助检查

（1）肺功能：轻度通气功能障碍，MVV 正常，支气管舒张试验阴性。

（2）心电图：①窦性心动过缓（57 次 / 分）；② T 波双向倒置（Ⅲ、aVF）。

（3）心脏彩超（EF 71%）：①主动脉增宽，主动脉瓣回声增强伴反流 + ；②左心扩大，二尖瓣反流 + ；③左室舒张功能减退，收缩功能未见明显异常。

（4）冠脉 CT：冠状动脉见钙化灶，冠状动脉呈右优势型，左主干管壁未见斑块，管腔显影好，未见狭窄性改变，前降支中段管壁见局限性偏心性钙化及非钙化斑块，管腔最狭窄处狭窄 40% ～ 50%，回旋支近、中段管壁见局限性偏心性钙化及非钙化斑块，管腔狭窄 20% ～ 30%，右冠状动脉近端管壁见局限性偏心性钙化斑块，管腔狭窄 10% ～ 20%，主动脉管壁增厚伴钙化，管径未见增宽。

（5）胸部 CT：双肺少许慢性炎症，并部分微小肉芽肿形成。

（6）血常规：Hb：149g/L。

（7）生化全套：葡萄糖 6.44mmol/L。

（8）凝血全套：1.11mg/L。

（9）肌钙蛋白 I、NT-pro BNP 阴性。

（10）尿常规、粪常规＋ OB 均大致正常。

5. 体格检查

马氏分级 1 级，甲颏距离 > 6.5cm，张口度 > 3 横指，头颈活动度正常。

6. 术前诊断

（1）左肾占位。

（2）高血压病 3 级（极高危）。

（3）前庭周围性眩晕。

（4）甲状腺功能亢进。

（5）胃穿孔术后。

7.手术计划

拟在气管插管全麻下行"腹腔镜左肾根治性切除术"。

8.麻醉术前访视小结

术前 ASA 分级Ⅲ级，心功能Ⅱ级。

二、围术期过程

1.术中情况

8：40，患者入手术室开放动静脉通路。

9：30，行麻醉诱导舒芬太尼 30μg，罗库溴铵 50mg，长托宁 0.3mg，咪达唑仑 1mg，丙泊酚 60mg，依托咪酯 6ml 后行气管插管，插 7.5 号钢丝气管导管，深度为 24cm。

9：40，手术开始，给予凯纷 50mg，托烷司琼 5mg，地塞米松 5m，缓慢静滴。每 50min 给予舒芬太尼 5μg，术中维持使用地氟烷 3%，丙泊酚 100mg/h，瑞芬太尼 0.3mg/h 维持用药。

12：40，术中出血较多腔镜手术转为开放手术，30min 内吸出 1 100ml 血液。

12：40～13：10，快速补液 1 000ml，500ml 晶体，500ml 胶体，红细胞 2U，并使用去甲肾上腺素维持血压。术中去甲肾上腺素使用为 200～300μg/h。

13：20，快速补液后发现患者双侧眼睑水肿较为明显，改为缓慢滴注。此时补液 2 000 ml（1 000 ml 晶体，1 000 ml 胶体）。

15：10，患者结束手术。

15：15，停用麻醉药物。

患者手术共历时 5 小时 50 分钟，共输注 2 800 ml 液体，1 300 ml 胶体，1 500 ml 晶体。红细胞 2U，尿量 900ml，出血量为 1 200 ml。

15：30，患者苏醒，停用去甲肾上腺素后血压迅速下降到 70/38 mmHg，但应用小剂量去甲肾上腺素又可维持血压。多次尝试停用去甲肾上腺素均不可行。

16：00，患者不耐受气管导管，予以拔除气管导管。

术中生命体征见图 23-1、图 23-2。

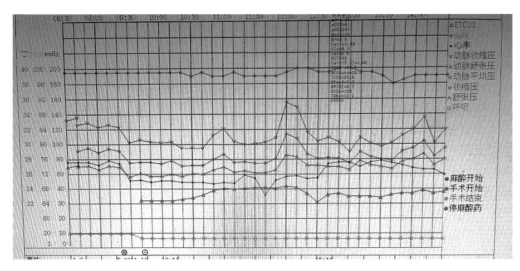

图 23-1　术中麻醉记录单

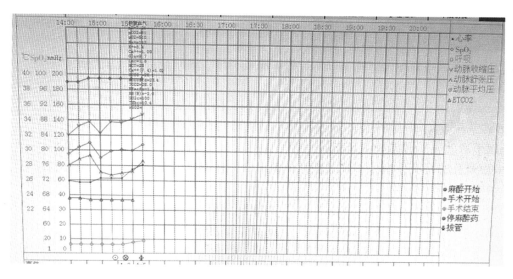

图 23-2　术中麻醉记录单

16：20，送入恢复室观察，应用去甲肾上腺素 200μg/h 维持患者血压 110/80mmHg（血气分析见图 23-3）。

16：25，患者在恢复室内出现狂躁情绪并攻击医务人员，给予 50mg 丙泊酚镇静和 40μg 右美托咪定静滴，并插入喉罩保持通气。

17：20，与外科医师和家属充分沟通后送入内科 ICU。

2. 复苏室血气分析

复苏室血气分析如图 23-30。

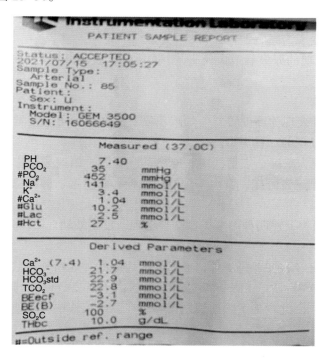

图 23-3　血气分析

3. 术后随访

手术当天：入 ICU 后共补充液体 2 000ml，尿量 900ml，引流液 100ml。患者生命征平稳。

23：00，考虑患者血红蛋白量偏低，予以补充 4U 红细胞，500ml 血浆。

术后 1d：患者于 ICU 内仍是处于烦躁不安状态，ICU 医师使用少量的右美托咪定和丙泊酚镇静，并给予少量的去甲肾上腺素维持血压。

8：00，停用镇静药物和去甲肾上腺素，患者逐渐苏醒，情绪较为稳定，生命征平稳。

15：00，返回病房。

术后 4d：患者于一日内仍然偶发谵妄，查颅脑 MRI 提示：脑腔隙性梗死，脑萎缩。

术后 7d：患者于术后一周中发生谵妄次数每日逐渐减少，今无再发。

三、关键节点的临床思维和临床决策

（一）术后谵妄的定义、临床表现、临床分型、诊断标准

1. 术后谵妄的定义

根据美国《精神疾病诊断与统计手册（第四版修订版）》（DSM-Ⅳ-TR）的定义：谵妄是急性发作的意识混乱，伴注意力不集中，思维混乱、不连贯以及感知功能异常。而术后谵妄是指患者在经历外科手术后出现的谵妄，主要发生在术后 2～3d。

2. 术后谵妄的临床表现

（1）意识水平变化：可表现为淡漠、嗜睡及浅昏迷等意识状态降低，也可表现为警醒、易激惹、烦躁有攻击性等意识状态过度增强。

（2）新出现的注意力障碍，记忆力下降，定向力障碍等认知功能障碍（数小时或数天内加重）。

（3）不能完成正常对话和执行某些指令。

（4）思维紊乱，混乱、对话不切题、语无伦次或突然转移话题，语速过慢或过快。

（5）情绪变化快，易烦躁、哭泣，无理由的拒绝常规医疗护理。

（6）新出现的偏执想法或妄想。

（7）新出现的感知功能异常（如错觉、幻觉）。

（8）动作变慢，烦躁或坐立不安，保持某种姿势（如坐或站）困难。

（9）睡眠周期紊乱，变现为睡眠倒错。

（10）食欲下降，新出现的尿失禁或大便失禁；上诉临床表现持续时间短，一般为数小时至数天，易出现波动性变化。

3. 术后谵妄的临床分型

（1）活动亢进型：患者表现为高度警觉、烦躁不安、易激惹，可有幻觉或妄想、有攻击性精神行为异常。是谵妄最容易被发现的一种类型。

（2）活动抑制型：表现为嗜睡、表情淡漠、麻醉苏醒延迟、语速或动作异常缓慢。因症状不易被察觉，常被漏诊。但该类型患者卧床，常由于深静脉血栓、肺栓塞、肺部感染而导致死亡。在 3 种类型中该型患者的病死率最高。

（3）混合型谵妄：表现为上述两种谵妄类型交替出现，反复波动。

4. 术后谵妄的诊断

谵妄诊断的金标准是有经验的专科医师，通过床旁详细的神经精神评估，依照美国《精神障碍诊断统计手册（第五版）》（DSM-Ⅴ）5 条标准进行诊断。由于谵妄金标准的诊断复杂，需要专科医师床旁深入的神经精神评估。因此，为了快速识别谵妄，在临床工作中，常使用一些简单可行的量表进行谵妄的筛查。

5. 全球使用最广泛公认的谵妄筛查工具为意识模糊评估量表（CAM）

CAM 根据美国《精神障碍诊断与统计手册（第三版）》（DSM-Ⅲ-R）谵妄的诊断标准建立，适用于非精神心理专业的医师护士筛查谵妄，CAM 针对谵妄的 4 个特征分别对应 4 个问题条目：①急性起病或精神状态的波动性改变；②注意力集中困难；③思维混乱；④意识状态的改变。诊断要求必须满足①和②这 2 条，并且至少满足③或者④其中的 1 条或 2 条。该量表具有较高的敏感性（94～100）

和特异性（90～95）。在 CAM 量表的基础上，还衍生出重症监护病房（ICU）意识模糊评估量表（CAM-ICU），适合患者气管内插管等无法言语配合时使用。CAM 和 CAM-ICU 详细量表见表 23-1、表 23-2。注意：对处于深度镇静或不能唤醒状态的患者不能进行谵妄评估。

6. 其他常用的谵妄筛查工具

（1）3min 谵妄诊断量表（3D-CAM）。

（2）记忆谵妄评估量表（MDAS）。

（3）护理谵妄筛查量表（Nu-DESC）。

（4）重症监护谵妄筛查表（ICDSC）。

表 23-1　意识模糊评估量表（CAM）

特征	表现	阳性标准
①急性发病和病情波动性变化	①与患者基础水平相比，是否有证据表明存在精神状态的急性变化； ②在 1d 中，患者的（异常）行为是否存在波动性（症状时有时无或时轻时重	①或②任何问题答案为"是"
②注意力不集中	患者的注意力是否难以集中，如注意力容易被分散或不能跟上正在谈论的话题；	是
③思维混乱	患者的思维是否混乱或者不连贯，如谈话主题分散或与谈话内容无关，思维不清晰或不合逻辑，或毫无征兆地从一个话题突然转到另一个话题	是
④意识水平的改变	患者当前的意识水平是否存在异常，如过度警觉（对环境刺激过度敏感，易惊吓）、嗜睡（瞌睡，易叫醒）或昏睡（不易叫醒）	存在任一异常

注：谵妄诊断为特征①加②和特征③或④阳性 = CAM 阳性。

表 23-2　重症监护病房患者意识模糊评估量表（CAM-ICU）

特征	表现	阳性标准
①意识状态急性改变或波动	患者的意识状态是否与其基线状况不同？或在过去的 24h 内，患者的意识状态是否有任何波动？表现为镇静量表（如 RASS）、GCS 或既往谵妄评估得分的波动	任何问题答案为"是"
②注意力障碍	数字法检查注意力（用图片法替代请参照培训手册），指导语跟患者说："我要给您读 10 个数字，任何时候当您听到数字'8'，就捏一下我的手表示。"然后用正常的语调朗读下列数字，每个间隔 3s。6、8、5、9、8、3、8、8、4、7，当读到数字"8"患者未捏手或读其他数字时患者做出捏手动作均计为错误	错误数 > 2
③意识水平改变	如果 RASS 的实际得分不是清醒且平静（0 分）为阳性	RASS 不为"0"
④思维混乱	是非题（需更换另一套问题请参照培训手册）： （1）石头是否能浮在水面上？ （2）海里是否有鱼？ （3）500g 是否比 1kg 重？ （4）您是否能用榔头钉钉子？当患者回答错误时记录错误的个数； 执行指令：对患者说："伸出这几根手指"（检查者在患者面前伸出 2 根手指），然后说："现在用另一只手伸出同样多的手指"（这次检查者不做示范）； 如果患者只有一只手能动，第二个指令改为要求患者"再增加一个手指"，如果患者不能成功执行全部指令，记录 1 个错误	错误总数 > 1
CAM-ICU 总体评估	特征①加②和特征③或④阳性为 CAM-ICU 阳性	符合 不符合

（二）术后谵妄的危险因素

老年患者术后谵妄的发生常由多因素引起，取决于患者自身内在因素和外在促成因素间的相互作用。谵妄的危险因素分为两大类：易患因素和诱发因素。

1. 易患因素

一篇系统评价的证据表明，非心脏手术的易患因素包括高龄、痴呆或认知功能下降、听力或视力障碍、酗酒、合并多种躯体疾病。对心脏手术的危险因素进行系统评价也发现，年龄、认知功能损害、合并内科疾病（如卒中、糖尿病和心房颤动）是心脏手术患者术后出现谵妄的易患因素。

易患因素常不可逆转，术后谵妄常见的易患因素总结为：①高龄；②认知功能障碍；③合并多种内科疾病；④视力障碍；⑤听力障碍；⑥酗酒。

2. 诱发因素

在易患因素的基础上，任何机体内外环境的紊乱均可促发谵妄，成为诱发因素。

根据发表的循证指南和系统评价，常见诱发因素为：①疼痛：术后镇痛不足会诱发谵妄；②抑郁：抑郁患者术后谵妄发生率高，术前抑郁是术后谵妄发生的潜在预测因子；③贫血：术后贫血或输液过量加重低氧，术后血细胞比容＜30可增加谵妄的发生率；④合并感染：感染导致谵妄的风险增高；⑤营养不良：严重营养不良、维生素缺乏等与谵妄的发生有关；⑥活动受限：术后卧床或实施保护性束缚会增加谵妄发生率；⑦低氧血症：低氧对神经系统的影响取决于低氧的程度；⑧脱水和电解质紊乱，酸碱失衡；⑨尿潴留和便秘易诱发谵妄；⑩睡眠剥夺：病房中诸多因素均可导致睡眠质量下降；⑪药物：术中和术后不恰当地使用某些药物，特别是抗胆碱能药、苯二氮䓬类镇静催眠药、阿片类麻醉镇痛药等会诱发谵妄，哌替啶与其他阿片类麻醉镇痛剂相比更易引起谵妄，这主要归因于哌替啶的抗胆碱作用。

（三）处理术后谵妄的患者

1. 去除诱因

一旦发现患者有谵妄风险或出现术后谵妄，应迅速寻找并处理导致谵妄的潜在诱因。及时发现并纠正诱因，对快速缓解谵妄和争取最佳远期预后非常重要。优化疼痛管理，选用非阿片类镇痛药物控制疼痛以预防术后谵妄。药物是导致谵妄最常见的原因之一，因此围术期应避免使用下列药物：①避免开具新处方胆碱酯酶抑制剂以预防术后谵妄；②避免将苯二氮䓬类药物作为治疗谵妄患者激越行为的一线药物；③避免使用导致谵妄的高危药物，使用替代药物或请专科会诊，见表23-3。综合性预防措施见表23-4。

表23-3　可能导致谵妄的药物

药物	替代疗法
抗胆碱能药物	低剂量，行为疗法
抗惊厥药物	药物替代或者请专科会诊
三环类抗抑郁药	选择性5羟色胺再摄取抑制剂或其他药物
抗组胺药	睡眠的非药物性干预，伪麻黄碱治疗感冒
抗帕金森药	请专科会诊调整剂量
抗精神病药	请专科会诊调整剂量
苯二氮䓬类	非药物性睡眠管理
H_2阻滞剂	换质子泵抑制剂
非苯二氮䓬类	非药物性睡眠管理
阿片类镇痛药	局部给药非精神活性药物

表 23-4　谵妄的综合性预防措施

危险因素	干预措施
认知功能和定向	①明亮的环境，提供大号数字的时钟和挂历； ②介绍环境和人员； ③鼓励患者进行益智活动； ④鼓励患者的亲属和朋友探访
脱水和便秘	①鼓励患者多饮水，必要时考虑静脉输液； ②如患者需要限制入量，考虑专科的意见并保持出入量平衡； ③鼓励进食高纤维素食物，定时排便
低氧血症	①及时发现评估低氧血症； ②监测患者的血氧浓度，保持氧饱和度＞90%
活动受限	①鼓励术后尽早下床活动； ②不能行走的患者，鼓励被动运动； ③康复科介入干预
感染	①及时寻找和治疗感染； ②避免不必要的插管（例如尿管等）； ③严格执行院感控制措施
多药共用	①在临床药师的参与下，评估药物； ②减少患者用药种类； ③避免会引起谵妄症状加重的药物
疼痛	①正确评估患者疼痛水平，对不能言语沟通的患者使用身体特征，表情等进行评估； ②对任何怀疑有疼痛的患者都要控制疼痛，避免治疗不足或者过度治疗
营养不良	①在营养师的参与下改善营养不良； ②保证患者的义齿正常
听力和视觉障碍	①在营养师的参与下改善营养不良； ②保证患者的义齿正常
睡眠剥夺	①避免在夜间睡眠时间医护活动； ②调整夜间给药时间避免打扰睡眠； ③睡眠时间减少走廊的噪声

2. 非药物疗法

谵妄的预防要求纠正诱因、针对危险因素、并强调多学科团队干预的非药物性预防方案。医务人员首先全面评估患者，针对患者存在的具体的危险因素，个体化提供相应的多学科团队干预方案。研究结果表明，预防对谵妄有确切疗效。针对术后谵妄常见的 10 条危险因素，建议采取相应综合性预防措施，见表 23-4。

3. 药物疗法

多种抗精神病药物、镇静药物均有诱发谵妄的可能，并且增加患者死亡和痴呆患者卒中的风险，因此建议谨慎使用。除非苯二氮䓬类药物戒断症状引起的谵妄，否则不建议将苯二氮䓬类药物治疗谵妄患者激越行为。如果既往患者未服用胆碱酯酶抑制剂，不建议采用该药物治疗术后谵妄。对抑制型谵妄患者，应避免使用抗精神病药物或苯二氮䓬类药物治疗谵妄。如患者出现激越行为，威胁到自身或他人安全，并且非药物治疗无效时，可使用抗精神病药物改善患者的精神行为异常。常用的控制谵妄患者激越行为的治疗药物如下：①氟哌啶醇。小剂量口服或肌内注射 0.5 ～ 2.0 mg/2 ～ 12h，静脉使用会引起 Q-T 间期延长，因此应慎用；②奥氮平。锥体外系不良反应小于氟哌啶醇，口服或舌下含服，起始剂量 1.25 ～ 2.50 mg/d 口服。建议小剂量短期使用。

4.药物治疗原则

（1）单药治疗比联合药物治疗好。

（2）小剂量开始。

（3）选择抗胆碱能活性低的药物。

（4）及时停药；

（5）持续应用非药物干预措施，主要纠正引起谵妄的潜在原因。老年患者术后谵妄的防治流程，见图23-4。

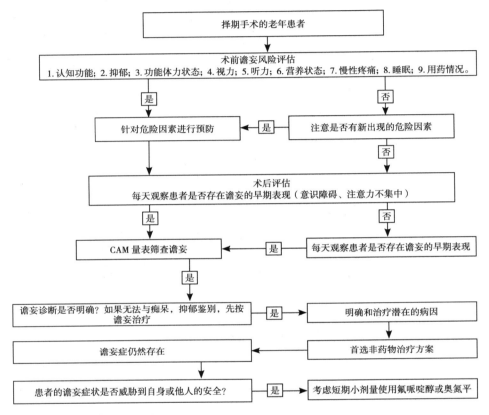

图 23-4 术后谵妄的防治流程图

（四）预防术后谵妄的发生

老年患者术前应接受相关谵妄危险因素的评估，根据术前存在的危险因素决定术后谵妄的风险高低，术前评估还可帮助临床医护人员及时采取正确的谵妄预防方案。术前评估内容包括：认知功能评估、抑郁评估、功能体力状态、视力、听力、营养状态、慢性疼痛、睡眠剥夺、用药情况共 9 项。具体评估项目和相应的干预方案见表 23-5。

表 23-5 术前谵妄风险评估项目及干预

项目	评估量表	干预措施
认知功能	Mini-Cog 认知评分或 SPMSQ	认知功能和定向干预
抑郁	GDS-15	抗抑郁药物或请精神心理科会诊
功能 / 体力状态	ADLs 或 IADLs	鼓励下床活动或者康复科会诊
视力	视力筛查工具卡	配眼镜，请眼科会诊

（续表）

项目	评估量表	干预措施
听力	耳语检测	配助听器，请耳鼻喉科会诊
营养状态	MNA-SF 或 NRS 2002	加强营养干预，请营养科会诊
慢性疼痛	VAS 量表	疼痛干预方案
睡眠	睡眠状况自评量表（SRSS）	非药物睡眠干预方案
用药情况	使用药物种类； 是否使用围术期特别关注的药物（如抗胆碱能药物、H₂ 阻滞剂、抗组胺药等）	精简药物种类，停用或更换抗胆碱能药物、H₂ 阻滞剂、抗组胺药

注：Mini-Cog：简易认知评分；SPMSQ：简易便携式智力状态问卷；GDS-15：简版老年抑郁量表；ADLs：日常生活活动能力；IADLs：工具性日常生活能力量表；MNA-SF：简版微型营养评定法；NRS 2002：营养风险筛查；VAS：视觉模拟评分法 3-1。

参考文献

［1］中华医学会老年医学分会 . 老年患者术后谵妄防治中国专家共识 [J]. 中华老年医学杂志，2016，35（12）：1257-1262.

（撰稿：陈晓辉　审稿：许文言）

24　肾衰竭患者行肾同种异体移植术

一、病例简介

1. 基本信息

男，27 岁，体重 67kg，身高 180cm。

2. 主诉

发现肾功能异常 11 年，加重 1 年余。

3. 现病史

入院前 11 年因"腰酸"就诊外院，完善相关检查后考虑"双侧肾炎、双肾萎缩、双肾硬化"，1 年余前肾功能进一步恶化，查肌酐大于 1 000μmol/L（未见报告），考虑"尿毒症"，遂于当地医院规律血液透析治疗。

4. 既往史

否认传染病，慢性病史，7 年前外院行"扁桃体切除术"。

5. 入院诊断

（1）慢性肾衰竭尿毒症期。

（2）扁桃体切除术后。

6. 手术计划

右侧同种异体肾移植术。

7. 体格检查

T 37.3℃，P 73 次 / 分，R 19 次 / 分，BP 122/70 mmHg。张口度 > 3 横指，头颈部活动度正常，Mallampati 分级 II 级，心肺听诊无异常。

8. 专科检查

双肾区无膨隆，双肾肋下未扪及，双肾区无叩痛，双输尿管径路无压痛。膀胱区无膨隆，叩鼓音，无叩痛。正常男性阴毛分布，尿道外口无红肿，脓性分泌物。阴茎正常，阴囊无水肿，睾丸附睾大小质地正常，无精索静脉曲张，双输精管未扪及串珠样结节。肛门指诊无肛裂，肛门括约肌松紧适中，直肠壁光滑，前列腺无增大，质地软，表面光滑，有弹性，中央沟存在，无触痛，指套退出无染血。

9. 辅助检查（腹膜透析后）

（1）血常规：白细胞技术 18.6×10^9，中性分叶核 82.4%，血红蛋白 109g/L。

（2）甲状腺功能：FT3 4.14 pmol/L，FT4 15.44 pmol/L，S–TSH 2.31mIU/L。

（3）其余检查无明显异常。

10. 麻醉术前访视小结

ASA 分级Ⅲ级，心功能Ⅰ级。

二、麻醉计划

（1）进行常规快速诱导，可在插管前用喉麻管局麻（减少插管应激）。

（2）术中使用静吸复合麻醉维持，使用多巴胺和多巴酚丁胺维持血压（开放血管前收缩压最好要达到 130mmHg）。

（3）术中密切监测患者的血压、心率、CVP、CO、SVV 等指标。

（4）夹闭血管前常规进行血气分析，开放血管后再次复查血气。

（5）避免拔管时出现强烈刺激，防止出现高血压，术毕入 ICU。

三、关键节点的临床思维和临床决策

（一）同种异体肾移植患者全身各器官系统变化

（1）液体量、电解质：患者是否处于少尿期（细胞外液增加、水肿、高血压），并发症例如甲旁亢、血管钙化、高钾、代酸。

（2）心血管相关并发症是终末期肾病患者死亡首要原因：①尿毒症患者心肌梗死、充血性心衰、房颤发生率增高；②尿毒症加速动脉粥样硬化进程，导致冠脉、脑血管、周围血管缺血性疾病患病率高；③高血压引起终末期肾脏病（end stage renal disease, ESRD），反过来 ERSD 相关的高肾素血症、高血容量和肾血管改变也引起高血压。

（3）血液学、凝血：①促红细胞生成素减少，正常细胞色素性贫血；②凝血异常，由于血小板激活、聚集和黏附功能降低所致；③高凝，凝血活性增强和内皮细胞激活有关。

（4）胃肠道：胃动力异常。

（5）含氮化合物清除减少，可引起中枢神经系统和神经肌肉功能紊乱。

（二）同种异体肾移植患者的术前评估

总原则：关注 ERSD 患者的各器官功能，明确风险分级，并使患者在术前达到最佳状态。

（1）肾源：①尸肾－紧急手术 –24h 内进行手术，器官耐受冷缺血的时间有限；②活体，择期手术。

（2）透析患者最理想的方案：术前进行透析，尤其是对容量过多或者有明确高钾、酸中毒的患者。

（3）涉及大血管：备血并开放大静脉，动态血压监测。

（4）透析后立即手术可出现明显低血容量，术中低血压可在术前适量静滴生理盐水或胶体有效防止麻醉诱导期低血压。

（5）考虑心脏近期和远期的预后，鉴别是否合并潜在的缺血性心脏病。

（6）了解全面的心血管病史、有无晚期心脏病症状体征、心功能分级及合并其他危险因素。

（7）冠心病＋肾移植危险因素：糖尿病、心血管、超过 1 年的透析史、左心室肥厚、年龄超过 60

岁、吸烟、高血压、血脂异常。

（8）行透析治疗的患者隐匿性肺动脉高压的发生率增长趋势，机制涉及脓毒症诱导的肺血管收缩和动静脉瘘引起的心排血量增加。心电图筛查可用于鉴别肺动脉高压。

（9）围术期使用 β 受体阻滞剂明显降低了高危和中危患者的心肌梗死发病率和病死率，还可降低肾衰竭患者进行血管手术时的近期和远期病死率。

（三）同种异体肾移植麻醉前准备

1. 充分透析

一般情况下，要求血液透析至少 30 次，腹膜透析 3 个月，使得患者术前的病情得到不同程度的改善，以利于实施麻醉和术中管理。肾移植术前一般需连续透析 24～48 h，使血钾降至 5 mmol/L 以下，尿素氮降至 7 mmol/L，血清肌酐降到 133 μmol/L 以下。

2. 禁食

肾衰竭患者特别是晚期尿毒症患者胃排空时间延长（300～700 min），并且整个消化系统都存在问题，如食管炎、胃炎、十二指肠炎以及肝炎、消化道出血等，因此慢性肾衰竭患者肾移植前禁食时间至少 20h 以上。

3. 纠正严重贫血

肾衰竭患者特别是晚期尿毒症患者血红蛋白较低，术前可应用叶酸、多种维生素及促红细胞生成素改善贫血，必要时间断输新鲜血液，尽量使血红蛋白升至 70g/L 以上。

4. 控制高血压和改善心功能

慢性肾衰竭并高血压患者术前 2 周应进行抗高血压基础治疗，严重高血压患者不宜停药。心功能不全失代偿患者手术危险大，术前应积极治疗，除减轻心脏前后负荷（如限制水盐摄入、利尿、血管扩张药）外，还应加强心肌收缩力，宜用洋地黄治疗。

5. 麻醉前用药

抗胆碱能药物宜选用东莨菪碱，慎用阿托品；镇静药应选用安定或咪达唑仑，慎用巴比妥类药；镇痛药物可选用阿片类药物，但应避免对呼吸和循环的抑制。

（四）患者全麻诱导和维持

1. 全麻诱导

采用快速静脉诱导，气管插管时要求：平均动脉压不低于 13.3kPa（100mmHg），不高于基础血压 20%；无呛咳、无躁动；脉搏血氧饱和度不低于 95%；呼气末二氧化碳分压在正常范围内。为了减轻气管时的应激反应，除常规麻醉诱导用药外，可通过喉麻管注入丁卡因 1～2ml 行气管表面麻醉。避免血压下降的方法有：纠正术前低血容量（诱导前输液等），使中心静脉压维持在正常范围内；诱导药如硫喷妥钠、丙泊酚、咪达唑仑、芬太尼等，给药速度不宜太快，用药剂量不宜过大。

2. 全麻维持

包括麻醉的深度、肌肉松弛度、呼吸和循环指标的控制、与手术步骤的配合等，必须有机地结合在一起考虑，并进行综合处理。目前，全麻维持一般可采用异氟烷、芬太尼等。肌松药采用阿曲库铵或维库溴铵。血压的维持与术中、髂内外动脉的分离、髂总血管的阻断、移植肾与受体血管的吻合和开放有关。一般阻断髂总动脉血管后外周循环阻力增加，心脏后负荷加重，心肌耗氧增加。另外，如阻断髂总静脉可减少静脉回流，反射性引起交感神经兴奋而引起心率加快、血压升高。因此，肾血管的阻断前宜适当加深麻醉以抵消因髂总血管的阻断引起的病理生理改变；另一方面，植入肾血管开放后外周循环阻力骤然减小，血压下降。还应密切注意移植肾血管开放后血液渗漏情况。因此，移植肾血管开放前宜加快输液和减浅麻醉以防因移植肾血管开放后引起的血流动力学改变。有学者推荐：在移植肾血流复通前，使收缩压达 18.7 kPa（130 mmHg），必要时用多巴胺［2～5 μg/（kg·min）］升压，中心静脉压保持在 1.54～1.74 kPa（11.5～13.05 mmHg）。但有时移植肾血流恢复后，供肾肾素释放，可引起血压升高。对术中出现严重高血压者，可使用硝普钠控制性降压。

（五）肾移植术中液体管理要点

肾移植后恢复质量与以下几个条件相关：①供肾的质量（肾源的质量）；②免疫因素；③冷缺血的时间等。同时输液量、肾动脉开放时的血压有关。

有关术中液体治疗对移植肾早期功能的影响，国内外已取得了较为广泛的共识，一致认为"填充效应"对于移植肾即刻发挥功能有着极其重要的作用。

肾移植患者手术期间可接受 90 ～ 100 ml/kg 或约 5L 的静脉输液，可以减少移植肾延迟功能恢复的发生率。肾移植术中液体治疗原则：既要保证足够的循环血容量来维持移植肾灌注，又要避免因心脏负荷过大而引发心力衰竭，在这两者之间必须找到一个平衡点。

液体的选择原则：①晶体液为主，可选择生理盐水，乳酸钠林格，醋酸钠林格等。液体选择应关注患者电解质情况，输注生理盐水易导致高氯血症及代谢性酸中毒，从而使肾血管收缩、GFR 降低并最终导致肾损伤；②可选择输注 5% 白蛋白，而人工胶体，尤其是羟乙基淀粉会加重患者肾衰竭的风险，应避免使用；③应尽可能避免围术期输血。但当患者血红蛋白 < 7g/dl，可选择输血。输血应尽量使用自体血回收，或使用血库中滤白红细胞。

四、思维拓展

（一）连续硬膜外麻醉应用于肾移植患者

（1）肾移植患者，确认凝血功能正常后，可利用连续硬膜外麻醉进行术中的和术后的辅助镇痛。

（2）对肾移植患者进行硬膜外麻醉的注意要点有：①穿刺点：多采用两点穿刺，上管穿刺点选择：T_{11} ～ T_{12} 或 T_{12} 和 L_1 间隙，向头侧置管；下管穿刺点选择：L_2 ～ L_3 或 L_3 ～ L_4 间隙，向尾侧置管。②麻醉平面：手术部位包括皮肤切口、髂窝部血管分离和吻合、盆腔部操作、供肾输尿管与受体膀胱吻合。因此，麻醉范围应覆盖下腹部和盆腔。上限 T_{10} 以上，不超过 T_6，下限至 S_5。③局麻药浓度：上管麻醉平面需满足肌松，局麻药需用较高浓度：如利多卡因为 1.5% ～ 2%、丁卡因为 0.2% ～ 0.3%、布比卡因为 0.75%、罗哌卡因 0.75%，但均不应加肾上腺素，因局麻药内加肾上腺素可使肾血流量减少 25%，还可使血压增高。下管麻醉平面不需满足肌松，只需满足镇痛，宜用较低浓度。两管结合应用可降低局麻药用量，减少局麻药中毒发生率。术中若患者过度紧张不安，可适量使用安定、咪达唑仑或依诺伐（氟哌利多 5mg ＋芬太尼 0.1mg），但此时要注意面罩吸氧，以防缺氧对肾的损害。

（二）对于肾移植患者各种麻醉药的使用注意事项

麻醉药物的选择原则：不经肾排泄或少量经肾排泄；对肾没有直接毒性；体内代谢产物对肾无毒性作用；不减少肾血流量和滤过率。

1. 吸入麻醉药

体内无机氟可引起肾小管损害导致多尿性肾衰竭，尿浓缩能力下降及进展性但氮质血症，血浆无机氟浓度在 $50 \mu mol/L$ 以内，对肾功能影响很小。可选用异氟烷、恩氟烷、七氟烷或氧化亚氮，肾毒性强的甲氧氟烷目前临床已经不常见。

2. 静脉麻醉药

首选丙泊酚和芬太尼，也可用硫喷妥钠、氯胺酮、依托咪酯、舒芬太尼、氟哌利多等。但要注意血清蛋白结合率高的静脉麻醉药（如硫喷妥钠）静脉注射时应适当减量并缓慢注射。

3. 肌肉松弛药

肌肉松弛药的血清蛋白结合率不高，因而蛋白结合率在肾衰竭患者中的改变不会明显影响肌松药作用，但影响肌松药的药代动力学，因此肌松药作用时间可能延长。首选阿曲库铵、顺式阿曲库铵、罗库溴铵或维库溴铵，慎用琥珀胆碱。禁用全部经肾排泄的加拉碘铵和氨酰胆碱。

4. 局麻药

可用利多卡因、罗哌卡因或丁哌卡因，均不宜加肾上腺素，以防导致恶性高血压意外。另外，还要避免局麻药过量所致的毒性反应。

（三）肾移植术中注意细节

（1）机械通气宜轻度过度通气，使二氧化碳分压（$PaCO_2$）维持在 4.3 ～ 4.7kPa。

（2）术中血压宜维持在较高水平，特别是在血管吻合完毕开放血流前，不宜低于术前血压的 85%必要时可静脉滴注多巴胺，以使移植肾有足够的滤过压。

（3）补液时应注意晶体液与胶体液的比例。晶体液常用平衡盐溶液，失血过多时需输新鲜血液。避免过多补液，注意通过密切监测中心静脉压来加强术中输液的控制。

（4）移植肾循环建立后，应重新记录尿量，如尿量偏少或无尿，可静脉注射呋塞米、甘露醇或钙通道阻滞剂维拉帕米。

（5）监测血清钾，如遇高血钾时应立即处理，可给予葡萄糖酸钙或碱性药物，后者还有助于移植肾的功能改善。

（6）移植肾血管吻合开放前，依次给予泼尼松甲泼尼龙 6 ～ 8mg/kg 静脉注射、呋塞米 100mg 缓慢静脉滴注，以及环磷酰胺 200mg 静脉滴注。若血压偏低时，给少量多巴胺静脉滴注，必要时可追加，使血压维持在较术前血压略高的水平。

（7）术中若出现代谢性酸血症时，可输入 5% 碳酸氢钠予以纠正。

（8）麻醉中常规监测血压、心电图、脉氧饱和度、中心静脉压、呼气末二氧化碳浓度、血气分析和电解质测定等。

参考文献

［1］邓小明，姚尚龙，于布为，等 . 现代麻醉学 [M].4 版 . 北京：人民卫生出版社，2014.

［2］罗纳德 · 米勒 . 米勒麻醉学 [M]. 邓小明，曾因明，等，译 .8 版 . 北京：北京大学医学出版社，2016.

（撰稿：陈晓辉　审稿：许文言）

25　腹腔镜下袖状胃切除术

一、病例摘要

1. 基本信息

男，32 岁，身高 178cm，体重 154kg，BMI 48.6kg/m^2。

2. 主诉

进行性体重增加 20 余年。

3. 现病史

入院 20 余年开始出现体重进行性增加，每年 5kg 左右，渐出现夜间打鼾，活动后气促，久站后腹胀，不伴食欲增加，无颜面水肿，无多饮、多尿。于内分泌科就诊，诊断为单纯性肥胖，为手术治疗来院。

4. 既往史

8 年前因"痔疮"手术治疗，5 年前发现"中重度脂肪肝"，半个月前诊断为"中度睡眠呼吸暂停综合征"。

5. 术前诊断

（1）肥胖症。

（2）中重度脂肪。

（3）中度睡眠呼吸暂停综合征。

（4）痔疮术后。

6. 拟行手术

腹腔镜下袖状胃切除术。

7. 辅助检查

（1）心电图：窦性心律，大致正常心电图。

（2）心脏彩超：①室间隔增厚、左房扩大、二尖瓣反流＋；②左室舒张功能减退（EF 59%）。

（3）肺功能：①肺通气功能大致正常，MEF 25 降低，MVV 正常；②肺弥散功能正常。

（4）胸部 CT：双肺少许慢性炎症。

（5）血常规：WBC 10.6×10^9/L，Hb 168g/L。

（6）生化：总胆固醇 5.31mmol/L，低密度脂蛋白胆固醇 3.66mmol/L，尿酸 482μmol/L。

（7）血气分析：pH 7.348，PCO_2 50.9mmHg。

8. 术前访视

患者一般情况良好，平素一般活动后无胸闷，屏气试验＞30s；听诊双肺呼吸音清。

9. 体格检查

甲颏距离＞6.5cm，张口度＞3 横指，头颈活动度良好，无义齿或牙齿松动。

10. 麻醉术前访视小结

ASA 分级 Ⅱ 级，心功能分级 Ⅰ 级。

二、围术期过程

患者入室后，常规监测心率、心电图、氧饱和度及血压，建立桡动脉血压监测及右颈内静脉置管。入室生命体征：心率 80 次/分，血压 140/90mmHg，SpO_2 98%。麻醉诱导使用咪达唑仑 1mg，丙泊酚 150mg，罗库溴铵 70mg，舒芬太尼 40μg，行气管插管全麻。麻醉维持：丙泊酚 1～4mg/（kg·h），瑞芬太尼 0.1～0.25μg/（kg·min），地氟烷 2%～4%，苯磺酸顺式阿曲库铵 0.1～0.2mg/（kg·h）。机械通气：PC-VVG 模式，潮气量 6～8ml/kg，呼吸频率 12～16 次/分，PEEP 0～5cmH₂O。以上体重为校正体重。手术顺利，术后拔管送 ICU。

三、病例讨论

（一）肥胖患者体重计算

理想体重（IBW）=50（45.5，女性）+ 2.3 ×（身高 /2.54 − 60）。

当实际体重较 IBW ＞ 30%，应当计算校正体重（ABW）。校正体重 =IBW+0.4 ×（实际体重 − IBW）。

（二）肥胖的诊断标准

超重 ≥ 25kg/m²。

肥胖 ≥ 30kg/m²。

病态肥胖 ≥ 40kg/m²。

超级肥胖 ≥ 50kg/m²。

（三）肥胖患者麻醉前评估

针对肥胖患者，麻醉科专科体格检查应包含以下内容：张口度、马氏分级、头颈活动度、甲颏间距，肥胖患者由于头颈部脂肪堆积，极易发生困难气道。推荐所有肥胖患者术前完成电子喉镜检查＋胸部 CT，充分评估气道。此外，睡眠呼吸监测是肥胖患者重要的术前评估环节，大部分肥胖患者存在睡眠呼吸暂停的症状。

（四）肥胖患者可能发生主要病理生理

（1）呼吸系统表现为：睡眠呼吸暂停低通气、氧耗增加、肺总量降低、功能残气量降低、肺部顺应性降低、通气/血流比例失调，严重者甚至有发生呼吸衰竭的可能。

（2）心血管系统：循环血量增加、心输出量增加、高血压、心脏发生代偿或失代偿性改变、冠状动脉粥样硬化性心脏病、肺栓塞、静脉栓塞等。

（3）消化系统：胃食管反流、肝功能异常、胃酸度增加。

（4）内分泌系统改变：糖耐量异常、糖尿病、高脂血症。

这些病理生理改变，都与围术期麻醉管理风险增加息息相关。

（五）肥胖患者麻醉前准备

1. 患者准备

推荐诱导前充分预吸氧（高流量经鼻吸氧或采用持续气道正压通气），建议斜坡位下进行麻醉诱导。

2. 器材准备

提前准备麻醉诱导药物、便携式超声设备、可视喉镜、纤支镜、局麻药、声门上通气装置等，以便应对可能发生的动静脉穿刺困难、面罩通气困难、气管插管困难。

3. 团队准备

随时寻求上级医师及助手的协助。

（六）睡眠呼吸暂停综合征患者评估

阻塞性睡眠呼吸暂停推荐术前多导睡眠检测（polysomnography，PSG）筛查 OSAHS，此项检测是诊断 OSAHS 的金标准。受费用和检测时限较长的限制未普及应用。在缺少多导睡眠检测时，可采用有效筛查评估表 STOP-Bang 评分（表 25-1），如果患者回答 ≥ 3 个问题提示围术期发生阻塞性睡眠呼吸暂停低通气的风险非常高；< 3 个问题则提示低风险。高危患者推荐在麻醉诱导前采用 CPAP 或双相气道正压通气（bilevel positive airway pressure, BIPAP）治疗。

表 25-1　STOP-Bang 评分

S= 打鼾	你是否大声打鼾（声音大过说话声音，或隔着关闭的门也能听到？）
T= 疲劳	你是否白天感觉到累或者想睡觉？
O= 观察	是否有人观察到你睡觉时有呼吸停止现象？
P= 血压	你是否曾经或目前是高血压患者？
B=BMI	BMI 是否 > $35kg/m^2$
A= 年龄	年龄是否超过 50 岁？
N= 颈围	颈围是否 > 40cm？
G= 性别	是否是男性？

（七）肥胖患者进行通气策略

（1）麻醉诱导期间采用 CPAP 通气模式。

（2）吸入氧浓度（FiO_2）< 0.8。

（3）麻醉诱导后定期进行肺复张策略。

（4）术中可采用压力控制（PCV）模式＋呼气末正压（PEEP）。

（5）潮气量设置在 6 ~ 10ml/kg（理想体重）。

（6）吸呼比设置为 1：1。

（7）降低驱动压力，吸气压力 < $30cmH_2O$。

（8）拔管后建议采用 CPAP 或 BIPAP 通气模式。

（八）肥胖患者拔管指征

气管拔管需要与丰富经验的麻醉科医师在场，拔管指征如下：

（1）患者完全清醒且有警觉性，可抬头保持 5s 以上。

（2）四个成串刺激比值（T_4/T_1）＞ 0.9。

（3）呼吸频率＜ 30 次 / 分且＞ 10 次 / 分。

（4）FiO_2=0.4 时 SpO_2 ＞ 95%。

（5）可接受的动脉血气分析结果是 FiO_2=0.4 时酸碱度（pH）正常，氧分压（PaO_2）＞ 80mmHg，二氧化碳分压（$PaCO_2$）＜ 50mmHg。

（6）可接受的呼吸动力学指数为负力吸气＞ 25 ～ 30cmH_2O、肺活量（VC）＞ 10ml/kg（理想体重）、潮气量＞ 5ml/kg（理想体重）、血流动力学稳定、内环境正常。

（九）肥胖患者带管送 ICU 的指征

BMI ＞ 50kg/m^2、存在严重的睡眠呼吸暂停综合征、低血容量、呼吸循环功能不稳定、需要机械通气支持治疗、术中发生外科或麻醉并发症。

参考文献

［1］SNELL J J. Chapter 79. Bariatric Surgery[M].// The Anesthesia Guide (Atchabahian A, Gupta R, eds)[J]. New York, NY: The McGraw-Hill Companies, 2013.

［2］STENBERG E, DOS RRIS FALCãO L F, O'KANE M, et al. Guidelines for Perioperative Care in Bariatric Surgery: Enhanced Recovery After Surgery (ERAS) Society Recommendations: A 2021 Update[J].World J Surg, 2022, 46(4): 729-751.

［3］THORELL A, MACCORMICK A D, AWAD S, et al. Guidelines for Perioperative Care in Bariatric Surgery: Enhanced Recovery After Surgery (ERAS) Society Recommendations[J]. World J Surg, 2016, 40(9): 2065-2083.

［4］中国研究型医院学会糖尿病与肥胖外科专业委员会 . 减重与代谢外科加速康复外科原则中国专家共识（2021 版）[J]. 中华消化外科杂志, 2021, 20（8）：841-845.

（撰稿：龚灿生　审稿：郑春英）

26　库欣综合征合并心衰、房颤患者行腹腔镜下肾上腺切除术

一、病历摘要

1. 基本信息

女，72 岁，身高 156cm，体重 68kg，BMI 27.2kg/m^2。

2. 主诉

发现左侧肾上腺结节 2 月余。

3. 既往史

（1）高血压病 20 年。

（2）慢性心力衰竭 10 年，长期服用诺欣妥、螺内酯、呋塞米抗心衰。

（3）冠心病史 9 年，9 年前于外院行回旋支中段 PCI 术。

（4）心房颤动 5 年，长期服用利伐沙班抗凝。

4. 术前诊断

（1）左侧肾上腺皮质腺瘤。

（2）库欣综合征。

（3）高血压。

（4）慢性心力衰竭（心功能Ⅲ级）。

（5）冠状动脉粥样硬化性心脏病（PCI 术后）。

（6）心房颤动。

5. 术前检查

（1）心脏彩超：室间隔增厚（1.4cm）、左房增大（4.76cm）、二尖瓣反流 +++、肺动脉压 56mmHg EF：56%。

（2）心电图：心房颤动、ST 段压低。

（3）NT-pro BNP 波动在 4 056 ～ 2 202Pg/ml。

（4）肌钙蛋白波动在 0.42 ～ 0.47ng/ml。

6. 术前访视

体格检查：马氏分级Ⅱ级，满月脸、颈短，甲颏距 < 6.5cm，张口度 > 3 横指，无义齿或牙齿松动。

ASA 分级Ⅲ级，心功能分级Ⅲ级（可平躺，无夜间阵发性呼吸困难，无端坐呼吸，走平路 6 ～ 7min 感气促）。

二、问题

（一）库欣综合征定义

库欣综合征又称皮质醇增多症，是机体组织长期暴露于异常增高的糖皮质激素引起的一系列临床症状和体征，主要表现为满月脸、多血质外貌、向心性肥胖、痤疮、紫纹、高血压、继发性糖尿病和骨质疏松等。最常见的是外源性库欣综合征，即由于长期应用外源性促肾上腺皮质激素（ACTH）或糖皮质激素导致的病变。内源性库欣综合征的病因可分为 ACTH 依赖性和 ACTH 非依赖性两大类，前者指由于 ACTH 或促肾上腺皮质激素释放激素（CRH）分泌过量引起双侧肾上腺皮质增生分泌过量皮质醇，如垂体瘤所致的库欣病、异位 ACTH 综合征等；后者即为肾上腺病变导致的库欣综合征，肾上腺腺瘤或腺癌，肾上腺肿瘤自主分泌大量皮质醇，下丘脑 CRH 及腺垂体 ACTH 细胞处于反馈抑制状态。在高血人群中库欣综合征患者占 0.5% ～ 1%。有研究显示，与无功能肾上腺腺瘤患者相比，皮质醇增多症患者行腹腔镜肾上腺切除术后的住院时间更长、并发症发生率更高，因此此类患者的围手术期处理应引起麻醉医师和手术医师的格外关注。

（二）老年患者，术前合并长期高血压，慢性心衰，冠心病、房颤病史，术前心功能评估要点

区别心脏病的类型、判断心功能、掌握心脏氧供需状况是进行心血管系统评价的重要内容。美国心脏病协会（American Heart Association，AHA）指南提出不稳定冠脉综合征（不稳定型心绞痛和近期心肌梗死）、心力衰竭失代偿期、严重心律失常、严重瓣膜疾病明显影响心脏事件发生率。代谢当量（metabolic equivalent of task，MET）< 4（表 26-1）是患者围术期心血管事件的重要危险因素。

表 26-1　MET 活动当量评价

代谢当量（MET）	活动程度
1 MET	吃饭、穿衣服、在计算机前工作
2 MET	下楼梯、做饭
3 MET	以每小时 2～3 千米的速度走 1～2 条街区
4 MET	能在家中干活（清洁工作或洗衣服）、园艺劳动
5 MET	能上 1 层楼梯、跳舞、骑自行车
6 MET	打高尔夫球、保龄球
7 MET	单打网球、打棒球
8 MET	快速上楼梯、慢跑
9 MET	慢速跳绳、中速骑自行车
10 MET	快速游泳、快跑
11 MET	打篮球、踢足球、滑雪
12 MET	中长距离快跑

注：根据 Duke 活动指数和 AHA 运动标准估计不同活动程度代谢能量需要，以代谢当量（MET）为单位。心脏病患者施行非心脏手术时，若 MET < 4 则患者耐受力差，手术危险性大；MET ≥ 4 临床危险性较小。

老年患者心血管功能除受衰老进程影响外，还常受各种疾病的损害，2014 年美国心脏病学会 / 美国心脏协会和 2014 年欧洲心脏病学会围术期指南的推荐大体一致，提出术前检查的选择应依据临床指征、检查结果是否改变手术决定或围术期管理策略而判断。

（1）心电图：心电图作为术前检查既具有诊断及评估预后的价值，又可作为基线对照，观察术中及术后是否出现动态改变。对于有明确心血管疾病（包括确诊的冠心病、严重心律失常、心衰或左心室功能障碍）的患者，建议在术前行静息 12 导联心电图，接受低危手术的患者除外。

（2）胸部 X 线片：胸部 X 线片通常只能作为疑似心衰肺水肿或其他肺部疾病患者的鉴别诊断依据，故在术前检查中并不推荐。

（3）超声心动图：经胸壁超声心动图（TTE）可以明确患者心脏结构、瓣膜形态及功能、左心室功能等，有助于鉴别心衰高危患者，有研究指出左心室射血分数（LVEF）≤ 35% 是血管手术后发生心脏事件的一个强有力的预测因子。对于不明原因呼吸困难或症状恶化的慢性心衰患者，术前应常规评估 TTE。对于大多数高危手术患者，术前可考虑行 TTE，以减少围术期心血管不良结局风险。

（4）血清利钠肽水平：目前临床主要包括脑钠肽（BNP）或 N 末端 - 脑钠肽前体（NT-pro BNP），推荐疑似心衰患者检测该指标以协助判断是否为新发心衰患者，慢性心衰患者该指标的升高有助于识别非心脏手术不良结局风险的增加。

（5）运动负荷试验：运动负荷试验往往用于围术期心肌缺血风险的评估，在心衰患者非心脏手术中，不作为常规术前检查推荐，仅作为在临床评估中存在可疑影响术后结局的共存疾病时，根据其他辅助检查情况酌情选择。

（6）心肺运动试验：通过心肺运动试验（cardiopulmonary exercise testing，CPX）可以对患者的心肺功能及储备进行最好的评估，优于单纯通过病史采集得到的患者活动耐量的推测。目前，有研究认为无氧阈值 < 11ml O_2/（kg·min）可被用作风险增加的标志。目前，有两篇综述评估了 CPX 作为术前评估工具的作用，因为在方法和结果测量上存在异质性，荟萃分析并没有得出一致的结果，其中一篇综述认为由于缺乏可靠的数据，无法常规采用 CPX 对大血管手术的患者进行风险分层；而另一篇综

述指出，峰值耗氧量、无氧阈值是手术患者围手术期 MACE 和死亡的有效预测因素。

关注患者是否存在合并影响术后结局的共存疾病，主要包括心肌缺血、控制不良的高血压、心房颤动、慢性肺病、终末期肾病及糖尿病等。对于慢性心衰的患者应询问目前药物治疗情况，包括种类、剂量及已应用的时长等，以评估是否在治疗稳定期。鉴别房颤类型，区分是阵发性房颤还是持续性房颤，关注患者正在服用的控制心率药物、抗心律失常药物、抗凝药物或抗血小板药物，依据 CHA_2DS_2-VASc 评估血栓风险，术前抗凝药物的停用与否应当根据疾病状态及手术出血风险权衡处理。

（三）慢性心衰的分期

"2022 ACC/AHA/HFSA 心衰管理指南"修订的心衰分期如下，从危险因素至终末期心衰划分为 4 个时期：

A 期（心衰风险期）：患者有心衰风险但无心衰症状，无结构性心脏病，可能有高血压、冠心病、糖尿病、肥胖或代谢综合征。

B 期（心衰前期）：患者无心衰症状或体征，但存在下述情况之一，如结构性心脏病、充盈压增加、有 A 期的危险因素并伴有 B 型利钠肽水平升高或肌钙蛋白持续升高（提示心肌损伤）。

C 期（症状性心衰期）：患者存在症状性结构性心脏病，目前有心衰症状，包括气短、持续咳嗽、水肿。

D 期（心衰晚期）：尽管使用指南指导的药物治疗，但仍然存在影响生活的症状且难以控制，当患者达到 C 期或 D 期时，可使用 NYHA 分级（Ⅰ～Ⅳ级）描述并确定治疗策略。

对于 C 期心衰患者，"2022 ACC/AHA/HFSA 心衰管理指南"根据左心室射血分数（LVEF）的数值进行分类：

① HFrEF：LVEF ≤ 40%。

②射血分数改善型心衰（HFimpEF）：既往 LVEF ≤ 40%，但后续检查 LVEF > 40%。

③射血分数轻度降低心衰（HFmrEF）：LVEF 在 41%～49%，有左室充盈压增加的证据。

④ HFpEF：LVEF ≥ 50%，但是有左室充盈压增加的证据。

其中左室充盈压增加的证据是通过无创手段（例如 BNP 检测或心脏超声等）获得，同时"2022 ACC/AHA/HFSA 心衰管理指南"强调射血分数（EF）的动态演变，提出动态监测后再分类的观点。值得注意的是：① HFimpEF 患者的定义是既往 LVEF ≤ 40%，当前一次随访测定 LVEF > 40%；② HFmrEF 患者的 EF 值改善 > 40%，即使后续 EF 值 > 50%，也不代表其 EF 恢复，其仍然只是 HFmrEF 的一种亚型；③心衰患者即使 EF 改善，并不代表整个心肌或左室功能恢复正常，在大多数患者中心脏结构异常仍然持续存在。

（四）脆弱心功能老年患者术中预警监测及干预

老年患者合并高血压、冠状动脉粥样硬化性心脏病（冠心病）、心功能不全、心力衰竭、心律失常等疾病，导致左心室舒张功能障碍、收缩功能异常、心脏工作效率下降等状况，使患者对于围术期心动过速、低血压、容量过负荷等事件异常敏感，极易导致围术期严重心脑肾并发症，甚至心搏骤停。

早期预警监测指标如下。

（1）心电图监测：对于围术期监测心律失常、心肌缺血、房室传导阻滞等事件的诊断十分必要，对于怀疑心肌缺血患者，可采用 5 电极双导联系统，如Ⅱ $+V_5$ 导联，可发现 80% 以上标准 12 导联心电图检测的异常。对于术中易发生心肌损伤的患者，吸入低浓度麻醉药物，如七氟烷等，可以降低围术期心肌损伤的风险。

（2）HR 与心律监测：患者术中 HR 应维持在术前平静状态 HR，过慢 HR（< 40 次 / 分）与过快 HR（> 100 次 / 分）应进行及时病因分析和处理。持续性房颤患者术中出现快室律房颤的诱因可能为低血容量、镇痛不足、电解质紊乱、手术部位在心脏或邻近操作直接刺激心脏等。对于应激性的快室律房颤，首选药物应该是短效的 β 肾上腺素能受体拮抗剂，而不是洋地黄类的毛花苷 C，洋地黄类药物通过增加迷走神经张力间接减慢房室结传导，因此其对于静息状态下 HR 控制更有效。此外，如果患者 LVEF 正常，可考虑非二氢吡啶类的钙离子通道阻滞剂控制 HR，对于 LVEF 减低者，也可考虑静脉泵注胺碘酮降低 HR。

（3）血压监测：包括无创血压、有创动脉血压监测，围术期血压一般应维持在术前平静血压 +20%~-20% 内。在排除明确病因后，老年患者血压下降多与静脉容量血管张力的快速丧失有关，可以给予连续输注去氧肾上腺素、甲氧明或者去甲肾上腺素，推荐的常用浓度：去氧肾上腺素 0.5 ～ 5 μg/（kg·min）甲氧明 1.5 ～ 4.0 μg/（kg·min）或去甲肾上腺素 0.05 ～ 0.10 μg/（kg·min）。

（4）心脏前负荷监测：①压力指标。中心静脉压——反映右心室前负荷，肺动脉楔入压——反映左心室前负荷；②容量指标。每搏量变异度（stroke volume variation，SVV；＞ 13% 提示容量不足）、脉压变异度（pulse pressure variability，PPV；＞ 13% 提示容量不足）、脉搏波变异指数（pulse wave variability index，PVI）；③液体反应性指标。包括被动抬腿试验、液体冲击试验 [5 min 以上输注标准体重液体量 3 ml/kg，观察每搏量变化值（changes in stroke volume，ΔSV）的增加率是否超过 10%] 以及基于经食管超声心动图监测下心室充盈状态监测。由于患者心力衰竭，导致心室顺应性受损，采用压力反应容量的敏感性受到损害，因此采用基于容量监测的指标，但应注意 SVV、PPV、PVI 等指标适应证为机械通气条件（潮气量＞ 8ml/kg，呼吸频率＞ 8 次 / 分等），且不适用于房颤患者，液体反应性指标适用于非机械通气患者。

（5）心排血量（cardiac output，CO）以及每搏量（stroke volume，SV）监测。每搏量指数为反映心脏射血功能的金标准，正常值 25 ～ 45ml/（kg·m²），其异常与前负荷不足、心脏收缩舒张功能异常有关。通过容量指标监测可除外容量不足因素，心脏收缩舒张功能异常应进行病因以及病生理学分析，针对个体患者做针对性处理，特别是术前合并疾病对于术中诊断与鉴别诊断至关重要；微创以及无创心功能监测设备均可用于 SV 与 CO 监测。

（6）混合静脉血氧饱和度（mixed venous oxygen saturation，SmvO_2）以及上腔静脉血氧饱和度监测（superior vena venous oxygen saturation，ScvO_2）。SmvO_2 为标准全身氧供需平衡监测指标，正常值为 60% ～ 75%，低于 50% 严重预示患者的全身氧供需失衡，需要分析影响氧供（oxygen delivery，DO_2）与氧耗（oxygen consumption，VO_2）因素，加以处理，以避免因全身氧供需失衡导致代谢性酸中毒以及脏器衰竭发生；ScvO_2 可以替代 SmvO_2 反应全身氧供需平衡状态指标，正常值应大于 70%，如果低于 70% 应该进行病因学分析，以尽快逆转全身氧供需失衡。

（五）患者手术过程

入手术室建立心电、脉氧、无创和有创动脉血压、心排及每搏量监测，监测动脉血气及电解质情况。在超声引导下行术侧胸椎旁阻滞，静脉滴定依托咪酯、舒芬太尼、顺式阿曲库铵诱导，在可视喉镜引导下插入 7# 的气管导管，患者生命体征平稳，予丙泊酚、瑞芬太尼及七氟烷吸入维持麻醉。

外科医师摆侧卧位，消毒建立气腹手术开始后出现血压、心排血量的逐渐下降，此时麻醉医师如何诊治？

患者老年，由于自身心肺肾功能减退以及静脉血管张力在麻醉状态下的易丧失性，围术期容易因维持循环稳定而导致液体输注过量。同时，库欣综合征会造成机体出现水钠潴留，容量负荷加重。而患者合并心力衰竭、房颤本身对容量管理的要求较高，容量过负荷极易加重心力衰竭。因此术中密切关注患者的容量状态，维持最适前负荷是维持患者心血管稳定的关键。目前，可用的目标导向液体管理指标包括 SVV、PPV、PVI 以及液体冲击试验。

SVV、PPV、PVI 可要用于机械通气下目标导向液体管理，如果 SVV 或 PPV 大于 13%，即认为心脏前负荷不足，需要加快输液直至其 SVV 或 PPV 小于 13%，随后以小容量液体维持，直至再次出现 SVV 或 PPV 大于 13%，需要重新加快输液速度直至 SVV 或 PPV 小于 13%。但是 SVV、PPV、PVI 不适用于房颤患者，且不同体位、腹内压或胸膜腔内压增加等因素会影响诊断心脏前负荷不足的阈值，液体冲击试验可以很好反映该类患者该状态下的心脏前负荷。

液体冲击试验＋小容量液体持续输注可用于非机械通气患者的容量治疗，该方法是指在 5min 以上，给患者输注 3ml/kg（标准体重）[男性标准体重 = 身高（cm）— 105，女性 = 身高（cm）— 110]晶体液或者胶体液，观察 ΔSV 的增加率是否超过 10%，如果 ΔSV 超过 10% 视为液体冲击试验阳性，需要进行第 2 次液体冲击试验直至 ΔSV 小于 10%，维持期间给予小容量液体输注。

全身麻醉时预防性连续给予去氧肾上腺素 0.5 ～ 1.0 μg/（kg·min）、小剂量去甲肾上腺素 0.05 ～ 0.1 μg/（kg·min）或甲氧明 1.5 ～ 2.0 μg/（kg·min），可降低为了维持血流动力学平稳而对液体输注的过度依赖。

患者手术开始后出现心排、每搏量及血压的逐渐下降，考虑与气腹、容量不足有关，嘱外科医师下降气腹压力（10mmHg），液体冲击实验给予晶体液 200ml，并辅以小剂量去甲肾上腺素，血压及心排量回升，生命征平稳。

参考文献

［1］FLEISHER L A, FLEISCHMANN K E, AUERBACH A D, et al.2014 ACC /AHA guideline on perioperative cardiovascular evaluation and management of patients undergoing noncardiac surgery: a report of the American College of Cardiology /American Heart Association Task Force on practice guidelines[J].J Am Coll Cardiol, 2014, 64(22): e77–e137.

［2］KRISTENSEN S D, KNUUTI J, SARASTE A, et al.2014 ESC/ESA Guidelines on non–cardiac surgery: cardiovascular assessment and management: The Joint Task Force on non–cardiac surgery: cardiovascular assessment and management of the European Society of Cardiology (ESC)and the European Society of Anaesthesiology(ESA)[J].Eur Heart J, 2014, 35 (35): 2383–2431.

［3］KAZMERS A, CERQUEIRA M D, ZIERLER RE. Perioperative and late outcome in patients with left ventricular ejection fraction of 35% or less who require major vascular surgery[J].J Vasc Surg, 1988, 8(3): 307–315.

［4］DEVEREAUX P J, CHAN M T, ALONSO–COELLO P, et al.Association between postoperative troponin levels and 30–day mortality among patients undergoing non–cardiac surgery[J].JAMA, 2012, 307 (21): 2295– 2304.

［5］BICCARD B M, LURATI BUSE G A, Burkhart C, et al.The influence of clinical risk factors on pre–operative B–type natriuretic peptide risk stratification of vascular surgical patients[J].Anaesthesia, 2012, 67(1): 55–59.

［6］RAJAGOPALAN S, CROAL B L, REEVE J, et al.N–terminal pro–B–type natriuretic peptide is an independent predictor of all–cause mortality and MACE after major vascular surgery in medium–term follow–up[J].Eur J Vasc Endovasc Surg, 2011, 41(5): 657–662.

［7］GUAZZI M, ADAMS V, CONRAADS V, et al.EACPR/AHA Joint Scientific Statement.Clinical recommendations for cardio pulmonary exercise testing data assessment in specific patient populations[J]. Eur Heart J, 2012, 33(23): 2917–2927.

［8］MARIK P E, BARAM M, VAHID B. Does central venous pressure predict fluid responsiveness? A systematic review of the literature and the tale of seven mares[J].Chest, 2008, 134(1): 172–178.

［9］SHIPPY C R, APPEL P L, SHOEMAKER W C. Reliability of clinical monitoring to assess blood volume in critically ill patients[J]. Crit Care Med, 1984, 12(2): 107–112.

［10］Kumar A, Anel R, Bunnell E, et al.Pulmonary artery occlusion pressure and central venous pressure fail to predict ventricular filling volume, cardiac performance, or the response to volume infusion in normal subjects[J].Crit Care Med, 2004, 32(3): 691-699.

［11］MICHARD F, ALAYA S, ZARKA V, et al.Global end diastolic volume as an indicator of cardiac preload in patients with septic shock[J]. Chest, 2003, 124(5): 1900-1908.

［12］WIESENACK C, FIEGL C, KEYSER A, et al.Continuously assessed right ventricular end-diastolic volume as a marker of cardiac preload and fluid responsiveness in mechanically ventilated cardiac surgical patients[J].Crit Care, 2005, 9(3): R226-R33.

［13］MULLER L, LOUART G, Bengler C, et al.The intrathoracic blood volume index as an indicator of fluid responsiveness in critically ill patients with acute circulatory failure: a comparison with central venous pressure[J].Anesth Analg, 2008, 107(2): 607-13.

［14］MARIK PE, CAVALLAZZI R, VASU T, et al.Dynamic changes in arterial waveform derived variables and fluid responsiveness in mechanically ventilated patients: A systematic review of the literature[J].Crit Care Med, 2009, 37(9): 2642-2647.

［15］ZHANG Z, LU B, SHENG X, et al.Accuracy of stroke volume variation in predicting fluid responsiveness: a systematic review and meta-analysis[J]. J Anesth, 2011, 25(6): 904-916.

［16］SHEPHERD SJ, PEARSE RM.Role of central and mixed venous oxygen saturation measurement in perioperative care[J]. Anesthesiology, 2009, 111(3): 649-656.

［17］NGUYEN HB, RIVERS EP, BERNHARD P, et al.Early lactate clearance is associated with improved outcome in severe sepsis and septic shock[J]. Crit Care Med, 2004, 32(8): 1637-1642.

［18］KLEIGEL A, LOSERT H, STERZ F, et al.Serial lactate determinations for prediction of outcome after cardiac arrest[J].Medicine, 2004, 83(5): 274-279.

［19］DONNINO MW, MILLER J, GOYAL N, et al. Effective lactate clearance is associated with improved outcome in post-cardiac arrest patients[J]. Resuscitation, 2007, 75(2): 229-234.

［20］CAVALLARO F, SANDRONI C, MARANO C, et al.Diagnostic accuracy of passive leg raising for prediction of fluid responsiveness in adults:systematic review and mete-analysis of clinical studies[J]. Intensive Care Med, 2010, 36(9): 1475-1483.

［21］MAHJOUB Y, TOUZEAU J, AIRAPETIAN N, et al.The passive leg-raising maneuver cannot accurately predict fluid responsiveness in patients with intra-abdominal hypertension[J]. Crit Care Med, 2010, 38(9): 1824-1829.

［22］WALSH SR, TANG T, BASS S, et al.Doppler-guided intra-operative fluid management during major abdominal surgery: systematic review and meta-analysis[J]. Int J Clin Pract, 2008, 62(3): 466-470.

［23］ABBAS SM, HILL AG. Systematic review of the literature for the use of oesophageal Doppler monitor for fluid replacement in major abdominal surgery[J].Anaesthesia, 2008, 63(1): 44-51.

［24］LOPES MR, OLIVEIRA MA, Pereira VO, et al.Goal-directed fluid management based on pulse pressure variation monitoring during high-risk surgery: a pilot randomized controlled trial[J].Crit Care, 2007, 11(5): R100.

［25］BENES J, CHYTRA I, ALTMANN P, et al.Intraoperative fluid optimization using stroke volume variation in high risk surgical patients: results of prospective randomized study[J].Crit Care, 2010, 14(3): R118.

［26］FORGET P, LOIS F, DE KOCK M. Goal-directed fluid management based on the pulse oximeter-derived pleth ariability index reduces lactate levels and improves fluid management[J].Anesth Analg, 2010, 111(4): 910-914.

［27］BUETTNER M, SCHUMMER W, HUETTEMANN E, et al. Influence of systolic-pressure-variation-guided intraoperative fluid management on organ function and oxygen transport[J].Br J Anaesth, 2008, 101(2): 194-199.

［28］HARTEN J, CROZIER JE, MCCREATH B, et al.Effect of intraoperative fluid optimization on renal function in patients undergoing emergency abdominal surgery: a randomised controlled pilot study (ISRCTN 11799696) [J]. Int J Surg, 2008, 6(3): 197-204.

（撰稿：郑春英　审稿：龚灿生）

㉗　嗜铬细胞瘤合并高血压、脑出血患者行腹腔镜下右侧腹膜后肿物切除术

一、病历摘要

1. 基本信息

女，52 岁，身高 158cm，体重 55kg，BMI 22.03kg/m²。

2. 主诉

发现右腹膜后肿物 1 年余。

3. 既往史

（1）一年前因间歇性心悸、大汗、血压升高于我院就诊，查腹部 CT 发现右侧腹膜后占位，考虑异位嗜铬细胞瘤可能，收住我院泌尿外科，拟行右侧腹膜后肿物切除术，术前突发剧烈头痛后伴人事不省，急查头颅 CT 提示左侧基底节区出血，立即予行"左侧颅内血肿清除术"，术顺，术后转入 ICU，再此期间行气管切开术，术后恢复可，残留右侧肢体无力。

（2）发现高血压病 4 年。

4. 术前诊断

（1）右侧腹膜后肿物（异位嗜铬可能）。

（2）左侧基底节区出血术后。

（3）气管切开术后。

（4）高血压病 3 级（极高危）。

5. 拟行手术

腹腔镜下右侧腹膜后肿物切除术。

6. 辅助检查

（1）24h 动态心电图：①房性期前收缩，22 次 /24h；②心率波动：59 ～ 126 次 / 分。

（2）心脏彩超：①主动脉瓣反流 +；②左室舒张功能减退（EF 60%）。

（3）心脏 MRI：①心脏结构及功能大致正常。

（4）头颅 MRI：①左侧基底节区小灶亚急性出血；②左右基底节区出血后遗残腔。

（5）头颅 CT：双侧胚胎型大脑后动脉（发育变异）。

（6）腹部 CT：右侧腹膜后腹主动脉旁富血供占位（4.1cm×2.8cm×5.9cm），考虑异位嗜铬细胞瘤可能。

（7）血儿茶酚胺三项：①多巴胺 1 438pmo/L（高于参考值上限 7 倍）；②肾上腺素 1 186pmo/L（高于参考值上限 1.96 倍）；③去甲肾上腺素 179 966pmo/L（高于参考值上限 40 倍）。

（8）血浆甲氧基肾上腺素类物质：甲氧基去甲肾上腺素 5.61nmol/L（高于参考值上限 6 倍）。

（9）血常规：① HCT 30%；② Hb 108g/L。

（10）余生实验室检查未见明显异常。

7. 术前多学科会诊（心内、神内、神外、重症、麻醉）意见

（1）进行基因检测，排除 VNL、MEN2 等多发性内分泌腺瘤病。

（2）完善甲状腺彩超、甲状旁腺素、颈部 CT、头颅 MRI、SWI 等检查。

（3）视血压情况调整酚卞明用量（20mg q8h），比索洛尔加量（7.5mg bid），若鼻塞加用仙特明。

（4）术前充分扩容，备好 ICU 床位。

8. 术前准备情况

（1）酚妥拉明 10mg 静滴 qd，共 10d。

（2）氯化钠 1 000ml ＋万汶 500ml，共 10d。

（3）酚卞明：30mg bid；拜新同：30mg bid；比索洛尔：7.5mg bid。

（4）血压控制在（100 ～ 130）/（60 ～ 80）mmHg；心率 60 ～ 90 次 / 分。

9. 术前访视

（1）患者意识清楚，对答确切，右侧肢体无力，肌力 0 ～ 1 级。

（2）马氏分级 Ⅱ 级，甲颏距 > 6.5cm，张口度 > 3 横指，无义齿或牙齿松动。

（3）卧位血压 143/92mmHg；心率 71 次 / 分；坐位血压 132/90mmHg；心率 84 次 / 分。

10. 麻醉术前访视小结

ASA 分级 Ⅲ 级，心功能分级 Ⅱ 级。

二、围术期过程

患者入室后行心电监护、末梢氧饱和度、有创血压、唯截流心排量监测、脑氧饱和度监测，基本生命体征：血压 134/86mmHg；心率 82 次 / 分；脑氧饱和度 L：85，R：95；行右侧颈内静脉置管，同时使用 500ml 胶体扩容。为加强术中镇痛，减少手术应激带来的血流动力学波动，使用 0.2% 罗哌卡因行胸椎旁阻滞。

阻滞完成后使用丙泊酚 70mg、依托咪酯 10mg，舒芬太尼 25μg、罗库溴铵 50mg，辅以右美托咪定 50μg 快速静滴进行诱导，进行面罩通气时出现血压、心率升高：收缩压波动于 102 ～ 156mmHg；心率波动于 75 ～ 90 次 / 分。立即予以硝普钠 2ml/h（1mg/ml）泵注；追加丙泊酚 20mg；经上述处理后患者血压恢复为 120/75mmHg；心率恢复至 70 次 / 分，随后置入 7 号的普通导管。

随后手术开始，在探查肿物过程中，血压由 101/70mmHg 升至 158/85mmHg；HR 由 46 次 / 分升至 110 次 / 分。立即将硝普钠调整至 1 ～ 3ml/h 泵注，辅以艾司洛尔间断推注。经上述处理后，血压未再升高，波动于（120 ～ 140）/（70 ～ 80）mmHg，艾司洛尔共给予 250mg，心率未见明显下降，波动于 98 ～ 120 次 / 分。

在肿物切除时，患者血压下降至 90/50mmHg，心率下降至 60 次 / 分，予以去甲肾上腺素 4 ～ 6ml/h（2mg/50ml），在去甲肾上腺素的辅助下，血压稳定于 100 ～ 120/50 ～ 70mmHg 至手术结束。

手术结束后该患者顺利拔除气管导管，未用使用血管活性药物，血压维持在 120/65mmHg，心率 75 次 / 分，随后转入外科 ICU。术后第 2 天转入普通病房。

三、关键节点的临床思维和临床决策

（一）嗜铬细胞瘤定义

2004 年，世界卫生组织将嗜铬细胞瘤定义为起源于肾上腺髓质产生儿茶酚胺的嗜铬细胞肿瘤，肾上腺外沿交感及副交感神经节分布的嗜铬组织肿瘤则定义为副神经节瘤。嗜铬细胞广泛散布在肾上腺髓质、交感神经节和副神经节，在腹主动脉旁、肠系膜下动脉根部的副神经节形成所谓的 Zuckerkandl 体，成年后逐渐萎缩。故嗜铬细胞瘤可发生在肾上腺内，又可发生在神经节丰富的部位，异位肿瘤最常见于肾及肾上腺周围、腹主动脉旁、输尿管末端、膀胱壁、胸腔、心肌、颈动脉体及颅脑等处。随

着近年来诊断技术的提高，异位嗜铬细胞瘤在临床上的发生率有升高的趋势。国外总结近期文献报道异位嗜铬细胞瘤占嗜铬细胞瘤总数的 10% ～ 29%。

手术切除肿瘤目前是治疗嗜铬细胞瘤的一线方案，但嗜铬细胞瘤患者易出现围术期血流动力学不稳定，甚至发生高血压危象、恶性心律失常、多器官衰竭等致死性并发症，故麻醉风险较高。因此，多学科协作、科学合理的围术期管理是降低围术期病死率、降低并发症发生率、改善临床预后的重要保障，也是加速康复外科（enhanced recovery after surgery，ERAS）策略的要求。

（二）嗜铬细胞瘤患者术前需要关注的检查结果

1. 实验室检查

（1）常规检查：血细胞比容（hemotocrit，Hct）和红细胞沉降速率有助于评估血液浓缩情况，反映血管内容量；血糖和糖耐量检测可反映糖代谢情况。

（2）儿茶酚胺相关检查：首选 24h 尿甲氧基肾上腺素类物质（metanephrines，MNs）或血浆游离 MNs 测定，MNs 为儿茶酚胺在肿瘤中的代谢产物；其次为血或尿儿茶酚胺测定，其相关检查有助于明确肿瘤分泌儿茶酚胺的类型，对后续儿茶酚胺补充治疗有重要指导意义。

2. 影像学检查

（1）胸腹腔和盆腔 CT 或 MRI 有助于评估肿瘤大小、是否浸润，及其与周围结构关系。

（2）123 碘 - 间碘苄胍（^{123}I-metaiodobenzylguanidine，^{123}I-MIBG）显像可用于评估恶性可能性大的肿瘤，并有助于发现肾上腺外、多发或复发肿瘤。

（3）18 氟脱氧葡萄糖正电子发射计算机断层扫（^{18}F-fluorodeoxyglucose-positron emission tomography/computed tomography，^{18}F-FDG-PET/CT）有助于发现转移性肿瘤。

（4）生长抑素受体显像可作为转移灶的筛查。

3. 其他特殊检查

（1）疑似儿茶酚胺心肌病患者需完善超声心动图、血浆脑钠尿肽（brain natriuretic peptide，BNP）及肌钙蛋白测定。

（2）疑似多发性内分泌腺瘤病（multiple endocrine neoplasia, MEN）2 型的患者需完善甲状腺、甲状旁腺超声，以及相关甲状腺功能、甲状旁腺素、降钙素、血钙的测定，并关注可能存在的皮肤、角膜病变。

（三）评估嗜铬细胞瘤患者术前准备

（1）血压和心率达标，有直立性低血压；一般认为，坐位血压应低于 120/80 mmHg，立位收缩压高于 90mmHg；坐位心率为 60 ～ 70 次 / 分，立位心率为 70 ～ 80 次 / 分；可根据患者的年龄及合并的基础疾病做出适当调整。

（2）术前 1 周心电图无 ST-T 段改变，室性期前收缩每 5 分钟 < 1 次。

（3）血管扩张，血容量恢复：红细胞比容降低，体重增加，肢端皮肤温暖，出汗减少，有鼻塞症状，微循环改善。

（4）高代谢症群及糖代谢异常得到改善。

经过详细的术前评估，该患者术前准备较完善，达到了进行手术治疗的标准。

（四）该患者使用脑氧饱和度监测的原因

脑灌注在 60 ～ 150mmHg 变化时，脑通过调节脑小动脉血管的口径使脑血管阻力发生相应变化，从而使脑血流量维持恒定。当血压或脑灌注压（CPP）偏离平台范围时，脑血管反应性调节能力逐渐减弱，直至完全丧失，导致脑血流量随血压变化而被动变化，在这种情况下缺乏有效的监测手段，使得临床医师对此种变化并不知情，仍将血压维持在原平台范围，会影响脑血流。

而嗜铬细胞瘤术中，血流动力学波动巨大。该患者术前头颅 CT 提示双侧大脑后动脉发育变异，术中接触肿物时，如果血压急剧升高可导致脑组织灌注增多，可导致高血压脑出血再次发生。患者术前头颅 MRI 提示：左右基底节区出血后遗残腔。受损脑组织对缺血缺氧的耐受性下降，所以也需要警惕肿物切除后严重低血压导致的低灌注，加重脑功能损害。所以为了降低该患者术中神经系统并发症，维持手术中患者适宜的脑灌注是麻醉管理核心任务之一。

局部脑氧饱和度（rSO_2）监测主要采用近红外线光谱（near-infrared spectroscopy，NIRS）技术。数值代表测定 3 个隔室加权后脑组织氧饱和度，正常范围是 60% ～ 75%，结果解读时常以绝对 $rScO_2$ 值 ≤ 50% 或从基线下降 ≥ 20% 作为启动改善脑氧合的触发点，可间接反映脑血流量，实现脑血流量（CBF）的连续、无创监测。其影响因素包括生理变量如动脉血氧饱和度、血压、红细胞比容等，以及病理变量如颅内血肿、脑水肿或蛛网膜下腔出血（SAH）等。所以我们采用 NIRS 监测，持续监测脑血流量的变化，从而帮助我们识别脑灌注过多及灌注不足情况的发生。

（五）该患者麻醉管理的重点

当脑出血或卒中等病理状态下，脑血管自动调节功能的完整性受到影响，导致脑缺血或过度充血。损害性脑灌注伴随的细胞氧供不足和代谢障碍，是导致中枢神经疾病恶化的重要病理生理因素。因此脑出血及卒中后，应予以严密神经监测及治疗，防止继发性缺血性损害。嗜铬细胞瘤手术伴随着血流动力学剧烈波动的风险，而该患者脆弱的脑功能术中又需要平稳的脑灌注，所以在手术过程中减小血流动力学波动，维持适宜的脑灌注是麻醉管理核心任务。所以需要清楚知道嗜铬细胞瘤术中血压波动的特点，及时采取应对措施，减少血流动力学波动，维持脑灌注压的平衡。

嗜铬细胞瘤切除术手术依据是否结扎嗜铬细胞瘤静脉可分为两个阶段，夹闭流出静脉前为第一阶段，夹闭流出静脉后为第二阶段。两个阶段对应的病理生理学变化及血流动力学改变均有不同。

结扎嗜铬细胞瘤静脉前：气管插管、建立气腹、麻醉深度不足时的疼痛刺激以及探查及分离肿瘤的直接刺激，都会导致儿茶酚胺释放入血，可能引起高血压危象、脑出血、快速心律失常、心肌缺血、急性心衰竭等并发症。因此，在麻醉诱导时，需达到足够的镇静镇痛深度再进行气管插管，以避免相对镇痛不足时气管插管刺激导致的大量儿茶酚胺入血。同时，需注意避免应用刺激儿茶酚胺分泌的药物。

嗜铬细胞瘤手术期间儿茶酚胺一过性释放导致的高血压及心律失常多持续时间较短，发生时首选作用时间较短的药物进行治疗。在发生严重高血压及心律失常时，可能需暂停手术，待血流动力学平稳后再继续操作。对于一过性高血压常应用静脉给予硝普钠、酚妥拉明、尼卡地平控制，其中硝普钠扩血管起效时间短，且持续时间短，因此优先选择静脉泵注硝普钠控制术中高血压，并辅以单次推注硝普钠、酚妥拉明、瑞芬太尼。也可以应用硫酸镁、氯维地平控制血压。而对于一过性快速心律失常，房性心律失常首选艾司洛尔，室性心律失常首选利多卡因进行治疗。硫酸镁也是有效的抗心律失常药物。

结扎嗜铬细胞瘤静脉后：结扎嗜铬细胞瘤静脉后，患者内源性儿茶酚胺分泌量突然下降，加之循环系统中存在的 α 肾上腺素能受体阻滞剂、循环系统阻力降低、相对循环血量不足、手术出血等，会出现严重低血压。结扎嗜铬细胞瘤静脉后，需立刻停用所有扩血管药物，并积极输注静脉液体。对于较严重低血压，可选择去甲肾上腺素、肾上腺素静脉持续输注。对于以上方法均效果不佳者，可静脉持续输注加压素。若常规扩容仍然持续存在低血压，尤其是在切除双侧肾上腺的患者中，需考虑肾上腺相对功能不足，并进行血管活性药及激素替代治疗。同时，结扎肿瘤静脉后需常规监测患者血糖水平，出现低血糖时及时补充葡萄糖。

参考文献

［1］ PACAK K, EISENHOFER G, AHLMAN H, et al. Pheochmm0cvtoma:Recommendations for clinical practice from the First International Symposium.October 2005[J]. Nat Clin Pract Endocrinol Metab, 2007, 3: 92. 102.

［2］ 汤坤龙，林毅，李黎明 . 异位嗜铬细胞瘤的诊断与治疗 [J]. 中华内分泌外科杂志，2011（03）：191-193.

［3］MADANI R, A1-HASHNFIM, BLISS R, et al. Ectupic pheochromocytoma: does the rule of tens apply[J] World J Surg,2007, 31(4): 849-854.

［4］SIBAL L, JOVANOVIE A, AGARWAL SC, et al.Phaeochromocytomas Presenting as acute crises after beta blockade therapy[J]. Clin Endoerinol(Oxt), 2006, 65: 186-190.

［5］PLOUIN PF, DEGOULET P, Tμ GAYE 6A, et al. Screening for phaeochromocytoma: In which hypertensive patients? A semiological study of 2585 patients,including 11 with phaeochromocytoma(authors trans1)[J]. Nouv Presse Med, 1981, 10: 869-872

［6］NARANJO J, DODD S, MARTIN YN. Perioperative management of pheochromocytoma[J]. J Cardiothorac Vasc Anesth, 2017, 31(4): 1427-1439.

［7］WEINGARTEN TN, CATA JP, O' HARA JF, et al. Comparison of two preoperative medical management strategies for laparoscopic resection of pheochromocytoma[J].Urology, 2010, 76(2): 508.

［8］TSIRLIN A, OO Y, SHARMA R, et al. Pheochromocytoma: a review[J]. Maturitas, 2014, 77(3): 229-238.

［9］ERDOGAN MA, UCAR M, OZKAN AS, et al. Perioperative management of severe hypertension during laparoscopic surgery for pheochromocytoma[J]. Turk J Anaesthesiol Reanim, 2016, 44(1): 47-49.

［10］BETTESWORTH JG, MARTIN DP, TOBIAS JD. Intraoperative use of clevidipine in a patient with von hippel-lindau disease with associated pheochromocytoma[J]. J Cardiothorac Vasc Anesth, 2013, 27(4): 749-751.

［11］HOUSTON M. The role of magnesium in hypertension and cardiovascular disease[J]. J Clin Hypertens (Greenwich), 2011, 13(11): 843-847.

［12］HODIN R, LUBITZ C, PHITAYAKORN R, et al. Diagnosis and management of pheochromocytoma[J]. Curr Probl Surg, 2014, 51(4): 151-187.

（撰稿：郑春英　审稿：龚灿生）

28　冠脉搭桥术后再梗患者行腹腔镜下乙状结肠根治性切除术

一、病历摘要

1. 基本信息

男，67 岁，身高 167cm，体重 70kg，BMI 25.1kg/m^2。

2. 主诉

反复血便 5 月。

3. 既往史

（1）6 月前因"冠心病"行"冠脉搭桥术"，术前冠脉造影：①冠状动脉发育及分布呈右优势型。②左主干未见明显狭窄；前降支近段远端狭窄 60%～70%，前降支中段开口狭窄 90%，前降支中段远端狭窄 40%～60%，第二对角支近端狭窄 40%～50%；回旋支近段中段至远端狭窄 40%～70%，回旋支远段近端狭窄 80%～90%，其余部分及分支未见明显狭窄。③右冠状动脉近段开口狭窄 100%，其余部分及分支未见明显狭窄。④侧支循环：左回旋支至右冠。术中于左前降支、回旋支及右冠行三只冠脉搭桥术。术后规律服用阿司匹林，替格瑞洛，他汀片。

（2）否认高血压、糖尿病、哮喘病史。

4. 术前诊断

（1）乙状结肠癌。

（2）冠心病。

5. 拟行手术

腹腔镜下乙状结肠根治性切除术。

6. 辅助检查

（1）心电图：①窦性心律；②ST段压低（Ⅱ、aVF、$V_5 \sim V_6$）。

（2）心脏彩超：①CABG术后，左室后壁运动稍减弱；②左房增大，二尖瓣反流 + ~ ++。

（3）冠脉造影：①冠脉三支病变（前降支中段开口狭窄90%，回旋支远段近端狭窄80% ~ 90%，右冠脉开口处狭窄100%）；②侧支循环形成：左回旋支至右冠状动脉；③升主动脉两支前壁静脉桥起始处闭塞；④乳内动脉至前降支桥血管未见明显狭窄。余未见明显异常。

7. 体格检查

张口度＞3横指，甲颏距离＞6.5cm，头颈活动度正常，Mallampati分级Ⅱ级，颞下颌关节活动度正常，无打鼾及憋醒病史，预计无气管插管及面罩通气困难。

8. 心功能评估

自诉手术后胸痛症状有缓解，但仍有持续性的胸闷，偶感胸痛，生活自理，可做一些轻体力活。

9. 麻醉术前访视小结

ASA分级Ⅲ级，心功能分级Ⅱ级。

二、问题

（一）患者此时进行手术的时机

右冠状动脉血液供应右房、房间隔、右室和室间隔后1/3的血液运行，也供应窦房结、房室结、希氏束的部分血液，右冠状动脉阻塞时可引起：病窦综合征、房性心律失常和Ⅲ度房室传导阻滞。左冠状动脉血液供应前降支的分支即左室前壁、右束支、左前半束以及室间隔前2/3的血运，回旋支即左室侧壁血运、窦房结和房室结的部分血运。左冠状动脉阻塞可引起：前壁及前间壁的心肌梗死，后壁部分及侧壁心肌梗死。该患者冠脉搭桥后，有两支桥接的血管闭塞，但却无心律失常和心肌梗死的表现，考虑与其侧支循环的形成有关。根据ACA/AHA发布的心脏病患者行非心脏手术围术期心血管评估指南（见图28-1），该患者合并有两条的中危因素（轻度心绞痛、心肌梗死病史），体能良好，进行的是中危的手术，综合评估后，该患者此时可进行手术。

（二）麻醉方式

麻醉方法的选择主要取决于手术要求。对于腹部手术的缺血性心脏病患者，建议采用椎管内麻醉技术联合或替代全身麻醉，以便为患者提供术后镇痛。采用椎管内麻醉和其他区域麻醉技术联合或替代全身麻醉，可以通过改善术后镇痛和阻断心脏交感神经纤维以减轻应激诱发的心率增快。考虑到硬膜外血肿的风险，不建议给目前接受抗凝药物或抗血小板治疗（除外单独使用阿司匹林）的患者进行椎管内穿刺或置管。对于留置硬膜外导管的患者，在穿刺或置管至少1h后术中可以使用普通肝素。应在患者凝血功能恢复数小时后拔除硬膜外置管。患者所行手术为腹腔镜下乙状结肠根治性切除术，手术时间长，且需要建立气腹，全身麻醉易于对呼吸循环进行管理。由于患者长期口服抗凝及抗血小板药物，术后也需要早期恢复抗凝抗血小板治疗，增加椎管内穿刺出血的风险，综合上述利弊，该患者选择单纯的全身麻醉。

（三）术前准备

（1）建立完善的监测包括心电图、脉搏血氧饱和度（SpO_2）、有创动脉血压、中心静脉监测、唯捷流监测心排血量、尿量、血气分析、体温及呼气末二氧化碳。

（2）术前合并心律失常，麻醉前行血气分析，保证血钾、血镁及血钙正常范围。

（3）药品的准备：包括去甲肾上腺素、去氧肾上腺素/甲氧明、山莨菪碱、氯化钙、多巴胺、艾司洛尔、尼卡地平、硝酸甘油等。

（4）预计麻醉诱导及术中风险较高者，可酌情预先经股动脉置入IABP鞘管，以备紧急IABP的应用。

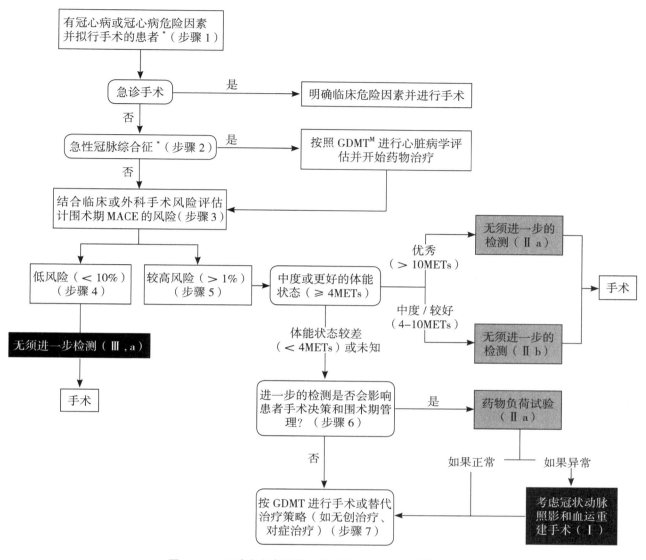

图 28-1 心脏病患者行非心脏手术围术期心血管评估指南

（四）围术期麻醉管理要点

围术期管理原则：维持心肌氧供需平衡，避免加重心肌缺血。麻醉诱导：选择对循环抑制较轻的药物，采用缓慢诱导的方式，如小剂量咪达唑仑（2mg）、依托咪酯使患者入睡，之后给予中短效药物（阿曲库铵或罗库溴铵）及阿片类药物（芬太尼或舒芬太尼）。插管前可予气管内或静脉给予利多卡因（约 1mg/kg）的方法来降低喉镜和气管内插管造成的刺激，也可适当应用 β 受体阻滞剂降低插管反应，避免长时间喉镜操作。若血压有下降趋势，可给予小剂量去甲肾上腺素或去氧肾上腺素等，保证下降不超过基础值 20%。

术中管理：

（1）维持血压在基础值 ±20% 范围内，或维持平均动脉压（MAP）75 ～ 95 mmHg。

（2）该患者无瓣膜关闭不全，保持心率（HR）在较低及正常范围内（50 ～ 80 次 / 分）。

（3）在唯捷流指导下行目标导向的液体治疗，保证正常灌注的基础上防止液体负荷过重。及时补充血液制品，保证 Hb 含量 ≥ 100g/L 以维持心肌氧供。

（4）保证完善的镇痛。

（5）采取体温保护措施，如充气加温或温毯等维持患者体温正常。

（6）全麻患者维持正常呼气末二氧化碳（$ETCO_2$），防止过度通气及二氧化碳（CO_2）蓄积，维持血钾、血镁、血钙在正常范围，防止低镁导致冠脉痉挛。

（五）术中如果出现低血压，如何选择血管活性药物

当患者出现低血压、心率偏快时，静脉给予纯 α_1 受体兴奋剂去氧肾上腺素或甲氧明，若出现血压低并且心率无增快甚至偏低的情况，则选择去甲肾上腺素，若存在低心排，可选择正性肌力药多巴胺、肾上腺素，可与去甲肾上腺素联合使用，术中 ECG 出现特征性的 ST 压低，并且无低血压状态，可使用硝酸甘油或钙通道阻滞剂。

（六）处理出现的急性心肌梗死

术中 ECG 出现 ST 段压低或抬高超过 1mm，T 波倒置和 R 波变化，TEE 发现新发的局部室壁运动异常均提示心肌缺血。

紧急处理包括：

（1）存在低血压首先提升灌注压，必要时泵注升压药去甲肾上腺素和（或）去氧肾上腺素、甲氧明。

（2）若有 HR 增快，酌情采用 β 受体阻滞剂减慢 HR。

（3）采用钙通道阻滞剂或硝酸甘油缓解冠脉痉挛。

（4）急查电解质排除低钾低镁并即刻纠正至正常高限水平。

（5）若对血管活性药反应欠佳，建议紧急经股动脉建立 IABP 辅助治疗。注意 IABP 禁忌证，如主动脉瓣膜关闭不全、主动脉窦瘤及主动脉夹层、下肢缺血改变等。

（七）术后管理注意事项

（1）术后持续监测，防止低血压。

（2）镇痛要完善，提倡多模式镇痛。如硬膜外镇痛、神经阻滞、伤口局麻药浸润等，同时静脉或口服使用镇痛药辅助，慎用或禁用非甾体抗炎药。

（3）术前进行抗栓桥接的患者，术后尽可能在 24～72h（最好 48h 内）恢复双抗治疗。采用低分子肝素桥接者，术后继续低分子肝素治疗，术后 24～72h 无活动性出血时，尽早恢复 DAPT，停用肝素。

（4）术后 48～72h 内每天测定肌钙蛋白数值。65 岁以上患者建议测定 BNP 及 NT-pro BNP。必要时进行床旁心脏超声检查。

（5）术后尽早恢复术前相关心血管用药。

三、麻醉过程

患者入室，监测无创血压、脉搏氧饱和度、心电图，予颈内静脉穿刺、动脉穿刺置管及监护，唯捷流的监测，并滴注右美托咪定 50μg。生命体征平稳（见图 28-2、图 28-3）。

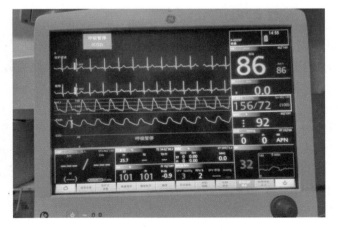

图 28-2　监护仪监测

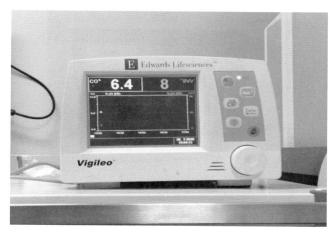

图 28-3　唯捷流监测

　　麻醉诱导：地塞米松 5mg、舒芬太尼 25μg、依托咪酯 80mg、罗库溴铵 50mg 后行气管插管机械通气。生命体征平稳（见图 28-4、图 28-5、图 28-6）。

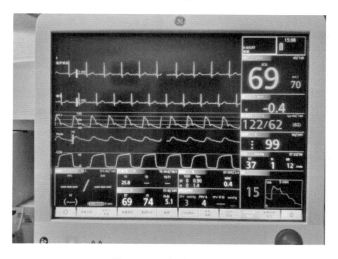

图 28-4　监护仪监测

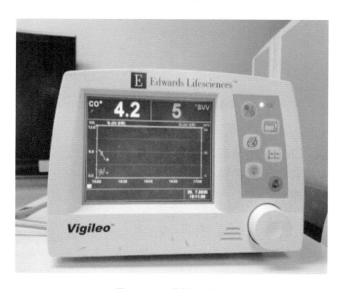

图 28-5　唯捷流监测

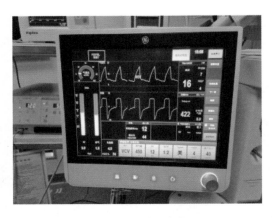

图 28-6　呼吸参数

麻醉维持：七氟烷 2%，瑞芬 0.15μg/（kg·min），顺式阿曲库铵 2μg/（kg·min）。术中生命体征平稳（见图 28-7）。

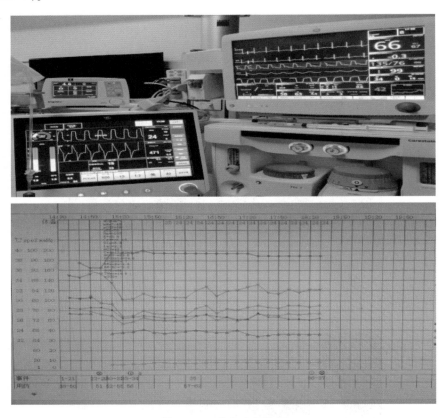

图 28-7　术中生命体征

手术历时 3h，术后带管入 ICU，生命征均较平稳。

术后第 1 天，神志清醒拔管，无诉明显不适。

术后第 2 天转普通病房观察。

术后第 7 天顺利出院。

参考文献

［1］赵丽云，徐铭军，朱斌，等．心脏病患者非心脏手术围麻醉期中国专家临床管理共识（2020）[J].

麻醉安全与质控，2021，5（02）：63-77.

[2] CAO D, CHANDIRAMANI R, CAPODANNO D, et al. Non-cardiac surgery in patients with coronary artery disease: risk evaluation and periprocedural management[J]. Nat Rev Cardiol, 2021, 18(1): 37-57.

（撰稿：林　莹　审稿：戴东升）

㉙　扩张型心肌病患者行腔镜下远端胃大部切除术

一、病历摘要

1. 基本信息

男，76 岁，身高 174cm，体重 55.5kg，BMI 18.33 kg/m^2。

2. 主诉

反复中上腹闷痛不适。

3. 既往史

（1）2 周前因"胸闷"就诊我院诊断"①扩张型心肌病；②慢性心力衰竭；③频发房性期前收缩、频发室性期前收缩"，给予"倍他乐克、地高辛、螺内酯"等药物治疗后好转。

（2）否认高血压、糖尿病、脑血管疾病史，否认手术、外伤史，否认输血史，无食物或药物过敏史。

4. 术前诊断

（1）胃窦腺癌。

（2）扩张型心肌病。

（3）慢性心力衰竭。

（4）心律失常：频发房性期前收缩、频发室性期前收缩。

5. 拟行手术

腹腔镜下胃大部分切除术。

6. 术前辅助检查

（1）心电图：窦性心律不齐；频发房性期前收缩；ST 段压低，T 波低平、倒置（Ⅰ、aVL、Ⅱ、Ⅲ、aVF、V$_4$～V$_6$）。

（2）Holter：窦性心律不齐，平均心率 67 次 / 分，最慢心率 54 次 / 分，最快 92 次 / 分，频发房性期前收缩，频发室性期前收缩。

（3）心脏彩超：室壁运动普遍减弱，左室射血分数降低，EF 47%；左房、左室扩大伴二尖瓣反流 ++；主动脉增宽伴主动脉瓣反流 ++；左室舒张功能减退。

（4）冠脉 CTA：冠脉呈右优势型，前降支中段部分心肌桥，前降支、右冠状动脉粥样硬化改变，管腔轻度狭窄，心脏各房室增大。

（5）BNP：370.5pg/ml，肌钙蛋白＜ 0.006ng/ml，Hb 92g/L。

（6）肝、肾功能正常，凝血功能无明显异常。

二、问题

（一）扩张型心肌病的流行病学

扩张型心肌病（dilated cardiomyopathy，DCM）是一种以进行性左心室或者双心室扩大、心肌收缩功能障碍为主要特征的原发性心肌疾病。临床表现为进行性心力衰竭、致死性心律失常以及猝死。流调表明：扩张型心肌病在普通人群中的发病率约为 4%。扩张型心肌病的病因尚不明确，研究表明可能和遗传因素以及病毒感染有关。

（二）扩张型心肌病的临床表现

扩张型心肌病早期无任何症状，患者常以充血性心力衰竭为首发症状就诊，表现为呼吸困难、活动耐力减低。当右室功能减低时，可出现颈静脉怒张、肝大、腹水、四肢水肿等右心衰竭症状。由于心肌纤维化与心肌收缩功能障碍，容易形成附壁血栓以及恶性心律失常，导致 DCM 患者可能出现晕厥、栓塞、猝死等严重的不良事件。

（三）扩张型心肌病的诊断标准

临床常用的扩张型心肌病的诊断标准如下：

（1）心脏扩大，心室收缩功能减弱，可伴有充血性心力衰竭或心律失常。

（2）X 线检查心胸比大于 0.5，超声心动图显示全心扩大，左心室舒张期末内径（LVEDd）> 5.0cm（女性）和 > 5.5cm（男性）；LVEF < 45% 和（或）左心室缩短速率（FS）< 25%。

（3）心室收缩功能减弱，心室壁运动弥漫性减弱，射血分数小于正常值。

（4）排除引起心肌损害的其他疾病，如高血压、冠心病、心脏瓣膜病、先天性心脏病、酒精性心肌病、心动过速性心肌病、心包疾病、系统性疾病、肺心病和神经肌肉性疾病等。

（四）扩张型心肌病的术前评估要点

对于接受非心脏手术的 DCM 患者，术前应重点评估以下方面：

（1）心功能：通过心电图检测心律失常并评估心源性猝死（sudden cardiac death，SCD）的风险，左束支阻滞和 QRS 持续时间延长（> 120 ms）是心力衰竭患者病死率和 SCD 增加的独立预测因素；通过超声心动图评估心室功能和瓣膜功能；心肌酶学检查心肌损伤；负荷运动试验评估心功能储备；常用 NYHA 心功能分级量表评估、运动代谢当量评估、Goldman 心脏风险指数评估等。

（2）术前用药：扩张型心肌病合并心力衰竭患者多伴有用药史。β 受体阻滞剂、地高辛需要持续服用至术晨。利尿药应在手术当天停用。若使用 ACE 抑制药预防心力衰竭患者的心室重塑，停用 1d 无显著影响；若使用 ACE 抑制药治疗高血压，手术前 1d 或者当天停用存在高血压风险。

（3）凝血功能评估：服用抗凝抗血小板药物需注意停药时间并使用低分子肝素进行桥接治疗。

（4）其他方面评估：水、电解质、肾功能、肝功能情况。

（五）扩张型心肌病患者术中管理原则

DCM 的麻醉原则包括：①维持心肌收缩力，避免使用降低心肌收缩力的药物；②维持正常舒张压以保证冠状动脉灌注；③维持前负荷，避免增加后负荷；④警惕并纠正心律失常，预防血栓事件。

（1）麻醉药物及方式选择：全身麻醉应选择对心功能以及血流动力学影响小的麻醉药物，如依托咪酯、咪达唑仑等。麻醉诱导应从小剂量开始，根据患者意识水平逐渐增加用药剂量。此外，联合应用椎管内麻醉可减少后负荷，有助于维持左心室射血，同时提供有效的术后镇痛。

（2）心律监测：在术中应密切监测心律，及时发现并纠正心律失常。若突发频繁的室性心动过速可选用利多卡因、胺碘酮等药物治疗，必要时需要进行电复律／电除颤治疗。

（3）血流动力学监测：采用有创动脉测压，并应用唯捷流循环监测系统，密切监测心功能与血流动力学。若发生低血压，首选药物是多巴胺和多巴酚丁胺，通过增加心肌收缩力和提高心率两种途径增加心排量从而达到维持循环稳定的目的，对低心排状态有效，而且小剂量时对体循环血管阻力不会产生明显影响。麻黄素、去氧肾上腺素可导致体循环阻力升高，加重心脏后负荷，不利于 DCM 患者，应尽量避免使用。此外，硝普钠等降低左心室后负荷的药物能够增加心排血量，维持循环稳定。

（4）通气管理：采用小潮气量（6 ～ 8 ml/kg），提高通气频率策略，避免大潮气量导致的心脏充盈不全；适当应用呼气末正压可改善充盈压升高 DCM 患者的心输出量。

（5）术后疼痛管理：应制定完善的术后镇痛方案，避免应术后疼痛引起交感兴奋，导致 SVR 和 HR 升高，对心脏造成额外负担。

（六）扩张型心肌病患者术中前后负荷的维持

扩张型心肌病患者维持适当的前后负荷是此类患者麻醉管理的重点和难点

（1）术前准备：适当补充液体扩容；可先期应用微量泵输注多巴胺，进行循环支持，以缩短诱导后低血压时间。

（2）诱导阶段：使用循环抑制效应小的麻醉药物平稳诱导，避免血压剧烈波动，保证心肌灌注。

（3）术中液体管理：采取液体精细管理原则，维持出入量平衡，原则上每输入 1000ml 液体可给予呋塞米 5mg，通过观察尿量判断循环充盈程度，减轻心脏前负荷；若手术时间长，失血量较多，应注意补充液体，电解质，并积极输血，以保证心肌灌注和心肌细胞电稳定性，预防心律失常。

（4）用药原则：扩张型心肌病患者心肌收缩力下降，故血管活性药物首选 β‐受体激动剂，例如多巴酚丁胺；对于心动过缓的患者给予阿托品应精细控制剂量，切忌将心率提高过快，而增加心肌耗氧量。

（5）气道管理：维持气道通畅，监控呼气末二氧化碳浓度。由于扩张型心肌病患者心功能较差，对高碳酸血症多不耐受，故应保证通气功能正常，避免二氧化碳潴留。

三、围术期过程

8：20，入手术室，常规监测示：BP 158/82mmHg，P 82 次 / 分，R 15 次 / 分，SpO_2 98%。（见图 29-1）

8：30，建立深静脉、唯捷流监测。（见图 29-2）

8：50，简历动脉监测，查血气分析，结果如表 29-1 所示：

pH	pCO_2	pO_2	Ca^+	K^+	Ca^{2+}	Glu	Lac	Hct	HCO_3^-	TCO_2	Beecf	BE（B）	SO_2c	THbc
7.49	35	96	31	4.6	1.10	5.5	3.2	30%	26.7	27.8	3.4	3.4	98	10.8

表 29-1　血气分析

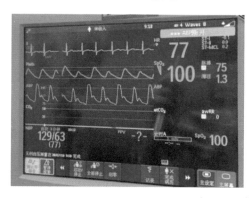

图 29-1　监护仪监测

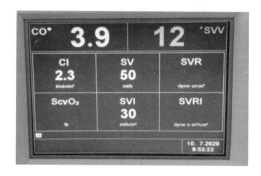

图 29-2　唯捷流监测

9：10，麻醉诱导：依托咪酯 10mg，舒芬太尼 20μg，顺式阿曲库铵 20mg，静脉给药快速诱导后插管。

麻醉维持：七氟烷吸入复合瑞芬太尼静脉给药维持麻醉深度，顺式阿曲库铵泵注维持肌松，去甲肾上腺素及异丙肾上腺素持续输注维持血流动力学稳定。术中维持如图 29-3、图 29-4、图 29-5 所示。

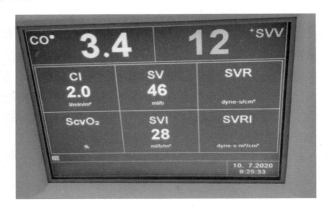

图 29-3　监护仪监测

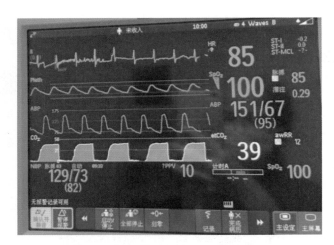

图 29-4　唯捷流监测

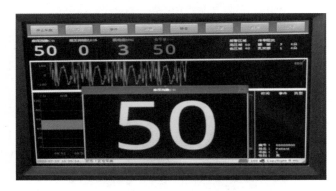

图 29-5　麻醉深度监测

11：55，手术结束，手术总历时 3.5 h，出入量：总入量 2 350 ml（晶体 500 ml、佳乐施 500 ml、去白细胞悬浮红细胞 750 ml、新鲜冰冻血浆 600 ml），失血量：300 ml；尿量：500 ml。手术结束前半小时给予氟比洛芬酯 100 mg 进行疼痛管理，托烷司琼 5 mg 预防恶心、呕吐。

12：10，患者意识恢复，自主呼吸恢复，拔除气管导管，送重症监护室观察。

术后镇痛 PCIA：氟比洛芬酯 200 mg ＋地塞米松 10 mg ＋托烷司琼 10 mg ＋生理盐水至 100ml，泵速 2ml/h，锁定时间 15min，PCA 2ml。术中生命体征变化如图 29-6 所示。

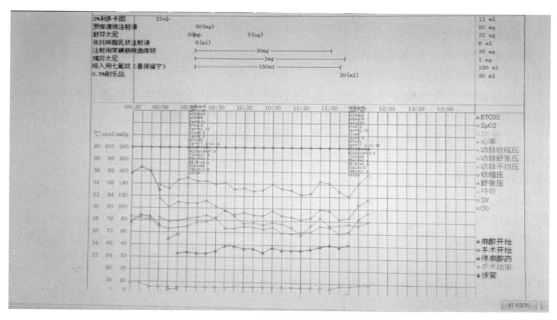

图 29-6 麻醉记录单

术后随访：

术后第 1 天：患者自诉无心前区不适，BP 139/68mmHg，HR 74 次 / 分，SpO_2 95%，肌钙蛋白、BNP 正常。

术后第 2 天：患者自诉心前区不适，BP 125/60mmHg，HR 68 次 / 分，SpO_2 98%。

术后第 3 天：返回普通病房继续治疗。

术后第 9 天：出院。

参考文献

［1］JAPP A G, GULATI A, COOK S A, et al. The Diagnosis and Evaluation of Dilated Cardiomyopathy[J].J Am Coll Cardiol, 2016, 67(25): 2996–3010.

［2］闻青松，肖纯 . 扩张型心肌病诊治进展 [M]. 中国实用医药，2019，14（14）：196–197.

［3］CHEN C Q, WANG X, ZHANG J, et al. Anesthetic management of patients with dilated cardiomyopathy for noncardiac surgery[J].Eur Rev Med Pharmacol Sci, 2017, 21(3): 627–634.

［4］ZHU X, WANG Z, FERRARI M W, et al. Anticoagulation in cardiomyopathy: unravelling the hidden threat and challenging the threat individually[J].ESC Heart Fail, 2021, 8(6): 4737–4750.

（撰稿：姚玉笙 审稿：陈江湖）

30 合并肥厚型心肌病右肝占位切除术

一、病历摘要

1. 基本信息

男，62 岁，身高 175cm，体重 53kg，BMI 17.31kg/m^2。

2. 主诉

右肝癌 ALPPS 一期术后一月余返院治疗。

3. 既往史

（1）乙肝病史 40 余年。

（2）高血压 10 余年，未规律服药。

（3）1 个月前诊断肥厚型心肌病。

（4）一个月前行"腹腔镜下 ALPPS 一期右门静脉结扎＋肝实质劈离＋胆囊切除＋术中超声定位肝结节射频消融术"。

（5）否认糖尿病、冠心病，否认外伤、否认食物药物过敏史。

4. 术前诊断

（1）右肝癌 ALPPS 一期术后。

（2）肝硬化。

（3）高血压病。

（4）肥厚型心肌病

5. 拟行手术

右半肝切除术。

6. 术前辅助检查

（1）心电图：左心室肥大；ST 段压低，T 波低平、倒置（Ⅰ、AVL、Ⅱ、Ⅲ、AVF、$V_4 \sim V_6$）。

（2）Holter：频发房早、短阵性房性心动过速、偶发室早。

（3）心脏彩超：室间隔及左室各壁明显增厚、左房扩大伴二尖瓣反流 ++、主动脉增宽伴主动脉反流 +、左室舒张功能减退，EF：60%。

（4）冠脉 CTA：钙化积分总分为 570，未见明显狭窄。

（5）BNP：2 609pg/ml，肌钙蛋白正常。

（6）胸部 X 线片：左上肺陈旧性肺结核。

（7）生化：谷氨酰转移酶 161U/L、直接胆红素 $8.8\mu mol/L$。

（8）血常规、凝血功能无明显异常。

二、问题

（一）肥厚型心肌病的流行病学

肥厚型心肌病（hypertrophic cardiomyopathy, HCM）是一种以心肌非对称肥厚为特征的心肌疾病，主要表现为左心室壁增厚，通常指二维超声心动图测量的室间隔或左心室壁厚度 ≥ 15mm，或者有明确家族史者厚度 ≥ 13mm，通常不伴有左心室腔的扩大，需与负荷增加（如高血压、主动脉瓣狭窄）所致的左心室壁增厚鉴别。流调表明：HCM 在普通人群中的患病率达到 1/500，有明显的遗传倾向。HCM 可导致心脏舒张功能障碍，并可能引起心肌重构，诱发心力衰竭。此外，由于心肌纤维化，发生恶性心律失常的风险增加，患者猝死风险增加。

（二）肥厚型心肌病的分类

2014 年欧洲心脏病学会指南将 HCM 定义为：不能单纯由异常心脏负荷解释的左心室室壁增厚，根据超声心动图检查时测定的左心室流出道与主动脉峰值压力阶差（left ventricular outflow tract gradient，LVOTG）可将 HCM 患者分为梗阻性、非梗阻性及隐匿梗阻性 3 种类型（见表 30-1），并以此为依据制定治疗方案。

表 30-1　肥厚型心肌病的分类

分类	分类依据
梗阻性	安静时 LVOTG ≥ 30mmHg（1mmHg=0.133kPa）
非梗阻性	安静时 LVOTG 正常，负荷运动时 LVOTG ≥ 30mmHg
隐匿梗阻性	安静以及负荷运动时 LVOTG 均＜ 30mmHg

（三）肥厚型心肌病的病理生理特点

肥厚型心肌病的病理生理特点：心脏收缩期间，肥厚的室间隔收缩加速血流通过狭窄的左室流出道（LVOT）这样在二尖瓣前叶产生了 Venturi 效应，使二尖瓣前叶发生收缩期前移，加重动态 LVOT 梗阻并引起显著的二尖瓣反流，称为 SAM 征（见图 30-1）。LVOT 梗阻可以在静息时出现，也可以经 Valsalva 动作诱发。HCM 的患者，与 LVOT 梗阻相比，舒张功能障碍更常见。HCM 的患者无论其是否有冠状动脉疾病，都伴有心肌缺血。恶性心律失常是年轻 HCM 患者猝死的原因。

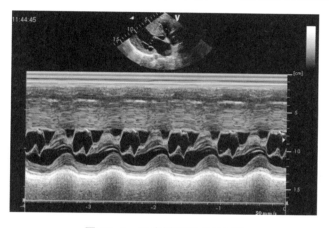

图 30-1　二尖瓣波群 SAM 征

（四）影响左室流出道梗阻的因素

左室流出道梗阻的因素（见表 30-2）。

表 30-2　左室流出道梗阻的因素

加剧流出道梗阻的因素	降低流出道梗阻的因素
心肌收缩力增强： 　β 肾上腺素能刺激（儿茶酚胺类） 　洋地黄	心肌收缩力减弱： 　β 肾上腺素能阻滞剂 　挥发性麻醉药 　钙内流阻滞剂
前负荷减低 　低血容量 　血管扩张药 　心动过速 　正压通气	前负荷增加 　高血容量 　心动过缓
后负荷增加 　高血压 　α 肾上腺素能刺激	后负荷减低 　低血压 　血管扩张药

（五）肥厚型心肌病患者术前评估与处理的重点

对肥厚型心肌病患者的评估每个麻醉师的主要目标应该是识别 HCM 类型，了解有无梗阻及梗阻程度，优化心功能，制定适合的麻醉方案，最大限度地减少因心功能恶化所致的围术期风险。

（1）心功能评估：12 导联 ECG 观察有无心律失常；超声心动图评估 HCM 程度；负荷运动试验评估心功能储备。

（2）药物服用：HCM 患者常服用 β 受体阻滞剂或钙通道阻滞剂，在围术期应持续服用。

（3）除颤器处理：带有埋藏式心脏复律除颤器（ICD）的患者应在术前阶段停用 ICD，并且在手术室内应配备体外除颤器；ICD 在患者术后送至恢复室时再次开始使用。

（4）为排除隐匿性 HCM 的可能，术前应向每一位患者询问其是否有心脏病的症状，或者心脏病或猝死的家族史。听诊发现收缩期杂音，以及 ECG 异常应高度怀疑 HCM 的可能。

（六）肥厚型心肌病患者行非心脏手术麻醉管理原则及要点

左室流出道梗阻是肥厚型心肌病患者充血性心力衰竭和死亡的独立危险因素，此类患者的麻醉原则：左室流出道梗阻最小化原则，简而言之，任何能够降低心肌收缩力、增加心脏前负荷降低心脏后负荷的处理都能改善左室流出道梗阻，而使交感神经兴奋、低血容量、血管扩张都会加重左室流出道梗阻。

（1）麻醉诱导：平稳诱导，个体化制定给药剂量，应避免突然降低全身血管阻力、增加心率及心肌收缩力的措施及操作。气管插管前给予吸入麻醉药或者 β 肾上腺素能阻滞剂可以降低插管引起的交感反应。

（2）肌松药的选择：肥厚型心肌病患者应使用对循环影响较小的非去极化肌松药，避免使用导致心率加快的泮库溴铵、具有组胺释放作用的其他神经肌肉阻滞剂。

（3）麻醉维持：应使用轻度抑制心肌收缩能力并对前负荷和后负荷影响较小的药物，比如七氟烷；避免使用异氟醚和地氟醚等使心率增快的药物。

（4）通气管理：采用小潮气量，高呼吸频率通气策略；正压通气会显著降低前负荷，增加动态左室流出道梗阻概率，应避免使用。

（5）腹腔镜手术的影响：腔镜手术，腹部充气时引起的前负荷降低和严重低血压会加重左室流出道梗阻。应告知外科医师缓慢腹部充气并且压力不超过 15mmHg。

（6）术中监测：行有创动脉血压监测，并使用唯捷流等循环监测系统，密切监测血流动力学与心功能变化。此外，经食管超声心动图对 HCM 患者适用。中心静脉压和肺动脉压监测难以观察、诊断 LVOT 梗阻或者二尖瓣叶收缩期前移。

（7）血管活性药物的使用：由于前负荷或后负荷降低引起的低血压应使用 α 肾上腺素能激动药治疗，如去氧肾上腺素；禁用 β 肾上腺素能激动药，比如麻黄碱、多巴胺、多巴酸丁胺，因为这类药物会增加心肌收缩能力和心率，进而加重左室流出道梗阻；避免应用血管扩张药降低血压，因为全身血管阻力的下降将加重 LVOT 梗阻。

液体管理：足量扩容对于维持前负荷和血压尤为重要，但输注液体速度不宜过快，避免因舒张功能障碍而引发肺水肿。利尿药、地高辛和硝酸盐类在这种情况应避免使用，这类药物将进一步诱发左室流出道梗阻进而引起心功能恶化。

（8）心率管理：调节术中持续输注的麻醉药速度，维持正常窦性心律，保证充足的左心室充盈，以及稳定血流动力学。术中发生室上性快速心律失常的患者应立即给予药物或者电击复律治疗。

（9）术后管理：HCM 患者术后早期必须在恢复室或者重症监护室严密监测，应尽量避免或减少能够刺激交感神经的因素，比如疼痛、焦虑、缺氧、高碳酸血症等。密切监测血压，及时补充血容量。

麻醉过程如下：

8：30，入室后常规监测示：BP 152/84mmHg，P 窦性心律，71 次／分，R 15 次／分，SpO_2 98%。

8：40，采用右美托咪定镇静后及局麻下行中心静脉穿刺置管并输液。

9：10，行桡动脉穿刺置管并行唯捷流监测。

9：20，麻醉诱导：戊乙奎宁 0.3mg，依托咪酯 15mg，舒芬太尼 30μg，顺式阿曲库铵 20mg，静脉给药快速诱导后置入食管引流型喉罩；

麻醉维持用药：瑞芬太尼复合七氟烷静吸复合维持麻醉深度。

12：55，手术结束，手术总历时 3.5h，术中总输液量 1 500ml；其中包括晶体 500ml，胶体 1 000ml；总出血量：200 ml；总尿量 300ml。手术结束前半小时给予氟比洛芬酯 100mg 进行镇痛，托烷司琼 5mg 预防术后恶心、呕吐。

13：10，患者意识恢复，自主呼吸恢复，拔除喉罩。术后镇痛 PCIA：氟比洛芬酯 200mg ＋托烷司琼 10mg ＋生理盐水至 100ml，泵速 2ml/h，锁定时间 15min，PCA 2ml。

术后随访：

术后第 1 天：BP：140/88mmHg，HR：74 次 / 分，SpO_2：95%。

术后第 2 天：下床活动。

术后第 6 天：出院。

围术期生命征监测如图 30-2、图 30-3、图 30-4 所示：

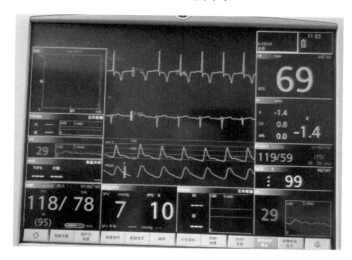

图 30-2　术中监护

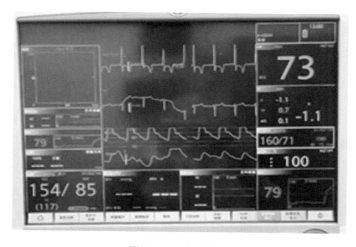

图 30-3　术后监护

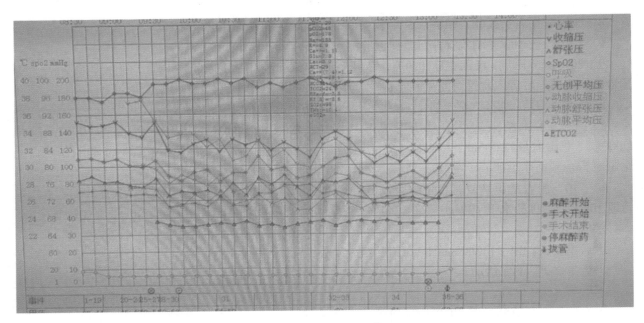

图 30-4　麻醉记录单

参考文献

［1］邹玉宝，宋雷，中国成人肥厚型心肌病诊断与治疗指南解读 [J]. 中国循环杂志，2018，33（S2）：68-73.

［2］Maron, B. J, M. S. Maron. Hypertrophic cardiomyopathy[J].The Lancet, 2013, 381(9862): 242-255.

［3］MARON, B. J. Clinical Course and Management of Hypertrophic Cardiomyopathy[J]. N Engl J Med, 2018. 379(7): 655-668.

［4］GAJEWSKI M, Z. HILLEL, Anesthesia management of patients with hypertrophic obstructive cardiomyopathy[J]. Prog Cardiovasc Dis, 2012, 54(6): 503-11.

［5］MITRA S, RAMANATHAN K, G. MACLAREN, Post-operative management of hypertrophic obstructive cardiomyopathy[J]. Asian Cardiovasc Thorac Ann, 2022, 30(1): 57-63.

（撰稿：姚玉笙　审稿：陈江湖）

㉛　巨大嗜铬细胞瘤患者行肾上腺肿物切除术

一、病历摘要

1. 基本信息

男，52 岁，体重 68kg，身高 176cm。

2. 主诉

体检发现左上腹占位 1 月余。

3. 现病史

缘于入院前 1 月余体检发现"左上腹占位性病变"，要求手术治疗。

4. 既往史

无特殊。

5. 入院诊断

左侧肾上腺占位：嗜铬细胞瘤？

6. 拟行手术

拟行"开腹左侧肾上腺肿物切除术"。

7. 辅助检查

（1）实验室检查：血尿常规、生化全套、凝血功能均未见明显异常，肌钙蛋白、BNP 未见异常；血尿儿茶酚胺、24h 尿钾等均未见明显异常。

（2）心电图：大致正常。

（3）胸部 X 线片：心肺未见明显异常。

（4）心脏彩超：心脏结构和功能未见明显异常。

（5）全身 PET-CT：左侧肾上腺区及其前下方腹主动脉左前方各一高代谢肿块，平面大小分别约 7.5cm×13.3cm、4.8cm×7.0cm，考虑恶性嗜铬细胞瘤可能。

8. 麻醉术前访视

患者一般情况良好；心肺听诊无异常；无阵发性血压增高；术前已使用"可多华"9d。甲颏距离＞6.5cm，张口度＞3 横指，头颈活动度良好，Mallampati 分级 2 级，无义齿或牙齿松动。ASA 分级 Ⅱ 级、心功能分级 Ⅰ 级。

二、围术期过程

（1）入室后常规监测示：BP 127/76mmHg，P 72 次 / 分，R 16 次 / 分，SpO_2 99%，局麻下行深静脉穿刺置管并输液，局麻下行桡动脉穿刺置管并持续测压。

（2）麻醉诱导：戊乙奎宁 0.3mg，丙泊酚 100mg，舒芬太尼 40μg，顺式阿曲库铵 15mg，静脉注射快速诱导后插管，气管插管顺利。

（3）麻醉维持用药：丙泊酚＋瑞芬太尼＋顺式阿曲库铵，行全身麻醉维持。

（4）外科开放腹腔手术行左侧肾上腺肿物切除术。该患者瘤体最大径超过 10cm，属巨大嗜铬细胞瘤，手术过程相对顺利，总历时 3h，术中总输液量 2000ml；其中包括晶体液 1000ml，胶体液 1000ml；总出血量 300ml；总尿量 500ml；术中血流动力学较平稳，未出现明显波动，术后拔除气管导管安返病房。

（5）7d 后患者康复出院。

三、关键节点的临床思维和临床决策

1. 该患者术前麻醉的主要关注点

（1）肿瘤相关的评估：①关注患者相关临床表现，有无阵发性血压增高、阵发性头痛、出汗、心动过速等；②关注实验室检查，判断肾上腺肿瘤主要分泌的激素类型，有利于术中调整患者的血流动力学；③关注术前影像学检查，明确肿瘤的位置、数量、大小及与周围血管及其他器官的关系。

（2）靶器官受累情况的评估：①心血管系统：行心肌酶、心电图、心脏彩超和胸部 X 线片检查，必要时可进一步完善冠脉 CTA；②肾脏：肾功能、24h 尿蛋白定量等均有助于评估；③脑：对有可疑合并有癫痫、脑血管病者，需进一步完善头颅 MRI 检查。

（3）术前准备是否充分的评估：准备充分的标准如下：①血压和心率达标，如有直立性低血压；一般坐位血压应低于 120/80mmHg，立位收缩压高于 90mmHg；坐位心率为 60～70 次 / 分，立位心率为 70～80 次 / 分；②术前 1 周心电图无 ST-T 段改变，室性期前收缩＜1 次 /5min；③血管扩张，血容量恢复：体重增加，红细胞比容降低，出汗减少，肢端皮肤温暖等；④高代谢症群及糖代谢异常得到改善。

2. 该患者选择麻醉方式

目前嗜铬细胞瘤切除术大多数在全身麻醉下进行。有研究显示，应用全身麻醉复合硬膜外麻醉可使患者围术期血流动力学更稳定，同时硬膜外置管可用于患者术后硬膜外镇痛，改善术后镇痛效果，有助于患者术后快速康复，因此推荐可以在全身麻醉的基础上复合硬膜外麻醉，进行嗜铬细胞瘤切除手术。

3. 全身麻醉药物

（1）吸入麻醉药物：七氟烷相对于其他吸入麻醉药而言，导致心律失常的风险更低，对心血管抑制更小，因此应优先考虑用七氟烷进行吸入麻醉维持。避免应用地氟烷进行吸入麻醉维持。因为地氟烷可能导致高血压、心动过速等反应。

（2）静脉镇静药物：丙泊酚是目前全麻最常用的静脉镇静药物，用于嗜铬细胞瘤手术也相对安全。但对于术前准备不佳，存在低血容量风险或心功能不全的患者，可以考虑应用依托咪酯进行诱导。

（3）阿片类药物：吗啡可能导致组胺释放，因此嗜铬细胞瘤手术应尽量避免使用。可选择瑞芬太尼、芬太尼、舒芬太尼等阿片类药物。

（4）肌肉松弛药物：维库溴铵、罗库溴铵、顺式阿曲库铵对自主神经的影响较小，组胺释放的概率较低，比较常用于嗜铬细胞瘤手术。琥珀酰胆碱会导致肌肉束颤及自主神经节刺激，可能引起高血压及心律失常。阿曲库铵可导致组胺释放，泮库溴铵会抑制迷走神经，从而导致儿茶酚胺释放增加，因此也应尽量避免使用。

4. 麻醉监测

《成人嗜铬细胞瘤手术麻醉管理专家共识（2017 年版）》指出，嗜铬细胞瘤手术期间需进行标准的监测，包括血压、心电图、脉搏血氧饱和度、呼气末二氧化碳、体温及尿量。同时，嗜铬细胞瘤手术伴随着血流动力学剧烈波动的风险，需要有创动脉血压监测，以便即时监测患者血压变化，指导术中血管活性药物的使用，同时便于术中测量血气、血糖等指标。中心静脉置管可以在术中快速补液，输注血管活性药物，因此建议对所有嗜铬细胞瘤患者均进行中心静脉穿刺置管，监测中心静脉压（见表31-1）。

表 31-1　嗜铬细胞瘤切除术中监测

建设对于所有嗜铬细胞瘤手术患者进行监测	无创监测	血压 心电图 脉搏血氧饱和度 呼气末二氧化碳 体温 尿量
	有创监测	动脉置管监测有创动脉血压：基于有创动脉压的循环血容量监测（如 SVV、PPV 等），血气，血糖； 中心静脉置管监测：CVP
建议对于以下患者监测： ①存在心脏疾病且心功能储备较差 ②怀疑儿茶酚胺心肌病 ③充血性心力衰竭	无创监测	经食管超声心动图
	有创监测	肺动脉导管监测肺动脉压及 PAWP

5. 维持患者血流动力学稳定

（1）为了防止喉镜插管下应激引起的血流动力学波动，必须保证足够的麻醉深度才能进行插管。

（2）气管插管操作前肌肉松弛药需充分起效。

（3）足量使用阿片类药物抑制插管反射。

（4）患者可能因为正压通气挤压肿瘤导致儿茶酚胺释放等原因，在诱导期间发生血流动力学波动，因此必要时可选择短效的血管活性药物控制血压和心率。

6. 若手术医师在肿瘤探查，患者血压急剧升高时处理方式

手术医师对肿瘤的操作会导致血浆中儿茶酚胺的急剧升高，引起严重的高血压和心律失常，导致血流动力学的极度不稳定。可采取的处理方法包括：

（1）加深麻醉：加深镇痛镇静水平对于降低血压有一定的效果，为进一步降压治疗提供时间。

（2）应用降压药物：长效血管活性药物会引起更大的血流动力学波动，因此心率血压剧烈变化时应选用短效血管活性药物，首选酚妥拉明或硝普钠。

（3）停止手术：如经以上处理仍不能将血压控制在相对平稳的状态，应让外科医师暂停手术操作，如仍不能改善，应考虑暂停手术，待血压控制良好并充分补充血容量后再次安排手术。

7. 如果患者在肿瘤切除后，出现低血压的原因及处理方式

患者术后出现低血压，循环阻力降低，术后血液儿茶酚胺水平迅速降低，术前残余 α 受体阻断效应的存在，外周血管收缩功能的减退，甚至术后低血容量等均可能导致严重的低血压甚至休克。因此患者术后常需泵注去甲肾上腺素或血管升压素维持血压，以保证重要脏器供血。此类药物不可突然停用，以防血压再次下降。

参考文献

［1］中华医学会内分泌学分会 . 嗜铬细胞瘤和副神经节瘤诊断治疗专家共识（2020 版）[J]. 中华内分泌代谢杂志，2020，36（09）：737-750.

（撰稿：尤美铮　审稿：郑　凌）

㉜　重度阻塞性通气功能障碍患者行前列腺根治性切除术

一、病历摘要

1. 基本信息

男性，76 岁，身高 170cm，体重 70kg，BMI 24.2kg/m²。

2. 主诉

排尿费力 10 余年。

3. 主要诊断

①前列腺腺泡腺癌；②前列腺增生伴结石；③高血压病 2 级（很高危）；高血压性心脏病；④心律失常，病窦综合征；⑤右侧青光眼术后；⑥慢性阻塞性肺疾病；⑦甲状腺多发结节；⑧颈椎病；⑨左侧肺癌术后；⑩双眼白内障术后。

4. 既往史

（1）24 年前因"头晕"就诊我院，非同日多次测量血压均大于 140/90mmHg，诊断为原发性高血压，先后口服"尼群地平、氨氯地平、安美平、美卡素"等药物治疗，血压控制在 140 ～ 150/50 ～ 98mmHg。近期服用"氨氯地平、代文"，未规范剂量、规律服药，血压波动在 98 ～ 170/90 ～ 100mmHg。半年前于我院诊断"高血压性心脏病"。

（2）11 年前于外院诊断"左上肺癌"，于外院行"胸腔镜下左上肺癌切除术"，术后行 3 个周期化疗。5 年前于我院诊断"左下肺癌"，于外院行"胸腔镜下左下肺癌切除术"，术顺（具体不详），术后恢复可。

（3）既往反复咳嗽、咳痰 10 余年，活动后气促 12 年，每年发作持续长达 3 个月以上，多于冬春季节或气候变化时症状加剧，11 年前于外院行肺功能检查示"阻塞性通气功能障碍"（具体不详），诊

断"慢性阻塞性肺疾病",长期予"舒利迭50/250"吸入,"美普清、顺尔宁"口服治疗,平素仍有活动后气促,伴咳嗽、咳痰。

(4)9年前于我院诊断"双眼开角型青光眼",遂行"右眼综合小梁切除术",术顺,术后恢复可。

(5)8年前于我院检查发现甲状腺多发结节,未进一步检查及治疗。

(6)5年前及半年前于我院检查发现"双眼老年性白内障",遂行"双眼白内障超声乳化＋人工晶状体植入术",术后恢复良好。

(7)15个月前查24h心电图示:①窦性心律,心率波动在44～101次/分,平均心率76次/分;②间歇性窦性停搏(最长RR间期为3.05s,RR间期＞2s有32次/24h);③偶发房性期前收缩(4次/24h,成对2次/24h);④偶发室性期前收缩(80次/24h);就诊我院心内科诊断"病窦综合征",反复建议患者及家属行"心脏永久起搏器植入术",但拒绝行该手术治疗。

5. 拟行手术

前列腺癌根治术。

6. 术前辅助检查

(1)血常规:NE 78%,LB 15.6%,HB 130g/L,余未见明显异常。

(2)生化、凝血全套、肌钙、BNP未见明显异常。

(3)冠脉CT:前降支近中段及第一对角支狭窄50%～60%;回旋支近端狭窄30%～40%;右冠狭窄20%～30%。

(4)肺部CT:双肺弥漫性肺气肿伴多发肺大泡;双肺少许慢性炎症。

(5)肺功能:重度阻塞性通气功能障碍、重度弥散功能下降。

二、围术期过程

入室后常规监测示:BP:209/83mmHg,P:窦性心律,78次/分,R:16次/分,SpO_2 98%。(见图32-1)

局麻下行深静脉穿刺置管并输液,局麻下行桡动脉穿刺置管并持续测压,行血气分析(见图32-2)。

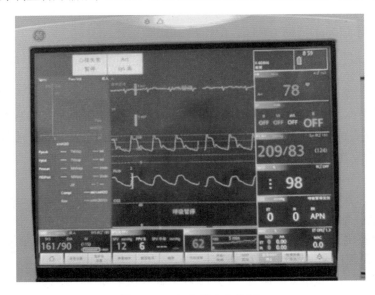

图32-1　入室后生命体征

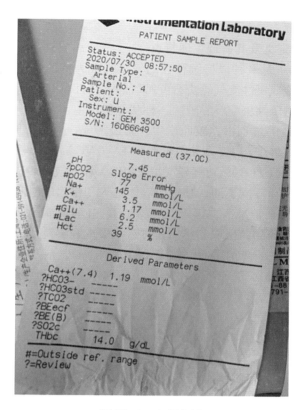

图 32-2　血气分析

麻醉选择超声引导下腰硬联合麻醉，使用超声对椎间隙进行定位，予 5μg 舒芬太尼静脉推注后进行 $T_{11} \sim L_{12}$ 硬膜外穿刺置管、$L_3 \sim L_4$ 腰硬联合麻醉，予 0.75% 罗哌卡因 2ml 蛛网膜下给药后硬膜外置管。麻醉后生命征稳定，术中鼻导管给氧，予小剂量丙泊酚（60mg/ml）镇静，小剂量去甲肾上腺素 [0.05μg/（kg·min）] 维持血压。（见图 32-3）

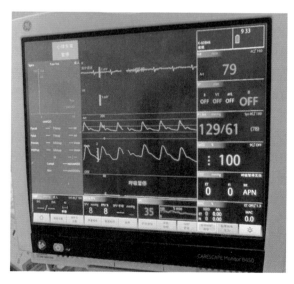

图 32-3　术中生命体征

手术历时 2.5h，术中血压维持在 120 ～ 160/80 ～ 100mmHg，心率 70 次/分左右，氧饱和度 99% ～ 100%，补液量 1 500ml，出血量 300ml，尿量 700ml。术后患者神志清醒，无不适，予拔除硬膜外导管后送入 ICU，术后第二天转普通病房。

三、临床思维和临床决策

（一）慢性阻塞性肺病的定义及其病理生理特点

慢性阻塞性肺病（COPD）是一种以持续存在的气流受限为特征的呼吸道疾病包括具有气流阻塞特征的慢性支气管炎、肺气肿或慢性支气管炎合并肺气肿。慢性阻塞性肺病病理生理特点如下：

（1）中心气道及周围气道慢性炎症，黏液腺、杯状细胞增生，黏液分泌旺盛，纤毛运动受损。

（2）在周围气道损伤修复的过程中，胶原增生，瘢痕形成，引起管腔狭窄。周围气道阻力增加，形成阻塞性通气功能障碍，一秒量（FEV_1）和一秒率（FEV_1/FVC）减少，最大呼气峰流速（PEF）降低，肺活量（VC）下降，而肺总量（TLC）、功能残气量（FRC）和残气量（RV）增加。

（3）周围气道阻塞的部位和程度不同，肺泡内气体进入和排出的时间一致，气流分布不均匀有些肺泡毛细血管因炎症纤维化致血流减少，但通气正常，这些问题均导致通气/血流（V/Q）比例失调造成换气功能障碍，影响麻醉药物的摄取和排出，可造成吸入麻醉诱导和恢复减慢，所有吸入全麻药物均可减弱缺氧性肺血管收缩进一步加重通气血流比例失调。

（4）早期缺氧导致广泛的肺血管痉挛，阻力增高，晚期糖蛋白和胶原沉着使血管壁增厚、狭窄，甚至闭塞，导致肺动脉高压，重者可发展成肺源性心脏病。患者心肺代偿功能差，不能耐受缺氧，失血、输液过量和麻醉过深。

（5）肺部炎症时机体氧摄取增加、肺内分流和肺后分流增加，肺泡－终末毛细血管氧弥散受限，可引起不同程度的低氧血症。

（二）慢性阻塞性肺病患者的术前评估

COPD 术前评估的目的是明确气流受限的严重程度、对患者安康状况和未来事件发生风险的影响，并指导围术期治疗。

1. 影像学检查

胸部 X 线片对诊断 COPD 的特异性不高但是在进行鉴别诊断及确定有无其他合并症方面有重要作用。COPD 的典型胸部 X 线片改变包括肺膨胀过度、肺透亮度增加和血管影减弱。

2. 肺功能检查

肺功能是判断气道阻塞和气流受限程度的主要客观指标，对明确 COPD 的诊断和严重程度、了解疾病进展状况、评估围术期风险、判断预后和对治疗的反响等都有重要意义。COPD 患者早期即会出现气道陷闭；随着气道受限的持续进展，出现过度充气。肺功能检查表现为肺总量、功能残气量和残气量增加，肺活量降低，残气量/肺总量比值升高。肺实质和肺血管的破坏会影响气体交换。当临床病症与气道受限严重程度不符时，弥散功能检查对于评估肺气肿的严重程度有一定价值。

3. 活动耐量检查

客观的活动耐量检查能反映呼吸系统和全身的功能状态，预测安康状态受损情况。其中 6min 步行实验（6MWT）简便易行能反映日常体力活动时的功能代偿水平但是没有测定峰值耗氧量抪指标。心肺运动试验可以更客观全面地评价心肺功能，该试验可检测氧摄取量、无氧阈值、代谢当量等生理指标。其中最大运动负荷时所达到的 MET 时评估心肺功能受损的重要指标。MET < 4 提示心肺功能储备不足。

4. 风险评估量表

1）症状评估

临床症状的严重程度与 COPD 的急性加重、健康状况的恶化显著相关，也可预测死亡风险。临床上最常用的有改良英国医学研究委员会（mMRC）量表和 COPD 评估测试（CAT）问卷。mMRC 是对呼吸困难程度进行简单评分如（表 32-1）。CAT 则对包括咳嗽、咳痰、胸闷、呼吸困难、活动受限、睡眠障碍、自信心下降和精力减退八个方面进行评估如（见图 32-4）。

表 32-1　mMRC 呼吸困难评分

请在与您情况相符的方框中打勾（只能选择一种）
mMRC 0 级 我仅在费力运动时出现呼吸困难
mMRC 1 级 我在平地快走步行或步行爬小坡时出现气短
mMRC 2 级 我由于气短，平地行走比同龄人慢或需要停下来休息
mMRC 3 级 我在平地走 100m 左右或几分钟后需要停下来喘气
mMRC 4 级 我因严重呼吸困难不能离家，或者在穿脱衣服时出现呼吸困难

对以下每一条，在相应圆圈内打 × 来描述您现在的状况，确保每个问题只选一项

例：　　我非常开心 ① ② ③ ④ ⑤ 我非常难过

分数

我从不咳嗽	⓪ ① ② ③ ④ ⑤	我一直在咳嗽	
我一点痰也没有	⓪ ① ② ③ ④ ⑤	我有很多痰	
我没有任何胸闷的感觉	⓪ ① ② ③ ④ ⑤	我有很严重的胸闷	
当我爬坡或上一层楼梯时，我没有气喘的感觉	⓪ ① ② ③ ④ ⑤	当我爬坡或上一层楼梯时，我感觉非常喘不过气	
我在家里能做任何事	⓪ ① ② ③ ④ ⑤	我在家里做任何事都很受影响	
尽管我有肺部疾病，但我对离家外出很有信心	⓪ ① ② ③ ④ ⑤	由于我有肺部疾病，我对离家外出完全没有信心	
我睡眠非常好	⓪ ① ② ③ ④ ⑤	由于我有肺部疾病，我睡眠质量相当差	
我精力旺盛	⓪ ① ② ③ ④ ⑤	我一点精力也没有	

总分

图 32-4　CAT 评估测试问卷

2）综合评估

（1）ABCD 评估工具：2017 年 GOLD 指南推荐使用更新的 ABCD 评估工具对 COPD 患者进行综合评估。患者先接受肺功能检查以明确气流受限的严重程度（肺功能 GOLD 分级）（表 32-2），随后使用 mMRC 评估呼吸困难或使用 CAT 评估症状，并记录患者的急性加重病史（包括既往住院情况），最后根据图 32-5 得出所属的"ABCD"分组。完整的 COPD 综合评分应包括两方面：运用肺功能检查评估气道受限的严重程度，同时运用 ABCD 评估工具评估症状严重程度和急性加重风险。

表 32-2　COPD 气流受限严重程度分级（基于使用支气管扩张剂后的 FEV 值）

$FEV_1/FVC < 0.70$ 的患者
GOLD1 轻度 $FEV_1 \geq 80\%$ 预计值
GOLD2 中度 $50\% \leq FEV_1 < 80\%$ 预计值
GOLD3 重度 $30\% \leq FEV_1 < 50\%$ 预计值
GOLD4 极重度 $FEV_1 < 30\%$ 预计值

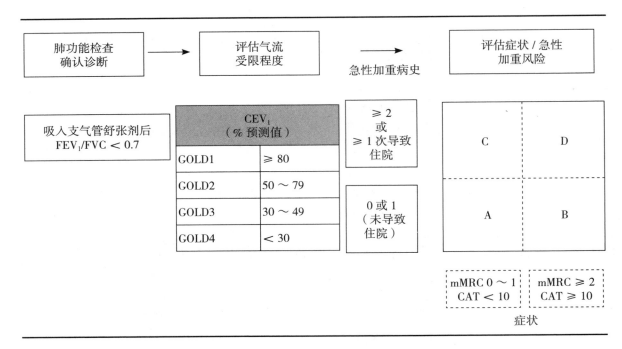

图 32-5　细化的 ABCD 评估工具

（2）BODE 评分系统：BODE 评分系统基于 4 个指标：体重指数（B）、气道阻塞程度（O）、功能性呼吸困难（D）和用 6min 步行距离评估的活动耐量（E）（表 32-3）。它综合性强、对病死率的预测效力高、且各项指标易于获得，非常适合临床使用。BODE 评分高伴随死亡风险增加（BODE 评分每增加 1 分的全因死亡风险为 HR1.34 [95%CI1.26 ～ 1.42]，因呼吸原因死亡的风险为 HR1.62 [95% CI 1.48 ～ 1.77]）。

表 32-3　BODE 评分系统

参数	BODE 指数评分			
	0	1	2	3
体重指数（kg/m²）	> 21	≤ 21		
FEV_1（% 预计值）	≥ 65	50 ～ 64	36 ～ 49	≤ 35
mMRC 呼吸困难评分	0 ～ 1	2	3	4
6min 步行距离（m）	≥ 350	250 ～ 349	150 ～ 249	≤ 149

（三）本案例麻醉方式选择了腰硬联合麻醉的原因

对于合并 COPD 的患者，全身麻醉伴随术后并发症风险增加和死亡风险增加；与全身麻醉相比区域阻滞麻醉可降低术后并发症和病死率，因此条件允许时应尽量选择区域阻滞麻醉。

（四）永久起搏器的指征

起搏器安装指征分三类：Ⅰ类。无争议的公认必须行永久心脏起搏者；Ⅱ类。永久起搏器虽对患者有益但对其必要性尚有不同意见者。Ⅲ类。公认不需要永久心脏起搏者。

Ⅰ类指征包括：

（1）获得性完全性房室阻滞伴有一过性晕厥发作和（或）近似晕厥发作、黑矇、头晕、活动耐力下降以及心功能不全者。

（2）先天性完全性房室阻滞伴有严重的心动过缓及由于心动过缓而引起的明显症状及活动能力受限者。

（3）症状性二度Ⅱ型房室阻滞者。

（4）症状性二度Ⅰ型房室阻滞伴有血流动力学不稳定者。

（5）病态窦房结综合征（窦性心动过缓、窦房传导阻滞、窦性停搏）有晕厥、近似晕厥、头晕、重度疲乏无力和（或）充血性心力衰竭等症状，这些症状被明确证明与心动过缓有关者。

（6）由于长期应用抗心律失常药物而引起的症状性心动过缓而又不能停用药物或采用其他方法治疗者。

（7）虽无症状但逸搏心率＜40 次 / 分或心搏间歇＞3s 者。

（8）心房颤动、心房扑动或阵发性室上性心动过速，合并完全性或高度房室阻滞或心动过速终止时有超过 3s 的室性停搏者。

（9）双束支阻滞伴有间歇性完全性阻滞或晕厥发作者。

（10）双束支及三分支阻滞伴有二度Ⅱ型阻滞，无论是否有症状者。

（11）急性心肌梗死后出现持续的不可恢复的完全性或高度房室阻滞者。

（12）心内手术及心脏介入治疗后并发的高度或完全性房室阻滞，经临时性起搏持续 3～4 周仍无恢复迹象者。

（13）原位心脏移植后，供心出现明显窦房结功能低下及完全性房室阻滞者。

（14）颈动脉窦过敏综合征的心脏抑制型反应具有临床症状，或心搏节律达到上述（7）情况者起搏有效，但对血管抑制型引起的症状起搏治疗无效者。

参考文献

［1］朱小平,薛张纲,蒋豪.高危慢性阻塞性肺病病人的围手术期处理[J].临床麻醉学杂志,2000,（06）: 269-272.

［2］熊利泽,邓小明.慢性阻塞性肺疾病患者非肺部手术麻醉及围术期管理的专家共识[J].中国麻醉学指南与专家共识.2017（8）.

（撰稿：郑　澍　审稿：李德龙）

㉝　肾错构瘤伴右肺栓塞根治性切除术

一、病例简介

1. 基本信息

43 岁男性，身高 178cm，体重 67kg。

2. 主诉

气促 1 月，发现右肾错构瘤伴右肺栓塞 1 周。

3. 现病史

平素经常参加游泳运动，每次可连续游泳 0.5～1，近一个月体力明显下降，游泳时间缩短至 10～15 分钟，伴明显气促，入院前 1 周在外院门诊行胸部 CT 检查提示右下肺栓塞，原因待查（见图 33-1）。为进一步诊治就诊我院，完善胸腹部 MRI 检查提示：①右肾错构瘤；②右肺栓塞；③下腔静脉脂肪栓塞（见图 33-2），收治我院泌尿外科。

4. 既往史

无特殊。

5. 术前辅助检查

（1）心电图提示：窦缓 58 次 / 分。

（2）胸部 CT 检查提示右下肺栓塞，原因待查（见图 33-1）。

（3）胸腹部 MRI 检查提示：①右肾错构瘤；②右肺栓塞；③下腔静脉脂肪栓塞（见图 33-2）。

（4）其余检查大致正常。

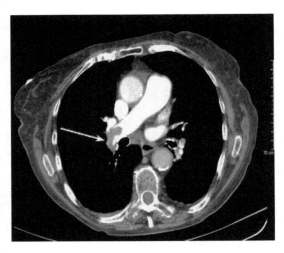

图 33-1 胸部 CT 检查结果：右下肺主干栓塞（外院）

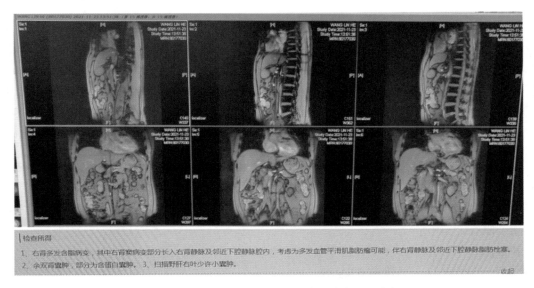

图 33-2 胸腹部 MRI 检查结果（福建省立医院）

二、围术期过程

麻醉前备好体外循环、血液回收回输和 TEE 持续监测设备，入室后变温毯保温，输入晶体液 500 ml，胶体液 500 ml 预先扩容。常规全麻诱导后插管维持麻醉，泌尿外科医师先分离右肾，心外科医师后行下腔静脉阻断取栓，最后由泌尿外科医师行右肾根治性切除术。下腔静脉阻断期间出血量较大，9 min 出血量 1 750ml，经过血液回收机洗涤后回输 800 ml，腔静脉缝合后，虽然术中未观察到明显气体进入腔静脉，但是为了安全起见，心彩超医师仍然进行常规 TEE 检查，提示心腔内未见空气进入，整个心脏运动功能良好，进行关腹，手术历时 90min。术中输液 2 500 ml，其中晶体液 2 000 ml，胶体液 500 ml，尿量 400 ml，出血量 2 300 ml，经洗涤后回输 800ml。手术结束脑氧监测无明显改变（见图 33-3）、血气分析检查结果（见表 33-1），观察双侧瞳孔等大等圆、停药 5 min 苏醒，拔管安返病房。拟择期二期行肺栓塞取栓术。

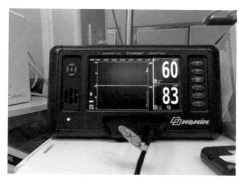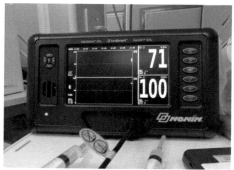

图 33-3　术前和术后脑氧监测对比

表 33-1　术前与术后动脉血气检查结果对比

项目	术前	拔除气管前
pH	7.44	7.40
PCO_2	38	56
PO_2	75	176
Na^+	140	145
K^+	3.4	3.6
Ca^{2+}	1.03	1.01
Glu	5.5	6.7
Lac	1.4	1.8
Hct	39	28
Ca^{2+}（7.4）	1.05	1.01
HCO_3^-	25.8	34.7
HCO_3^- std	26.2	31.8
TCO_2	27.0	36.4
BEecf	1.6	9.9
BE（B）	1.7	8.7
SO_2c	95	100
THbc	12.5	9.0

三、关键节点的临床思维和临床决策

（一）该患者术前诊断右肺栓塞：栓子主要成分和来源？

临床上造成肺栓塞的栓子类型主要包括以下四种：血栓、空气栓塞、外源性异物、脂肪。

（1）血栓：下肢静脉血栓脱落是造成肺栓塞最常见的原因，与患者长期卧床、下肢骨折制动、下肢静脉损伤、高血压和糖尿病等因素密切相关，而该患者既往史无特殊，因此血栓造成肺栓塞的风险极低。

（2）空气栓塞和外源性异物：该患者近期无外伤史、手术史，因此考虑空气和医源性异物来源证据不足。

（3）脂肪：术前腹部 MRI 检查结果显示：患者右肾多发含脂肪病变，其中右肾窦病变部分长入右肾静脉及下腔静脉腔内，考虑多发血管平滑肌脂肪瘤可能，伴右肾静脉及下腔静脉脂肪栓塞，结合患者病史和 MRI 检查结果，造成肺栓塞的栓子类型最大可能性为脂肪颗粒。

（二）根据我院腹部 MRI 检查结果，请问右肾肿物诊断为什么？该疾病具有哪些临床特征？

根据腹部 MRI 检查报告，右肾错构瘤的诊断明确。错构瘤是一种实质性占位病变，在泌尿外科是一种比较常见的肾良性肿瘤，此病是常染色体显性遗传病，有家族遗传史，根据它的病理组织结构改变特点，又将它称为肾血管光滑肌脂肪瘤，主要由厚壁血管、光滑肌和成熟脂肪组织构成，可以单个、多个或双侧发病。

临床上它有以下几个方面的特点：①发病率比较高；②容易出现癌变，即使经过手术，术后复发率仍然较高；③而且手术很难切除干净；④手术并发症较多。

（三）根据病情状态，该患者目前需要通过手术手段首先解决什么问题？

需要解决的问题：①右肺栓塞取栓？②右肺栓塞取栓＋右肾根治性切除＋腔静脉切开取栓？③右肾根治性切除＋腔静脉切开取栓？

我院医务部组织了多学科会诊，不同专科形成了不同的手术处理意见。

（1）右肺栓塞取栓：胸外科、呼吸科会诊意见，考虑先行右肺取栓恢复右肺通气和血流功能再限期行根治性右肾切除＋腔静脉切开取栓术。

（2）右肺栓塞取栓＋右肾根治性切除＋腔静脉切开取栓：泌尿科和心外科考虑可一次性行右肾根治性切除＋腔静脉切开取栓＋右肺取栓术。

（3）右肾根治性切除＋腔静脉切开取栓：麻醉科考虑该患者右肺栓子主要成分为脂肪，难以去除，手术时间持续过长，特别是术中如果需要建立体外循环的情况下，长时间的体外循环对患者预后极为不利，并且该患者目前呼吸功能良好，可考虑先去除栓子来源再二期行肺部取栓手术。

最后几个参与多学科会诊的科室接受了麻醉科建议，限期行右肾根治性切除＋腔静脉切开取栓。

（四）麻醉前评估需要关注哪些方面？

1. 呼吸系统

术前访视时除了一般插管条件情况的评估外，我们进一步完善了动脉血气分析（见图33-4）和肺功能检查（见图33-5），血气分析提示 PO_2 为 75mmHg，其他检查大致正常。

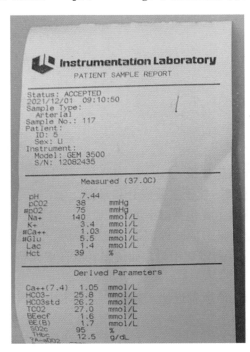

图 33-4　术前动脉血气分析

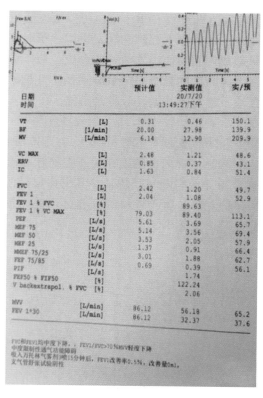

图 33-5　术前肺功能检查

2. 心血管系统

考虑到患者平时经常参加游泳等活动量较大的运动，而气促主要与右肺梗死导致的右肺部分不张、通气或换气不足有关，所以该患者的心功能评级为Ⅰ级，另外术前再次与外科医师沟通，考虑到术前有栓子已经突入下腔静脉，术中有再次脱落的风险，所以建议术前先行下腔滤网支架置入术。

3. 神经系统

有研究发现当脂肪颗粒小于 $20\mu m$ 时，是可以通过肺毛细血管进入体循环，导致心肌梗死、脑梗等，术前评估患者的神经系统功能包括神志，肌力，肌张力，双侧瞳孔的大小和对称性，有助于术前、术中和术后神经系统功能状态的对比。

（五）为了保证围术期的安全，麻醉前我们需要进行哪些准备和风险防范？

主要的风险包括栓塞、大出血、心搏骤停、苏醒延迟等。

1. 栓塞

该患者围术期可能发生栓塞的栓子类型主要包括脂肪、血栓、空气等不同的栓子类型，在防治措施上稍有差别。

（1）首先是来源于原发病灶的脂肪栓子，大小不同的脂肪颗粒对机体损害的程度不同，一般来说直径大于 $20\mu m$ 的脂肪颗粒可堵塞肺动脉造成肺梗死；而小于 $20\mu m$ 的脂肪颗粒危害更大，脂肪酸颗粒可越过肺毛细血管进入体循环造成心脑梗死等；对于脂肪栓子的防治措施，主要包括术前置入下腔滤网支架，但对于直径较小的脂肪颗粒其效果有限，而术中一旦出现大面积脂肪梗死则需要立即行CPR，同时快速建立体外循环。

（2）第二方面的栓子主要是空气栓塞，下腔静脉本身是一个低压系统，术中切开取进入下腔静脉的病变组织栓子时，空气就容易进入低压的腔静脉系统造成肺梗、心肌梗死、脑梗等，严重者可造成呼吸心搏骤停；而对于空气栓塞的防治措施方面主要包括：①食管超声持续监测；一旦出现空气栓塞时需要立即采用头低、左侧卧位以及通过深静脉抽吸气体，但该方式治疗效果有限；如果不幸出现大面积的肺梗或心肌梗死造成心搏骤停需立即进行 CPR；②也可以考虑适当补液，提高中心静脉压。

（3）第三方面的栓子就是血栓，术中取下腔静脉病变组织栓子时，需要通过钳夹腔静脉暂时阻断下腔静脉血流，而钳夹腔静脉可造成内膜损伤诱发血栓的形成，对于血栓的防治措施主要包括术前置入下腔滤网支架，术中阻断前或者阻断期间给予小剂量肝素预防性抗凝，而如果不幸术中出现血栓造成大面积梗死需立即溶栓、CPR 以及建立体外循环等救治措施。

2. 大出血

下腔静脉接收腹腔、盆腔和下肢的静脉血（见图 33-6），在阻断肿物近心端和远心端的腔静脉后，仍然有大量的分支静脉血液进入腔静脉系统内，所以在切开腔静脉取栓时，短时间内可能造成大量的出血。特别是肿物与腔静脉粘连严重导致阻断时间越长，其出血量越凶猛。其防治措施主要包括：①切开前充分补液预扩容；②如果条件允许，可与外科医师充分沟通，预先阻断主要分支；③备血，血液回收、回输；④备好血管活性药。

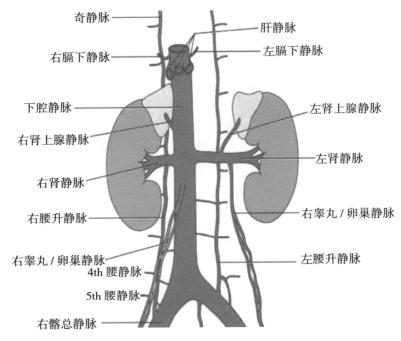

图 33-6　下腔静脉血液来源

3. 心搏骤停

术中栓塞和大出血都可能造成心搏骤停，另外一方面也不可忽视，那就是手术在腹腔操作，该部位迷走神经分布丰富，容易出现迷走神经反射导致心搏的骤停。其防治的措施主要包括：①密切监测；②暂停手术；③ CPR；④对症治疗。

4. 术后苏醒延迟

该患者如果术后出现苏醒延迟，我们可以从以下几个方面进行分析判断：①术中出现大量出血，导致脑缺血缺氧性损害；②代谢缓慢，导致的麻醉药物存留；③低温；④栓塞。

其防治的措施主要包括：脑氧监测、瞳孔观察、其他对症处理。

参考文献

[1] 邓小明，姚尚龙，于布为，等 . 现代麻醉学 [M]. 5 版 . 北京：人民卫生出版社 .2021.

（撰稿：涂文劲　审稿：高　飞）

34　扩心病患者行全胃切除术

一、病历摘要

1. 基本信息

男，66 岁，50kg，160cm，BMI 19.5kg/m²。

2. 主诉

反复中上腹部闷痛不适 1 年余。

3. 入院诊断

（1）胃癌。

（2）肺气肿。

（3）扩心病。

4. 既往史

否认高血压、糖尿病、心血管疾病，否认哮喘、支气管炎等病史，否认药物食物过敏史。

5. 个人史

吸烟 40 余年，平均为 50 支 /d，未戒烟；饮酒 40 余年，每天 100 ～ 150ml 白酒。

6. 拟行手术

胃癌根治术。

7. 辅助检查

（1）普通心电图：①窦性心律；②完全性左束支传导阻滞；③左心室高电压；④ ST 段压低，T 波倒置（Ⅱ、aVF）。

（2）24 小时 holter：①窦性心律，心室率波动在 52 ～ 174 次 / 分，平均心率 82 次 / 分；②频发房性期前收缩；③短阵性房性心动过速；④不定型室内束支传导阻滞。

（3）冠状动脉 CTA：①冠状动脉未见钙化灶；②冠状动脉呈右优势型，各支冠状动脉未见粥样硬化斑块及狭窄性改变；③所见主动脉粥样硬化改变。

（4）心脏彩超：①主动脉升部增宽，主动脉回声增强伴反流 +；②左心增大，二尖瓣反流 + ～ ++；③左室壁运动减弱，左室收缩及舒张功能减弱，左心室射血分数 35%。

（5）心肌核素显像：①静息状态下，左室扩大，左室多发斑片状显像剂稀疏、减低区，扩张型心肌病可能；②左心室心肌运动减弱，EF 23%。

（6）胸部 X 线片：肺气肿，双肺少许慢性炎症。

（7）实验室检查：血常规、生化、血凝无明显异常，BNP 2 783pg/ml，肌钙蛋白 I 定量 0.02ng/ml。

8. 麻醉术前访视小结

平素一般劳动强度下即感气促、胸闷。

ASA 分级Ⅳ级，心功能Ⅱ级。

二、临床思维和临床决策

（一）对患者进行术前评估

1. 心脏评估

（1）根据美国麻醉医师学会（ASA）分级，分级为Ⅲ～Ⅳ级。

（2）根据美国纽约心脏病学会（NYHA）心功能分级标准，该患者体力活动受到轻度限制，休息时无自觉症状，但平时一般活动下可出现气促、胸闷，患者的心功能为Ⅱ～Ⅲ级。

（3）代谢当量（MET）：根据 Duke 活动指数和美国心脏协会（AHA）运动标准估计不同活动程度代谢能量需要，以代谢当量为单位。心脏病患者非心脏手术时，若 MET < 4，则患者耐受能力差，手术风险大；若 MET ≥ 4 手术耐受性较好。该患者 MET=4。

（4）根据 Goldman 心脏危险指数评分：1 级，0 ～ 5 分；2 级，6 ～ 12 分；3 级，13 ～ 25 分；4 级，> 25 分，该患者 Goldman 心脏风险指数为 2 级。

（5）根据非心脏手术的心脏风险分级：①血管手术，如开放性主动脉和外周血管手术，心脏风险 > 5%；②中等风险手术，如腹腔和胸部手术、颈动脉内膜剥脱术、骨科手术、前列腺手术，心脏风险 1% ～ 5%；③低风险手术，如内镜手术、浅表手术、白内障手术、乳腺手术、日间手术等，心脏风险 < 1%。该患者拟行的腹腔内手术为中等危险手术，心脏风险 1% ～ 5%。

2. 其他重要脏器评估

（1）肺：患者有肺气肿，多年吸烟病史，术后肺部并发症风险较高，术前应进行肺功能锻炼。

（2）脑：患者对答切题，老年患者存在一定的围术期谵妄、术后认知功能障碍等风险。

（3）肝：长期饮酒可以造成肝功能损伤，导致肝细胞脂肪样变，甚至引起酒精性肝硬化。该患者目前肝功能正常，但仍应注意避免围术期肝功能的进一步损害。

（4）肾：患者术前肾功能指标在正常范围内，但基础心脏疾患可能引起循环不稳定，造成肾功能损害，因此评估该患者存在一定的肾脏风险。

综上所述，该患者为老年患者且伴严重心脏疾患，心血管相关风险评估为高危，所行手术为腹部大手术，手术风险为中危，根据美国麻醉医师协会分级：ASA Ⅳ级。

（二）扩张型心肌病的病理生理改变及临床表现

扩张型心肌病是一种原因未明的原发性心肌病。常见左或右心室或双侧心室扩大，并伴有心脏收缩功能减退，伴或不伴充血性心力衰竭。室性心律失常（乱）多见，病情进行性加重，死亡可发生于疾病的任何阶段。超声心动图是诊断和评估扩张型心肌病的重要检查方法，其主要表现为：①心脏扩大：早期左心室扩大，后期各心腔均有扩大，常合并二尖瓣、三尖瓣反流、肺动脉高压；②左室壁运动减弱：左室壁运动弥漫性减弱，室壁相对变薄，可合并右室壁运动减弱；③左室收缩功能下降：左室射血分数 < 45%，左室短轴缩短率 < 25%；④其他：附壁血栓，多发生在左室心尖部。胸部 X 线常表现为心胸比 > 0.5，肺淤血。

扩张型心肌病病理生理改变：心腔明显扩张，而心室壁增厚不明显，心室壁软弱，收缩无力，射血分值下降，搏出量减少，心腔内残余血量增多，心室舒张末期压力增高，肺血回流受阻，则肺淤血，左心衰竭。本病大约 1/3 先有左心衰竭，有的起始即为全心衰竭。扩大的心腔中，有附壁血栓形成，因而动脉栓塞常见，由于心肌纤维化可累及起搏及传导系统，易引起心律失常。

扩张型心肌病临床表现主要为：①大（大而软的心脏）：心脏逐渐扩大，心室收缩功能逐渐减弱；②衰（致命的心衰）：心力衰竭，伴有功能性二尖瓣和（或）三尖瓣反流；③乱（各种各样的心律失常）：室性及室上性心律失常，传导系统异常、猝死等；④栓（随处可见的栓子）：血栓栓塞。体征：心界扩大，心音减弱，常可闻及第三或第四心音，舒张期奔马律，可有心尖部杂音（二尖瓣关闭不全），听诊肺部湿啰音。

（三）麻醉方式

1. 椎管内麻醉和区域神经阻滞

对呼吸循环影响相对较小，选择顺序为：区域神经阻滞、硬膜外麻醉和蛛网膜下隙阻滞。椎管内麻醉可使前负荷进一步下降更容易出现血压下降，此时应该适当补液加以纠正，避免突然交感神经阻滞引起剧烈的循环波动。

2. 全身麻醉

大多数镇静、镇痛及麻醉药物均对心脏有一定的抑制作用，需谨慎选择麻醉方式和用药。全身麻醉诱导：应选用心血管抑制作用小的药物。患者射血分数＜40%，诱导时可出现严重的循环抑制和低血压，此类患者应采用以芬太尼或舒芬太尼为主的诱导方法，辅以少量麻醉性镇静药及合适的肌松药。麻醉维持：麻醉中维持合理的深度极为重要，麻醉过浅易对患者造成应激，增加心脏后负荷，而麻醉过深又可造成循环抑制，引起顽固性低血压。

（四）该患者的麻醉管理要点

1. 扩张型心肌病患者麻醉面临的主要问题

心功能不全、猝死、栓塞，麻醉管理的要点是维护脆弱的心脏收缩功能，调整心室前负荷，降低心脏后负荷，维持心律稳定，术中避免循环抑制，术中静脉用药要注意有可能出现药效的延迟，如果静脉用药后，没有产生预期的效果，则提示可能存在循环时间减慢，此时若追加剂量，则可产生暴发性循环抑制。

2. 避免心肌抑制是扩张性充血性心力衰竭麻醉管理的目的

（1）心率增快：可用 β 受体阻滞剂，注意其潜在的负性肌力作用。

（2）去氧肾上腺素：以 α 受体兴奋为主的药物，可升高体循环阻力，加重心脏后负荷，不作为首选用药。

（3）出现顽固性低血压：应该首选多巴胺和多巴酚丁胺，通过增加心肌收缩力和提高心率两种途径增加心排量从而达到维持循环稳定的目的，对低心排状态有效。

（4）对于严重心力衰竭患者：肾上腺素和异丙肾上腺素。

（5）在衰竭的心室，每搏量与前向血流阻力呈反比：用硝普钠等药物降低左室后负荷可以增加心排血量。

3. 维持适当的前后负荷是此类患者麻醉管理的重点和难点

（1）应避免麻醉诱导阶段的血压波动，尽量缩短诱导后低血压时间。

（2）对于心动过缓的患者给予阿托品应小心控制剂量。

（3）术中液体管理务必精细，在充分控制前负荷的前提下，仍有心排血量不足的患者，可酌情给予血管活性药物治疗。

（4）扩张型心肌病患者心肌收缩力下降，故血管活性药物首选 β 受体激动剂，例如多巴酚丁胺。多巴酚丁胺：选择性 β_1 受体激动剂，可增强心肌收缩力，使血液重新分布，改善肾功能，降低左室充盈压及外周阻力。推荐剂量为 2.5 ～ 7.5 μg/（kg·min）。

（5）若患者血压下降，首先应排除容量不足，在前负荷足够的情况下，为维持血压稳定，可适当给予少量多巴胺泵入。

多巴胺：小剂量［＜5 μg/（kg·min）］选择性激动 D2 及 D1 受体而扩张肾等内脏血管，降低外周阻力；中等剂量［＜10 μg/（kg·min）］激动 β 受体，增加心输出量；大剂量［＞10 μg/（kg·min）］激动 β 受体而收缩外周血管，增加后负荷，诱发心律失常及心绞痛。

（6）注意补充液体，电解质，并积极输血。

（7）由于扩张型心肌病患者心功能较差，对高碳酸血症多不耐受，故应保证通气，充分给氧，避免二氧化碳潴留。

（五）该患者术后应该注意事项

该患者术后还应注意完善术后镇痛。积极利尿，纠正电解质异常，术后即使心功能正常，也应使用小剂量多巴胺 3 μg/（kg·min）以下维持尿量，以预防心功能不全。术后还应早期抗凝，预防血栓形成。

参考文献

[1] 吴新民. 麻醉学高级教程 [M]. 北京：中华医学电子音像出版社，2018.
[2] 郭曲练，姚尚龙. 临床麻醉学 [M]. 4 版. 北京：人民卫生出版社，2016.

（撰稿：李丽萌　审稿：邹聪华）

㉟　小儿肾上腺肿物行机器人辅助切除

一、病历摘要

1. 基本信息

男，6 岁，身高 110cm，体重 16kg，BMI 13.2kg/m^2。

2. 主诉

彩超发现右肾上腺占位 12 日。

3. 现病史

缘于入院前 12 日患儿体检查彩超示：肝肾间隙中低回声占位。无发热，咳嗽，无腹痛、腹胀、呕吐，无尿痛、血尿，无眼黄、尿黄。转诊泉州市儿童医院查腹部彩超（2020.09.29）示：右侧腹膜后占位（神经母细胞瘤？）。心脏彩超（2020.09.29）示：左心增大，二尖瓣反流。腹部 CT（2020.09.30）示：右侧肾上腺区囊实性占位，大小约 3.4cm×4.0cm×4.8cm，考虑神经源性肿瘤可能。建议转诊上级医院。为进一步诊治，今（2020.10.10）求诊我院，门诊拟"右肾上腺肿瘤：神经母细胞瘤？"收住入院。发病以来，精神、食欲、睡眠稍差，大小便尚正常，体重无明显改变。

4. 既往史

2 年前因外伤致左侧锁骨骨折，予保守治疗，现恢复良好。

5. 术前诊断

（1）右侧肾上腺肿瘤：嗜铬细胞瘤？神经母细胞瘤？

（2）继发性高血压。

（3）继发性心肌病。

（4）双侧肺炎。

6. 拟行手术

机器人辅助下右侧肾上腺肿物切除术。

7. 辅助检查

（1）胸部 X 线（10.19）：双肺炎症。

（2）胸部 CT（10.29）：①左房及左室增大，肺动脉轻度增宽，肺动脉高压可能；②右下肺静脉稍扩张；③所摄入右肾上腺区病变（4.2cm×3cm）。

（3）动态心电图 Holter（11.16）：①窦性心律，心率波动在 89～170 次／分，平均心率 135 次／分；②24h 收缩压血压负荷值 87.88%，舒张压血压负荷值 96.97%。

（4）心脏彩超：①左室壁运动普遍减弱，左室收缩功能降低；②左房、左室增大，二尖瓣反流 ++～+++；③三尖瓣反流 ++；④肺动脉压增高（50mmHg）；⑤射血分数 32%。

（5）检验报告：① BNP 6 973pg/ml ↑；② CK-MB 6.3ng/ml ↑；③ cTnI 0.28ng/ml ↑；④ 24h 尿香草苦杏仁酸 136.34μmol/24h ↑。

8. 术前访视

（1）患儿神志清楚，查体不配合。

（2）呼吸系统评估：双肺炎症已改善，近期无呼吸道感染症状，无哮喘病史，无咳嗽、咳痰、呼吸困难、胸闷、胸痛等症状。

（3）心功能评估：可在床上自由活动，心功能Ⅱ～Ⅲ级。

（4）夜间睡眠偶有打鼾，无憋醒史。

（5）余系统无明显异常，ASA分级：Ⅲ级。

二、关键节点的临床思维和临床决策

（一）嗜铬细胞瘤和副神经节瘤的定义

（1）嗜铬细胞瘤（pheochromocytoma，PCC）是起源于肾上腺髓质，副神经节瘤（paraganglioma，PGL）是起源于肾上腺外的交感神经链并具有激素分泌功能的神经内分泌肿瘤，主要合成、分泌和释放大量儿茶酚胺（CA），如去甲肾上腺素（NE）、肾上腺素（E）和多巴胺（DA），引起患者血压升高和代谢性改变等一系列临床综合征，并造成心、脑、肾、血管等严重并发症，甚至成为患者死亡的主要原因。PCC肿瘤位于肾上腺，PGL肿瘤位于胸、腹部和盆腔的脊椎旁交感神经链，两者合称为PPGL。

（2）来源于沿颈部和颅底分布的舌咽、迷走神经的PGL则称为头颈部PGL，因其来自副交感神经节故通常不产生CA。而起源于交感神经副神经节，广泛分布在从颅底到盆腔底并且具有CA分泌功能的PGL也称为交感神经性PGL。

（二）PCC及PPGL流行病学

（1）PPGL是一种引起内分泌性高血压的少见神经内分泌肿瘤，目前国内尚无发病率或患病率的确切数据。国外报道PCC的年发病率为2～8/100万人，10%～20%发生在儿童；患者生前未被诊断而在尸检时PPGL的检出率为0.05%～0.1%。

（2）PPGL在普通高血压门诊中患病率为0.2%～0.6%，在儿童高血压患者中为1.7%，在肾上腺意外瘤中约占5%。在PPGL肿瘤中PCC占80%～85%，PGL占15%～20%；遗传性PPGL占35%～40%；转移性PPGL占10%～17%，转移性肿瘤中PCC占5%～20%，交感神经性PGL占15%～35%。

（3）PPGL在各年龄段均可发病，但发病高峰为30～50岁，男女发病率基本相同。43%～71%的成人和70%～82%的儿童其转移性PPGL发病与编码SDHB的基因突变有关。与散发性患者相比，遗传性PPGL患者起病较年轻并呈多发性病灶。

（三）PPGL临床表现

1. 临床表现

PPGL患者的主要临床表现为CA分泌增多所致的高血压及心、脑、肾血管并发症和代谢性改变，由于肿瘤发生在不同部位及持续性或阵发性分泌释放不同比例的E和NE，并与不同亚型的肾上腺素能受体结合起作用，故患者有下述多系统的临床表现。

（1）血压变化：高血压是PPGL患者的主要临床表现（90%～100%），可为阵发性（40%～50%）、持续性（50%～60%）或在持续性高血压的基础上阵发性加重（50%）；约70%的患者合并直立性低血压；多数患者表现为难治性高血压，另有少数患者血压可正常。

有的患者可发生高血压危象，PPGL危象发生率约为10%，临床表现多样化，如严重高血压、循环衰竭、休克，或高低血压反复交替发作，多器官功能障碍如心肌梗死、心律失常、心肌病和心源性休克；肺水肿和急性呼吸窘迫综合征（ARDS）；脑血管意外、脑病和癫痫；麻痹性肠梗阻和肠缺血、肝肾衰竭等，严重者导致死亡。

危象可自发产生，也可因术前或术中挤压触碰肿瘤、创伤、服用某些药物（糖皮质激素、β受体阻滞剂、甲氧氯普胺、麻醉药）或其他手术应激等诱发，应注意尽量避免上述诱因。PPGL 高血压危象发作时，需静脉泵入 α 受体阻滞剂（酚妥拉明或乌拉地尔）治疗及大量补液以纠正低血压休克。PPGL 危象病死率高，需密切监测血压及其他血流动力学指标。

（2）三联征：头痛（59%～71%）、心悸（50%～65%）、多汗（50%～65%）是 PPGL 患者高血压发作时最常见的三联征（40%～48%），对诊断具有重要意义。如患者同时有高血压、直立性低血压并伴头痛、心悸、多汗三联征则诊断 PPGL 的特异度为 95%。

（3）其他的特征性临床表现：由于肾上腺素能受体 α 和 β 的不同亚型可广泛分布于全身多种组织和细胞，故 PPGL 患者有多系统的症状和体征。

①心血管循环系统：患者高血压发作时可有心悸、胸闷、濒死感；有 CA 心肌病的患者可伴发心律失常、Takotsubo 心肌病；有的患者发生心绞痛、急性冠状动脉缺血综合征甚至心肌梗死、低血压休克等。尸检发现 58% 的 PPGL 患者存在 CA 心肌损害，除了长期严重的高血压能导致心室肥厚外，高 CA 血症能导致心肌损伤及心肌纤维化、心肌缺血和心律失常等。如明确诊断 PPGL 的患者有胸痛、心力衰竭症状和体征；心电图提示持续 3 个或 3 个以上导联 T 波低平或倒置、S-T 段偏移或心律失常；超声心动图提示心肌肥厚、左室舒张功能减低、左室射血分数降低，室壁运动异常，当肿瘤切除后上述病变明显改善或消失，则可考虑 CA 心肌病的诊断。Takotsubo 心肌病（又称短暂性左心室心尖球样综合征）是极罕见的 PPGL 心肌病变，临床表现及心电图与急性心肌梗死相似，左室造影显示室壁运动异常（心尖部及心室中部运动障碍和心底部的过度收缩）而无冠状动脉异常。

CA 心肌病导致的心律失常、心力衰竭及心肌梗死是 PPGL 患者术前的常见死因。手术切除肿瘤后，CA 心肌病患者的心律失常、心肌缺血，心电图及心功能可恢复正常，心室肥厚逆转，但陈旧心肌梗死会长期存在。

②消化系统：可有恶心/呕吐、腹痛、便秘、肠梗阻、胆石症等。

③泌尿系统：常有血尿、蛋白尿，肾功衰竭等，如为膀胱 PGL 则排尿时有高血压发作及 CA 增多的表现。

④神经精神系统：患者表现为头痛、失眠、烦躁、紧张焦虑，有时需要与焦虑症、抑郁、惊恐状态等鉴别；严重时可发生脑血管意外、意识障碍等。

⑤血液系统：可有发热、白细胞增多等。

⑥内分泌代谢系统：可伴有糖、脂代谢紊乱，糖耐量受损或糖尿病（42%～58%）；常有多汗、体重下降（23%～70%）、代谢率增高等表现。

⑦腹部肿物：15% 的患者在查体时可触及腹部肿瘤并因压迫肿瘤而致血压升高。

2. PPGL 遗传综合征的其他临床表现

遗传学研究表明，不同类型基因突变的 PPGL 患者，在肿瘤部位、非转移性/转移性、激素分泌类型、多发/单发/复发倾向以及临床表现等方面均有明显差异。

（1）家族性 PGL 遗传综合征：SDH 基因不同亚型胚系突变患者除 PPGL 肿瘤外，还可伴发其他实体瘤如胃肠道间质瘤、肾细胞癌和垂体腺瘤，而称为家族性 PGL 遗传综合征，为常染色体显性遗传性疾病。依据不同的 SDH 基因亚型而分别命名为 PGL-1（SDHD）、PGL-2（SDHAF2）、PGL-3（SDHC）、PGL-4（SDHB）和 PGL-5（SDHA）五种亚型。

（2）除 PPGL 外其他遗传综合征可包括的临床疾病如下所示。

①多内分泌腺瘤病（MEN）2A 型：甲状腺髓样癌、原发性甲状旁腺功能亢进症、皮肤淀粉样变性苔藓；② MEN 2B 型：甲状腺髓样癌、皮肤黏膜多发神经瘤、骨骼畸形、关节松弛、类马凡体型、角膜神经髓鞘化、肠神经节瘤（先天性巨结肠病）；③希佩尔-林道综合征（von Hippel-Lindau，VHL 综合征）：除 PCC 外患者可有多器官肿瘤，包括中枢神经系统血管网状细胞瘤（小脑、脊髓、脑干）、视网膜血管网状细胞瘤、肾透明细胞癌/肾囊肿、胰腺神经内分泌肿瘤和浆液性囊腺瘤，内耳淋巴囊

腺瘤、附睾和子宫阔韧带的乳头状囊腺瘤等；④神经纤维瘤病1型（NF1）：全身多发神经纤维瘤、多发牛奶咖啡斑、腋窝和腹股沟斑点、虹膜错构瘤、骨异常、中枢神经系统神经胶质瘤、巨头畸形、认知障碍等。

（四）针对患儿术前检查相关内容，术前准备如何进行

（1）患儿目前考虑儿茶酚胺心肌病、左室收缩功能降低，左房、左室增大，肺动脉压增高、高血压、心肌损害，心功能3级，合并肺部感染。

（2）针对患儿原发疾病及并存疾病，经多学科会诊指导，给予舒普深（0.5g q8h）抗感染、地高辛（1ml q12h）强心、卡托普利（8.3mg q12h）降压、螺内酯（10mg q12h）利尿。改善心功能，严密监测心率、血压，改善心肌重构。按嗜铬细胞瘤行术前准备，扩血管，扩容，维持出入量平衡。

（五）该患儿目前能否行手术治疗

经过近一个月的治疗，具体如下地高辛（1ml q12h）强心；卡托普利（8.3mg q12h）降压；螺内酯（10mg q12h）、呋塞米（5mg bid）利尿；美托洛尔（6.25mg tid）降低心率；酚妥拉明（50mg bid）扩张血管；葡萄糖氯化钠注射液500ml ＋ 5% 葡萄糖注射液250ml 补液，患儿指标见图35-1、图35-2。该患儿目前能否耐受手术治疗？相关科室会诊意见如下：

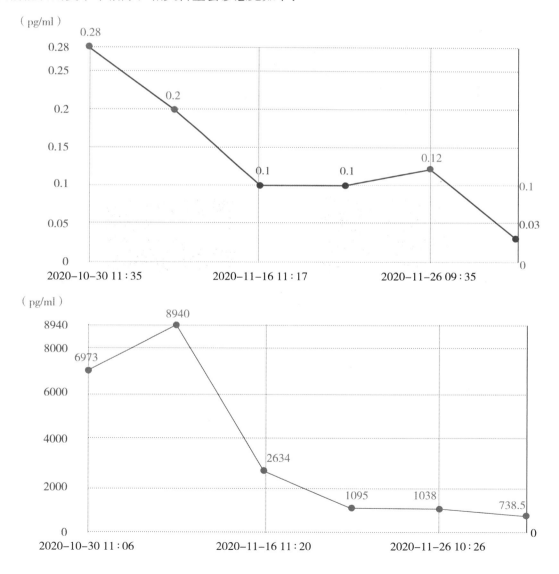

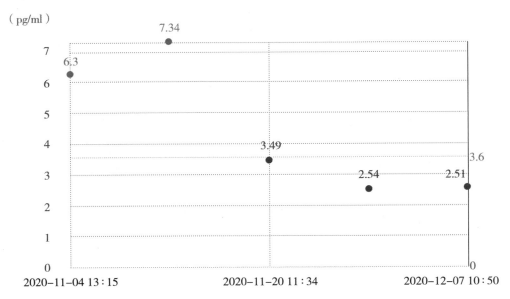

图 35-1　实验室检查

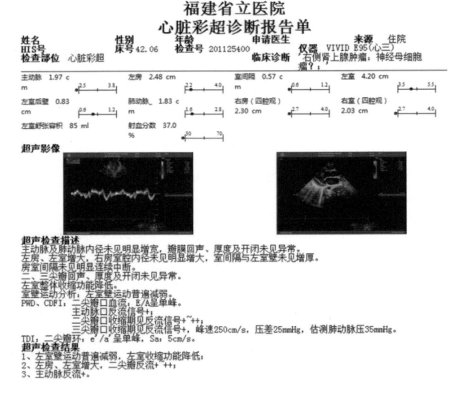

图 35-2　心脏彩超

（1）内分泌科会诊：患儿系继发性高血压病，右侧肾上腺肿瘤为功能性、混合性肿瘤，目前经过一系列治疗后，心脏功能射血分数达到 37%，相对于该患儿，目前心脏应该可以耐受手术，而术前水化仍需要继续并且充分，目前术前可继续应用地高辛强心降心率，继续水化治疗。

（2）儿内科会诊：患儿平时无明显心衰表现，自主活动仍可耐受，表现为无症状性心衰，目前考虑心衰与肿瘤有关，建议术前继续充分水化治疗，并继续控制血压及心率，术中仍需要麻醉师密切监测生命征，术后重症监护。

（3）麻醉科会诊：患儿右侧肾上腺肿瘤系功能性，术前充分水化及控制血压心率变化，目前心肌酶指标及心脏功能较前下降，可继续加强水化处理，注意末梢温度及出汗情况，术中最好请超声科会诊，协助经食管超声监测心脏相关指标，判断血压及血容量变化，及时对症处理，提高处置及时率，术后重症继续监护治疗。

（六）肾上腺解剖及分泌的激素

（1）肾上腺分皮质和髓质两部分，两者的胚胎来源完全不同，前者来自中胚层，后者来自外胚层。髓质被皮质所包裹，其组织结构和激素分泌功能是独立的。成人肾上腺皮质较坚实，呈金黄色，占腺体总重量的90%；髓质疏松，呈棕褐色，占10%。

（2）肾上腺皮质分为三层：最外层为球状带（zona glomerulosa），占皮质15%，细胞排列成球状，分泌盐皮质激素；中间层为束状带（zona fasciculata），占皮质的75%，细胞排列成条索状，分泌糖皮质激素；内层为网状带（zona reticularis），约占皮质的10%，分泌性激素。在促肾上腺皮质激素（ACTH）的刺激下，网状带可增宽而束状带相应变窄。

（3）肾上腺髓质的主细胞即为嗜铬细胞。这些细胞在用重铬酸钾染色时，胞质内存在棕色的含铬盐的颗粒，故此得名，嗜铬细胞的功能是合成和分泌肾上腺素（epinephrine，E）或去甲肾上腺素（norepinephrine，NE）。人类肾上腺髓质储备的85%左右是肾上腺素。

（七）该患儿如何麻醉诱导及相应的监测手段

1. 麻醉方法选择

气管插管全麻复合骶管阻滞。

2. 麻醉过程

患儿安静入室，接脉搏氧饱和度，示SpO₂ 99%，HR 100次/分，予面罩给氧，进行常规诱导：长托宁0.2mg、丙泊酚50mg、舒芬太尼10μg，顺势阿曲库铵5mg，充分预充氧后气管插管顺利，同时进行动脉穿刺，唯截流监测（见图35-3）。

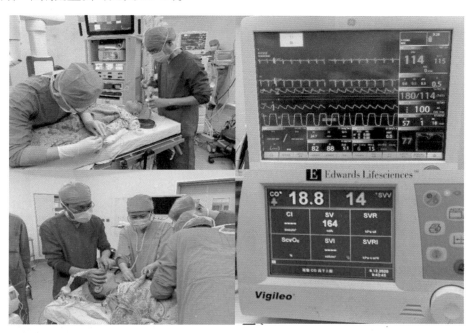

图35-3　患儿麻醉过程和诱导后生命体征

予调整呼吸参数、硝普钠2.4μg/（kg·min）泵入。

气道插管成功后，予0.2%罗哌卡因＋0.5%利多卡因16ml行骶管阻滞；血气分析；食管超声（示心功能大致同术前，EF 32%）（见图35-4）。

9:35 — 予0.2%罗哌卡因+0.5%利多卡因16ml行骶管阻滞；血气分析；食道超声

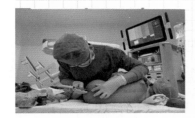

PH	7.22
PCO$_2$	63mmHg
PO$_2$	437mmHg
K$^+$	3.7mmol/L
Glu	4.8mmol/L
Lac	0.6mmol/L
Hct	38%
Hb	14.1g/dL

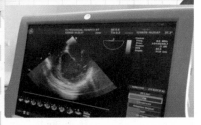

示心功能大致同术前，EF：32%

图 35-4　患儿诱导后情况

（八）该患儿术中管理及相应的注意事项（见图 35-5 ～ 35-14）

10:00 — 手术开始，建立气腹后，在硝普钠、酚妥拉明1.2ug/kg/min泵入的情况下，BP 180/97mmHg，HR 135次/分，CVP 16mmHg，食道超声示心腔容量较前减少

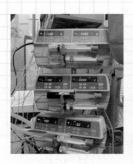
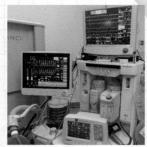
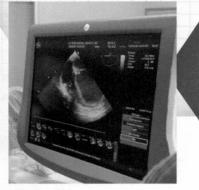

予硝普钠、酚妥拉明2ug/Kg/min泵入，万汶40ml泵入，艾司洛尔间断静注

图 35-5　建立气腹后情况

此后在硝普钠1.2-2 1.2ug/kg/min 、酚妥拉明2ug/kg/min、艾司洛尔5-20 ug/kg/min泵入的情况下，BP 100-160/55-90mmHg，HR 110-140次/分，CVP 15-26mmHg，CO 11.8-16.8L/min，SV 100-133ml/次，SVV 6-9%

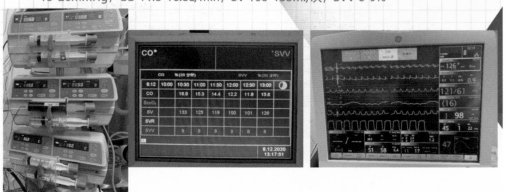

图 35-6　术中血管活性药使用情况及血流动力学变化

13:30 — 瘤体剥离约1/3，体温逐渐上升至38.8℃，予鼓风机降温，头部冰帽、四肢冰敷，再次行食管超声

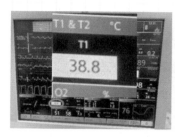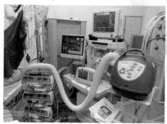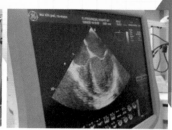

食道超声提示EF约37%，容量充足

图 35-7　瘤体剥离中情况

15:30 — 瘤体剥离约2/3时，血压稍有下降，最低至70/35mmHg，HR 110次/分，间断予间羟胺0.5mg静推，硝普钠、酚妥拉明逐渐减量，再次行血气分析

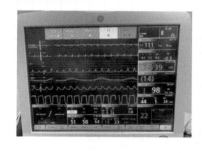

PH	7.26	7.27
PCO_2	42mmHg	40mmHg
PO_2	192mmHg	231mmHg
K^+	5.2mmol/L	5.9mmol/L
Glu	12.3mmol/L	8.0mmol/L
Lac	2.3mmol/L	2.4mmol/L
Hct	31%	29%
Hb	11.5g/dL	10.7g/dL

予呋塞米5mg静推，胰岛素5U/h泵入，30min后再次行血气分析如上图所示，予葡萄糖：胰岛素3:1以5ml/h泵入

图 35-8　瘤体剥离中情况

15:50 — 体温39.8℃，予美林5ml口服，20min后予特耐20mg静注

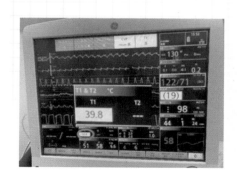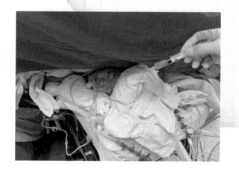

图 35-9　瘤体剥离中情况

16:45 — BP降至72/44mmHg,HR 120次/分,CVP 13mmHg,予停用硝普钠、酚妥拉明,去甲肾上腺素0.02ug/kg/min泵入

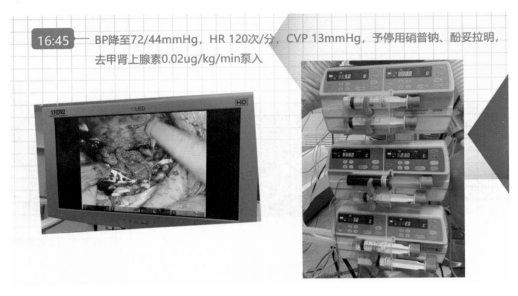

图 35-10 瘤体剥离中情况

17:00 — 行血气分析,示K+ 5.4mmol/L,Glu 6.3mmol/L,予葡萄糖:胰岛素4:1以5ml/h泵入;行食道超声,示容量充足,心室壁运动较术前稍有好转

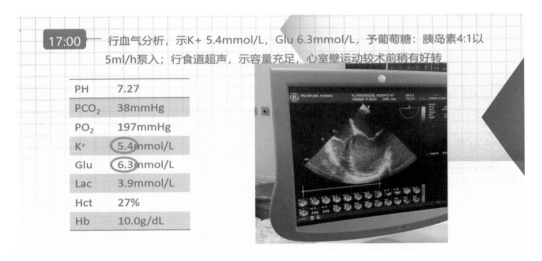

PH	7.27
PCO₂	38mmHg
PO₂	197mmHg
K+	5.4mmol/L
Glu	6.3mmol/L
Lac	3.9mmol/L
Hct	27%
Hb	10.0g/dL

图 35-11 瘤体剥离中情况

17:10 — 瘤体血管完全阻断,BP最低降至30/10mmHg,HR 110次/分,予停用艾司洛尔,氢化可的松20mg静注,肾上腺素0.09-0.2ug/kg/min、去甲肾上腺素0.4-0.45ug/kg/min泵入,血压回升至86/50mmHg,HR 140次/分,CVP 15mmHg,SV 39ml/次,CO 5.1L/min,SVV 23%,食道超声示容量充足,心室壁运动较弱

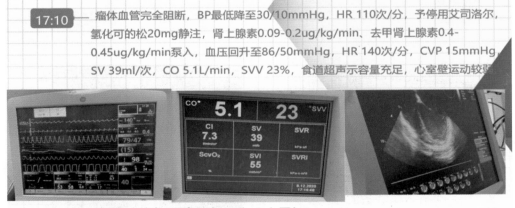

停用肾上腺素,予多巴胺4ug/kg/min泵入

图 35-12 瘤体血管阻断后情况

此后在去甲肾上腺素0.3-0.4ug/kg/min、多巴胺4-5ug/kg/min泵入的情况下，BP 90-120/40-50mmHg，HR 120-140次/分，CVP 12-14mmHg，CO 10-17L/min，SV 70-150ml/次，SVV 7-12%

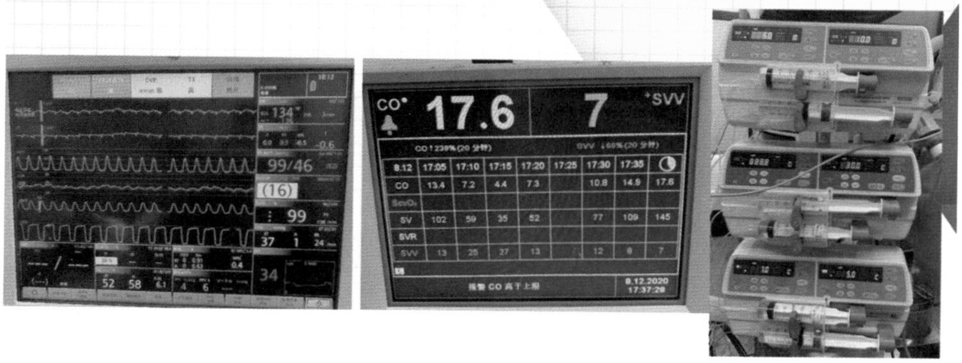

图 35-13　瘤体血管阻断后情况

18:40 — 手术结束，带管送入SICU，此时在去甲肾上腺素0.3ug/kg/min、多巴胺5ug/kg/min泵入的情况下，BP 99/46mmHg，HR 134次/分，T 38.9℃

PH	7.35
PCO$_2$	33mmHg
PO$_2$	252mmHg
K$^+$	4.2mmol/L
Glu	5.7mmol/L
Lac	4.9mmol/L
Hct	21%
Hb	7.8g/dL

图 35-14　术后情况

手术历时 8 小时 25 分钟，出血量 300ml，尿量 800ml，入量 1 900ml（胶体 300ml，晶体 1 600ml）。

入外科 ICU 后，BP 111/49mmHg，HR 144 次 / 分，SpO$_2$ 100%，双肺呼吸音清，瞳孔等大等圆，直径 5mm，对光反射灵敏；为纠正贫血，输注红细胞 1 个单位，见图 35-15。

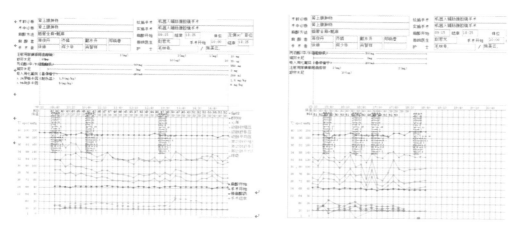

图 35-15　术中麻醉记录单

（九）术后转归

（1）入 ICU 后复查相关指标见图 35-16，给予相应的营养心肌、保护重要脏器等治疗。

项目名称	检验结果	单位	参考值
N端-B型钠尿肽前体（pro-BNP）	6678.00 ↑	Pg/ml	<450 Pg/ml
*总胆红素（TBIL）	4.91	umol/l	≤23.0 umol/L
*丙氨酸氨基转氨酶（ALT）	885 ↑	U/L	9～50
*天冬氨酸氨基转氨酶（AST）	996 ↑	U/L	15～40
AST:ALT（AST/ALT）	1.13		
*γ-谷氨酰转移酶（GGT）	7 ↓	U/L	10～60
*碱性磷酸酶（ALP）	60.4	U/L	0～500
*乳酸脱氢酶（LDH）	1382 ↑	U/L	120～250

图 35-16　术后实验室检查

（2）次日 13：30 访视患儿，神志清醒，对答切题，已拔除气管导管，BP 80/54mmHg［去甲肾上腺素 0.06μg/（kg·min）］，HR 114 次/分。

术后病理见图 35-17：

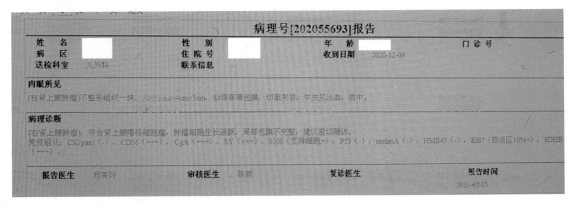

图 35-17　术后病理报告

（3）该患者在 ICU 治疗 4d，转入普通病房，营养支持 6d 后，治愈出院。

参考文献

［1］中华医学会内分泌学分会肾上腺学组. 嗜铬细胞瘤和副神经节瘤诊断治疗的专家共识 [J]. 中华内分泌代谢杂志，2016，32（3）：181-187.

［2］DLENDERS JW, DUH QY, EISENHOFER G, et al. Pheochromocytoma and paraganglioma: an endocrine society clinical practice guideline [J].J Clin Endocrinol Metab, 2014, 99(6): 1915-1942.

［3］史轶蘩. 协和内分泌和代谢学 [M].1 版. 北京：科学出版社，1999.1222-1244.

［4］陈家伦. 临床内分泌学 [M]. 上海：上海科学技术出版社，2011.637-644.

［5］吴肇汉，秦新裕，丁强. 实用外科学（下）[M].4 版. 北京：人民卫生出版社，2017.

［6］嗜铬细胞瘤和副神经节瘤诊断治疗专家共识（2020 版）. 中华内分泌代谢杂志，2020，9（36）：

（撰稿：戴东升　审稿：林　莹）

㊱　机器人辅助腹腔镜技术治疗儿童肾上腺嗜铬细胞瘤

一、病例简介

1. 基本信息

男，6岁，体重24kg，身高120cm。

2. 主诉

发现盗汗、心率快、血压高3d。

3. 现病史

源于入院前3天患儿因盗汗严重就诊当地医院，测心率120次/分，血压190/120mmHg，患儿无发热、寒战，既往无晕厥史。现为进一步诊治，求诊我院，门诊拟"嗜铬细胞瘤可能"收住入院。起病以来，精神、睡眠尚可，食欲较差，大、小便正常，体重无明显改变。

4. 既往史

平素体健。否认既往有类似病史，否认先天性心脏病、癫痫等病史。否认食物、药物过敏史。

6. 家族史

患儿母亲及外公有相似症状。

7. 入院诊断

嗜铬细胞瘤待查。

8. 手术计划

机器人辅助腹腔镜下左侧肾上腺嗜铬细胞瘤瘤切除术。

9. 体格检查

T 36.4 ℃，P 90次/分，R 20次/分，BP 95/55mmHg。张口度正常，头颈部活动度正常，Mallampati分级Ⅰ级。心肺听诊无异常。

10. 辅助检查

（1）动态心电图：窦性心动过速，平均心率122次/分；单发房性期前收缩2次；提示HRV调节功能降低，迷走神经功能降低。

（2）动态血压报告：24h平均收缩压/舒张压159/111mmHg，昼夜节律存在，呈杓形图形。

（3）胸腹部CT平扫＋增强：胰腺后下方占位性病变，大小约3.3cm×2.7cm×3.7cm，部分与左侧肾上腺外侧肢及结合部分界不清，多考虑嗜铬细胞瘤瘤可能。

（4）心脏彩超：心脏结构及功能正常。

（5）实验室检查

①血浆儿茶酚胺检测：三甲氧基酪胺0.13nmol/L（正常）、甲氧基肾上腺素0.08nmol/L（正常）、甲氧基去甲肾上腺素＞20.56nmol/L（升高）、多巴胺424.4nmol/L（升高）、肾上腺素151.3nmol/L（正常）、去甲肾上腺素97 234nmol/L（升高）。

②醛固酮卧位69.42ng/dl（升高）、肾素浓度卧位184.92ng/dl（升高）；醛固酮立位67.46 ng/dl（升高）、肾素浓度立位304.23ng/dl（升高）；血管紧张素Ⅱ（卧位及立位）正常；24h尿钾正常。

③促肾上腺皮质激素：正常；皮质醇－8Am：正常；皮质醇－4Pm 345.74（升高）。

④甲状腺功能：正常。

⑤2022.05.16：肌钙蛋白Ⅰ正常、BNP 1 136（升高）；肌钙蛋白Ⅰ、BNP正常。

⑥血、尿、粪三大常规，血生化全套，凝血功能大致正常。

11.麻醉术前访视小结

ASA分级Ⅲ级，心功能Ⅰ级。

二、麻醉计划

（1）肿瘤体积大、高儿茶酚胺水平、术前未控制的高血压或严重直立性低血压，均为此类患者围术期血流动力学不稳定的危险因素。因此，除少数明确仅分泌多巴胺的嗜铬细胞瘤患者之外，对其余患者均推荐完善术前药物准备，以实现控制高血压、恢复血管内容量的目标。

（2）靶器官受累情况的评估。

（3）术前准备是否充分的评估。

（4）术中监测、血流动力学的调控、术中液体治疗。

（5）术后并发症的防治。

三、麻醉过程

（1）入室后患儿神志清楚，略显紧张，能够配合。心电监护生命体征平稳（见图36-1）。

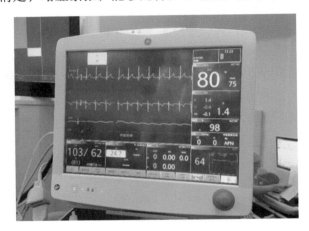

图36-1　监护仪监测

（2）三方核查无误后，开始麻醉诱导，充分吸氧后静脉诱导，丙泊酚60mg，舒芬太尼12μg，爱可松20mg，置入5.5#普通气管导管，妥善固定，并调整好呼吸参数。

（3）行颈内静脉、桡动脉穿刺置管，并用唯捷流监测心功能。

（4）术中维持，采用静吸复合麻醉：3%地氟烷吸入维持，丙泊酚5～6mg/（kg·h），瑞芬太尼0.05～0.075μg/（kg·h），顺式阿曲库铵3μg/（kg·h）。手术历时3h，术中血压波动在80～110/45～75mmHg，CVP 2～8mmHg，心率65～94次/分，SpO₂ 97～99%，总入量800ml，出血量30ml。（术中生命体征见图36-2）

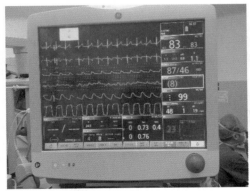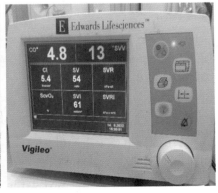

图36-2　术中生命体征

（5）术后转归：术后生命体征稳定，查血气提示氧合及电解质、血糖正常，清醒拔除气管导管，患者神志清楚，能够配合，生命征平稳，转入外科 ICU。术后第一天，未见明显并发症，转入普通病房。术后 6d，患者平稳出院。

四、关键节点的临床思维和临床决策

（一）儿童嗜铬细胞瘤的临床特点和诊断

来源于肾上腺髓质的嗜铬细胞瘤（pheochromocytoma，PHEO）是一类少见且特殊的肾上腺肿瘤，属于神经内分泌肿瘤，外科手术切除是其唯一的治愈方法。近些年来，腹腔镜及机器人辅助腹腔镜技术已逐渐替代传统开放手术，应用于成人及小儿的肾上腺肿瘤切除术。儿童嗜铬细胞瘤的发病率远较成人低，发病率约 2/100 万人。文献报道儿童与成人嗜铬细胞瘤的流行病学资料，发现嗜铬细胞瘤患者中有家族史的儿童约占 28%，而成人为 10%。双侧嗜铬细胞瘤中儿童约占 20%，也明显高于成人中的 5%～10%。本例患儿母亲及外公有均有相似症状，提示家族遗传史可能性大。

嗜铬细胞瘤的临床表现个体差异很大，这与儿茶酚胺分泌量有关。最常见症状为高血压和基础代谢改变，0.5%～2% 的儿童高血压继发于 PHEO。头痛、心悸、多汗是嗜铬细胞瘤患者高血压发作的三联征。高血压可表现为持续性或阵发性发作，或者持续性发作伴阵发性加重，可由剧烈运动、体位改变、情绪波动、肿瘤受挤压等诱发。由于嗜铬细胞瘤往往起病隐匿，故易被延误诊断。临床上一旦怀疑，应立即进行生化及影像学检查。由于血和 24h 尿中尿中儿茶酚胺（catecholamine，CA）及尿香草基杏仁酸（vanillylmandelic acid，VMA）的敏感性和特异性较低，故目前临床上更推荐测定血液中以甲氧基去甲肾上腺（normetanephrine，NMN）为主，尿中以甲氧基肾上腺素（metanephrine，MN）为主；如异常值高于 4 倍，则高度提示肿瘤存在。嗜铬细胞瘤的影像学检查包括 B 超、CT、MRI、间位碘苄胍检查（MIBG）及 PEF-CT。超声可作为肿瘤筛查的首选检查，但会遗漏肾上腺小肿瘤和 PGL。因 97% 以上儿童嗜铬细胞瘤位于膈下至盆腔的范围，可进一步行腹盆腔 CT 或 MRI 检查对肿瘤定位，两项检查的敏感性均高达 90%～100%。

（二）儿童嗜铬细胞瘤手术，术前访视应重点关注什么？

1. 肿瘤相关评估

需关注患者阵发性头痛、出汗、心动过速病史，勿忽视其他不常见症状，如直立性低血压、视物模糊、视盘水肿、体重减轻、多尿、多饮、便秘、惊恐发作等。仅分泌肾上腺素的肿瘤患者可表现为阵发性低血压或高血压与低血压的快速周期性波动；而选择性多巴胺高分泌型肿瘤血压可正常。儿茶酚胺心肌病患者可出现呼吸困难等肺水肿表现；伴有继发性红细胞增多症的患者可出现呼吸急促、发绀、慢性咳嗽、嗜睡等表现。嗜铬细胞瘤患者也易合并心脑血管疾病、糖耐量异常等。

需根据实验室检查结果，关注肿瘤主要分泌的激素类型，有助于指导围术期调控血流动力学药物的选择。需关注术前影像学检查结果，了解肿瘤的位置、大小、数量及与周围血管及其他脏器的关系，以便提前做出相应准备以更好地配合手术进程进行麻醉管理。

2. 靶器官受累情况的评估

（1）心血管系统：心肌酶可反映近期心肌缺血情况；心电图可反映心肌缺血和梗死情况；胸部 X 线片检查可评估心脏扩大和肺水肿情况；必要时可进一步完善冠脉 CT 血管成像，超声心动图、BNP 和肌钙蛋白有利于儿茶酚胺心肌病的评估；对可疑主动脉夹层患者需完善主动脉 CT 血管成像。

（2）肾脏：肾功能、24h 尿蛋白定量、双肾血流图均有助于评估。

（3）脑：对有可疑脑血管病、癫痫病史者，需完善头颅核磁检查。

3. 术前准备是否充分评估

术前准备充分的标准如下：

（1）血压和心率达标，有直立性低血压；一般认为，坐位血压应低于 120/80 mmHg，立位收缩压高于 90 mmHg；坐位心率为 60～70 次/分，立位心率为 70～80 次/分；可根据患者的年龄及合并

的基础疾病做出适当调整。

（2）术前1周心电图无ST-T段改变，室性期前收缩＜1次/5min。

（3）血管扩张，血容量恢复：红细胞比容降低，体重增加，肢端皮肤温暖，出汗减少，有鼻塞症状，微循环改善。

（4）高代谢症群及糖代谢异常得到改善。

（三）术中麻醉管理

与其他全身麻醉手术一样，嗜铬细胞瘤手术期间同样需进行标准的美国麻醉医师学会（American Society of Anesthesiologists，ASA）监测，监测内容包括血压、心电图、脉搏血氧饱和度、呼气末二氧化碳以及体温（见表36-1）。

嗜铬细胞瘤手术伴随着血流动力学剧烈波动的风险，有创动脉血压监测可即时监测患者血压变化，以更迅速地依据血压变化指导术中血管活性药物的应用，同时，动脉置管也便于术中抽血，测量血气、血糖等指标。因此，建议对于所有嗜铬细胞瘤患者手术均应进行有创动脉血压监测。此外，由于嗜铬细胞瘤患者，尤其是控制不佳的嗜铬细胞瘤患者在全麻诱导及气管插管期间即可能出现较大的血流动力学波动，因此建议在进行全麻诱导前完成动脉置管。

中心静脉置管可以在术中进行快速补液；从该通路泵注血管活性药物，可以使药物迅速进入体内，发挥相应作用；同时该通路还可以用来在结扎瘤体静脉后补充去甲肾上腺素。因此，建议在进行嗜铬细胞瘤手术时，对所有患者均进行中心静脉穿刺置管，监测中心静脉压（central venous pressure，CVP），并将其作为术中主要血管活性药物的给药通路。

肿瘤切除前血液中大量儿茶酚胺会导致患者血管持续收缩和低有效循环血量。而左右心室充盈压可能并不相同，尤其是在术中刺激瘤体、结扎瘤体静脉以及快速补液、应用血管活性药物时，这一差异可能更加明显，此时CVP可能无法准确地反映左心室前负荷。此外，部分嗜铬细胞瘤患者心功能储备较差、合并基础心脏疾病、肺动脉高压、充血性心力衰竭或可疑儿茶酚胺心肌病。对于这些患者，有条件的医疗机构可考虑进行术中置入经食管超声心动图（trans esophageal echocardiography，TEE）探头，进行TEE监测；或置入肺动脉导管，监测肺动脉压及肺动脉楔压（pulmonary artery wedge pressure，PAWP），用以评估患者术中容量状态及心室收缩功能。前者能够即时监测术中心室前负荷、心肌收缩功能、瓣膜功能，并有助于及时发现心室肌运动异常，早期诊断心肌缺血；后者可即时监测左室前负荷及心排血量（cardiac output，CO）。但TEE与肺动脉导管无须作为嗜铬细胞瘤麻醉监测的常规项目。

嗜铬细胞瘤患者体内过量的儿茶酚胺会通过激活 α_2-肾上腺素受体抑制胰岛素的分泌，从而导致约60%的患者伴有术前及术中血糖升高。而在切除嗜铬细胞瘤后，患者血液中儿茶酚胺迅速减少，10%～15%的患者会出现低血糖，部分患者会表现为全麻后苏醒延迟、嗜睡、出汗、癫痫发作等。因此，围术期需定期监测患者血糖，并作出及时调整。

为了解术中出入量，对于嗜铬细胞瘤手术患者，均建议置入尿管，并监测尿量变化。

表36-1　嗜铬细胞瘤切除术术中监测

建议对于所有嗜铬细胞瘤手术患者进行监测	无创监测	血压 心电图 脉搏血氧饱和度 呼气末二氧化碳 体温 尿量
	有创监测	动脉置管监测有创动脉血压，基于有创动脉压的循环血容量监测（如SW、PPV等），血气，血糖；中心静脉置管监测CVP

（续表）

| 建议对于以下患者监测：①存在心脏疾病且心功能储备较差②怀疑儿茶酚胺心肌病③充血性心力衰竭 | 无创监测 | 经食管超声心动图 |
| | 有创监测 | 肺动脉导管监测肺动脉压及 PAWP |

（四）术中血流动力学的调控

1. 麻醉诱导

（1）为了防止直视喉镜下引起的血流动力学波动，必须保证足够的麻醉深度才能进行气道操作。

（2）气管插管操作前肌肉松弛药充分起效极为重要。

（3）使用阿片类药物抑制插管反射是麻醉诱导中很重要的一方面。

（4）在有足够麻醉深度的前提下，此类患者仍可能因为正压通气挤压肿瘤导致儿茶酚胺释放等原因在诱导期间发生血流动力学波动，可选择短效的血管活性药物控制血压和心率，见表 36-2。

可以从小剂量（每次 0.5～1mg）开始给药，根据患者反应逐渐增加剂量。

表 36-2　术中常用降压药物的应用

药物	常用剂量	药效学	药代动力学	其他事项
酚妥拉明	静脉单次给药 2.5～5mg，1mg/min，每 3～5min 可重复一次；持续静脉输注（100mg 稀释到 500ml 5% 葡萄糖中）直到血压控制良好	短效 α_1 阻滞剂	2min 血药浓度达峰，持续 15～30min，半衰期约为 19min	
尼卡地平	输注起始剂量 5mg/h，每 5min 可提高 2.5mg/h，最大剂量 15mg/h	钙通道阻滞剂	半衰期约 20min	二线用药
硝普钠	输注起始剂量 0.5～10mg/（kg·min），若输注 10min 后无明显降压效果停止使用	通过血管内皮细胞产生 NO，对动脉和静脉平滑肌均有直接扩张作用	静滴后血药浓度立即达峰，停止后维持 1～10min	代谢产物氰化物有毒性

2. 手术相关因素

（1）手术体位：此类患者在体位改变时可挤压肿瘤，导致儿茶酚胺释放，引起血流动力学波动，可选择短效的血管活性药物控制血压和心率，见表 36-3。

（2）手术切皮：切皮前需确保患者具备足够的麻醉深度。

（3）气腹：如行腹腔镜手术，气腹导致的腹压增高可压迫肿瘤，引起儿茶酚胺释放，从而发生血流动力学改变，需给予血管活性药物纠正，具体选择及用法见表 36-3。

（4）肿瘤探查：手术医师对肿瘤的操作等机械刺激会导致血浆中去甲肾上腺素和肾上腺素的急剧升高，引起血流动力学的极度不稳定，如高血压、严重心动过速或心动过缓、快速性心律失常、心排血量的急剧下降，左室收缩和舒张功能失代偿等。此时需使用血管活性药物以维持血流动力学稳定，具体选择及用法见表 36-3。

（5）肿瘤切除后：肿瘤静脉结扎后，血浆中的儿茶酚胺释放突然中止，术前血容量欠缺、手术出血以及麻醉药引起的血管扩张均会引起持续的低血压状态。麻醉医师需密切关注手术进程，在此之前需尽可能保证患者有足够的循环血容量，并及时减少或停止使用扩血管药物。如果患者术中持续低血压，可以使用血管活性药，以维持血流动力学稳定，具体选择及用法见表 36-3。

表 36-3　术中常用升压药物的应用

药物	常用剂量	药效学	药代动力学	其他事项
去甲肾上腺素	每分钟 8～12μg 滴注，维持量为 2～4μg/min	肾上腺素受体激动剂，强烈激动 α 受体同时也激动 β 受体	滴注后立即起效，维持 1～2min	需经深静脉注射
肾上腺素	静脉初始剂量为 2～8μg，可根据血压持续输注	1～2μg/min，激动 β₂ 受体；2～10μg/min，激动 β₁＋β₂ 受体；≥10μg/min，激动 α₁ 受体	静脉注射立即起效，迅速被血液和组织中的儿茶酚 O-甲基转移酶（COMT）和单胺氧化酶（MAO）代谢而失活	当嗜铬细胞瘤主要分泌肾上腺素时首选

（五）术中液体治疗

嗜铬细胞瘤手术术中补液问题一直未有标准的指南进行指导。在术前扩血管及充分补液后，有条件的情况下建议进行术中目标导向的液体治疗，在监测血流动力学的同时对补液进行指导。传统术中监测的方法包括：肺动脉导管（pulmonary artery catheter，PAC）、脉搏指数连续心排血量（pulse-indicated continuous cardiac output，PICCO）即热稀释法、经食管超声心动图（transesophageal echocardiography，TEE）等。目前，也可以选择基于有创动脉压的容量监测方法，包括 FloTrac/Vigileo 监测及 LIDCO 监测。通过对前负荷（stroke volume variation，SVV）、心肌收缩力（cardiac output，CO）及后负荷（systolic vascular resistance）的综合分析，来指导液体治疗及维持血流动力学的平稳。如不具备以上条件，可进行补液实验，根据血压及 CVP 等监测指标的反应来决定下一步补液方案。

（六）术后管理

1. 手术后处理及监测

嗜铬细胞瘤患者的术后平均住院日为 3～4d。大部分此类患者在手术结束后，可正常苏醒并拔除气管导管，也可转移至 PACU 进一步监测。若患者术后需血管活性药物来维持血压、术中发生大出血或严重血流动力学波动等事件，则应转送至 ICU 进一步监测并治疗。

鉴于此类肿瘤的病理生理学特点，术后仍需要严密监护：

（1）对持续血流动力学不稳定的患者，应实时监测动脉血压及血糖。

（2）对术后苏醒较差的患者，则需监测电解质及相关激素水平。

（3）对高龄、术前准备不充分、术中循环波动大的患者，特别是术前未发现的嗜铬细胞瘤患者，若患者术后苏醒质量不佳，尤应注意是否存在脑血管意外，可先通过体格检查排除，必要时行头颅 CT 或 MRI 等影像学检查。

2. 术后并发症的防治

嗜铬细胞瘤患者术后主要并发症包括血流动力学不稳定、反射性低血糖及肾上腺功能减退等。

（1）血流动力学不稳定：血流动力学不稳定是大部分患者术后入住 ICU 或延长住院观察时间的主要原因。患者术后血液儿茶酚胺水平迅速降低，术前残余 α 受体阻断效应的存在，外周血管收缩功能的减退，甚至术后低血容量等，可能导致严重的低血压甚至休克。患者常需持续泵注去甲肾上腺素或血管升压素维持血压，以保证重要脏器供血。此类药物不可突然停用，以防血压再次下降。50% 的患者可能发生术后持续高血压，常持续 1～3d，75% 的患者血压在术后 7～10d 即可恢复正常。若患者高血压持续超过一周，可能由容量负荷过大、肿瘤未切除干净、原发性或肾性高血压或医源性原因（例如意外结扎肾动脉）所致。对液体过负荷所致的血压升高，合理调整输液速度和容量，加强利尿剂的使用，血压可逐渐恢复正常。

（2）反射性低血糖：反射性低血糖的发生率约 4%，且主要发生在术后早期。其可能原因为胰高血糖素反射性升高，增加外周葡萄糖的吸收。当患者麻醉苏醒延迟或术后出现嗜睡，应怀疑患者发生了低血糖。建议在术后48h内应密切监测患者血糖水平。出现低血糖时应及时补充葡萄糖；对有2型糖尿病的患者，应及时根据血糖情况调整胰岛素或口服降糖药的用量。

（3）肾上腺功能减退：双侧肾上腺嗜铬细胞瘤切除术或单独一个有功能的肾上腺嗜铬细胞瘤切除术后，肾上腺皮质可能出现不同程度的缺血或损伤，导致肾上腺激素分泌不足而发生肾上腺危象。患者常表现为不同程度的心悸、胸闷、呼吸急促、血压下降、四肢酸痛，甚至嗜睡等症状，肾上腺危象是嗜铬细胞瘤较为危险的并发症，一般发生于术后24h。糖皮质激素的使用可有效预防肾上腺危象的发生。目前，对预防肾上腺功能减退的糖皮质激素替代治疗，建议遵照下述方案：在麻醉诱导的同时，静脉给予氢化可的松100mg；术后静脉给予氢化可的松100 mg，每8h 1次，持续24h；氢化可的松可维持3d，逐渐减量至维持剂量（例如，氢化可的松25mg，静脉给药或口服，一日2次；或泼尼松10mg，口服，一日1次）。此外，双侧肾上腺切除的患者需终身接受糖皮质激素替代治疗。

（七）术后管理术后镇痛与加速康复

1. 术后镇痛

随着嗜铬细胞瘤腔镜手术开展的增多，区域麻醉技术联合术后多模式镇痛的使用，患者术后疼痛严重程度较传统开放手术大为减轻，这为患者术后快速康复奠定了基础。嗜铬细胞瘤手术常用的区域麻醉方法包括腹横肌平面阻滞和腹直肌后鞘阻滞，椎管内阻滞也可用于嗜铬细胞瘤的术后镇痛，但应注意阻滞平面及药物用量，建议选择中长效局麻药物。多模式镇痛方案包括PCA泵的使用及静脉镇痛药物应用。对术后轻中度疼痛，可以使用PCA泵（阿片类药物或曲马多与非甾体抗炎药联合）；对于暴发性疼痛，可以持续静脉注射阿片类药物，以达到迅速缓解疼痛的目的。

2. 加速术后康复（ERAS）

若患者术后生命体征平稳，应尽早拔除各类导管以降低感染风险，减少对患者术后活动的影响。嗜铬细胞瘤手术对胃肠功能无明显影响，应鼓励患者尽早进食以促进肠功能恢复，可通过早期肠内营养支持，为患者提供全面充足的营养，增强患者对手术创伤的耐受力，并促进早日康复。长期卧床不仅增加下肢静脉血栓形成的风险，还会产生胰岛素抵抗、肌蛋白丢失、肺功能损害及组织氧合不全等。应在充分术后镇痛的基础上，积极鼓励患者早期下床活动并完成每日制定的活动目标。

参考文献

［1］中华医学会麻醉学分会，成人嗜铬细胞瘤手术麻醉管理专家共识[C].2017.
［2］陈艳，周立军，汪亚平，等.机器人辅助腹腔镜技术治疗儿童肾上腺嗜铬细胞瘤一例并文献复习[J].临床小儿外科杂志，2021，20（08）：731-736.

（撰稿：陈晓辉 审稿：许文言）

㊲ 极重度肥胖合并鼾症患者行胃减容术

一、病历摘要

1. 基本信息

女，33岁，身高163cm，体重109kg，BMI 41kg/m²。

2. 主诉

体重进行性增加17年。

3. 既往史

发现2型糖尿病史3年，最高血糖11.1mmol/L，未规律服用降糖药；发现睡觉打鼾、白天犯困2年。

4. 术前诊断

（1）肥胖症。

（2）型糖尿病。

（3）鼾症。

（4）脂肪肝。

（5）慢性胃炎伴溃疡。

5. 拟行手术

腹腔镜下胃减容术。

6. 辅助检查

（1）胸腹部 CT：双肺慢性炎症；中度脂肪肝。

（2）多导睡眠图检测提示：睡眠窒息呼吸减弱指数（AHI）为 35。

（3）实验室检查：ALT 53U/L；GGT 51 U/L；GLU 8.9mmol/L；尿酸（UA）382μmol/L；FDP 6.5μg/ml；D- 二聚体 2.44ml/L。

（4）体格检查：BP 138/86mmHg，P 83 次 / 分，R 19 次 / 分。按照专科医师建议，术前两周在家行无创 CPAP 治疗，白天嗜睡状况有所好转。

二、围术期过程

入室后常规监测心电图，脉搏血氧饱和度，无创血压，呼气末二氧化碳，动脉血压，麻醉深度监测，右颈内静脉穿刺置管。侧卧位行双侧竖脊肌阻滞（每侧 0.5% 罗哌卡因 15ml），静脉持续泵注右美托咪定 0.5μg/（mg·h），同时行气道表麻，待表麻充分后经纤支镜引导下顺利置入 7# 加强型钢丝气管导管，静脉注射全麻诱导药：舒芬太尼 40μg，丙泊酚 80mg，依托咪酯 16mg，罗库溴铵 50mg，麻醉维持：地氟烷 2% ～ 4% 吸入，瑞芬太尼 3-6ug/kg.h，罗库溴铵 0.3mg/kg.h，麻醉深度维持改 40 ～ 60，BP 95 ～ 120/55 ～ 70mmHg，P 55 ～ 70 次 / 分，通气模式：压力控制容量保证模式（PVC-VG），PEEP 5cmH$_2$O，手术持续 3h 左右，关气腹后，停罗库溴铵，皮下缝合时停右美托咪定及地氟醚，改丙泊酚 25ml/h 泵注至术毕。手术结束，予以舒更葡糖钠 1mg/kg 拮抗肌松药，3min 后患者清醒睁眼，自主呼吸，评估潮气量符合拔管标准，予以拔除气管导管，送 PACU 继续观察。半小时，患者意识及肌力完全恢复，送回病房嘱严密监测生命征，继续行无创 CPAP（同术前，自备），次日患者开始下床缓慢行走，术后第四天恢复良好，顺利出院。（术中过程详见图 37-1）

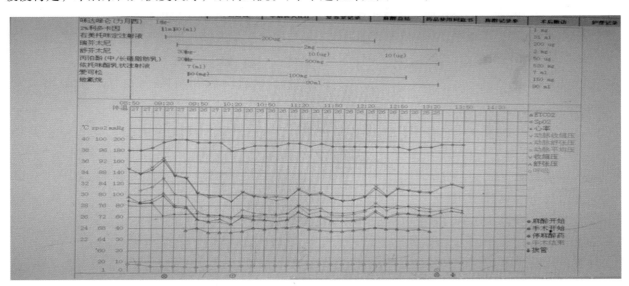

图 37-1　术中过程

三、关键节点的临床思维和临床决策

（一）肥胖的定义及分类

WHO 将超重和肥胖定义为"可损害健康的异常或过量脂肪积累"。体重指数（BMI）与身体脂肪的百分含量有明显相关性，能较好反映机体的肥胖程度，是成人超重和肥胖最常用的衡量指标。不同地区标准略有不同，WHO 标准：BMI $\geqslant$ 25kg/m^2 为超重，$\geqslant$ 30kg/m^2 为肥胖。在亚太地区：BMI $\geqslant$ 23kg/m^2 为超重，$\geqslant$ 25kg/m^2 为肥胖。分类详见表 37-1。

表 37-1　肥胖分类（BMI：kg/m^2）

分类	世界卫生组织定义	亚太地区定义
过瘦	BMI < 18.5	BMI < 18.5
正常	18.5 $\leqslant$ BMI < 25	18.5 $\leqslant$ BMI < 23
过重	25 $\leqslant$ BMI < 30	23 $\leqslant$ BMI < 25
轻度肥胖	30 $\leqslant$ BMI < 35	25 $\leqslant$ BMI < 30
中度肥胖	35 $\leqslant$ BMI < 40	30 $\leqslant$ BMI < 35
重度肥胖	BMI $\geqslant$ 40	BMI $\geqslant$ 35

（二）肥胖患者术前评估要点

术前评估包括：详细的既往病史，系统回顾，体格检查以及实验室检查结果等。

1. 系统回顾

循环系统：高血压病史，心电图是否异常，是否存在心衰的体征及症状。

呼吸系统：是否存在肺换气不足，嗜睡史，活动耐量情况；鼾症史，吸烟史；肺功能，血气分析以及肺部 X 线或 CT 表现。

肝功能：血脂水平，是否存在脂肪肝及肝功能异常。

2. 体格检查

心血管：血压水平，心功能状态。

上呼吸道：除了常规气道评估外，是否存在颈部肥大，颈前软组织过多，代偿性张口呼吸（可能提示扁桃体腺样体肥大，鼻中隔阻塞）；颅面部畸形、络腮胡（导致面罩通气困难）等。

3. OSAS 评估

STOP 问卷可有效快速做出 OSAS 评估，符合三项及以上为 OSAS 高风险，低于三项为低风险：

①性别：男性；②打鼾（S）；③疲劳感，嗜睡（T）；④观察到睡眠时呼吸暂停（O）；⑤高血压（P）；⑥ BMI > 35kg/m^2；⑦年龄 > 50 岁；⑧颈围 > 40cm。

（三）睡眠呼吸暂停综合征（OSAS）的定义及高危因素，从睡眠研究和多导睡眠图测试（PSG）得出 OSAS 严重程度的方法及意义

OSAS 指的是：睡眠时无论运动是否存在，出现 10s 以上的气流中断，每小时数次出现，并伴有动脉血氧饱和度（SpO$_2$）降低超过 4%。通常伴有以下症状：打鼾，因呼吸运动幅度增大而导致的觉醒，嗜睡（白天嗜睡），心血管功能改变，低氧血症及高二氧化碳血症为主要诱因的直接病理生理改变；并出现红细胞增多症，收缩压升高及肺动脉高压，多种类型的心律失常，心肌缺血，左右心室肥厚以及最终导致心力衰竭的间接后果。

OSAS 高危因素包含：严重肥胖（强大独立因素），男性，中年，夜晚饮酒，需要用药物帮助睡眠，颅面骨骼发育不全，小下颌，咽部软组织增生畸形（扁桃体肥大），慢性鼻腔梗阻等。

PSG 能够诊断出 OSAS 的表现，类型（中心型、外周性、混合型）以及严重程度，并以睡眠中每小时呼吸暂停及减弱的总次数或是窒息 - 减弱指数（AHI）进行表述，AHI 每小时 5 ～ 15 次为轻度，

每小时 15 ～ 30 次中度，每小时大于 30 次为重度。意义：睡眠呼吸暂停 / 低通气综合征患者有继发高血压和肺动脉高压、左心室肥厚、心律失常、认知功能障碍、持续性日间嗜睡及其他疾病风险，因此对于中重度 OSAS 患者推荐进行治疗。

（四）OSAS 患者在围麻醉期的注意事项

OSAS 患者在围术期麻醉风险明显增加：此类患者对中枢镇静药、镇痛药物较为敏感，即使小剂量上述药物都可能导致镇静作用延长，清醒后再镇静或因上呼吸道梗阻而出现窒息，甚至出现大面积咽部塌陷。因而，苯二氮䓬类及阿片镇痛药不宜用于术前用药；OSAS 患者容易出现气管插管困难，在麻醉诱导期应充分评估好气道并做清醒气管插管准备；尽量使用短时效可控性好的麻醉药，避免镇静、镇痛药蓄积，药物充分代谢后完全清醒，气道反应完全恢复后再拔除气管导管；充分的 PACU 观察时间，确保没有呼吸暂停；若观察期间出现呼吸暂停，送 ICU 继续监测；术后镇痛，建议行多模式镇痛或个体化自控式镇痛，联合用药，尽量减少阿片类镇痛药应用。

（五）病态肥胖（MO）患者存在的代谢问题及其影响

MO 患者合并中心性肥胖，高血压病，高脂血症及糖耐量异常，这些合并症增加了围术期发病和死亡风险，同时也增加了肝硬化，血脂异常，全身炎症，胰岛素抵抗和动脉粥样硬化的远期风险。

（六）肥胖患者围麻醉期监测

常规监测：心电图，血压，血氧饱和度，呼气末二氧化碳，体温。

特殊监测：

（1）动脉穿刺测压（实时监测血压变化，方便随时查血气）；

（2）麻醉深度监测（围术期不宜通过血压高低来判断麻醉深浅）；

（3）肌松监测（对肥胖患者做到肌松适量，及时拮抗，肌松监测有必要）。

（七）肥胖患者术中的优化通气管理

低氧血症：当从直立位变换到仰卧位时，肺容量和气道顺应性都发生了较大变化，尤其是功能残气量（FRC）及补呼气量（ERV），此外，肥胖者上呼吸道不通畅引起气流量减少，膈肌上抬，导致了肺通气量急剧减少和储备功能明显降低；另一方面，肥胖者血容量增加，心排量增加，肺部血流量增加，导致通气 / 血流比值（V/Q）降低，容易出现低氧血症。

$PaCO_2$ 降低或升高：与肺部疾病无关，主要由于通气紊乱导致继发性通气功能变化（过度通气导致低二氧化碳或者低通气导致二氧化碳蓄积），此外，肥胖患者气道易出现哮喘及慢阻肺。

可通过下列措施优化肥胖患者的通气管理：

（1）麻醉期间行 CPAP。

（2）FiO_2 < 0.8。

（3）术中及时肺复张。

（4）采用压力控制 – 容量保证（PCV–VG）通气模式。

（5）Vt 6 ～ 10ml/kg 理想体重（IBW）。

（6）PEEP 5 ～ 10cmH$_2$O。

（7）I：E 为 1：1。

（8）吸气压力 < 30cmH$_2$O。

（9）拔管后继续 CPAP 或 BIPAP。

（八）肥胖患者术中用药选择及术后镇痛方式

选择不易在体内代谢或无脂肪蓄积可控性较好的吸入麻醉药，对呼吸影响较小的镇静药，半衰期较短的镇痛药，易于拮抗的肌松药；减少阿片类药物用量，避免术后药物蓄积导致作用时间延长，呼吸道不能保证通畅或出现呼吸再抑制。

对于肥胖患者，术后镇痛可采用自主镇痛模式（PCA），这种方式可避免持续背景输注带来的药物蓄积，简单易行，但 OSAS 患者仍应谨慎使用，防止出现呼吸道梗阻，低氧血症的发生。

超声引导下神经阻滞可为肥胖患者带来更安全可行的镇痛方式，也是目前国内积极倡导的多模式镇痛中重要的环节。鉴于过度肥胖，椎管内麻醉有一定难度，该病例我们采用了双侧竖脊肌阻滞，取得了很好的效果，术后患者痛感轻微，很快能下床活动，减少长时间卧床带来的肺部感染和血栓风险，为做到快速康复奠定了基础。

（九）术后辅助吸氧时长及避免术后肺不张策略

对于患有 OSAS 的肥胖患者，术后恢复期采用 semi-Fowler 体位，即头及上半身抬高 30°～45°，并进行持续 CPAP 或 BiPAP，同时持续监测脉搏血氧饱和度。吸氧时间持续 24～72h。腔镜手术可有效减少术后肺不张，但仍应重视术后锻炼：尽早下地活动，有意进行胸廓运动，有效咳嗽，避免长时间卧床，避免过多静脉镇痛药导致过度镇静，换气不足。

参考文献

［1］罗纳德·米勒 . 米勒麻醉学 [M]. 邓小明，曾因明，黄宇光，译 . 8 版 . 北京：北京大学医学出版社有限公司，2016.

［2］王天龙，李民，译 . 姚氏麻醉学 [M].8 版 . 北京：北京大学医学出版社，2022.

（撰稿：陈晓影　审稿：蒋俊丹）

㊳ 完全性左束支传导阻滞合并低 EF 值伴室壁运动功能减弱患者行直肠癌根治术

一、病历摘要

1. 基本信息

男，67 岁，身高 163cm，体重 53kg，BMI 19.9kg/m^2。

2. 主诉

血便 5 月，排便次数增多 1 月。

3. 既往史

否认高血压，糖尿病，心脏病史，平素生活可以自理，可胜任轻度体力活动，近两年上三楼或爬坡觉得胸闷，休息后可缓解，未进一步诊疗。

4. 术前诊断

①直肠癌；②结肠多发息肉；③慢性萎缩性胃炎；④十二指肠溃疡；⑤胆囊结石。

5. 拟行手术

腹腔镜下直肠根治性切除术。

6. 辅助检查

（1）心电图：①窦性心律；②完全性左束支传导阻滞；③左胸导联低电压（见图 38-1）。

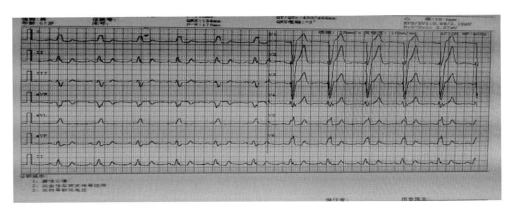

图 38-1 心电图

（2）心脏彩超：① EF 40%，室间隔、左室后壁，下壁及心尖部运动功能减弱；②主动脉瓣回声增强伴反流＋；③左室舒张收缩及舒张功能降低。（见图 38-2）

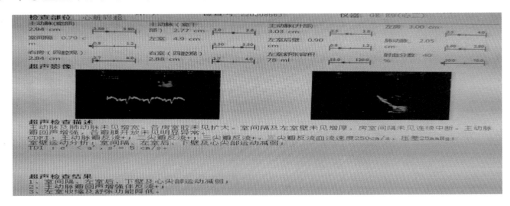

图 38-2 心脏彩超

（3）24h 动态心电图：①窦性心律，心率波动 52 ～ 105 次 / 分，平均心率 70 次 / 分；②完全性左束支传导阻滞；③ HRV 调节功能降低，迷走神经功能失调。（见图 38-3）

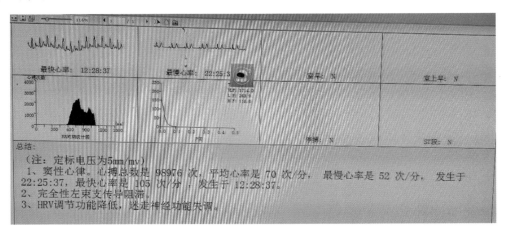

图 38-3 24h 动态心电图

（4）胸部 CT：双肺少许慢性炎症，部分为炎性肉芽肿可能。

（5）肺功能：轻度阻塞性通气功能障碍，支气管扩张实验阴性。

（6）实验室检查：①血常规 WBC 13.3×10^9/L；NE% 89.4%；② NTpro-BNP 124.7pg/ml；③ cTnI 0.01ng/ml；④血气分析 Lac 2.6mmol/L，余未见明显异常。

（7）术前综合评估

①患者 ASA 分级 Ⅱ级。

②代谢当量 5 ～ 6MET。

③ NYHA 心功能 Ⅱ级。

④ Goldman 心脏风险分级Ⅱ级。

⑤ RCRI 风险因素Ⅱ分。

⑥手术风险评级 中风险。

基于相关检查与评估，虽然手术与麻醉有一定风险，但患者目前一般情况稳定，心脏代偿功能尚可，拟择日气静全麻下行腹腔镜下直肠癌根治术。

二、围术期过程

08：40，入手术室，心电监护，HR 82 次 / 分，NIBP 130/75mmHg，SpO$_2$ 97%；

08：50，超声引导下深静脉穿刺置管；

09：05，动脉穿刺置管，行唯捷流与麻醉深度监测（narcotrend）；

09：10，超声引导下行腹横筋膜平面阻滞（TAP）；

09：15，麻醉诱导：舒芬太尼 25μg，丙泊酚 60mg，依托咪酯 10mg，罗库溴铵 40mg；顺利置入 7# 钢丝气管导管；

09：20 ～ 13：25，麻醉维持：地氟醚 2% ～ 4% 吸入，丙泊酚 8 ～ 10ml/h 泵入，瑞芬太尼 0.3 ～ 0.5mg/h 泵注，顺式苯磺酸阿曲库铵 8 ～ 10mg/h 泵注，适时泵入去甲肾上腺素 0.1 ～ 0.2mg/h，维持 BP 110 ～ 135/65 ～ 85mmHg，P 60 ～ 80 次 / 分，维持维持 Narcotrend 40 ～ 60。

因患者直肠病灶较低且多发，手术时间较长，持续约 4h。

麻醉管理如下：

入室后监测各参数基本正常，麻醉诱导后约 10min，唯捷流显示：SVV 18%，CO 2.8L/min，SV 49ml，CI 1.7L/（min·m^2）（见图 38-4）。

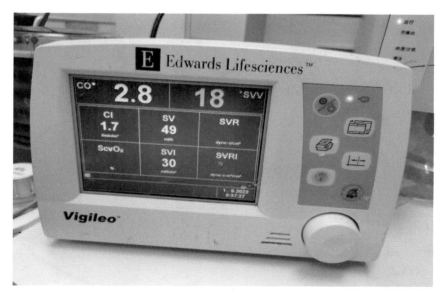

图 38-4　唯捷流监测①

此时 BP 128/74mmHg，P 56 次 / 分，予以胶体液及晶体液各 300ml 输注后唯捷流显示：SVV 12%，CO 3.2L/min，SV 55ml，CI 2.1L/（min·m^2）（见图 38-5）。

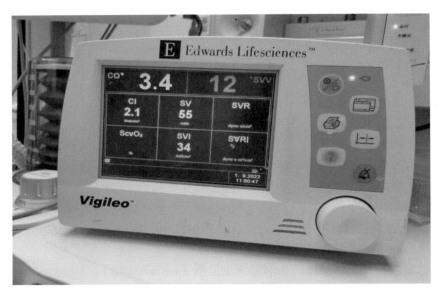

图 38-5　唯捷流监测②

　　此时 BP 128/70mmHg，P 70 次 / 分，继续基于出量及监测缓慢补液共计 700ml，至手术结束时唯捷流显示：SVV 5%，CO 4.7L/min，SV 87ml，CI 2.9L/（min·m²）（见图 38-6），BP 145/70mmHg，P 53 次 / 分。

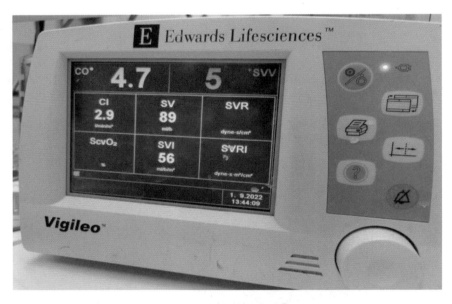

图 38-6　唯捷流监测③

围麻醉期液体出入量：

出量：失血量 120ml，尿量 300ml。

入量：晶体 1 000ml，胶体 500ml。

术中根据血气分析及时补充电解质，调节呼吸参数，维持酸碱平衡及内环境稳定。

麻醉深度监测（Narcutrent）：维持麻醉深度 35 ～ 50（见图 38-7）。

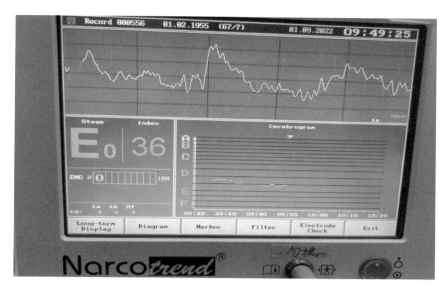

图 38-7　麻醉深度监测

13：25，手术结束。

13：35，患者安静苏醒，顺利拔除气管导管，送 PACU 继续观察。

麻醉单见图 38-8。

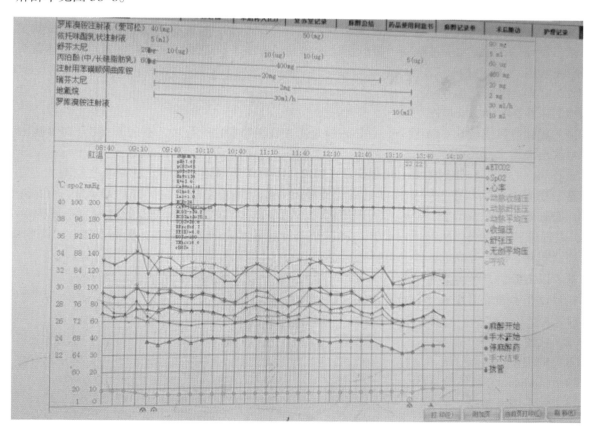

图 38-8　麻醉记录单

术后访视：手术次日，患者病房监护下生命征稳定，术后无恶心、呕吐，伤口轻度疼痛；手术后第 2 日可以开始下床缓慢走动，病房给予常规雾化吸入，促进排痰，术后无明显肺部并发症；1 周后伤口恢复良好，顺利出院。

三、关键节点的临床思维和临床决策

1. 完全性左束支传导阻滞（left bundle-branch block,LBBB）的心电图表现及其临床意义

根据世界卫生组织和国际心脏病协会工作组推荐 LBBB 诊断标准如下：

（1）QRS 时限 ≥ 0.12s。

（2）V_1、V_2 导联呈 rS 波（r 波极小，S 波明显增宽）或呈宽而深的 Qs 波；Ⅰ、aVL、V_5、V_6 导联 R 波增宽、顶峰粗钝或有切迹；心电轴可有不同程度的左偏。

（3）Ⅰ、V_5、V_6 导联 q 波消失。

（4）V_5、V_6 导联 R 峰时间延迟 0.06s。

其主要特征是 QRS 延长 > 0.12s。需要注意的是在其他情况下，如外周阻滞，局部传导障碍（后壁心肌梗死）导致弥漫性室内传导阻滞时也可以出现 QRS 时限延长，但形态不同于 LBBB，需加以鉴别。

识别 LBBB 不仅是传导系统疾病，还可能是潜在心肌病的早期表现，并与伴随疾病的预后密切相关。

2. 完全性左束支传导阻滞导致射血分数降低的原因

左束支传导阻滞导致收缩功能下降是由于左室收缩协调性的丧失，激动沿着右束支下传，右室和室间隔首先被激动，室间隔收缩，而此时左室侧壁尚未收缩，这种不同步收缩性导致左室血液无法有效泵入主动脉，从而导致了室壁运动功能减弱和射血分数下降。

3. 心电图提示 LBBB 时需完善的检查

（1）仔细询问病史。了解患者以往是否有心血管系统病史，是否有高血压病史；心功能状况，进行活动当量评估；是否发生过胸闷、晕厥史。这些询问有助于我们更好地了解患者的心脏储备及重要脏器灌注状态。

（2）完善心脏彩超检查。

（3）完善 24h 动态心电图。

（4）冠脉造影或冠脉 CTA 检查，评估冠脉是否存在狭窄及狭窄程度，有助于查找 LBBB 病因。

4. 该患者发生 LBBB 的可能原因

冠心病、心衰、心肌病等都有可能出现 LBBB，需要对病因逐一排查。从动态心电图和心脏彩超结果看，患者在活动状态下未见程度更高的传导阻滞或严重的心律失常，BNP 无异常，可排除心律失常，心脏瓣膜疾病及心衰；冠脉 CTA 轻度钙化，钙化积分 110.3，前降支轻度狭窄，程度为 10% ~ 20%，右冠脉狭窄 20%。肌钙蛋白 0.01ng/ml。结合患者平素无明显胸痛史，无高血压病、高脂血症、糖尿病、肥胖、鼾症等高危因素，可排除冠心病。

基于以上分析，考虑患者早期心肌病的可能性大，但仍需定期随诊复查以明确诊断。

5. 对该手术患者需要进行全面术前风险评估的内容

（1）ASA 分级。

（2）代谢当量。

（3）NYHA 心功能分级。

（4）Goldman 心脏风险指数。

（5）手术风险评级。

通过多维度的标准进行评估有助于更全面了解预测患者在围手术期可能面临的风险，对进一步制定麻醉预案，采取防范措施，最大可能确保患者围术期安全有重要指导意义[1]。

6. LBBB 在围术期起搏器植入的适应证（拓展）

LBBB 术前起搏器置入：

（1）可疑病窦综合征、Ⅱ度房室传导阻滞伴血流动力学障碍、Ⅲ度房室传导阻滞者，在排除心肌

缺血及器质性心脏病后可考虑异丙肾上腺素或阿托品试验，若反应欠佳，考虑临时或永久心脏起搏度过围术期。

（2）完全性左束支阻滞合并 I 度房室传导阻滞者，术前考虑临时起搏器置入。

（3）术前无论原有或新发的完全性右束支或左束支（左前或左后分支）传导阻滞，若心率在正常范围，且无血流动力学变化，应积极纠正原发病，暂不处理；一旦出现双束支、三分支传导阻滞时，要考虑安装临时起搏器。

（4）高度房室传导阻滞尤其是 HR < 40 次 / 分或存在 ≥ 3s 停搏者，需要安置永久起搏器。

7. 该患者合适的麻醉方案选择

联合麻醉：全身麻醉复合腹横筋膜平面阻滞或其他如椎旁阻滞等。

全身麻醉可以让患者更舒适，易接受，减少牵拉导致的不良神经反射，也避免了椎管内麻醉高平面阻滞带来心血管及呼吸抑制的问题，TAP 联合静脉用药保证了围术期及术后充分镇痛，可减少因疼痛而导致的诸如应激，肺不张与肺部感染，手术康复延迟等其他问题。

8. 麻醉诱导应考虑因素

基于患者体质瘦弱，心脏射血分数较低，术前患者进行了肠道准备，因而容量较欠缺，诱导前先进行适当容量治疗，麻醉药物宜选择对心血管功能影响小的药，监护下采用滴定方式缓慢分次用药，可以将麻醉诱导药的心血管抑制作用降到尽可能低。

此外，应准备好术中可能需要用的各种抢救药品，如肾上腺素、去甲肾上腺素、多巴胺、多巴酚丁胺、山莨菪碱、阿托品等。

9. 诱导 10min 后，唯捷流显示 SVV 18 CO 2.8 SV 49 CI 1.7 时，相对应的处理方案

诱导期镇静镇痛药联合用药对心血管功能抑制显著，虽然此时 BP 128/76，P 56 次 / 分，但已出现了明显每搏量和心输出量及周围血管阻力降低，提示心血管抑制作用与出现血压下降存在滞后效应。

处理：予以胶体 300ml，晶体 300ml 快速扩容增加血管容量，同时视情况予以缩血管药，减少血管扩张导致容量相对不足。

10. 经处理后，患者循环渐趋稳定，术中管理还应注意的方面

血气分析：基于血气，及时调整呼吸参数及补充电解质，维持内环境稳定。

麻醉深度监测：基于监测，维持适当麻醉深度，避免麻醉过深导致术后认知功能障碍，麻醉过浅导致术中知晓及应激反应。

体温管理：患者消瘦虚弱，行腹腔手术，围术期可能发生低温，予以加温毯加温，维持体温 36℃ 以上。

呼吸管理：及时更换钠石灰，维持合适通气，保证充分氧供需平衡，避免二氧化碳蓄积或缺氧。

疼痛管理：TAP 联合阿片类药与非甾体类抗炎药实行多模式镇痛。

11. 术后应注意的问题

（1）充分镇痛。腹腔镜下直肠癌根治术术后疼痛感不严重，TAP + PCIA 可以提供比较充分镇痛，但此类患者对药物较敏感应继续密切监测生命征，防止低血压或呼吸抑制。

（2）鼓励排痰，必要时雾化吸入，减少肺部感染。

（3）尽早下床活动，减少血栓风险。

四、病例总结

对于 LBBB 患者，术前查找分析病因，全面评估心血管功能、全身状态，了解手术风险以及系统疾病的优化，对预估患者围术期风险、增加手术麻醉耐受性、降低围术期并发症至关重要。

参考文献

［1］徐道杰．朱涛．麻醉前访视和评估专家共识 [M].北京：人民卫生出版社，2020.

［2］中华医学会心电生理和起搏分会，中国医师协会心律学专业委员会．心动过缓和传导异常患者的评估与管理中国专家共识2020[J].中华心律失常学杂志，2021，25（03）：185-211.

（撰稿：陈晓影　审稿：蒋俊丹）

第四篇 四肢脊柱手术的麻醉管理

39 主动脉支架植入术后行全髋关节置换术

一、病例简介

1. 基本信息

男，60岁，身高170cm，体重81kg，BMI 28.03kg/m²。

2. 主诉

外伤致左髋部疼痛伴活动受限8d。

3. 既往史

（1）1个月前因外伤查CT发现主动脉夹层，同月于我院心血管外科行腹主动脉覆膜支架腔内隔绝术。

（2）发现高血压病5年，未规律服药，最高血压192/100mmHg。

4. 术前诊断

（1）主动脉支架植入术后。

（2）左股骨颈骨折。

（3）高血压病3级（极高危）。

5. 拟行手术

左侧全髋关节置换术。

6. 辅助检查

（1）心电图：①左心室高电压；②ST段略弓背抬高。

（2）心脏彩超：①主动脉增宽，主动脉瓣反流＋；②室间隔及左室壁增厚；③左室扩大、二尖瓣反流＋。

（3）下肢深静脉彩超：左侧小腿局部肌间静脉血栓形成。

（4）胸部X线片：①左下肺感染性病变；②主动脉支架植入术后征；③左心室扩大。

（4）血红蛋白：7.1g/dl。

（5）NT-pro BNP：1 160Pg/ml。

（6）术前访视：患者一般情况良好；否认头晕、胸闷、心悸、打鼾等病史。

（7）体格检查：气道评估：张口度3横指，甲颏距离3横指，无义齿，马氏分级Ⅰ级，估计无面罩通气困难，头颈活动度无异常，近期无上呼吸道感染史。

（8）ASA分级Ⅲ级、心功能分级Ⅱ级。

7. 病史小结

（1）患者基础情况较差，主要关注点包括①主动脉支架置入术后；②贫血；③右侧小腿肌间静脉血栓。

（2）麻醉注意要点：患者在多次输血后血红蛋白仍然较低，外科医师考虑骨髓腔内出血，在手术后可以改善；患者既往血压控制不良，此次手术有可能在术中发生夹层再次撕裂的风险，术中需保持血流动力学的平稳；患者右小腿肌间静脉血栓，但术前已行下肢深静脉滤网置入术，术中发生血栓栓塞的风险显著降低。

二、术前评估要点

1. 手术时机选择

主动脉夹层支架手术后一般 3 个月可以做其他择期手术，具体时间因人而异，取决于患者年龄、夹层类型、手术方式、病变累及范围等。

对于老年髋部骨折患者来说，98% 老年髋部骨折需要采用外科治疗，手术能改善患者的预后。采用非手术治疗者 30d 住院病死率是采用手术治疗者的 2 倍。研究显示，早期（如入院 48h 内）手术治疗可减轻患者疼痛、降低术后并发症发生率和病死率、改善术后自理能力；超早期（如入院 6h 内）手术治疗不能降低 30d 严重并发症发生率。与入院 48h 内手术相比，48h 后手术患者术后 30d 全因病死率增加 41%，1 年全因病死率增加 32%，患者手术拖延时间越长，住院病死率越高。此外，错过最佳手术时机也会导致肺部感染或深静脉血栓形成等并发症的风险明显增加。

2. 患者肌间静脉血栓，是否属于深静脉血栓

肌间静脉属于深静脉，下肢的深静脉系统包括股骨静脉、股浅静脉、股深静脉、腘静脉、腓静脉、胫前静脉以及胫后静脉，还有肌间静脉丛。因为肌间静脉属于深静脉，所以在发生肌间静脉血栓时，血栓容易从肌间静脉脱落导致肺栓塞。过去认为肌间静脉脱落的风险很低，在 1.6% 左右，但近期越来越多的研究证实肌间静脉血栓脱落的风险可达 25% ～ 37%，甚至还要更高，所以肌间静脉血栓也要引起足够的重视。

3. 需要预防性植入下腔静脉滤网的情况

（1）严重创伤：①闭合性颅脑损伤；②脊髓损伤或发生截瘫者；③多发性长骨或骨盆骨折。

（2）可能发生 VTE 的高危患者：①长期制动、具有发生深静脉血栓形成（deep venous thrombosis，DVT）的高风险因素的患者；②病理性肥胖与不能活动者；③行脊柱外科手术者；④行减重手术者；⑤危重患者；⑥既往有 DVT 病史；⑦肿瘤患者；⑧易栓症。

4. 主动脉支架植入及下肢深静脉滤网置入对患者术前抗凝治疗的要求？

该患者术前抗凝治疗主要考虑三个方面：

（1）骨科大手术近 50% 的患者存在深静脉血栓（DVT），其中 20% 出现有症状的肺栓塞。积极预防可明显降低 DVT 和肺栓塞发生率。参照《围术期深静脉血栓 / 肺动脉血栓栓塞症的诊断、预防与治疗专家共识（2014）》，评估 DVT 风险。诊断流程为：①根据病史及危险因素分析评估，进行 DVT 形成危险分级和 Wells 评分；② Wells 评分＜ 2 分的患者，检测 D- 二聚体，如正常，可排除 DVT；如异常，进行加压超声探查及各项相关检查；③ Wells 评分≥ 2 分的患者，直接进行加压超声探查及各项相关检查。老年髋部骨折患者 Wells 评分多＞ 2 分，需要积极筛查和预防 DVT。

（2）主动脉夹层支架术后一般不需要抗凝，因为置放在主动脉腔内的支架，口径通常都是比较大的，主动脉的血流速度通常又比较快，所以形成血栓的概率是非常小的，所以绝大多数患者都是可以不用抗凝药物的。

（3）下肢滤器植入术后，患者在住院期间，临时滤器取出前，通常低分子肝素抗凝治疗。

5. 主动脉支架植入术后患者血压控制

腹主动脉瘤支架植入术后，如果血压控制不好，血压较高，由于血液对支架的冲击力较大，可能造成支架的移位。如果支架下移，无法完全覆盖动脉瘤造成内瘘，即血液从覆膜支架外面继续向动脉瘤内灌注，可能导致腹主动脉瘤破裂，所以需要控制好血压，避免血压过高。正常人的血压是 90 ～ 140/60 ～ 90mmHg，但对于主动脉疾病患者，血压目标值是 120/80mmHg。正常人的心率是 60 ～ 100 次 / 分，而对于主动脉夹层患者，心率目标值是＜ 80 次 / 分。

6.麻醉方式选择

综合考虑术后并发症、机体功能、术后恢复等情况，可选择的麻醉方式包括全身麻醉、神经阻滞、椎管内麻醉三种，建议在麻醉方式的选择上应根据患者情况及麻醉医师经验进行选择，避免因追求某种类型麻醉延迟手术。临床资料显示，老年髋部骨折患者选择全身麻醉的比例呈下降趋势。部分研究表明，髋部骨折手术区域麻醉优于全身麻醉，住院病死率更低，术后30d并发症发生率更低，但也有大样本观察性研究显示，髋部骨折手术区域麻醉和全身麻醉术后30d和90d的病死率并没有明显差异。目前认为与全身麻醉比较，区域阻滞麻醉后心肺并发症、深静脉血栓、肺栓塞、谵妄和认知功能障碍发生率减少。

对于存在区域阻滞禁忌/困难的患者，优先选择喉罩全身麻醉，建议实施保护性肺通气策略，肌松剂应选择非肝肾代谢的肌松药，在条件允许的情况下可考虑肌松监测。对于无禁忌的患者优先考虑椎管内麻醉，并在患者摆位前，实施患侧局麻药髂筋膜阻滞。推荐首选轻比重单侧腰麻（患侧向上），建议使用0.2%小剂量轻比重丁哌卡因液，推注30～40s，患侧向上体位保持10～15min，然后启动其他操作。其次可选择连续硬膜外麻醉和镇痛，硬膜外麻醉局麻药液试验剂量应不超过3ml，并在测定麻醉平面后决定追加剂量，以避免麻醉平面过广，为防止硬膜外麻醉相关低血压发生，可在局麻药液中加入麻黄素（1mg/ml），并准备相应 α_1 肾上腺素能受体激动剂。

存在椎管内麻醉禁忌或椎管内麻醉困难时，可选择外周神经阻滞技术，常用腰丛阻滞、骶丛阻滞和髂筋膜阻滞技术等。外周神经阻滞操作难度大，要注意控制局麻药总量，避免中毒反应。实施椎管内麻醉或者外周神经阻滞时，如果需要辅助镇静时可持续输注低剂量右美托咪定 [0.1～0.3/μg（kg·h）]。

综上所述，该患者考虑患者血压控制不良，此次手术有可能在术中发生夹层再次撕裂的风险，术中需保持血流动力学的平稳，并结合术前抗凝治疗情况，麻醉方式考虑选择患侧髂筋膜间隙阻滞＋单次腰麻，术中辅用少量镇静药的方式进行手术治疗。

三、术中管理

1.麻醉过程

08：30，患者入室，常规生命体征监测，局部麻醉下建立静脉通道及左侧桡动脉穿刺置管，行血气分析。

08：44，给予患者面罩吸氧，静脉持续泵入低剂量右美托咪定，予0.25%罗哌卡因30ml行左侧髂筋膜间隙阻滞。于15min后在手术室护士及外科医师的帮助下改变患者体位为右侧卧位。

09：00，采用超声引导单次腰麻，穿刺点选择 L_3 ～ L_4，药物为0.25%轻比重丁哌卡因10mg，术中维持静脉持续泵入右美托咪定镇静，结合血气分析及手术情况输注浓缩红细胞4U。术中生命征情况见图39-1。

12：00，手术结束，与静脉PCIA镇痛，入PACU观察30min后，于12：30左右返回病房。

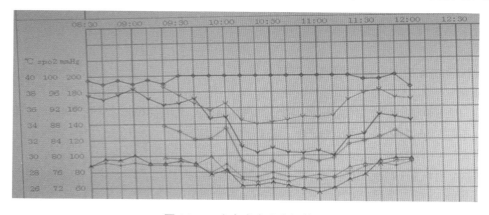

图39-1　患者术中生命征情况

2. 术中监测注意事项

术中监测：常规监测包括心电图、无创血压、SpO₂ 和体温监测。对合并严重心脑肺并存疾病或一般情况差的患者，建议常规监测有创动脉血压。该患者建议利用新型微创或无创连续血流动力学监测技术监测心排血量，根据目标导向容量管理原则精确管理，维持理想血流动力学状态。针对该患者主动脉支架植入术后情况，术中应避免血压过高引起血管破裂，又必须保障老年患者脏器的血流灌注，必要时可预防性给予肾上腺素能受体激动剂［如去甲肾上腺素 0.05～0.10μg/（kg·min）］维持血压不低于术前基线血压 10%。血流动力学优化应涵盖术前、术中及术后 3 个时期。

参考文献

［1］中华医学会麻醉学分会老年人麻醉学组，中华医学会麻醉学分会骨科麻醉学组. 中国老年髋部骨折患者麻醉及围术期管理指导意见 [J]. 中华医学杂志，2017，97（12）：897-905.

［2］周旻，符伟国. Stanford B 型主动脉夹层诊断和治疗中国专家共识（2022 版）[J]. 中国血管外科杂志（电子版），2022，14（02）：119-130.

（撰稿：高 飞 审稿：涂文劭）

⑩ 重度主动脉瓣狭窄患者行右侧股骨骨折固定术

一、病例简介

1. 基本信息

女，95 岁，体重 46kg，身高 160cm。

2. 主诉

摔倒后右髋部疼痛、活动受限 1 天。

3. 现病史

缘于入院 1d 不慎跌倒，右臀部着地，当即感右髋部疼痛、活动受限，无法站立行走。就诊我院，查下肢平片示：右股骨粗隆间骨折。

4. 既往史

发现高血压 10 余年，平素未规律服药治疗，未规律监测血压，偶有头晕、头痛，无晕厥史。

5. 入院诊断

（1）右侧股骨粗隆间骨折。

（2）心脏瓣膜病：主动脉瓣狭窄、肺动脉高压。

（3）高血压病 3 级（极高危）。

6. 手术计划

右侧股骨粗隆间骨折闭合复位螺内钉内固定术。

7. 体格检查

T 37.3℃，P 85 次/分，R 19 次/分，BP 176/92mmHg。体重 46kg，身高 160cm，张口度＞3cm，头颈部活动度正常，Mallampati 分级欠配合。心肺听诊无异常。

8. 辅助检查

（1）血常规：血红蛋白 89g/dl。

（2）凝血功能：D-二聚体 20.23。

（3）心电图：①窦性心律；②大致正常心电图。

（4）心脏彩超：①主动脉瓣钙（中－重度）狭窄伴反流＋；②左房扩大，二尖瓣钙化（轻度）狭窄伴反流＋＋＋；③二尖瓣后叶左方面条状回声，赘生物；④估测肺动脉收缩压48mmHg；⑤左室舒张功能减退。

9. 会诊意见

心内科会诊示：①患者高龄，结合心脏彩超结果，手术风险极大；②建议先行经皮主动脉瓣置换术。

10. 术前访视

无明显面罩、插管困难。平素可爬2楼，偶有胸闷、头晕，否认晕厥史。心功能Ⅱ级，ASA分级Ⅲ级。Goldman评分11分（年龄＞70岁，主动脉狭窄，非心脏原因卧床）。

二、围术期过程

入室后予吸氧，建立动静脉，常规心电图、血氧饱和度监测，并予唯截留监测血流动力学变化。予髂筋膜间隙＋骶丛阻滞，镇痛良好，并保留了运动功能。给予0.5μg/kg右美托咪定，于10min泵注完毕，0.4μg/（kg·h）右美托咪定持续泵注，使患者适当镇静。术中持续泵注去甲肾上腺素，维持血压在140～160/60～75mmHg。手术顺利，历时2h。术后患者安返病房，苏醒质量良好，术后镇痛效果满意。

关键节点的临床思维和临床决策

（一）主动脉瓣狭窄的病理生理

正常成人主动脉瓣口面积为3～4cm^2。由于左心室收缩力强，代偿功能好，主动脉瓣口面积减少至正常1/3前，血流动力学改变不明显。当主动脉瓣口面积≤1.0cm^{2}时，左心室和主动脉之间收缩期的压力阶差明显，致使左心室壁向心性肥厚，左心室游离壁和室间隔厚度增加，其顺应性下降，左心室壁松弛速度减慢，使左心室舒张末压进行性升高；该压力通过二尖瓣传导至左心房，使左心房后负荷增加；长期左心房负荷增加，将导致肺静脉压、肺毛细血管楔压和肺动脉压等相继增加，临床上出现左心衰竭的症状。

另外，主动脉瓣口狭窄导致的左心室收缩压增高，引起左心室肥厚、左心室射血时间延长，使心肌耗氧量增加；主动脉瓣狭窄时常因主动脉根部舒张压降低、左心室舒张末压增高压迫心内膜下血管使冠状动脉灌注减少及脑供血不足。上述机制导致心肌缺血缺氧和心绞痛发作，进一步损害左心功能，并可导致头晕、黑蒙及晕厥等脑缺血症状。

主动脉瓣狭窄的临床表现：

（1）主动脉瓣狭窄患者，无症状期长，直至瓣口面积≤1.0cm^{2}才出现临床症状。典型三联征为心绞痛、晕厥和呼吸困难。

（2）严重者心电图可出现左心室肥厚和左房增大的表现。

（3）心影一般不大，左心房可轻度增大，75%～80%的患者可呈现升主动脉扩张。

（4）超声心动图可见主动脉瓣瓣叶畸形，瓣叶开闭异常，可评估瓣膜压、瓣膜面积及左室功能，并对主动脉瓣狭窄严重程度分级。

（三）主动脉瓣狭窄的诊断

临床上有呼吸困难、心绞痛和昏厥等症状，听诊有典型的主动脉瓣区喷射样收缩期杂音，较易诊断主动脉瓣狭窄，确诊有赖于超声心动图。超声心动图能发现瓣膜结构、开闭是否正常；通过测量主动脉瓣流速，计算最大跨瓣压差及瓣口面积，判断主动脉瓣狭窄程度（见图40-1）；还可以评估由于主动脉瓣狭窄引起的左心室大小和壁厚是否有继发性改变，以及心功能状态。

该患者超声心动图提示主动脉瓣狭窄，主动脉瓣上血流速度397cm/s，压差63mmHg，平均压差33mmHg，诊断中重度主动脉瓣狭窄明确。

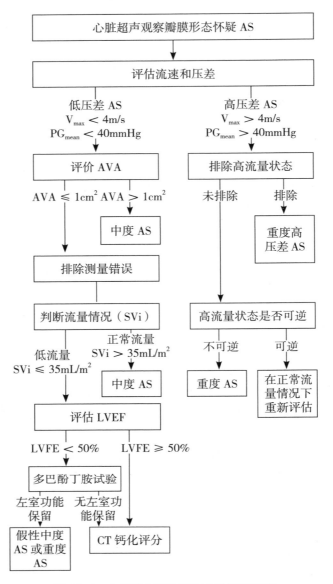

图 40-1　心脏彩超评估重度主动脉瓣狭窄

（四）主动脉狭窄患者行非心脏手术的围术期风险

与手术相关的围术期与取决于手术的类型和持续时间以及手术或干预的紧迫性。麻醉和麻醉药物的类型也可能影响在接受非心脏手术的中至高心脏风险患者的并发症风险。与主动脉瓣狭窄相关的围手术期风险取决于是否有症状、狭窄的程度以及合并的心脏疾病。严重的症状性主动脉瓣狭窄是术后心肌梗死及心力衰竭的重要危险因素，也是术后 30d 内及长期病死率的预测指标。择期或者限期行非心脏手术的主动脉瓣狭窄的患者，术前应完善心电图、心肌酶谱、经胸或经食管超声心动图等检查，并请多学科会诊。

（1）如果患有严重的主动脉瓣狭窄的患者紧急行非心脏手术，应在有创血流动力学监测下进行此类手术，避免容量变化和心律失常。

（2）对于择期非心脏手术，有症状的患者在术前应考虑更换主动脉瓣。对于由于严重合并症相关的高风险或拒绝手术而不能行瓣膜置换的患者，仅在必要时才进行非心脏手术。

（3）无症状的患者中，可以安全地进行低至中度风险的非心脏手术，如有可能，应通过运动测试确认无症状；如果计划进行高风险手术，则需要进一步的临床评估以评估主动脉瓣置换的风险。

（五）主动脉瓣狭窄患者的术前风险评估

对心血管疾病患者术前评估的主要目的是了解心脏疾病的类型、严重程度、对体能的影响等，预估围手术期发生心脏事件的风险，通过评估指导术前制订降低围手术期心血管事件的方案和麻醉管理策略。应重点了解患者的病史、症状、体征以及心血管的特殊检查结果，结合患者心脏疾病的严重程度、外科手术的紧急程度、风险大小及患者的体能状况综合评估，同时还需要考虑患者是否伴有其他内科疾病。需要注意的是急症手术情况下，无须进行全面的心脏评估，评估的主要目的是为围手术期监测和术后管理提出建议。

该患者老年女性，既往基础疾病多，心功能Ⅱ级，ASA分级Ⅲ级，拟行限期手术，手术种类与危险程度分级为中危。

（六）主动脉瓣狭窄的术前准备

（1）继续服用抗心律失常药物。

（2）术前充分镇静。

（七）麻醉方式的选择

PFNA手术可选择全身麻醉、椎管内麻醉、硬膜外麻醉、神经阻滞等麻醉方式。这是一个高龄患者，且合并有多种基础疾病（重度主动脉瓣狭窄、高血压病、慢性肺炎等），患者重度主动脉瓣狭窄，围术期需要维持一定的前后负荷，维持血流动力学稳定。全身麻醉在诱导后可能出现一过性的低血压，硬膜外及蛛网膜下阻滞也易出现低血压。考虑到患者行下肢手术，决定采用对患者的生理干扰最小的超声引导下髂筋膜间隙及骶丛神经阻滞，术中予适当镇静。

（八）主动脉瓣狭窄的麻醉管理要点

（1）维持窦性心律，避免窦性心动过速：否则可加重左心室负荷、增加心肌氧需要量及氧债，导致心力衰竭；也应该避免窦性心动过缓，因每搏量已下降，需维持正常的窦性节律以保证冠状动脉的灌注。心室率保持在65～80次/分为佳，发生室上性心动过速考虑直流电复律。

（2）保持适当的后负荷：重度主动脉瓣狭窄患者左心室射血阻力主要来自狭窄的主动脉瓣，降低后负荷不能减少左心室射血阻力，反而会因血压下降导致心肌缺血。

（3）保持适当的前负荷：由于左心室顺应性降低，需要充足的前负荷，才能维持足够的每搏量。

（4）避免低血压：可用血管收缩药将血压维持在安全水平，低血压时应用 α 肾上腺素激动剂处理，因为血管阻力降低时的低血压和冠状动脉灌注减少可能导致心肌缺血。

（5）除非血压严重下降，且升压药作用不明显，否则避免应用正性肌力药物。

（6）如窦房结退化或失去窦性心律则应于术前安置心脏起搏器。

（7）术中监测，建立有创动脉血压，有条件的可以使用唯截留，密切监测血流动力学变化；术中可使用经食管超声，评估容量负荷及心脏情况。

（8）保证充足镇痛，避免因疼痛引起儿茶酚胺释放，诱导心动过速、血压升高以及心肌缺血。

参考文献

［1］刘桂斌.主动脉瓣狭窄手术的麻醉处理经验[J].世界最新医学信息文摘（电子版）.2014.14（27）：65-65.

［2］HALVORSEN S, MEHILLI J, CASSESE S, et al. 2022 ESC Guidelines on cardiovascular assessment and management of patients undergoing non-cardiac surgery[J].Eur Heart J,2022, 43（39）：3826-3924.

［3］邓小平，姚尚龙.现代麻醉学[M].4版.北京：人民卫生出版社，2014.

［4］陈灏珠，钟南山.内科学[M].9版.北京：人民卫生出版社，2018.

（撰稿：郑 凌 审稿：尤美铮）

㊶ 高龄患者行左侧股骨粗隆间骨折复位髓内钉内固定术

一、病历摘要

1. 基本信息

患者，女，102 岁，体重 42kg，身高 150cm。

2. 主诉

摔倒后左髋部疼痛，活动受限 5h。

3. 入院诊断

左侧股骨粗隆间骨折。

4. 拟行手术

左侧股骨粗隆间骨折复位髓内钉内固定术。

5. 既往史

患者发现高血压 15 年，平素规律服用降压药物（安内真 1# qd），血压控制良好。7 年前因不慎摔倒，致"右股骨粗隆间骨折"，于外院行手术治疗，术后恢复良好。否认糖尿病、心脑血管疾病、精神疾病史，否认哮喘、支气管炎等病史，否认药物食物过敏史。

6. 体格检查

T 36.7℃，P 72 次 / 分，R 17 次 / 分，BP 146/72mmHg。张口度＞ 3cm，头颈部活动度正常，心肺听诊无异常。

7. 专科情况

被动体位，脊柱生理弯曲存在，无侧弯畸形，棘突无压痛、叩击痛，左下肢屈曲，内收外旋畸形，外旋角度约 80 度。较对侧短缩约 2cm，左髋部压痛。髋关节活动受限，因疼痛无法明确关节活动范围。左足跟纵向叩击痛阳性。

8. 辅助检查

（1）实验室检查：①血红蛋白 102.4g/L，HCT 0.252；② D- 二聚体 7.92mg/L，其他凝血指标大致正常；③血气分析氧分压 68.1mmHg；④肌钙蛋白、NTpro-BNP、生化常规大致正常。

（2）心电图：窦性心律，ST 段压低（$V_5 \sim V_6$）。

（3）胸部 CT：双肺少许炎症，双肺少量纤维硬结钙化灶。

（4）心脏彩超：①主动脉瓣回声增强伴反流＋；②室间隔上段增厚 1.37cm；③左室流出道轻度梗阻，压差 24mmHg；④左室舒张功能减低；⑤ EF 62%。

（5）双下肢动静脉彩超：①左侧股总、股浅、股深静脉附壁血栓形成可能；②双下肢动脉内中膜增厚伴斑块形成（多发）。

9. 麻醉术前访视小结

该患者高龄，高血压，下肢静脉附壁血栓形成，ASA Ⅲ级，心功能 Ⅱ～Ⅲ级。

二、围术期过程

患者入手术室后给予心电、血压及血氧饱和度监测，并开放静脉通路，建立有创动脉及唯截流监测，选择神经阻滞＋腰硬联合麻醉。先在超声引导下行髂筋膜阻滞，待患者疼痛消失后，协助患者翻身行腰硬联合麻醉。整个麻醉过程顺利，患者安静舒适，生命征平稳（见图 41-1、图 41-2、图 41-3）。

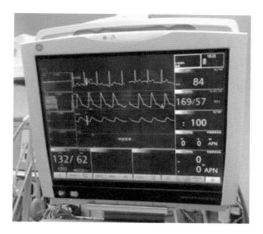

图 41-1　患者术中生命征监测

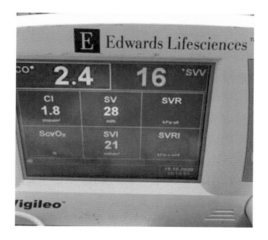

图 41-2　唯捷流监测

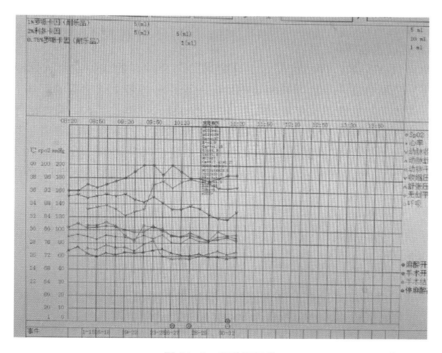

图 41-3　麻醉记录单

三、临床思维和临床决策

（一）注意老年患者的病理生理改变

老年患者病理生理改变主要有以下几点：

（1）骨骼肌萎缩，脂肪所占比例相对增加，脂溶性药物的分布容积增大。

（2）肺顺应性降低，用力肺活量减少，咳嗽力弱，术后易发生排痰困难。围术期肺不张、肺栓塞和肺部感染在老年患者中较常见，特别是在腹部或胸部手术后。

（3）老年人的心输出量减少，心脏代偿功能差，随着年龄的增长，最大心输出量及心脏功能储备均逐渐减少。压力感受器敏感性和自主神经调节功能减退，心血管系统的肾上腺能受体数量减少，敏感性降低，是老年人对儿茶酚胺类药物反应差的原因。心脏传导速度减慢，易出现期前收缩、房室或室内传导阻滞等心律失常。

（4）术后谵妄发生率高。交感神经功能脆弱，体位改变时血流动力的调节能力较差。老年围术期脑梗死发生率相对较高。

（5）老年患者肝脏血流量减少，使药物的清除和代谢减慢。肾小球滤过率、肾血流量及肌酐清除率均降低，但血肌酐基本正常。老年人对水、电解质的调节能力均较差，围术期应注意监测中心静脉压及尿量。老年人血浆肾素活性降低 30% ~ 50%，而醛固酮又同时减少，故体内易潴钾排钠，但老年人对低血钠的反应迟钝，应予重视。

由于机体受内、外环境各种因素的影响，机体功能的衰退与年龄衰老并不完全同步，有些老年患者的生理改变比年龄更早。同一患者各脏器功能的衰退程度也不完全相同，个体差异大，一定要具体患者具体评估。应该说，对于老年患者，我们麻醉医师最关注的还是他的心肺功能。高龄患者具有较高的围术期心肌梗死及心源性死亡发生率。麻醉医师应对患者能否耐受手术做出评估及判断。根据美国心脏病学会 / 美国心脏协会（ACC/AHA）对非心脏外科手术围术期心血管的评估，识别围术期是否存在心脏病，以及确定疾病的严重性和稳定性至关重要。

因此，术前访视应亲自进行病史采集、查体，获取与麻醉相关的重要补充信息，综合分析患者目前病情状态，同时与患者及家属充分沟通，根据患者的病理生理特点，向患者家属详细交代患者的病情及麻醉相关风险性，与手术医师沟通并向麻醉二线医师全面汇报访视结果，制订初步的麻醉计划，给予适宜的麻醉前用药。

（二）老年患者进行术前评估

老年患者的生理改变是术前评估的要点。麻醉风险与合并症的相关性要远远超过年龄本身。因此，麻醉前病情评估应集中在与年龄增长相关的疾病的识别和患者生理储备的评估上。受内外环境等多种因素的影响，机体功能的衰退与年龄增长并不完全同步，个体差异大，有些老年患者的生理改变比年龄更早，而同一患者各器官功能的衰退程度也不完全相同，一定要具体患者、具体器官，客观评估。因此，术前应重点评估各脏器功能，包括心血管系统、呼吸系统、中枢神经系统、肝肾功能、凝血系统及是否使用抗凝药，同时需关注骨骼肌肉疾病状况（骨关节和脊柱）、手术麻醉史及服药史等。

1. 心血管系统

术前心血管系统评估和优化的重点内容包括心脏疾病类型、治疗方案、当前有无症状及心功能分级。

2. 呼吸系统

术前应评估导致术后肺部并发症的高危因素，预防术后肺部并发症的优化策略包括减重、戒烟、呼吸肌功能训练、基础肺部疾病诊治、动脉血气分析和肺功能测试等。

3. 中枢神经系统

术前应对老年患者进行精神心理评估，对高危患者实施术前优化，制定围术期高危因素管控策略防范术后神经精神并发症。

4. 肾脏功能

术前应评估、优化与筛查导致术后急性肾损伤的高危因素，并制定防控术后发生急性肾损伤的围术期管理策略。

5. 凝血功能／血栓风险

术前应进行血栓风险评估和凝血功能检测，衡量评估出血风险及血栓形成的风险，并优化围术期患者抗凝药物使用策略。

6. 术前营养状况、虚弱评估及干预

注重术前营养评估，对营养不良者，通过制定全面的营养计划以改善术前营养状况。应加强术前虚弱评估，并给予有效的干预措施。

7. 术前疼痛评估与干预

术前应评估患者的疼痛状态，合理选择预防性镇痛药物，控制术前应激状态。

8. 多重用药及相关并发症评估及干预

术前应进行多重用药风险评估，制定围术期合理化用药方案，以降低药物相关严重并发症的发生。

（三）麻醉方式的选择

随着我国老龄化的发展，高龄危重患者越来越多，行髋部手术的老年患者也越来越多，对于此类患者，选择什么麻醉方式、如何保障患者围术期安全，是我们麻醉医师关注的重点问题。

1. 椎管内麻醉

在无禁忌证情况下，对于下肢手术，首选椎管内麻醉。椎管内麻醉的优势也是显而易见的：

（1）椎管内麻醉的交感神经抑制作用可以扩张下肢血管，加快下肢血流，从而预防下肢深静脉血栓的形成。

（2）椎管内麻醉能更有效阻断应激反应而维持体内神经内分泌系统和免疫系统的稳态。

（3）椎管内麻醉患者保持清醒，更有利发现血栓栓塞、脂肪栓塞、骨水泥植入综合征等。

2. 神经阻滞

由于老年患者骨质增生、韧带钙化、脊柱畸形，且患肢疼痛，导致摆放体位配合度差，有的患者围术期还可能应用了抗凝药物，大大增加了硬膜外血肿的风险。因此，限制了椎管内麻醉的应用。如椎管内麻醉有禁忌，可考虑外周神经阻滞。神经阻滞具有对患者生理影响小、术后不需要呼吸支持、术后镇痛满意、术后快速康复等优点，对高龄股骨粗隆骨折的手术患者有明显的优势。但单支神经阻滞常不能满足手术需要，需多支阻滞。实施多支神经阻滞应注意局麻药用量，避免总量过大造成的局麻药中毒。

3. 全身麻醉

下肢手术也可在全身麻醉下进行，气管插管或喉罩通气均可。如果选择全身麻醉，推荐使用短效镇静镇痛药物。依托咪酯对心血管系统抑制轻微，是老年患者的常用诱导药物。全麻也可联合区域神经阻滞，监测麻醉深度。

总的来说，麻醉方式的选择主要依据患者全身状况、重要器官功能受损情况、手术的部位及大小、麻醉的条件及设备、麻醉医师的操作技巧及临床经验、患者的意愿等，目前尚无绝对适合老年人的麻醉方法和药物，但总的原则是"简单、安全、确切"。

（四）老年患者行椎管内麻醉关注事项

（1）老年人骨质增生，椎间隙变窄，常使硬膜外穿刺困难，当直入法不成功时可改为侧入法或旁正中法穿刺，较易成功。

（2）老年人常有硬膜外腔静脉丛硬化、充血，穿刺或置管时易损伤出血，形成硬膜外血肿。当发生硬膜外腔出血时，不宜立即拔针或拔管，应保持引流通畅，并注意观察和及时处理，防止截瘫发生。

（3）老年人硬膜外腔狭窄，椎间孔闭锁，药液易于扩散，易出现阻滞范围过广。因此以少量多次注药为佳，不宜单次注药。

（4）老年人药效学的变化，使局麻药的作用强度增加、时效延长，故老年人硬膜外腔追加药物的间隔时间应延长。

（5）老年人高位硬膜外阻滞时更易发生呼吸抑制，应加强监测管理。应选用对呼吸抑制较小的局麻药，如罗哌卡因，辅助药物也应减量。

（6）硬膜外腔阻滞可引起阻滞区血管扩张。老年人心血管储备不足，常较年轻人更易发生低血压。围术期应适当扩容，必要时应用升压药纠正血压，预防心搏骤停。

（五）假如术中扩大股骨骨髓腔时出现了 BP、SpO_2、$PETCO_2$ 的明显下降，应如何处理

（1）考虑发生了脂肪栓塞综合征。扩骨髓腔时，骨髓腔内的脂肪滴可从破裂的髓腔静脉进入体循环，引起脂肪栓塞综合征。

（2）脂肪栓塞综合征的诊断分为主要标准和次要标准。①主要标准：呼吸功能不全、中枢神经系统症状、皮下出血；②次要标准：发热、心动过速、黄疸、无尿或少尿、血红蛋白下降、血小板减少、血沉增快，血中脂肪滴的存在。2 项以上主要标准，或有 1 项主要标准加 4 项以上次要标准者，可诊断为脂肪栓塞。

（3）脂肪栓塞综合征均采用对症处理和支持治疗，包括以下措施：①呼吸支持，症状较轻者，可鼻导管或面罩给氧，使动脉血氧分压维持在 70～80mmHg 以上，症状较重者应予呼吸机辅助通气；②纠正休克，补充有效循环血容量；③脑保护策略，对因脑缺氧而昏迷的患者应用冰袋或冰帽头部降温。脱水，减轻脑水肿，降低颅内高压，改善脑部血液循环。必要时采用高压氧治疗；④药物治疗，包括右旋糖酐 40、糖皮质激素、白蛋白等。

（六）术后镇痛

（1）可考虑多模式镇痛，如神经阻滞镇痛技术，如髂筋膜阻滞、股神经阻滞、腰丛阻滞，必要时辅以 NSAID 药物、阿片类药物。

（2）也可选硬膜外镇痛，可明显缓解骨科手术后静息和运动疼痛评分，但术后活动能力有可能受限制。

（3）单纯切口局部浸润术后镇痛效果不佳，可复合静脉 PCA 镇痛。

参考文献

［1］中国老年患者膝关节手术围手术期麻醉管理指导意见（2020 版）[J]. 中华医学杂志，2020，100（45）：3566-3577.

［2］中华医学会麻醉学分会老年人麻醉学组，中华医学会麻醉学分会骨科麻醉学组 . 中国老年髋部骨折患者麻醉及围术期管理指导意见 [J]. 中华医学杂志，2017，97（12）：897-905.

（撰稿：许文言　审稿：陈晓辉）

42　极重度混合性通气功能障碍行颈前路手术

一、病例简介

1. 基本信息

男，63 岁，身高 160cm，体重 52.5kg，BMI 20.5kg/m²。

2. 主诉

四肢乏力麻木 2 年，加重 3 月。

3. 既往史

长期吸烟史，近两年出现活动后气促，登 2 ～ 3 层楼梯后气促明显，夜间尚可平卧休息。否认高血压、糖尿病病史，否认心脏病，脑血管疾病病史，否认食物药物过敏史，否认输血史等。

4. 术前诊断

脊髓型颈椎病。

5. 拟行手术

显微镜下颈前路椎间盘切除减压椎间融合内固定术。

6. 辅助检查

（1）肺功能：极重度混合型通气功能障碍，MVV 28.7L/min（见图 42-1）。

		预计值	药前	（药前/预计）	药后	（药后/预计）	变异率
FVC	[L]	3.27	2.13	64.9	2.54	77.6	19.4
FEV 1	[L]	2.59	0.88	33.9	0.98	37.8	11.5
FEV 2	[L]		1.25		1.42		13.5
FEV 3	[L]		1.48		1.70		14.8
FEV 1 % VC MAX	[%]	75.87	40.09	52.8	38.58	50.9	-3.8
FEV 1 % FVC	[%]	80.04	41.34	51.6	38.58	48.2	-6.7
PEF	[L/s]	7.30	2.47	33.9	3.11	42.5	25.7
MEF 75	[L/s]	6.47	0.71	10.9	0.78	12.1	10.5
MEF 50	[L/s]	3.78	0.36	9.5	0.40	10.7	12.3
MEF 25	[L/s]	1.21	0.12	10.1	0.20	16.1	59.3
MMEF 75/25	[L/s]	3.11	0.28	8.9	0.35	11.3	27.6
MVV	[L/min]	102.29	29.33	28.7			
PIF	[L/s]		3.42		4.08		19.3
Date			21-05-20		21-05-20		
Time			09:43:56		10:12:18		

图 42-1 患者术前肺功能检查

（2）胸部 CT：双肺气肿伴肺大泡形成，最大径约 3.1cm。

（3）血气分析：pH 7.378mmHg，PCO_2 47.6mmHg，PO_2 82mmHg，实际碳酸氢根 27.4mmol/L。

（4）糖化血红蛋白 6.5%。

（5）血常规、尿常规、肝肾功能电解质、凝血功能大致正常。

7. 术前访视

查体配合，马氏分级 1 级，甲颏距离大于 6cm，张口度大于 3 横指，头颈活动度正常，无打鼾憋醒史，无义齿，静息状态下呼吸尚平稳，憋气试验 12s，爬 3 层楼后气促明显。

ASA 分级 Ⅲ级，心功能 Ⅲ级。

二、麻醉计划

（1）拟行超声引导下行颈丛神经阻滞＋无肌松气管插管全麻。

（2）入室常规心电图（ECG），血氧饱和度（SpO_2）监测，建立静脉通路，有创动脉血压，吸空气情况下测血气，关注氧分压及二氧化碳分压情况。

（3）超声引导下行颈丛神经阻滞。

（4）TCI 靶控输注丙泊酚和瑞芬太尼诱导，直至患者无法唤醒，行气管插管术。

（5）麻醉过程中复合吸入麻醉维持麻醉深度。

（6）行肺通气保护策略，予小潮气量，高频率通气。

（7）术后拔管时机：患者完全清醒，呛咳反射存在，气道通畅，血流动力学稳定，备好 ICU。

三、围术期过程

入室常规心电，血氧饱和度监测，建立静脉通路，有创动脉血压；麻醉诱导前吸空气情况下的血气分析：PCO_2 48mmHg，PO_2 74mmHg（见图 42-2A）。为患者行超声引导下右侧颈丛神经阻滞（见图

42-3），为不使用肌松药进行气管插管做好准备。TCI 靶控输注丙泊酚和瑞芬太尼诱导，丙泊酚靶控浓度 1 ～ 1.7mcg/ml，瑞芬太尼靶控浓度 1 ～ 4ng/ml）（见图 42-4），插管前静脉给予舒芬太尼 20μg，气管插管后麻醉机辅助通气（SIMV-PC + PSV 模式，PC 9cmH₂O，PEEP 4，Psupport 13cmH₂O，f 13 次 / 分）手术历时 3h，SpO₂ 97% ～ 100%，HR 58 ～ 75 次 / 分，ABP 100 ～ 130/55 ～ 75mmHg，生命体征平稳（见图 42-5），调整呼吸参数，下调呼吸频率及 Psupport，待完全清醒后拔除气管导管，拔管后生命体征，氧合改善（见图 42-2B）。术后 9h 随访，氧合指数大于 300mmHg（见图 42-2C）。

A		B		C	
PH	7.41	PH	7.36	PH	7.38
PCO2	48	PCO2	52	PCO2	38
PO2	74	PO2	188	PO2	114
Na+	142	Na+	141	Na+	143
K+	3.6	K+	3.8	K+	3.1
Ca++	1.12	Ca++	1.07	Ca++	1.01
Glu	6.2	Glu	6.0	Glu	9.3
Lac	0.8	Lac	0.5	Lac	1.0
Hct	41	Hct	34	Hct	35
Ca++(7.4)	1.12	Ca++(7.4)	1.05	Ca++(7.4)	1.00
HCO3-	30.4	HCO3-	29.4	HCO3-	22.5
HCO3std	28.4	HCO3std	27.3	HCO3std	23.2
TCO2	31.9	TCO2	31.0	TCO2	23.7
Beecf	5.8	Beecf	4.0	Beecf	-2.6
BE(B)	4.6	BE(B)	2.9	BE(B)	-2.3
SO2c	95	SO2c	100	SO2c	98
THbc	15.2	THbc	12.6	THbc	13.0

图 42-2　A：未吸氧状态下基础氧合情况；B：拔管后氧合改善情况；C：转入病房后血气分析

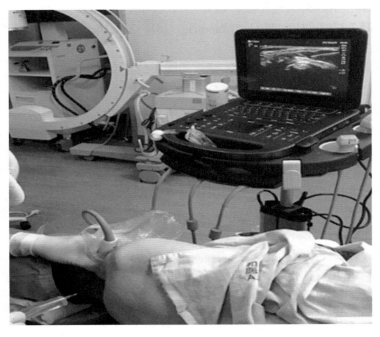

图 42-3　超声引导下右侧颈丛神经阻滞

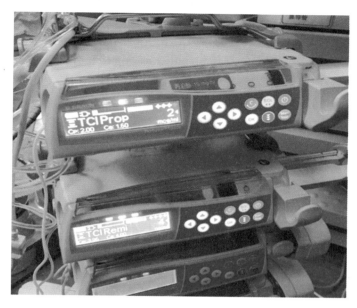

图 42-4　TCI 靶控输注

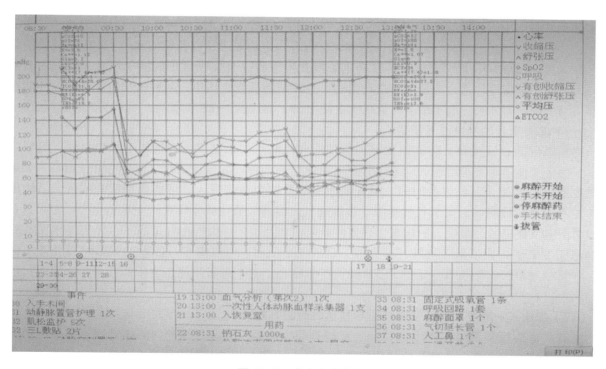

图 42-5　术中生命体征

四、关键节点的临床思维和临床决策

（一）患者的术前肺功能评估

老年男性患者，既往长期吸烟史，近两年来出现活动后气促，登 2 ～ 3 层楼后气促明显，夜间尚可平卧休息。入院后查肺功能示：$FEV_1\%$ 0.88L（扩张前），0.98L（扩张后）；$FEV_1\%/FVC$ 40.38%；$FEV_1\%/Pred$ 37.8%；术前血气分析提示：pH 7.378，PCO_2 47.6mmHg，PO_2 82mmHg，实际碳酸氢根 27.4mmol/L。查体：神清，口唇无明显发绀，颈静脉稍充盈，双肺呼吸音稍粗，双肺未闻及明显啰音。拟诊断：慢性阻塞性肺疾病。术前应与患者家属充分沟通说明病情，告知目前为极重度混合性通气功能下降，且术前血气提示 CO_2 轻度升高，行全麻过程中可能出现脱机困难，术后发生肺部感染、肺不

张的相关风险增加。

患者术前经过妥善的内科治后，COPD 急性发作情况得到缓解，对一个限期手术而言是可以完成的。呼吸功能锻炼对肺功能的改善也十分有益。此外，肺功能应该作为评估患者术前肺功能的一个重要指标，但不能作为绝对或唯一指标。有研究表明，对合并 COPD 但接受脊柱手术的患者而言，FEV_1 严重程度与患者术后能否气管拔管并无直接明确关联，与肺部并发症的关系也不明确。但该研究发现，患者术前动脉血氧分压相对偏高的患者，发生肺部并发症的概率就低。这也提醒我们，不管 FEV_1 数值多少，只要患者氧分压足够高，患者术前的氧储备比较充分，术后肺部并发症的发生概率会显著偏低。

（二）TCI 靶控输注的优势

靶控输注系统（target controlled infusion，TCI）是近年来在临床麻醉中应用日渐广泛的输注工具。不同于传统的输注方式，TCI 是按照所需注射药物的药代动力学和药效动力学的原理，应用微机控制输液泵进行静脉给药，以该药物的血浆或效应器药物浓度为调控的目的，从而达到操作者所预计的麻醉深度。而且 TCI 并不是完全由微机控制，麻醉医师可以根据临床的各种需求来调节靶位药物浓度，并维持麻醉的稳定。相比于传统的给药方式，它的优点在于能够使药物迅速达到一个血药浓度或效应器浓度（靶浓度）并维持其平衡，可使麻醉过程具有诱导平稳、系统易于操作的特点，且使患者的血流动力学稳定，呼吸抑制轻，麻醉药用量少，因此消除了因分次静脉给药而使血药浓度产生较大波动的不足，进而增加了静脉麻醉的可控性。TCI 为临床麻醉医师提供了一种新型的、稳定的、安全的给药方式。而使用 TCI 给药时，药物的选择方面，也有一定的要求，以药物的 Ke0（效应室药物消除速率常数）大而 t1/2ke0（血浆和效应部位药物浓度发生平衡达 50% 所需的时间）小者为宜。丙泊酚及瑞芬太尼的药理特性均适合应用 TCI 进行给药，且在清醒插管应用中，两种药物应用靶控输注的有效性都得到了很好的证实。近年来，右美托咪定使用 TCI 给药也正在得到更加广泛的应用。

（三）此类患者的术中通气策略

此类患者的通气策略，建议使用保护性肺通气策略。如果可以适当延长吸呼比时间，降低呼吸频率，保证气体能够充分呼出，对 COPD 患者可能是一个更好的保证。对于这种 COPD 患者，如果进行过度通气，可能会延长拔管时间。吸入氧浓度尽量避免纯氧吸入，可能会加重肺不张，氧浓度在 50% 左右是比较恰当的。关于气流受限、过度通气，维持二氧化碳分压在一个术前水平，是可以接受的。对于 COPD 患者，最核心的病理生理变化就是两个特点，一炎性小气道病变，导致气体呼出困难；二肺泡实性破坏，会带来肺气肿、肺大疱，造成气道阻塞、空气滞留。因此通气策略需要潮气量偏小，呼气相对延长，给患者一定的 PEEP 保持扩张状态。对于患者采用压力限制容量控制模式可能更有利。

（四）加速术后康复的方法及超声引导颈丛阻滞的好处

所有的术后康复都是以围术期妥善的麻醉管理为前提。容量目标导向液体管理、多模式镇痛方案，包括神经组阻滞复合镇痛药物的使用都是不错的方式。颈椎前路减压融合术后切口疼痛为中度疼痛，可通过口服阿片类镇痛药物镇痛，但手术切口收缩或切口水肿导致气道水肿，从而增加了阿片类药物的不良反应如恶心、呕吐及呼吸抑制的风险。周围神经阻滞是多模式镇痛技术之一，可靶向缓解特定部位的疼痛，不良反应少，安全性高，简便易行，不仅针对手术切口疼痛，同时可缓解切口以外的颈枕部疼痛，非常适合甲状腺与颈椎手术术后的镇痛。研究结果表明，颈浅丛神经阻滞可有效提高进行择期颈椎前路减压融合术患者的早期恢复情况。此外，肺功能锻炼要以患者能够耐受为前提，排痰、雾化吸入、支气管扩张剂的使用，包括有效咳嗽呼吸锻炼等，都是比较好的肺功能锻炼手段。术前和术后肺功能锻炼，可以让患者得到较好 ERAS 管理，加速患者术后康复，减少围术期呼吸系统不良事件发生。此类患者的术后肺功能康复最关键的一点是，患者术后能否及早气管拔管。如果不能第一时间拔管，可能需要进一步通气策略支持。能否气管拔管有几个重要因素，如苏醒时的镇痛水平、肌松药残余程度、阿片类药物残余程度、口腔或气道有无相关分泌物、血气情况、二氧化碳蓄积等。若以上情况都较好且内环境较稳定，患者通常可拔管并快速进入其他康复流程。对此类高危患者，手术中可以给予一定剂量 β 受体激动剂的气管内应用，也会应用到肌松拮抗药物，对患者顺利气管拔管也有助益。

参考文献

［1］车国卫，吴齐飞，邱源，等. 多学科围手术期气道管理中国专家共识（2018 版）[J]. 中国胸心血管外科临床杂志，2018，25（07）：545-549.

［2］赵倩，王晓亮，鲍红光. 靶控输注系统（TCI）在清醒插管中的应用进展 [J]. 现代生物医学进展，2012，12（07）：1378-1379+1377.

（撰稿：高 飞 审稿：涂文劲）

43 颈椎外伤合并高位截瘫患者手术

一、病历摘要

1. 基本信息

男，72 岁，身高 168cm，体重 70kg，BMI 24.82kg/m²。

2. 主诉

车祸致颅脑、颈椎、胸部损伤 8h。

3. 急诊术前诊断

（1）颈椎过伸伤并高位截瘫（$C_3 \sim C_4$）。

（2）后纵韧带骨化症。

（3）颈椎椎管狭窄症（$C_3 \sim C_4$）。

（4）胸椎多发骨折（$T_8 \sim T_9$）。

（5）颅脑外伤。

（6）高血压病 1 级（中危）。

（7）心搏呼吸骤停（三次）病史。

（8）肺部感染。

4. 拟行手术

颈椎后路全椎板减压＋内固定术。

5. 急诊辅助检查

头、颈、胸、腹部 CT：

（1）右顶叶部分脑沟线样稍高密度影，少量蛛网膜下腔出血待排，请结合临床，建议定时复查或进一步检查。

（2）左顶部及双侧眶周皮下挫伤改变，左顶部皮下血肿，积气。

（3）$C_3 \sim C_4$ 颈椎损伤，颈椎椎管狭窄症，后纵韧带骨化，胸椎多发骨折（$T_8 \sim T_9$）。

（4）气管插管术后。

（5）右侧胸腔大量积液，左侧胸腔中量积液，部分积血，邻近肺组织膨胀不全改变。

（6）肝胆脾胰肾膀胱未见明显改变。

6. 特殊抢救病史简述

（1）2021.12.04，发生车祸外伤就诊于我院急诊抢救室，再此期间发生 1 次心搏骤停，行心肺复苏成功后即送 ICU，当送达 ICU 时，又发生 1 次心搏骤停，心肺复苏成功。

（2）12.06，因胸部 CT 发现双侧胸水后，行双侧胸腔闭式引流术。

（3）12.10，神志清醒，指令性动作能配合完成，在床边局麻下行气管切开术。

（4）12.20，拟行手术：颈椎后路全椎板减压＋内固定术。

（5）12.20，早晨 8：20 入手术室，入室生命征为 BP 105/52mmHg；SpO$_2$ 87%；HR 42 次/分；RR 22 次/分；在诱导准备期间（8：39）再次发生心搏骤停，立即行心肺复苏术，给予肾上腺素 0.5mg，机械通气处理，并予气道吸痰，口腔及气道内吸出大量浓稠黄色痰液，心肺复苏 2min 后患者心搏恢复，心律逐渐恢复正常，血压逐渐上升，但血流动力学仍不稳定，予以少量的肾上腺素维持患者血流动力学稳定，手术暂停！待患者生命征相对平稳后（9：30），神志清醒后，送回 ICU。择日再行手术治疗。

（6）12.24，经多学科会诊后，于局麻下行临时起搏器置入术。

（7）12.27，再次拟行：颈椎后路全椎板减压＋内固定术。

二、问题

（一）颈脊髓损伤合并高位截瘫的患者，其呼吸和循环的病理生理改变

颈脊髓损伤合并高位截瘫对患者呼吸和循环影响明显，主要表现在：

1. 呼吸功能变化

（1）呼吸功能不全：高位截瘫患者，由于肋间肌和辅助呼吸肌麻痹，膈肌麻痹或功能减退，导致呼吸功能不全，必要时需呼吸机辅助或控制通气。

（2）咳嗽排痰能力减弱：参与咳嗽动作的肌肉，包括膈肌、肋间肌以及腹部肌肉，功能下降。

（3）坠积性肺炎：气管和支气管内分泌物增多；而排痰能力下降；致坠积性肺炎。

总体而言：呼吸功能变化表现为：呼吸功能不足，血氧分压降低，血二氧化碳分压增高。

2. 循环功能变化

颈椎损伤可损伤脊髓，压迫神经等，影响支配心血管系统的神经功能，自主神经系统功能改变：主要包括交感神经活性降低、副交感神经活性相对增高以及血浆血管活性物质变化。

（1）交感神经活性降低：心交感神经支由颈上、中、下交感神经节和胸 T$_1$ ～ T$_4$ 或 T$_5$ 胸神经节共同发出的心交感神经组成。目前普遍认为交感神经活性降低是高位脊髓损伤后血压、心率下降的主要原因。

（2）副交感神经活性相对增高：当交感神经张力下降，迷走神经功能会发生相应亢进。脊髓损伤后早期患者在进行气管内吸痰、气管插管时容易发生反射性心动过缓和心搏骤停。

（3）血浆血管活性物质的变化：高位脊髓损伤后，机体代谢功能及激素水平都会发生相应改变：血浆肾上腺素、去甲肾上腺素及其激素水平立即减低并长期处于低水平。

3. 脊髓功能变化

急性期，脊髓远段仍能产生部分反射。亚急性期，交感神经活性虽已部分恢复，但强度不足以维持正常血流动力学，同时脊髓源性低级反射也已恢复，且反应性增高。

（二）作为住院医师，对患者进行麻醉前评估时应重点关注

1. 整体情况

全面了解疾病本身及全身情况，注意有无合并症与并发症。

2. 呼吸功能评估

（1）呼吸功能指标：血氧分压（降低），血二氧化碳分压（增高）。

（2）肺部感染控制情况：气管内常有分泌物积聚（术前晚或术前早需：纤支镜吸净痰）。

（3）咳嗽排痰能力：减弱。

（4）气管切开。

（5）有无血气胸以及胸腔闭式引流的通畅情况。

3. 心血管功能评估

（1）循环稳定性评估：心交感神经系统功能被抑制：血管扩张，血压下降；心率减慢。

（2）依赖血管活性药物情况评估。

（3）刺激气管反射评估：刺激气管后易引起心动过缓，如同时合并缺氧可致心搏骤停。

（4）是否需置入临时起搏器后再手术的评估。

4. 气道的评估

属于已预料的困难气道。

5. 凝血的评估

是否已抗凝治疗；深静脉血栓的高危人群，可能发生肺栓塞。

6. 是否应用糖皮质激素及肾上腺皮质功能状况

长时间激素治疗所致的肾上腺皮质衰竭。

（三）需置入临时起搏器后再手术的思考

完全性颈脊髓损伤合并高位截瘫患者，需置入临时起搏器后再手术的指征参考：

（1）难治性或复发性心动过缓。

（2）严重心动过缓出现心搏骤停病史的。

Lehman 等综述中发现，100% 的完全性颈脊髓损伤患者存在心动过缓，15% 的患者出现心搏骤停。Franga 等建议，对于难治性或复发性心动过缓、高位脊髓损伤或需要长期机械通气的患者，应强烈考虑使用永久性心脏起搏器。

患者由 ICU 经管医师送入手术室，并与麻醉医师交接班后，经气管造口连接麻醉机行 SIMV；常规 ECG、SpO_2、IBP 监测，深静脉通路输液，以及行血气分析；已安装程控临时起搏器：起搏频率 60 次 / 分；工作正常。神志清醒；查体配合；生命体征平稳。

（四）已完成临时起搏器置入术，气管切开术，综合评定，若你作为主麻，拟在全身麻醉俯卧位下完成此例手术，该患者围术期麻醉管理应重点注意的要点

（1）维持循环稳定：①容量管理。脊髓损伤患者心血管代偿能力减弱，不能耐受失血，所以既要防止输液过量又要注意循环灌注不足，因此术中需密切注意输液及输血，推荐目标导向的液体治疗。②尽量选择对循环影响较小的药物。③血管活性药物的应用。

（2）维持水、电解质和酸碱平衡。

（3）神经保护：内环境的稳定是颈椎创伤患者神经保护的基础。术中有必要加强监测血压、容量状况、组织氧合和血糖等，维持内环境的稳定，还可使用利尿剂及皮质激素来减轻炎症反应和脊髓水肿，从而保护神经功能。

（4）体位变化：患者从推车到手术床上以及实施俯卧位手术时的体位变化，一方面容易加重颈椎创伤的患者损伤；另一方面体位变动易导致循环不稳定，特别是在颈椎创伤患者循环调节功能受损的情况下。所以体位变动时通常使用颈托固定患者、多人平移的方法转运患者。为了减轻体位变化引起的低血压，在变换体位前还应补充容量。

（5）深静脉血栓致急性肺栓塞的问题：术前长时间卧床，激素的应用等致血液高凝状态；长时间手术；俯卧位；体温保护措施不足等；可能导致深静脉血栓的形成，进而导致急性肺梗死。

（6）急性冠状动脉综合征的问题：表现为急性冠脉痉挛性心肌梗死（因为心迷走相对兴奋）。

（7）其他：保温措施完善。

（五）起搏器植入状态围术期注意事项

美国心律协会（HRS）于 2011 年就心脏电子植入设备的围手术期注意事项专门发布过一项建议，结合国内发表的论文，建议如下：

（1）详细询问病史、安装起搏器的原因、起搏器日常工作状态及随访情况。

（2）完善 Holter 检查，以明确是否为起搏依赖。

（3）非起搏器依赖的患者，手术部位在脐以下，不需要进行特别的起搏程控；如果手术部位在脐以上，建议对起搏器进行程控。

（4）起搏依赖患者须在专业医师指导下调整模式。

（5）ICD 植入的患者，术前应关闭心律失常的感知功能，以免触发不适当的治疗。

（6）使用电刀时，应确保负极板连接可靠，位置尽量远离起搏器，确保电流通路不经过或靠近起搏器。

（7）尽量不要在起搏器 15cm 范围内使用电刀，避免对起搏环路造成干扰和灼伤心肌。

（8）尽量选用双极电凝；每次时间 ≤ 1s，间隔 > 10s。

（9）由于起搏器参数设置是采用于簧片开关，因此其他例如收音机、磁化杯、手机等也不能紧贴起搏器表面使用。

三、麻醉过程

麻醉诱导：分次缓慢给予咪达唑仑 2mg，舒芬太尼 20μg，依托咪酯 6mg，罗库溴铵 30 mg；经气管切开造口接麻醉机行机械通气；麻醉维持：丙泊酚 2mg/（kg·h）＋瑞芬 0.15μg/（kg·min）＋3% 地氟烷；术中全程使用去甲肾上腺素 0.12mg/h ＋肾上腺素 0.06mg/h，维持血流动力学稳定，（HR 60 ～ 80 次/分；BP 100 ～ 120/60 ～ 80mmHg）；并根据手术情况实时调整麻醉维持及血管活性药物剂量。出入量：尿量 150ml；出血 200ml；入量 1 700ml（晶体 1 000ml；胶体 700ml）。手术历时 2h 30min。术毕清醒，安返病房。

参考文献

[1] MOERMAN JR. Early cardiac pacemaker placement for life-threatening bradycardia in traumatic spinal cord injury[J]. J Trauma.2011 Jun; 70(6): 1485-8.

（撰稿：雷秋林　审稿：黄风怡）

44　强直性脊柱炎、困难气道患者行髋关节置换术

一、病历摘要

1. 基本信息

男，56 岁，体重 45kg，身高 120cm。

2. 主诉

胸背部疼痛伴胸腰椎后凸畸形 30 年。

3. 既往史

6 个月前因"强直性脊柱炎；双髋关节骨性融合"于我院在超声引导椎管内麻醉下行"双侧全髋关节置换术"，术顺，术后恢复可。为进一步治疗，再次就诊我院。否认高血压、糖尿病、心血管疾病，否认外伤、输血史，否认食物药物过敏史。

4. 入院诊断

（1）强直性脊柱炎伴后凸畸形。

（2）双侧全髋关节置换术后。

5. 手术计划

腰椎后路楔形截骨矫形术（T_{12}/L_2）。

6. 体格检查

T 36.3℃，P 75 次 / 分，R 17 次 / 分，BP 116/52mmHg。体重 45kg，身高 120cm，张口度近 3 横指；甲颏距离小于 3 指（6cm），头颈部活动度严重异常（预计有气管插管困难）（见图 44-1），颞下颌关节活动度正常。由于脊柱后突畸形严重，无法平卧于病床，平日均采取侧卧位休息，Mallampati 分级 Ⅱ 级。心肺听诊无异常。

7. 辅助检查

（1）X 线片：强直性脊柱炎；脊柱侧弯畸形。（见图 44-2）

（2）胸部 CT：右肺中叶支气管轻度扩张伴肺实质少许慢性炎症，所摄入脊柱侧弯畸形。

（3）心脏彩超：左室舒张功能减退，左室舒张末期容积 76ml，EF 59%。

（4）肺功能：肺弥散功能轻度下降，FRC、RV 正常，TLC 下降，RV/TLC 比值增高。

（5）心电图：窦性心律；大致正常心电图。

（6）血常规：血红蛋白 110g/L。炎症指标、肝肾功能、血凝功能、肌钙蛋白、BNP 等均未见明显异常。

8. 麻醉术前访视小结

ASA 分级 Ⅲ 级，心功能分级 Ⅱ 级。

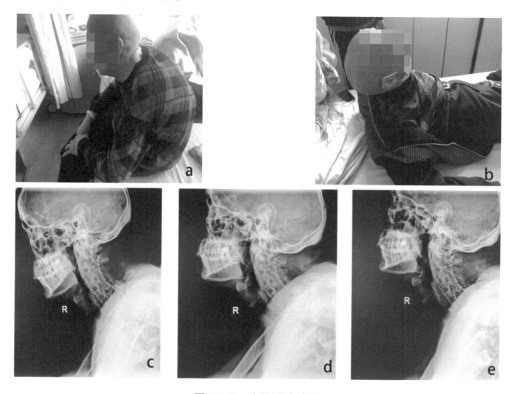

图 44-1　头颈活动情况

a，c 患者低头；b，e 患者抬头；d 患者平视

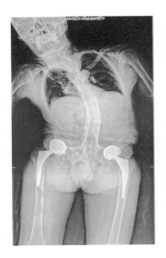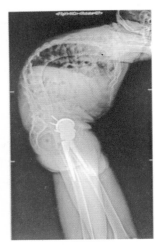

图 44-2 术前 X 线正侧位片

二、手术过程及转归

入室后常规监测示：BP 123/70mmHg，P 窦性心律，72 次 / 分，R 17 次 / 分，SpO$_2$ 93%，开放外周静脉通路，进行桡动脉穿刺置管，予长托宁减少气道及口腔分泌物，予 1mg 咪达唑仑＋5μg 舒芬太尼适度镇痛镇静。采用套管针行环甲膜穿刺置管后给予利多卡因行气管内表麻。于口腔、舌根、鼻咽部使用利多卡因进行充分表面麻醉，于鼻咽部使用麻黄素收缩黏膜血管。待麻醉起效，嘱患者充分配合，在侧卧位下行纤维支气管镜引导下经鼻清醒气管插管：暴露声门，进入气管后见到气管软骨环结构，在纤支镜引导下置入气管导管，再次确认导管位置为导管尖端距隆突 3～4 个软骨环。固定气管导管，听诊双肺呼吸音，气管导管连接呼吸机，行麻醉诱导：盐酸戊乙奎醚 0.2mg，咪达唑仑1mg，丙泊酚 80mg，舒芬太尼 15μg，注射用苯磺顺阿曲库铵 7.5mg，静脉注射快速诱导；麻醉维持用药：丙泊酚＋瑞芬太尼＋顺阿曲库铵，行全身麻醉。术中以右美托咪定 40μg 静脉滴注、去甲肾上腺素（0.2～0.4mg/h）维持血压，辅以地塞米松 5mg，氟比洛芬酯 50mg，托烷司琼 5mg 静脉滴注（术前体位见图 44-3，插管过程见图 44-4，患者摆放体位后生命体征及手术开始见图 44-5）。

手术总共历时 6 小时，术中共输入晶体 1 000ml，胶体 1 100ml。出血 300ml，尿量 400ml，无输血（术中血气分析见表 44-1，术后体位见图 44-6）。术后患者带管入急诊 ICU。患者于急诊 ICU 复查血常规提示：血红蛋白 93g/L，予血浆 200ml，悬浮红细胞 2U 输注。次日开始监测血气分析结果，并下调呼吸机参数后拔除气管导管，术后第 2 天即迁回骨科病房。1 周后患者康复出院。

术后 3 个月，患者复查 X 线片。恢复良好，无麻醉及手术相关并发症。后凸畸形明显纠正（术后 X 线正侧位片见图 44-7）。

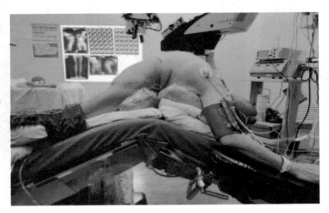

图 44-3 术前体位

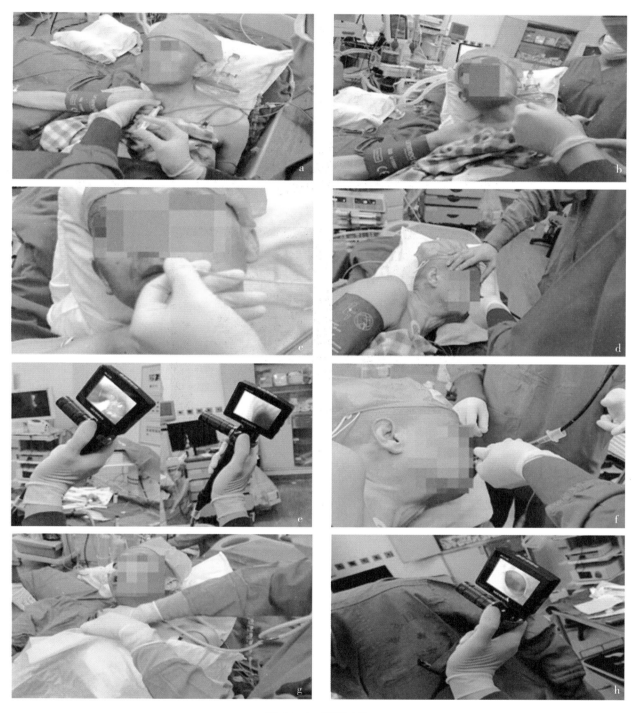

图 44-4　插管过程

a. 环甲膜穿刺后进行气道内表麻；b. 用喉麻管行口腔及舌根部表麻；c. 鼻咽部以麻黄素收缩黏膜血管，利多卡因表麻；d. 纤维支气管镜引导下侧卧位清醒气管插管；e. 暴露声门，并进入气管；f. 在纤支镜引导下置入气管导管；g. 再次确认导管位置（导管尖端距隆突 3 到 4 个软骨环）；h. 固定气管导管，听诊双肺呼吸音，气管导管连续呼吸机

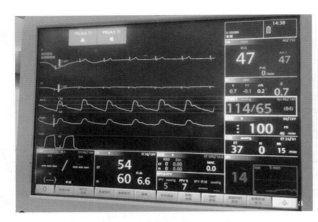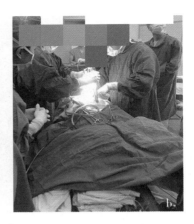

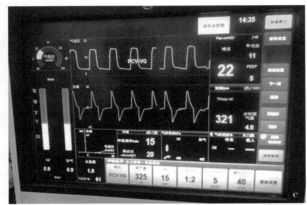

图 44-5　患者摆放体位后生命体征及手术开始

a、b. 为摆放体位后血压、心率，气道压，潮气量，ETCO₂ 等参数大致正常；c. 为外科医生开始手术

表 4-6-1　术中血气分析

项目	9：15	13：38	15：13
FiO₂	21%	60%	60%
pH	7.37	7.36	7.37
PCO₂	52	46	44
PO₂	69	316	294
Na⁺	135	132	134
K⁺	3.8	3.9	3.5
Ca²⁺	1.15	1.11	1.15
Glu	6.6	6	6.3
Lac	0.8	1	1.6
Hct	38	32	28
HCO₃⁻	30.1	26	25.4
BE	4.8	0.6	−0.1
SO₂c	93	100	100
THbc	14.1	11.8	10.4

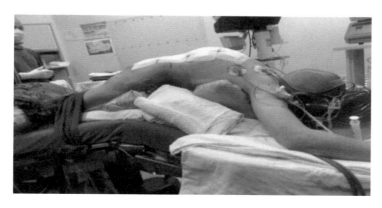

图 44-6 术后体位

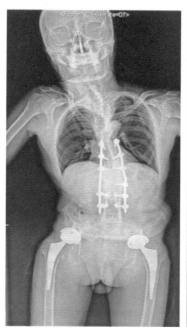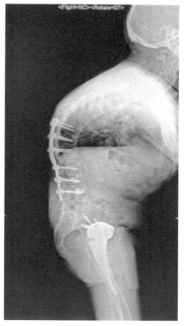

图 44-7 术后 3 个月复查 X 线正侧位片

三、临床思维和临床决策

（一）强直性脊柱炎患者的特点

全身性骨关节僵硬，腰椎活动受限，扩胸度受限，限制张口及后仰程度，并且不能平卧。

（二）强直性脊柱炎患者麻醉时考虑的问题及可选用办法

硬膜外麻醉时存在腰椎活动受限，若合并脊柱融合时，定位及穿刺困难进一步增加；神经阻滞难以保证效果，呼吸道管理难度大；全身麻醉时头颈活动度严重异常（前屈约 15°，后屈约 15°），无法平卧，肺功能较差，存在困难气道，无法通过可视喉镜气管插管。可选择的方法包括喉罩、清醒插管、纤维支气管镜、食管气管联合导管、环甲膜穿刺逆行插管。

（三）此病例最佳的插管方法及禁忌证

纤维支气管镜引导下于行清醒气管插管。

1. 采用清醒气管插管原因

（1）清醒状态下的人体会自己使气道保持较好的自然状态，也是最重要的一点。

（2）患者在清醒状态下，发声肌肉有足够的张力保持上气道的形态，防止其塌陷，并使上气道的解剖结构易于识别，如舌根、会厌、食管和咽后壁等。麻醉后，发声肌肉的张力丧失，引起上气道的解剖结构塌陷，舌根后坠。另外，麻醉后喉部位置前移使气管插管更加困难。

2. 禁忌证

（1）相对禁忌证很少，小儿、新生儿例外。

（2）清醒紧张或神志不清、估计无能力合作的患者。

（3）频发支气管哮喘的患者。

（4）局麻药过敏、气道出血、患者不配合，但唯一的绝对禁忌证是患者拒绝。

（四）清醒气管插管的流程设置

（1）良好的沟通，取得患者的知情同意，进行宣教解释，获得操作过程中的信心和配合度，与外科医师及护理人员充分沟通。

（2）操作开始前，指定清醒气管插管的路径、方式、插管失败的计划等，对可能需要推迟操作和麻醉、颈前紧急气道或行高危全身麻醉等进行明确的讨论并获得统一意见。

（3）理想场地为设备齐全、人员充足的手术室，或者与手术室相同医疗标准的 ICU、急诊室或麻醉诱导室。

（4）保证心电图、无创血压、有创血压、脉搏血氧饱和度、呼气末二氧化碳等监护，并优化患者、操作者、助手及设备和监护仪的位置，确保其处于操作者的直视范围内，能立即接触到输液泵、麻醉机、吸引器及供氧装置，助手能立即接触到气道管理车，且靠近操作者，同时患者取生理和解剖上有优势的体位。

（五）清醒气管插管的插管路径

应考虑患者的解剖、病理生理改变、手术切口和预期拔管计划等，如患者张口受限，考虑经鼻插管，若患者颅底骨折，考虑经口插管。

（六）清醒气管插管的插管设备及导管选择

应在考虑患者因素、操作者的技巧和现有的设备条件等基础上，决定采用哪一种设备插管。无创方法建立气道主要包括直接喉镜／可视喉镜＋管芯探条、经气管导管内的硬镜系列（光棒、可视硬镜）、经气管导管内的软镜系列（纤支镜、电子软镜）、声门上气道等。在复杂的临床情况下，可以联合使用视频喉镜和支气管软镜；表面麻醉良好的患者，也可以置入声门上通气工具作为通道进行插管。张口受限、舌体肥大、颈部活动受限、强直性脊柱炎的患者，纤支镜可能更合适；气道出血的患者，视频喉镜可能更适合。

同时可备好高频喷射通气机、Opti flow 经鼻高流量氧气湿化、环甲膜穿刺套件、喉麻管、纤支镜、并备好大小一号的气管导管。

F（气管导管法）=OD（外径）×3.14=ID（内径）×4＋2

如有气管狭窄时，测 X 线气管狭窄处内径减去 1.5，即为导管外径。

（七）清醒气管插管的吸氧

应当在清醒气管插管期间持续吸氧，采用低流量供氧时，低氧饱和度的发生率为 12%～16%，在使用加温湿化的高流量吸氧时，低氧饱和度的发生率为 0～1.5%，因此建议对患者实施高流量经鼻吸氧。

（八）清醒气管插管的成功关键

（1）清醒气管插管的成功取决于有效的气道表面麻醉，利多卡因在心血管作用和全身毒性等方面优于其他局麻药。采用丁卡因表面麻醉和收缩血管可出现中毒性心血管并发症，而在经鼻气管置管中的作用不优于 5% 利多卡因，因此不推荐使用丁卡因。推荐气道表面麻醉时利多卡因用量不应超过 9mg/kg。无论采用何种途径给药（区域麻醉或外科浸润），还必须考虑利多卡因的用药总量。高度警惕局麻药毒性反应，备好脂肪乳剂等急救药品。

（2）镇静能减少患者的焦虑和不适，并增加患者对操作的耐受性，最小镇静指患者安静、配合，能对语言指令做出正常反应，且气道、自主通气和心血管功能等均不受影响。丙泊酚易发生过度镇静，瑞芬太尼、右美托咪定用于清醒气管插管时，患者满意度较高，可以维持血流动力学稳定，有效抑制插管应激反应，过度镇静和气道阻塞的风险较低，且瑞芬太尼和咪达唑仑的作用都有拮抗药，但应注意镇静不是表面麻醉效果不佳时的替代方案。

（九）气管插管后确认导管在位

清醒气管插管可能导致气管内插管位置不正确，例如咽部、食管或支气管内插管，使用纤支镜确认气管导管过声门，连接呼吸机进行机械通气后，检测呼气末二氧化碳值对导管位置进行双重检查。新版指南将有无充分的呼气末二氧化碳波形作为判断通气充分的第一指标，而不是以往根据 SpO_2 进行判断。这样修订的好处是可以更早的判断是否为紧急气道，为处理赢得更多时间。

（十）清醒气管插管的并发症及处理

有清醒气管插管指征的患者，在多次插管尝试后出现不良反应的风险增加，如气道水肿、气道梗阻、出血和插管失败。因此在第一次尝试前，应确保已达到最佳状态，第一次失败后的每一次尝试，都应对操作环节有所改变，由经验更丰富的操作者来实施。若插管失败（由于患者不合作；器械不合适以及操作者本身的原因），考虑寻求帮助。由于患者处于清醒、非紧急情形，可考虑推迟手术或权衡下述方法的利弊，如替代插管技术、清醒有创气道、更换麻醉方式（如椎管内麻醉、神经阻滞）。极端情况如患者不稳定、不能配合、手术不能推迟，可在准备好紧急有创气道的情况下，进行麻醉诱导。有创方法建立气道主要包括逆行插管、外科气管切开、经皮环甲膜穿刺、环甲膜切开、体外膜肺氧合（ECOM）。指南建议应确定首选的有创方法，确保由接受过有创操作培训的人员尽快完成。如果选择的方法失败或不可行，应确定替代的有创气道方法，条件允许可考虑 ECOM。

（十一）清醒气管插管的拔管指征及后续管理

（1）困难气道行清醒气管插管的患者在拔管时并发症的风险很高，因此需要采取适当的拔管策略。拔管前采用直接喉镜或可视喉镜检查，为拔管的危险分级和后续管理提供有用信息。此时喉镜的视野可能因气管导管的存在发生改变。

（2）局部利多卡因的镇痛作用持续时间呈剂量依赖性，受局麻药浓度和给药方式的影响，而喉反射的回复时间可能更长，鉴于利多卡因的终末消除半衰期长达 2h，患者在清醒气管插管表面麻醉后至少禁食 2h。并记录氧合、表面麻醉、镇静策略、使用的装置和气管导管、导管路径、尝试次数，以及任何并发症或注意事项。

参考文献

［1］Ahmad I, El-Boghdadly K, Bhagrath R, et al.Difficult Airway Society guidelines for awake tracheal intubation (ATI) in adults[J]. ANAESTHESIA. 2020; 75 (4): 509-528.
［2］刘雨睿，王勇，李静静，等 . 2022 年美国麻醉医师协会《困难气道管理实践指南》解读 [J]. 临床麻醉学杂志，2022，38（06）：643-647.

（撰稿人：黄风怡　审稿人：雷秋林）

45　慢性心衰合并房颤患者行非心脏手术

一、病例简介

1.基本信息

男，93 岁，身高 162cm，体重 61kg，BMI 23.24kg/m^2。

2. 主诉

突发人事不省伴右肢无力 1 周。

3. 既往史

（1）脑梗 14d。

（2）发现"高血压病"30 余年，最高血压 160/100mmHg，近期口服"培哚普利 4mg qd"控制血压。

（3）发现"心房颤动"30 余年，近期口服"倍他乐克 23.75mg qd"控制心率。

（4）胃溃疡病史 50 余年，具体治疗不详。

4. 术前诊断

（1）右侧股骨颈骨折。

（2）脑梗恢复期。

（3）慢性心衰 心功能 II 级（NYHA 分级）。

（4）高血压病 3 级（极高危）。

（5）房颤。

（6）高血压病。

5. 拟行手术

右侧人工股骨头置换术。

6. 辅助检查

（1）心电图：①心房颤动；②$V_1 \sim V_5$ 导联 R 波递增不良；③T 波倒置（$V_2 \sim V_4$）。

（2）心脏彩超：①主动脉窦部增宽，主动脉瓣回声增强伴反流 +；②右房增大，三尖瓣反流 +++；③二尖瓣反流 ++；④肺动脉增宽，肺动脉压升高；⑤左室舒张功能减退（EF 57%）。

（3）胸部 CT：①双侧少量胸腔积液，伴邻近肺组织受压膨胀不全、炎症，并多发钙化灶，建议复查；②余双肺少许炎症，部分为慢性炎症；③心包少量积液；④所摄入双侧肾上腺增生可能，请结合临床，左肾周渗出性改变。

（4）颅脑 MRI + MRA：①左侧额叶、放射冠、基底节区、外囊多发急性 - 亚急性脑梗死（左侧大脑中动脉供血区域），双侧枕叶及左侧小脑半球陈旧性软化灶；②余腔隙性脑梗死，重度脑萎缩；③左侧中耳乳突炎；④左侧上颌窦炎症；⑤右侧椎动脉颅内段、左侧大脑中动脉 M1 近 M2 段管腔重度狭窄、闭塞，必要时行磁共振血管壁成像及脑灌注检查进一步评估，余脑动脉粥样硬化。

（5）生化：总蛋白 56g/L，白蛋白 33g/L，AST 41U/L，尿酸 98μmol/L，余正常。

（6）糖化血红蛋白：6.3%。

（7）凝血全套：FDP 11.1Ug/ml、D- 二聚体 3.46mg/FEU，纤维蛋白原 3.72g/L，余正常。

（8）术前血气：CO_2 分压 58mmHg、氧饱和度 100%、血红蛋白 13.3g/dl、细胞外剩余碱 7.4mmol/L、剩余碱 5.6mmol/L、标准碳酸氢根 29.4mmol/L、实际碳酸氢根 32.8mmol/L、余正常。

（9）NT-pro BNP：2 190Pg/ml。

（10）肌钙蛋白 I：0.05ng/ml。

（11）血常规：淋巴细胞 17.2%，红细胞计数 3.97×10^9/L，血红蛋白 122g/L、平均红细胞体积 104.6fL，余正常。

（12）术前访视：患者神志嗜睡；听诊双肺呼吸音增粗；患者家属诉平素无胸闷、胸痛、心悸等不适，未受伤前生活自理，NYHA 分级为 II ～ III 级。

（13）体格检查：张口度 > 3 横指，甲颏距离约 6.3cm，无牙，Mallampati 气道分级 I 级。

（14）ASA 分级 III 级、心功能分级 II 级。

二、问题

（一）术前评估重点核心内容

1. 患者围术期主要危险因素

（1）高龄；

（2）慢性心衰；

（3）心房颤动；

（4）高血压病；

（5）脑梗恢复期。

2. 术前评估重点核心

心功能评估、心房颤动评估。

3. 心功能分级（NYHA 心功能分级标准）（见表 45-1）

术前访视该患者平素无胸闷、胸痛、心悸等不适，未受伤前生活自理，NYHA 分级为 II～III 级。

表 45-1　心功能分级

分级	功能状态
I 级	患者有心脏病，体力活动不受限制，一般的体力活动后无过度疲劳感，无心悸、呼吸困难或心绞痛（心功能代偿期）
II 级	患者有心脏病，体力活动稍受限制，休息时觉舒适，一般的体力活动会引起疲劳、心悸、呼吸困难或心绞痛（I 度或轻度心衰）
III 级	患者有心脏病，体力活动明显受限，休息时尚觉舒适，但轻的体力活动就引起疲劳、心悸、呼吸困难或心绞痛（II 度或中度心衰）
IV 级	患者有心脏病，已完全丧失体力活动的能力，休息时仍可存在心力衰竭症状或心绞痛，任何体力活动都会使症状加重（III 度或重度心衰）

4. 心房颤动术前评估

控制心室率；卒中风险评估；起搏器指征。

（1）控制心室率：根据心房颤动的临床分类（见表 45-2），该患者属于持续性房颤，术前应控制心室率。持续性房颤：术前控制心室率小于 100 次 / 分，选择药物：β 受体阻滞剂、钙离子拮抗剂、毛花苷 C、胺碘酮等。

表 45-2　心房颤动的临床分类

分类	临床特点
首诊房颤	首次确诊
阵发性房颤	持续时间 ≤ 7d，常 ≤ 48h，能自行终止
持续性房颤	持续时间 > 7d，非自限性
长期持续性房颤	持续时间 ≥ 1 年，患者有转复愿望
永久性房颤	持续时间 > 1 年，不能终止或终止后又复发

（2）《心房颤动处理指南》卒中风险评估：根据 CHA_2DS_2-VASc 评分方法（见表 45-3），该患者脑卒中风险为高危，2021 年指南建议对该类患者使用口服抗凝剂长期治疗。患者房颤 30 余年，术前 1d 停法安明，术中存在再次脑梗及出血风险。

表 45-3　CHA$_2$DS$_2$-VASc 评分方法

危险因素	分值
充血性心力衰竭 / 左心衰竭	1
高血压	1
年龄 ≥ 75 岁	2
糖尿病	1
卒中 /TIA/ 血栓病史	2
血管病变（包括既往心肌梗死、主动脉斑块、周围性动脉疾病）	1
年龄 65 ～ 74 岁	1
性别女	1
总分值	9

注：总分 9 分，其中 0 分为低危组，1 分为中危组，2 ～ 9 分为高危组

（3）起搏器指征：①若存在一次或多次 > 5s 的停搏，无论有无症状，均考虑心脏起搏器治疗；②永久性房颤合并症状性心动过缓者，术前需要置入起搏器；③房颤表现为慢且规则的心室率，表示可能存在完全性房室阻滞，如持续不恢复，需要进一步检查。

该患者暂无起搏器指征。

5. 高龄

该患者合并有多个系统的功能减退或疾病药代动力学较青壮年发生较明显的改变；有术后认知功能障碍、术后谵妄的风险。

（二）慢性心衰合并房颤患者麻醉管理要点

1. 麻醉前准备

（1）心衰患者术前积极强心、扩血管、利尿等治疗，以及可能改善患者心功能。

（2）房颤患者术前积极抗凝治疗，控制心率。

（2）心电监护：监测血压、心率、心律、呼吸频率、SpO$_2$ 等。

（3）有创血流动力学监测包括有创动脉压力监测，中心静脉压监测等。

（4）血气分析，酸碱平衡及电解质变化，特别是血钾、镁浓度；血清钾 > 4mmol/L。

（5）麻醉前准备好可能用到的设备和药物（控制心率药物，血管活性药物，正性肌力药物，利尿、扩血管药物等）。

（6）有些患者应当进行心排血量监测，包括肺动脉漂浮导管或者脉搏轮廓分析。

2. 麻醉方法选择

麻醉原则：心衰合并房颤患者麻醉原则控制心率，维持心肌氧供需平衡。

无论何种麻醉均应达到下述要求：术中镇痛完全，避免过度应激无明显心肌抑制作用；不明显影响心血管系统的代偿能力不增加心肌氧耗和促发严重心律失常。

（1）应尽力避免和防止心室率加快，避免低血容量；陈旧性房颤者若无血流动力学影响，可不予处理，出现严重的心律失常（频发室早、短阵室性心动过速、三度房室传导阻滞等）积极处理。

（2）防止液体负荷过重，避免血流动力学剧烈波动，基础值 ±20% 范围内，并及时适量应用升压或降压药。

（3）避免缺氧、二氧化碳分压过高或过低。

（4）纠正电解质和酸碱平衡的紊乱，尤其是血钾变化。

（5）加强监测，及时发现和处理循环功能不全的先兆和各种并发症。

（6）心脏方面考虑：病变类型、严重程度及治疗情况，手术疾病对心脏病及血流动力造成的影响。

（7）手术方面考虑：手术部位、类型、手术大小和时间长短及其对血流动力的影响。

（8）麻醉方法选择：①局部和神经阻滞。仅适用于体表和肢体小手术。需镇痛完全，并避免患者紧张。可适量辅助应用镇静、镇痛药；②椎管内阻滞和蛛网膜下腔阻滞。平面应<T_{10}，以免血压剧降，注意补充血容量；③连续硬膜外阻滞。分次小量用药对血压的影响较缓和，术中加强管理、适量补充血容量，可维持血流动力学的稳定，必要时使用血管活性药物。术后保留导管镇痛，对危重患者有利；④腰 - 硬联合麻醉。低浓度、低剂量、控制 T_{10} 平面以下；⑤全身麻醉。是心脏病患者非心脏手术的主要麻醉方法（对病情严重、心功能不全、手术复杂、长时间手术以及术中会引起显著的血流动力学不稳定等。）

考虑到本例患者手术部位、年龄、病史等，最终采用髂筋膜阻滞＋椎管内麻醉。以尽可能减少患者术中血流动力学波动、保留自主呼吸以减少拔管风险，以及便于疼痛管理。

（三）心衰合并房颤患者术中可能的突发情况及处理方案

1. 围术期急性心衰

（1）去除诱因、治疗基础疾病（各种感染、ACS、高血压急症、快速型心律失常或严重心动过缓、急性机械原因或急性肺栓塞等）。

（2）扩张血管：2016 年欧洲心脏病学会急慢性心衰诊断治疗指南推荐，硝酸酯类药物均有改善心衰症状，减少再住院率的益处。

（3）地高辛、正性肌力药（多巴酚丁胺、多巴胺、左西孟旦等）。

（4）高浓度吸氧及 PEEP 3 ～ 10cmH_2O。

（5）镇痛、镇静、减少氧耗（咪唑＋吗啡）。

（6）减轻心脏负荷（利尿、扩血管、控制术中补液）。

（7）其他：器械辅助装置治疗、IABP、射血分数保留性心衰的治疗心脏康复治疗、心律失常的治疗。

（8）改善预后的药物治疗［金三角方案血管紧张素转换酶抑制剂（ACEI）/ 血管紧张素受体拮抗剂（ARB）＋ β 受体阻滞剂＋醛固酮拮抗剂）］。

2. 术中新发心律失常的治疗

（1）控制心室率药物（见表 45-4）

表 45-4　控制心室率药物

	静脉注射	常规口服
β 受体阻滞剂（有心衰或低血压不用或慎用，可联用其他药物包括洋地黄）		
美托洛尔	2.5 ～ 5.0mg	100 ～ 200mg qd
比索洛尔	N/A	2.5 ～ 10mg
艾司洛尔	0.5mg/kg,0.05 ～ 0.25mg/kg/min	N/A
非二氢吡啶类钙拮抗剂（有心衰或低血压不用或慎用）		
维拉帕米	5mg	40 ～ 360mg（ER）qd
地尔硫䓬	N/A	60 ～ 360mg（ER）qd
洋地黄类（非一线药，尤适用于心衰者，可联用 β-RB 或非二氢吡啶 CCB）		
地高辛	0.5 ～ 1.0mg	0.125 ～ 0.5mg qd
洋地黄毒苷	0.4 ～ 0.6mg	0.05 ～ 0.1mg qd
其他		

（续表）

	静脉注射	常规口服
胺碘酮	0.5mg/kg 1h 50mg/h 维持	100 ～ 200mg qd
决奈达隆	N/A	400mg bid

（2）术中快速型房颤治疗：积极控制心室率，纠正诱因。

①控制心室率（急性期心室率控制目标为 80 ～ 100 次 / 分）：

伴心衰——首选洋地黄类；

伴甲亢——首选 β 受体阻滞剂；

伴慢性阻塞性肺疾病——首选 CCB。

②纠正诱因：如高碳酸血症；低温；浅麻醉；电解质紊乱。

参考文献

［1］赵丽云，徐铭军，朱斌，等 . 心脏病患者非心脏手术围麻醉期中国专家临床管理共识（2020）[J]. 麻醉安全与质控，2021，5（02）：63–77.

［2］国家卫生计生委合理用药专家委员会，中国医师协会 . 心力衰竭合理用药指南（第 2 版）[J]. 中国医学前沿杂志（电子版），2019，11（07）：1–78.

［3］中国医师协会急诊医师分会，中国心胸血管麻醉学会急救与复苏分会 . 中国急性心力衰竭急诊临床实践指南（2017）[J]. 中华急诊医学杂志，2017，12（26）：1347–1357.

［4］谭琛 .《2020 ECS/EACTS 心房颤动诊断和管理指南》解读 [J]. 中国循证心血管医学杂志，2021，13（02）：129–132.

（撰稿：高　飞　审稿：涂文劲）

㊻ 急性呼吸衰竭、感染性休克患者行脊髓脓肿清除术

一、病历摘要

1. 基本信息

男性，50 岁，身高 162cm，体重 63kg，BMI 24.0kg/m²。

2. 主诉

四肢无力一周。

3. 术前诊断

①感染性休克。

②急性呼吸衰竭。

③脊髓占位。

④糖尿病。

4. 拟行手术

纵隔脓肿＋颈部脓肿＋脊髓脓肿清除术。

5. 既往史

（1）1 周前因"感染性休克伴急性呼衰"在急诊抢救室予紧急气管插管后转入 ICY 继续给予抗感

染、抗休克治疗。

（2）2型糖尿病病史，具体不详。

（3）否认肝炎、结核、传染病史，否认高血压，否认手术、外推动伤史，否认输血史，预防接种史不详。

二、手术麻醉过程

镇静下带气管导管入手术室，生命体征平稳，予唯截流监测心脏功能及动脉血压，深静脉导管在ICU已放置。予咪达唑仑 1.5mg、舒芬太尼 20μg、丙泊酚 40mg、爱可松 50mg 静脉推注诱导，生命征平稳，术中予丙泊酚、瑞芬太尼泵注维持，使用 0.05～0.1μg/（kg·min）去甲肾上腺素维持血压在130/65mmHg 左右，并间断监测血气，手术历时 5h，出血量约 300ml，尿量 1 200ml，总入量 3 000ml（晶体 2 300ml、胶体 700ml），术毕带管回 ICU 病房。

三、问题

（一）感染性休克的病理生理特点

感染性休克（infectious shock）近年来又称为脓毒性休克（septic shock），是指由微生物及其毒素等产物所引起的全身炎症反应综合征伴休克。

（1）早期即发生循环容量的相对不足，组织低灌注：即容量仍保留在血管内，但因为血管收缩和舒张功能异常导致容量分布在异常的部位，即血流分布异常，其是感染性休克的根本原因。

（2）有效循环容量减少，体循环阻力降低：一氧化氮和炎症介质的急剧释放导致血管扩张和炎症介质损害血管内皮细胞，引起毛细血管扩张和通透性增加是体循环阻力降低的病理生理基础。

（3）心排血量增加，但心肌收缩力降低：感染性休克早期由于机体代偿，儿茶酚胺水平持续增高，心脏可以通过 Frank-Starling 机制增加搏动频率和心肌收缩力达到心排血量增加。但感染性休克患者早期即可发生心肌抑制，与循环中存在心肌抑制物有关，心肌细胞摄取氧的能力下降，心肌收缩力下降。

（4）循环高流量而组织低灌注，细胞氧利用障碍：感染性休克时心排血量正常或增高，提示机体处于高循环流量状态，但休克早期就有组织缺氧的表现，如血乳酸升高、酸中毒等现象提示感染性休克的发生还有其他因素的存在。

（二）感染性休克时的微循环变化经过

感染性休克时外周血管阻力下降，同时容量血管扩张，导致有效循环血量不足，组织器官低灌注，并最终发展为微循环障碍。感染性休克时的微循环变化分为 3 个时期：缺血性缺氧期（休克早期、休克代偿期），淤血性缺氧期（休克进展期、可逆性失代偿期），微循环衰竭期（休克难治期、弥散性血管内凝血期、不可逆期）。

1. 缺血性缺氧期

此期微循环的特点：少灌少流，灌少于流，组织呈缺血缺氧状态，组织灌注明显减少。

2. 淤血性缺氧期

此期微循环的特点：灌而少流，灌大于流，组织呈淤血性缺氧状态。以上改变导致二氧化碳和乳酸堆积，血液 pH 升高，代谢性酸中毒使血管平滑肌对儿茶酚胺的反应性降低；同时，多种扩血管物质如组胺、腺苷、缓解肽、肠源性内毒素、诱导型一氧化氮合酶增多，导致微血管扩张，血压进行性下降，全身各脏器缺血缺氧的程度加重。

3. 微循环衰竭期

此期微循环的特点：不灌不流状态，甚至可出现毛细血管无复流现象。严重酸中毒、大量一氧化氮和局部代谢产物释放以及血管内皮细胞和血管平滑肌的损伤等，均可使微血管发生麻痹性扩张，毛细血管大量开放，微循环中有微血栓形成，血流停止，出现不灌不流状态，组织几乎完全不能进行物质交换，得不到氧气和营养物质供应，甚至可出现毛细血管无复流现象，即指在补液治疗后，血压虽可一度回升，但微循环灌流量仍无明显改善，毛细血管中淤滞停止的血流也不能恢复流动的现象。

（三）脓毒血症患者术前脏器功能损伤如何评估及处理

感染往往起源于局部累及全身，炎症介质打击多个靶器官，往往以某个器官系统功能障碍表现为主，并同时出现多个器官系统功能变化，甚至多器官衰竭。

1. 循环系统

循环系统评估重点关注患者的容量状况、心脏功能、组织灌注和血管张力，评估患者是否存在休克和心脏功能不全。休克的早期往往出现皮肤湿冷、颜色苍白、尿量减少、心率加快、血压正常或者升高等临床表现，术前应密切关注，从而判断是否存在早期休克。术前已存在休克的患者，应常规建立至少 2 条输液通道，准备多组输液微泵及去甲肾上腺素、肾上腺素、血管升压素、多巴胺、多巴酚丁胺、磷酸二酯酶抑制剂等血管活性药物，并早期开展液体复苏；行有创动脉血压监测、血乳酸水平测定等，评估患者容量状况和液体复苏效果。

根据最新拯救脓毒症运动（surviving sepsis campaign, SSC）——国际脓毒症和脓毒症休克治疗指南（简称"SSC 指南"），对于术前诊断为脓毒症或脓毒症休克患者，应尽快启动液体复苏，可以采用 30 ml/kg 的晶体液，纠正低血压和高乳酸水平，联合应用血管活性药物维持 MAP ≥ 65 mmHg。临床研究证实，尽早液体复苏可显著降低脓毒症休克患者病死率。同时，临床研究显示，血乳酸水平是反应组织灌注以及液体治疗效果的良好指标，乳酸清除率与患者病死率有关。虽然早期开展的单中心临床研究表明，结合 $ScvO_2$（> 70%）目标靶向液体复苏策略能够改善脓毒症休克患者的预后，但是最近的多中心临床研究结果表明，$ScvO_2$（> 70%）目标靶向液体复苏对患者的生存率没有影响。因此，持续监测 $ScvO_2$ 能否使脓毒症休克患者获益尚不明确。脓毒症患者可能并发脓毒症心肌病或者并存慢性心脏疾病，易导致心功能不全的发生。在条件允许时，应行心脏超声检查、FloTrac 或 PiCCO 监测，指导心功能的评估、输液以及血管活性药物使用等方案的实施。

2. 呼吸系统

研究显示，30% ～ 50% 的脓毒症患者肺脏受累。急性呼吸窘迫综合征（acute respiratory distress syndrome, ARDS）是脓毒症患者最易并发的一种急性呼吸功能损伤。是否并发 ARDS 是决定术中机械通气策略以及术后继续治疗方案的关键。因此，术前需密切监测患者呼吸特征、呼吸频率、SpO_2 等，初步评估患者呼吸功能状况；检测动脉血气，根据 PaO_2/FiO_2 评估患者的氧合状况；采用新版 ARDS 柏林诊断标准评估患者是否存在 ARDS 以及 ARDS 严重程度，见表 46–1。

表 46–1　ARDS 柏林诊断标准

项目	内容
发病时间	临床损伤发生后 7d 内起病
胸部 X 线片	双肺浸润性阴影，不能用积液、肺不张或者结节完全解释
肺水肿原因	呼吸衰竭不能用心力衰竭和液体过度负荷完全解释，必要时需要通过心脏超声等检查进行鉴别诊断
氧合指数	
轻度	$200mmHg < PaO_2/FiO_2 \leq 300mmHg$（$PEEP \geq 5cmH_2O$ 或 $CPAP \geq 5cmH_2O$）
中度	$100mmHg < PaO_2/FiO_2 \leq 200mmHg$（$PEEP \geq 5cmH_2O$）
重度	$PaO_2/FiO_2 \leq 100mmHg$（$PEEP \geq 5cmH_2O$）

影像学检查包括床旁胸部 X 线片、胸部 CT 以及肺部超声等均有助于肺损伤严重程度的评估。通过影像学检查可以判断肺部损伤的类型（如：胸腔积液、肺实变和肺泡 - 间质综合征），提高诊断准确性，从而指导机械通气治疗。肺部超声与床旁胸部 X 线片、胸部 CT 一样，可应用于诊断肺部疾病，

同时可以通过肺部超声观察是否伴有"幸免区"即在被肺泡 – 间质综合征包围的区域中存在至少一个肋间隙的正常肺组织），对急性肺损伤 (acute lung injury，ALI)/ARDS 与心源性肺水肿进行鉴别诊断。因此，术前可采用影像学检查，如床旁胸部 X 线片、胸部 CT，条件允许可采用肺部超声进一步评估患者肺损伤程度；同时，依据患者呼吸功能状况、肺损伤程度，予以选择普通或储氧面罩给氧、无创正压通气，必要时急诊气管插管进行机械通气。

3. 肾脏功能

脓毒症引起的炎症反应、血管内皮损伤、微循环障碍等因素共同作用可诱发急性肾脏损伤（acute kidney injury，AKI）。研究显示脓毒症引起的 AKI 占 ICU 中所有 AKI 患者的 50% 左右，是导致 AKI 的主要原因。AKI 是脓毒症患者死亡的独立危险因素。

脓毒症并发肾功能不全主要表现为少尿、血肌酐和尿素氮升高，严重者可导致酸碱失衡、高血钾症等。因此，术前应常规监测尿量，检测血肌酐、尿素氮、电解质等，评估肾脏功能。对于术前存在电解质异常的患者，尤其是高血钾的患者（血钾 > 5.5mmol/L），应予以纠正。葡萄糖和胰岛素复合应用，可以通过增加细胞对葡萄糖的利用，从而促进钾离子的转运，降低血钾浓度；高血钾患者可以诱导心肌细胞电活动异常，诱导致命性心律失常的发生，钙剂（包括氯化钙和葡萄糖酸钙等）能够稳定心肌细胞，可用于高血钾患者的治疗；严重高血钾合并酸中毒（pH < 7.15）患者，给予静脉输注碳酸氢钠，纠正酸中毒，促进钾离子向细胞内转移，降低血钾浓度；呋塞米是髓袢利尿剂，具有强效的排水、排钾功能，可应用于少尿而液体负荷过多伴血钾升高患者的治疗。对于严重肾功能不全、肾脏衰竭的患者，术前应考虑行连续替代疗法（continuous renal replacement therapy，CRRT），这类患者应特别关注肝素化对凝血功能的影响，建议一般肝素化 24h 内不宜行有创操作治疗，必须手术时建议查 ACT，必要时给予鱼精蛋白拮抗肝素。

4. 肝功能

肝脏损伤一直是临床脓毒症救治中忽视的环节。流行病学调查显示以脓毒症入住 ICU 的患者，住院 24h 内发现 20%～30% 并发肝功能不全，并且可以持续存在，严重者可发生肝 – 肾综合征、肝衰竭、肝肾脑病等。脓毒症并发肝脏功能损伤影响脓毒症患者预后。

脓毒症引起肝损伤的机制主要包括肝脏微循环功能障碍、炎性反应和胆汁代谢异常，而肝细胞损伤较轻微。因此，脓毒症患者肝脏损伤主要表现为碱性磷酸酶和胆红素异常升高，而转氨酶（ALT/AST）升高不明显。严重的脓毒症肝损伤可引起机体蛋白水平降低和凝血功能异常等。因此，术前应常规检查肝功能，通过胆红素、碱性磷酸酶、转氨酶（ALT/AST）、γ – 谷氨酰转肽酶、血清蛋白水平和凝血功能等指标综合评估患者肝脏功能，尽量避免麻醉和手术过程中加重肝脏损伤。

5. 血液系统

脓毒症可引起贫血、凝血 – 纤溶系统功能紊乱，甚至 DIC，危及患者生命，显著增加病死率。脓毒症患者血液系统功能紊乱主要表现为血红蛋白持续下降、血小板消耗、凝血功能异常，甚至 DIC。严重贫血患者可出现皮肤、黏膜颜色苍白，凝血功能异常、有出血倾向甚至 DIC 患者可出现出血点、瘀斑、紫癜等。脓毒症患者显性 / 隐性出血、血管内血栓形成等均可导致血红蛋白、血小板下降；凝血功能紊乱患者表现为 PT、APTT 时间延长，甚至 DIC 试验阳性等。血栓弹力图是比较全面的监测凝血功能方法，能够反映机体凝血和纤溶系统功能状态。因此，术前应密切观察患者皮肤、黏膜颜色及是否有出血点、瘀斑等，初步评估是否存在重度贫血、凝血功能异常等情况；常规检测血常规和凝血功能，必要时采用血栓弹力图等手段动态监测凝血功能变化，并酌情对症处理。

6. 神经系统

研究显示，约 70% 的脓毒症患者存在神经功能障碍症状，约 50% 的脓毒症患者存在败血症相关性脑病（sepsis-associated encephalopathy，SAE）。脓毒症引起神经功能障碍的主要原因是全身炎症反应和局部脑组织氧供和氧利用障碍，临床表现为急性精神状态改变、注意力不集中、定向障碍、易激惹、嗜睡，甚至昏迷等。影像学检查证实脓毒症患者脑组织可出现细胞毒性和血管源性水肿、缺血性病变等急性病理改变，以及白质破坏、脑萎缩等慢性病理改变。脓毒症患者合并神经系统功能障碍不仅显著增加病死率，而且明显影响患者的远期预后。Iwashyna 等研究发现，脓毒症存活患者 3 年内约 17% 发生中 – 重度认知功能障碍。因此，术前应常规根据患者的意识、神志、认知、反应状况、指令的配合程度等评估患者是否存在脓毒症引起的神经功能障碍。

7. 其他评估和准备

脓毒症诱发的全身炎症反应和应激状态可影响患者内分泌系统，引起糖代谢异常。同时，由于肝、肾等脏器功能不全，造成机体水、电解质紊乱。腹部创伤、感染、肠扭转 / 梗阻等因素可导致腹腔压力增加，严重者发展为腹腔间隔室综合征（abdominal compartment syndrome，ACS），影响脓毒症患者循环和呼吸功能。因此，术前应关注相关症状、体征和检查结果，并进行评估，必要时予以处理。

脓毒症可引起神经 – 内分泌功能异常，交感神经兴奋，从而导致糖代谢和脂代谢异常。因此，脓毒症患者往往存在血糖异常升高，术前应当予以血糖监测，合理使用胰岛素治疗。Brunkhorst 等临床研究显示，虽然强化胰岛素治疗（静脉途径给予胰岛素，维持血糖在正常范围）对脓毒症患者的预后无显著影响，但却显著增加低血糖风险。针对 ICU 危重患者血糖控制的临床研究表明，强化胰岛素治疗，使血糖控制在正常范围内不能改善患者预后，建议危重症患者的血糖应维持在相对较高的水平（< 10mmol/L）。

（四）感染性休克术中的体液管理

脓毒症患者术中循环管理应兼顾患者的容量状况和心脏功能，根据患者的临床症状、监测指标等，进行合理的输血输液和应用血管活性药物，并阶段性进行治疗效果评估，从而达到最佳治疗效果，维持血流动力学稳定。

近期几项多中心随机对照临床研究结果显示早期目标导向液体治疗没有改善脓毒症患者预后。因此，最新"SSC 指南"已经对脓毒症的早期液体复苏治疗进行了更新，不再推荐早期目标导向液体复苏（early goal-directed therapy, EGDT），提出了脓毒症早期液体复苏的关键在于一旦确诊患者存在脓毒症导致的低血压应立即启动液体复苏，建议 1h 内完成输注晶体液 30 ml/kg，倘若血压不能维持需使用血管活性药物使血压维持在 MAP ≥ 65 mmHg。在完成起始液体复苏后，应该密切观察患者病情、血压、心率、动脉血氧饱和度、尿量、SVV 和 PPV 等监测指标变化，从而指导后续的液体治疗。

关于液体选择的争论至今仍无定论，"SSC 指南"从生存率、并发症、医疗经济因素出发，推荐醋酸林格氏液、乳酸林格氏液和生理盐水等晶体液作为休克早期复苏的首选液体，对于明显低血压或血乳酸 ≥ 4 mmol/L，起始复苏的晶体液使用量需要达到 30 ml/kg。基于临床研究证据，"SSC 指南"反对脓毒症和脓毒症休克患者使用羟乙基淀粉进行液体复苏治疗。但围术期持续大量使用晶体液，不利于患者复苏，因此对于大量晶体液输注患者，确实有需要补充胶体液，建议优先选用 5% 人血白蛋白注射液。

在血管活性药物的应用方面，"SSC 指南"综合相关临床试验如 GRADEpro 等，发现去甲肾上腺素比多巴胺更能有效纠正低血压，且多巴胺更容易导致心动过速。因此，推荐首选去甲肾上腺素作为围术期升压药物，对于单用去甲肾上腺素效果不明显的患者，可酌情复合使用肾上腺素、血管升压素、多巴胺、多巴酚丁胺、去氧肾上腺素等。临床研究显示，对于补液治疗和血管活性药物不能纠正的脓毒症休克患者，小剂量糖皮质激素（如静脉输注氢化可的松 200mg/d）能够明显改善患者对血管活性药物的反应性，纠正休克状态，提高生存率。

在血制品的应用方面，参照"SSC 指南"意见，FFP 不推荐作为补液、扩容目的的使用，仅推荐应用于明显凝血功能异常和有出血倾向的患者。参照专家意见和经验建议术中血小板应维持在 50×10^9/L 以上。目前没有关于脓毒症患者最适血红蛋白水平的临床研究，有研究指出危重症患者血红蛋白水平维持 70～90g/L，与 100～120g/L 相比不增加患者病死率。心脏大手术患者血红蛋白维持 80g/L 与 100g/L 相比，两者对患者的预后无影响。

参考文献

［1］林果为，王吉耀，葛均波．实用内科学 [M].15 版．北京：人民卫生出版社，2017.
［2］EVANS L, RHODES A, ALHAZZANI W, et al. Surviving sepsis campaign： international guidelines for management of sepsis and septic shock 2021[J].Intensive Care Med, 2021, 47（11）：1181-1247.

（撰稿：陈江湖　审稿：姚玉笙）

❹❼ 高龄冠脉狭窄患者行股骨头置换术

一、病例简介

1. 基本信息

女性，89 岁。

2. 主诉

摔倒后左髋部疼痛、活动受限 10 余天。

3. 术前诊断

（1）左侧股骨骨折。

（2）高血压。

（3）冠状动脉粥样硬化。

4. 拟行手术

左侧股骨头置换术。

5. 既往史

（1）高血压病史 10 余年，平素服药控制尚可。

（2）否认心脏病史，否认糖尿病、脑血管疾病、精神疾病史，否认哮喘等病史。

6. 辅助检查

（1）心电图示：心率 63 次 / 分，ST 段压低，T 波低平、双向（V_3～V_6）。

（2）心脏彩超：①室间隔增厚；②主动脉瓣回声增强伴反流 +；③三尖瓣反流 ++；④左室舒张功能降低。（EF 为 63%）。

（3）外院冠脉 CTA：冠状动脉粥样硬化：RCA、LAD、D1 及左主干管壁多发软、硬斑块形成、管腔不同程度狭窄，RCA（右冠脉主干）重度狭窄，PDA（后降支）起始部重度狭窄，LAD（左前降支）中段轻度狭窄，建议 DSA 检查。

（4）肌钙蛋白 I：0.13（> 0.1）。

（5）血气分析：PO_2 69.2（< 80mmHg）。

7. 麻醉术前访视

患者卧床状态，虚弱；无牙，马氏分级 Ⅱ 级，屏气试验无法配合；心功能分级 Ⅲ～Ⅳ 级。ASA 分级Ⅳ级。

二、围术期过程

患者入室后建立监测，有创血压 201/70mmHg，HR 95 次 / 分，SpO_2 97%，CO 3.9，SV 41ml/b SVV 10%。血气分析：pH 7.45，PO_2 74mmHg，K^+ 3.2mmol/L，Lac 7.6mmol/L，THbc 10g/dl。cTnI：0.077ng/

ml。行 Peng Block ＋髂筋膜阻滞＋骶丛神经阻滞。同时静脉给予咪达唑仑 1mg，舒芬太尼 5μg，右美托咪定 25μg 泵注，小剂量丙泊酚泵注。手术历时 2h，出血约 300ml。术中生命体征：ABP 110 ～ 120/50 ～ 60mmHg，HR 55 ～ 65 次 / 分，SpO_2 100%，SV 50 ～ 60ml/b，CO 2.8 ～ 3.2 L/min，SVV 8 ～ 10%。术中血气：pH 7.41，PO_2 354mmHg，K^+ 3.2mmol/L，Lac 1.1 mmol/L，THbc 7g/dl。cTnI：0.048ng/ml。出入量：入量 1 200ml，晶体 700ml，胶体 500ml；出量 900ml，其中尿量 300ml，出血 300ml，其他 300ml。术后清醒入 ICU 观察。

三、关键节点的临床思维和临床决策

（一）下肢骨折卧床后，患者的病理生理改变

下肢骨折后卧床对高龄患者的生理影响明显，主要表现在：

（1）呼吸功能变化：卧床后潮气量和功能残气量下降，同时排痰功能下降，导致血氧分压降低，血二氧化碳分压增高，出现肺部感染。

（2）循环功能变化：骨折的疼痛应激使交感活性升高，血压升高、心率加快；骨折端出血、血液稀释、营养状况不佳，以上均有可能恶化术前已有的心血管疾病。

（3）凝血功能：患肢疼痛限制了患者的日常活动，同时创伤激活了凝血系统，机体处于高凝状态，可能并发下肢深静脉血栓及出现肺栓塞。

（4）胃肠功能减弱，泌尿系统感染，电解质紊乱、压疮、精神障碍等。

（二）老年股骨骨折患者的术前评估内容及术前准备

高龄危重的骨折患者，建议按老年人综合评估原则，由多学科团队根据表 47-1 进行全面系统的术前准备内容：

表 47-1　术前评估内容

主要项目	内容	检查方法
医学评估	并存疾病 / 严重程度	
	心血管系统	生命体征、长程心电图
	呼吸系统	脉氧饱和度、肺功能
	血液系统	血常规检查
	肾脏	肾功能、电解质、肾小球滤过率
	营养状况	体重、体重指数、白蛋白（肝肾功能）
	肌肉骨骼系统	实施神经阻滞的可能入路
	麻醉相关问题	麻醉史、气道评估、牙齿状况
	饮酒史	CAGE 量表
	疼痛情况	VAS 量表
	病理表现	影像学检查
药物史	既往用药	NSQIP 量表评估
	抗血栓治疗	出凝血功能检查
	药物过敏史	
认知功能评估	认知能力	有无记忆力减退
	判断能力	简明心理测验
	交流能力	视力、听力和言语能力
	术后谵妄风险	
机体功能状态评估	步态和平衡能力	日常 6m 行走
	活动能力	日常行走是否需要辅助

（续表）

主要项目	内容	检查方法
日常功能辅助评估	视力 听力 活动能力 义齿	眼镜 助听器 是否需要拐杖、轮椅
危险因素评分评估	病理性 脆弱	Nottingham 髋部骨折评分 NSQIP 评估

（1）控制疼痛、容量治疗：术前骨牵引，超声引导下髂筋膜阻滞镇痛等。控制阿片类药物剂量，重视其对呼吸和意识的影响。对于心肺功能差、肾功能代偿能力有限的老年患者，容量治疗须在严密监测下谨慎进行。

（2）术前检查：重视体格检查与实验室检查，重点关注反映心肺功能的检查项目。对于有明显心力衰竭或者严重心律失常患者，应立即请相关科室会诊并控制症状。

（3）术前并存疾病的处理：积极治疗贫血，术前 Hb 在 80～90g/L 时可考虑输血，缺血性心脏病患者术前 Hb < 100g/L 时可考虑输血。纠正电解质紊乱和出凝血异常。治疗可纠治的心律失常。建议对所有患者监测脉搏血氧饱和度，伤后 12h 内吸氧治疗。积极治疗术前肺部感染。预防压疮。

（4）预防深静脉血栓形成 / 栓塞：术前对 DVT 和肺栓塞风险进行评估，建议术前常规行下肢加压超声 DVT 筛查。建议采用 DVT 基本预防措施及术前药物预防。注意术前肝素及低分子肝素停药时间。

（5）术前药物管理：抗高血压药、抗心律失常药、他汀类、苯二氮䓬类药物多不需要停药，对手术无影响。需停药的抗凝药物建议肝素桥接抗凝。

（三）高血压患者的术前评估及术前准备、围术期血压控制原则及目标

1. 高血压患者的术前评估及术前准备

高血压病程与进展情况：高血压病程越长，重要脏器越易受累，麻醉危险性越大。

高血压的程度：3 级高血压（BP ≥ 180/110mmHg）时，围术期发生心肌缺血、心力衰竭及脑血管意外的危险性明显增加。

靶器官受累情况：高血压伴重要脏器功能损害者，麻醉手术的危险性显著增加。对于高血压患者，应注意了解有无心绞痛、心力衰竭、高血压脑病、糖尿病，以及脂类代谢紊乱等合并症。

拟行手术的危险程度：①高危手术（心脏危险性 > 5%）。急诊大手术，尤其是老年人；主动脉或其他大血管手术；外周血管手术；长时间手术（> 4h）、大量体液转移和（或）失血较多等。②中危手术（心脏危险性 < 5%）。颈动脉内膜剥离术，头颈部手术，腹腔内或胸腔内手术，矫形外科手术；前列腺手术等。③低危手术（心脏危险性 < 1%）。内镜检查，浅表手术，白内障手术，乳腺手术等。

伴有严重器官损害的患者，在实施外科手术前，应予以详细的术前检查，衡量手术与麻醉的耐受性，并给予积极的术前准备与处理。

2. 围术期高血压控制原则及目标

（1）控制原则：基本原则是保证重要脏器灌注，降低心脏后负荷，维护心功能。术前服用 β 受体阻滞剂和钙同道阻滞剂可以继续维持，不建议继续使用 ACEI 及 ARB 类药物。

（2）血压控制的目标：高龄患者（> 80 岁），SBP 应维持在 140～150mmHg，如伴糖尿病、CKD，血压控制目标 < 140/90mmHg。进入手术室后血压仍高于 180/110mmHg 的择期手术患者，建议推迟手术，如确有手术需要（如肿瘤伴少量出血），家属同意可手术。术前重度以上高血压患者（> 180/110mmHg），不建议在数小时内紧急降压治疗，否则常带来重要靶器官缺血及降压药物的不良反应。原则上对轻、中度高血压（< 180/110mmHg）可进行手术。对危及生命的紧急状况，为抢救生命，不论血压多高，都应急症手术；对严重高血压合并威胁生命的靶器官损害及状态，如高血压伴左心衰

竭、不稳定心绞痛或变异型心绞痛、少尿型肾衰竭、严重低钾血症（＜2.9 mmol/L）等，应在短时间内采取措施改善靶器官功能。

围术期高血压的药物治疗通常需要静脉降压药物，即刻目标是在30～60 min内使DBP降至110 mmHg，或降低10%～15%，但不超过25%。如可以耐受，在随后2～6 h将血压降低至160/100 mmHg。主动脉夹层患者降压速度应更快，在24～48 h内将血压逐渐降至维持组织脏器基本灌注的最低血压水平，应选用起效迅速的药物。

四、冠脉狭窄患者的麻醉前评估

所有接受择期非心脏手术的冠心病或冠心病危险因素的患者，都应该进行围术期心血管事件风险评估。围术期心脏评估及处理流程如图47-1：

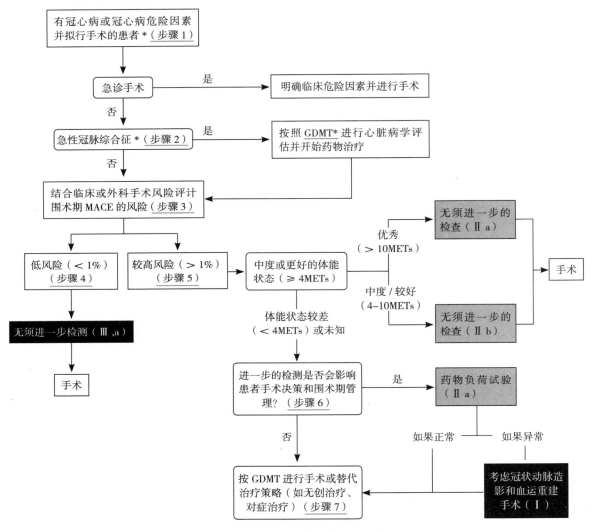

图47-1　围术期心脏评估及处理流程

该患者拟行限期的股骨头置换术，属于中度心脏风险手术，目前体能状态差＜4METs，多支冠脉明显狭窄，肌钙蛋白升高，但家属手术意愿强烈，不愿再行造影检查，因此患者围术期心血管不良事件的风险较高。

五、该患者麻醉方式的选择

根据患者的实际病情、术后可能的并发症和健康相关生活质量的综合影响判断来选择合理的麻醉方式。目前认为，区域阻滞麻醉后心肺并发症、深静脉血栓、肺栓塞、谵妄和认知功能障碍发生率减少，住院时间缩短。根据目前该患者高龄、高血压、冠脉狭窄等病情，建议考虑区域阻滞。区域阻滞包含椎管内麻醉及外周神经阻滞。

（1）椎管内麻醉：排除椎管麻醉禁忌。摆体位前可实施患侧髂筋膜阻滞。可采用单次腰麻、连续硬膜外、腰硬联合等方式。

（2）外周神经阻滞：常用腰丛阻滞、骶丛阻滞和髂筋膜阻滞技术等。注意控制局麻药总量，避免中毒反应。

实施区域阻滞时，可使用静脉药物辅助镇静，但须注意对呼吸及循环的影响。

六、综合评定后，作为主麻，完成此例手术，该患者的围术期麻醉管理要点

（1）术前控制疼痛、血压及肺部感染，维持水、酸碱电解质平衡，尽可能进行呼吸功能锻炼，应用短效抗凝药物。术日晨继续服用降压药物。

（2）入室后进行体温保护。包括调节室温 20～23℃，联合充气温毯和液体加温措施积极保温。

（3）选择个体化麻醉方案，应有备选麻醉方案。推荐无禁忌时优先选择椎管内麻醉，可联合外周神经阻滞或浅全麻。区域麻醉有禁忌时，建议选择全身麻醉，实施保护性肺通气策略，药物使用谨慎考量。

（4）建立全面的术中监测项目，常规监测有创动脉血压。可以根据目标导向容量管理原则，利用微创或者无创血流动力学监测技术监测心排血量，维持较为理想的血流动力学状态。

有条件情况下可常规监测麻醉深度。监测血气并维持 $PaCO_2$ 在 35～45mmHg，Hb 不低于 90g/L。

（5）多模式镇痛。注意阿片类及 NSAIDs 药物的不良反应，加强术后监测。可选神经阻滞镇痛技术，如髂筋膜阻滞、股神经阻滞、腰丛阻滞等。也可选硬膜外镇痛，镇痛效果完善。

参考文献

［1］马骏，王伟鹏，王晟，等. 冠心病患者非心脏手术麻醉及围术期管理专家共识. 2017 版中国麻醉学指南与专家共识 [M]. 北京：人民卫生出版社，2017，75–87.

［2］于金贵，马正良，马琳，等. 中国老年患者围术期麻醉管理专家指导意见. 2017 版中国麻醉学指南与专家共识 [M]. 北京：人民卫生出版社，2017，126–163.

［3］王天龙，王东信，王秀丽，等. 中国老年髋部骨折患者围术期麻醉管理指导意见. 2017 版中国麻醉学指南与专家共识 [M]. 北京：人民卫生出版社，2017，164–173.

（撰稿：李丽萌　审稿：邹聪华）

㊽ 合并帕金森病患者的手术

一、病历摘要

1. 基本信息

女，65 岁，体重 70 kg，身高 160 cm，BMI 27.3 kg/m²。

2. 主诉

外伤致右髋部疼痛、活动受限 7d。

3. 既往史

（1）发现"2 型糖尿病"10 年，平素口服阿卡波糖治疗，未监测血糖。

（2）发现"帕金森病"10 年，口服美芭乐、金刚烷胺治疗。

4. 术前诊断

（1）右侧股骨颈骨折。

（2）2 型糖尿病。

（3）帕金森病。

5. 拟行手术

右侧全髋关节置换术。

6. 辅助检查

（1）心电图：正常窦性心律。

（2）心脏彩超：左室舒张功能减退（EF 60%）。

（3）胸部 X 线片：心肺未见明显异常。

（4）实验室检查：血常规、生化、凝血、肌钙蛋白 I、NT-pro BNP 等未见明显异常。

7. 术前访视

（1）患者一般情况良好。

（2）平素无胸闷、气促，无咳嗽咳痰、哮喘等，自诉爬 3～5 层楼未见明显气喘，憋气试验大于 30s。

（3）头颈活动度良好，甲颏距离 > 6.5cm，张口度 > 3 横指，无义齿或牙齿松动。

（4）轻度静止性震颤，无明显肌紧张，无流涎等。

（5）NYHA 心功能分级 Ⅱ 级。

（6）麻醉 ASA 分级 Ⅲ 级。

二、围术期过程

08：40，入室：核对禁食禁饮及抗帕金森药的应用情况；开放外周静脉，监测 NIBP、ECG 和 SpO_2，行桡动脉穿刺置管，用于连续监测动脉血压；HR 80 次 / 分，SpO_2 99%，IBP 140/80 mmHg。

09：20，麻醉诱导：面罩吸氧，分次缓慢静脉推注：咪达唑仑 2mg，舒芬太尼 20μg，丙泊酚 100mg，顺苯磺阿曲库铵 10mg；置入 3 号喉罩，妥善固定。

09：25，麻醉维持：丙泊酚 2 mg/（kg·h）＋瑞芬 0.15 μg/（kg·min）＋3% 地氟烷；术中根据手术情况实时调整麻醉维持剂量。

09：40，手术开始：术中予地塞米松 5mg、氟比洛芬酯 50mg、甲氧氯普胺 10mg 镇痛止吐。

12：50，手术结束：接静脉镇痛泵 100ml（氟比洛芬酯 200mg ＋甲氧氯普胺 20mg ＋舒芬太尼 150μg ＋右美托咪定 100μg）以 2ml/h 泵入。

12：55，肌松拮抗：新斯的明 1 mg、阿托品 0.5mg。

整个手术过程循环稳定，共历时 3 小时 10 分钟，术中输液量 1000ml（晶体 500ml，胶体 500ml），出血量 200ml，术后清醒拔除喉罩，安返病房。

术后第 2 天随访，患者无特殊不适，仍有轻微静止性震颤，可自理。

三、临床思维和临床决策

（一）帕金森病的病理生理

1. 定义

帕金森病 (Parkinson's disease，PD)，又称震颤麻痹。一种常见于中老年人群的神经系统变性疾病。

2. 临床表现

（1）多见于 60 岁以后；男性＞女性；隐匿起病，缓慢发展。

（2）二大类症状：运动症状和非运动症状。①运动症状：静止性震颤、运动迟缓、肌强直、姿势平衡障碍；②非运动症状：感觉障碍、睡眠障碍、自主神经功能障碍、精神症状。

（3）分期：

1 期：症状局限于单侧肢体；

2 期：双侧肢体均有症状，但无平衡障碍；

3 期：双侧肢体有症状，出现平衡障碍，直立反射障碍；

4 期：有严重平衡障碍，在无协助的情况下无法独自行走；

5 期：多数时间只能坐轮椅或卧床。

3. 病理特征

黑质多巴胺（DA）能神经元变性死亡和路易小体形成。

4. 病因与发病机制

（1）遗传因素：约 10% 有家族史，绝大多数为散发性。

（2）环境因素：环境中与嗜神经毒素 1- 甲基 4- 苯基 1，2，3，6- 四氢吡啶（MPTP）分子结构相类似的工业或农业毒素。

（3）促发因素：神经系统老化。

（二）帕金森病患者的术前评估注意事项

1. 此类患者易合并其他重要脏器病变

（1）呼吸系统：术前常出现咽部肌肉功能障碍、吞咽困难、呼吸肌强直等器质性变，导致口咽腔存留分泌物、反流误吸及限制性通气功能障碍，术后可出现拔管后喉痉挛、呼吸功能不全、吸入性肺炎及术后呼吸衰竭等。因此术前需完善胸部 X 线片、CT、肺功能及血气分析等检查，并评估咳嗽、排痰能力；是否合并肺不张、肺炎、阻塞性通气功能障碍；是否为困难气道，并严格戒烟，控制感染，减少分泌物及适当进行呼吸锻炼。

（2）循环系统：心律失常、高血压、血容量相对不足及继发性水肿，最常见直立性低血压、慎用麻黄碱。

（3）自主神经系统：多涎、睡眠障碍、心血管自主神经功能障碍和体温调节功能受损。

（4）消化系统：消化道运动障碍，可引起吞咽困难、胃排空时间延长，需严格禁食禁饮、快速诱导插管、避免反流误吸。

2. 麻醉方法的选择

（1）麻醉方式的选择要考虑手术的需要以及患者的情况。原则上是尽量简单，局部麻醉能完成就无须神经阻滞，神经阻滞或椎管内麻醉能完成就无须全麻。

（2）全麻的顾虑在于：呼吸系统和心血管系统的并发症，术后认知功能障碍（post operative cognitive dysfunction，POCD）的发生。

（3）PD 患者术中常紧张，或不自主运动，尤其是侧卧位时，会影响或干扰手术的进行。对于震颤明显患者，紧张时将更明显以致影响手术操作，也必须考虑选择全麻，浅全麻复合神经阻滞或硬膜外阻滞对此类患者是不错的选择。

（三）帕金森病患者的围术期用药问题

1. 很多全麻药物会对帕金森综合征病情产生不良影响，术前术中麻醉药种类及计量均要综合考虑

（1）静脉麻醉药：苯二氮䓬类药物影响较小，可酌情采用。异丙酚、右美托咪定、依托咪酯较为安全，可正常使用。氯胺酮理论上禁用。

（2）吸入麻醉剂：七氟烷致心律失常作用小，但应注意患者的低血压症状。

（3）肌松药：PD 患者使用琥珀胆碱可导致血钾升高，以及胃内压升高更易导致反流等并发症。阿曲库铵和顺式阿曲库铵非常适合 PD 患者，其代谢产物 N- 甲基罂粟碱对 PD 有潜在治疗作用。罗库溴铵目前认为安全。

（4）阿片类药物：芬太尼、瑞芬太尼和舒芬太尼暂无证据表明其会影响或加重 PD 患者的症状，

但哌替啶禁用于 PD 患者。

2. 止吐药

5-HT$_3$ 受体拮抗剂慎用。

3. 非甾体类抗炎药

安全。

4. 抗帕金森药

一般认为围术期不停抗帕金森病药，而且最后一次用药尽可能接近麻醉开始（麻醉前 30min）。左旋多巴（L-DOPA）半衰期短（1～3h），对于时间长的外科手术，即使麻醉开始前已给予一个治疗剂量，术中也应按时补充，口服是较好的方式。

5. 拮抗药

新斯的明可增加气道痉挛的风险，需慎用。

6. 心血管药物

（1）麻黄碱：可间接促进多巴胺的释放，需慎用。

（2）肾上腺素：增强外周多巴胺对肾上腺素受体的作用，可致严重高血压，需慎用。

（3）阿托品、去氧肾上腺素、去甲肾上腺素可正常使用。

（四）此类患者麻醉管理要点

1. 术前管理

（1）未行 PD 治疗的患者，建议先进行抗 PD 治疗，待病情稳定后再行手术。

（2）PD 患者营养状况通常较差，积极术前补充营养。

（3）严格禁饮禁食。

（4）清除口腔分泌物。

（5）注意评估循环稳定情况，备好血管活性药物，避免因容量不足导致突发低血压。

2. 术中管理

（1）避免使用诱发和加重 PD 症状的药物。

（2）麻醉诱导及术中可能发生上呼吸道梗阻、呼吸抑制、反流误吸、高血压 / 低血压、恶性撤药综合征、恶性高热等，应积极预防并处理。

（3）保持气道通畅，维持适当的麻醉深度、完善镇痛、补充容量。

（4）完善术中监测：体温，呼气参数（P$_{ET}$CO$_2$），血流动力学，血气分析，肌松监测，脑功能监测等。

（5）患者常伴体温调节功能障碍，全麻时更易发生体温失调，术中需监测体温，积极保暖。

（6）若手术时间较长，术中应按时经鼻胃管给予常规或加倍剂量的多巴丝肼片，以预防因临时停药而带来的不良反应，药效可维持到术后第 2 天。考虑到在手术中补液输血可能会使药物的血药浓度稀释以及围术期带来的胃肠功能吸收不良，常建议给予加倍剂量的多巴丝肼片。

（7）全麻药物会掩盖 PD 症状，术中应注意观察患者病情变化。

3. 术后管理

（1）患者易出现术后苏醒延迟、恶心呕吐，要彻底吸净口腔内分泌物，待自主呼吸恢复良好在一定镇静深度下拔管，以避免出现喉痉挛、上呼吸道梗阻。

（2）若出现上呼吸道梗阻，可能与未及时补充抗 PD 药物有关。处理措施包括：托下颌，面罩加压给氧，胸外按压；予丙泊酚等镇静，清除口腔分泌物；必要时行气管插管或气管切开；经胃管给予抗 PD 药物。

（3）若发生肌僵，震颤，或病理反射如增强的伸展反射、踝阵挛、巴宾氏征及去大脑强直，可经胃管给予抗 PD 药物。

（4）患者易出现术后谵妄，术后认知功能障碍，术后疼痛是诱发因素。既要有效镇痛，也要考虑镇痛药与抗 PD 药协同作用可能引起的不良反应，尽量避免使用可能诱发 5- 羟色胺综合征的哌替啶、曲马多等药物。

（5）尽快恢复服用抗 PD 药物。

（6）局麻和全麻后常见寒战症状，要注意鉴别。

（7）部分高龄、危重患者，视情况术后可转入 ICU 积极治疗。

四、总结

（1）本例患者术前未完善肺功能检查。

（2）诱导前麻醉医师根据患者情况进行气道评估，麻醉方式、药物选择合理、安全。

（3）苏醒期吸痰、拔管动作轻柔，患者无特殊情况，安返病房；但新斯的明的使用有待商榷。

（4）PD 患者大多数为老年患者，常合并其他基础疾病、复合应用多种药物。麻醉处理涉及多学科综合知识，需进行细致的术前评估，制定严格的麻醉计划。重点关注麻醉药物和麻醉方式对神经病变带来的肌肉、心血管、呼吸功能的影响，选用合理的个体化麻醉方案。

参考文献

［1］邓小明 . 姚尚龙 . 于布为 . 等 . 现代麻醉学 [M].4 版 . 北京：人民卫生出版社 .2014.07.

［2］中华医学会麻醉学分会 . 中国老年患者围术期脑健康多学科专家共识（一）[J]. 中华医学杂志，
2019（27）：2084-2110.

（撰稿：黄晶晶　审稿：黄志斌）

㊾　冠脉支架植入术后患者行非心脏手术

一、病历摘要

1. 基本信息

男，81 岁，身高 162cm，体重 61kg，BMI $23.24kg/m^2$。

2. 主诉

右侧肢体无力 5 个月，加重伴步行不稳 3 个月。

3. 既往史

（1）2 月前因"冠状动脉粥样硬化性心脏病"于我院行"右侧经皮冠状动脉支架置入术＋多根导管冠脉造影术"，手术所见：前降支中段中部至远段中部狭窄 50%～90%，第三对角支开口至近端狭窄 50%～60%；回旋支近段中远部狭窄 70%～80%。于回旋支近段远端狭窄处植入 Promus Premier 3.0 ＋ 28mm（12atm×8s）支架 1 枚，于前降支中段中部至远段中部狭窄处串联植入 Promus Premier 2.25×28 mm（12atm×8 s）支架、Promus Premier 2.5×28 mm（12atm×8s）支架各 1 枚。术后口服"阿司匹林、氯吡格雷"抗凝。

（2）发现"高血压病"12 年，最高血压 180/90mmHg，平素服用"倍博特、倍他乐克"降压，血压控制在 110～150/50～70mmHg。

（3）发现"糖尿病"30 余年，规律使用"诺和龙、门冬胰岛素"控制血糖；血糖控制可。

（4）3 年前查肾动态显像（GFR）：LGFR=21.49 ml/min，RGFR=26.13 ml/min。双肾功能受损。

4. 术前诊断

（1）脊髓型颈椎病（C_3～C_7）。

（2）不稳定性心绞痛。

（3）冠状动脉粥样硬化性心脏病，心功能 Ⅱ 级（NYHA 分级）。

（4）高血压病 3 级（极高危）。

（5）2 型糖尿病，糖尿病肾病（CKD3a）。

5. 拟行手术

颈椎后路单开门椎管减压＋内固定术。

6. 辅助检查

（1）心电图：①窦性心律；②P 波增宽，切迹。

（2）心脏彩超：①主动脉瓣钙化斑反流＋；②二尖瓣反流＋＋；③左室舒张功能减退（EF 60%）。

（3）肺功能：①轻度限制性通气功能障碍，MVV 下降；②支气管舒张试验阴性；③肺弥散功能下降。

（4）颈椎 MRI：颈椎、椎间盘退行性变，多发椎间盘轻度突出，C_5 ～ C_6 左侧钩突骨质突出，触及左侧神经根；C_3 ～ C_7 椎体水平后纵韧带、黄韧带不规则增厚，相应椎管狭窄，C_5 椎体水平脊髓变性。

（5）实验室检查：

①生化：尿素氮 14.9 mmol/L；肌酐 172 μmol/L；②糖化血红蛋白：7.2%；③尿常规：尿蛋白 2+；④血沉 53 mm/h；⑤NT-pro BNP 2153.7 pg/ml；⑥肌钙蛋白 I 0.04 ng/ml；⑦余血常规、生化、凝血指标等未见明显异常。

7. 术前访视

（1）患者一般情况良好。

（2）听诊双肺呼吸音稍增粗；平素快走、慢跑时偶感胸闷、气促，休息后可缓解；偶感胸痛。

（3）甲颏距离＞6.5cm，张口度＞3 横指，头颈活动度良好，无义齿或牙齿松动。

（4）NYHA 心功能分级 Ⅱ 级。

（5）麻醉 ASA 分级 Ⅲ 级。

二、围术期过程

13：30，入手术室。

13：40，建立深静脉、唯截流监测，查血气分析（见图 49-1、表 49-1）。

表 49-1　血气分析

pH	PCO$_2$	PO$_2$	Na$^+$	K$^+$	Ca^{2+}	Glu	Lac	Hct	HCO$_3^-$	TCO$_2$	Beecf	BE（B）	SO$_2$c	THbc
7.42	35	101	138	3.8	1.2	5.2	5.0	23%	22.7	23.8	-1.8	-1.5	98%	8.5

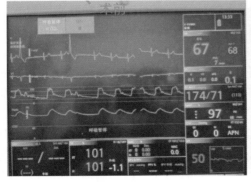 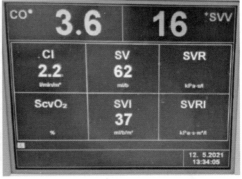

图 49-1　术前生命体征

13：45，麻醉诱导：分次缓慢给予咪达唑仑 1 mg、舒芬太尼 20 μg、依托咪酯 16mg、丙泊酚 20mg、罗库溴铵 40mg，可视喉镜充分显露声门后，先行气道表面麻醉，再插入 7.5 号钢丝导管。固定导管，改俯卧位（见图 49-2）。

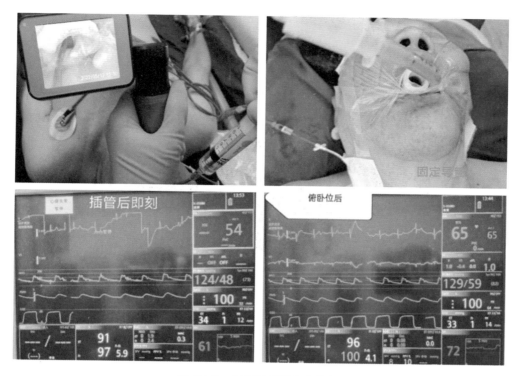

图 49-2　插管过程及生命体征

13：55，麻醉维持：丙泊酚 2mg/（kg·h）＋瑞芬 0.15μg/（kg·min）＋3% 地氟烷；术中根据手术情况实时调整麻醉维持剂量。

14：20，手术开始：整个手术过程中予去甲肾上腺素 0.01～0.03μg/（kg·min），维持收缩压在 120～140mmHg。（见图 49-3）

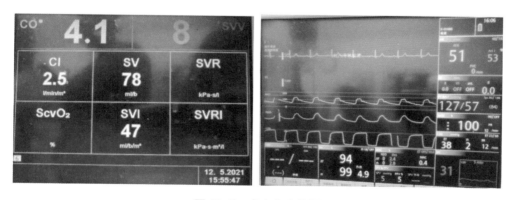

图 49-3　术中生命体征

15：00，复查血气，予悬浮红细胞 2U。（见表 49-2）

表 49-2　血气分析

pH	PCO_2	PO_2	Na^+	K^+	Ca^{2+}	Glu	Lac	Hct	HCO_3^-	TCO_2	Beecf	BE（B）	SO_2c	THbc
7.44	39	530	136	3.7	1.17	6.0	1.4	21%	26.7	27.7	2.3	2.2	100%	7.8

16：20，手术结束，带管送外科 ICU。

手术共历时 2h，术中输液量 1 000ml（晶体 500ml，胶体 500ml），出血量 200ml，尿量 400ml。

21：00，随访，患者已拔管，生命征平稳。（见图 49-4）

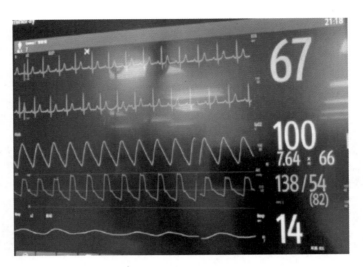

图 49-4　术后生命体征

三、临床思维和临床决策

（一）术前的心脏评估要点

1. 患者自身的危险因素（见表 49-3）

表 49-3　患者自身的危险因素

轻度高危因素	70 岁以上； 心电图异常（左心室肥大、左束支传导阻滞、ST-T 段异常）非窦性节律（心房纤颤、起搏心律）； 低运动耐量； 脑卒中病史； 未控制的系统性高血压
中度高危因素	心脏病史； 代偿或曾发生过心衰； 脑血管病史； 糖尿病（尤其是胰岛素依赖型糖尿病）； 肾功能不全
重度高危因素	不稳定冠脉综合征：急性或近期心肌梗死，同时有心肌缺血的危险因素； 不稳定或严重心绞痛：CCA 心绞痛分级 Ⅲ 级或 Ⅳ 级； 失代偿心力衰竭； 明显心律失常：重度房室传导阻滞、有症状的室性心律失常和室上性心律失常（包括房颤）、伴随无法控制的室性心率（静息状态室性心率大于 100 次 / 分）、有症状的心动过缓、新出现的室性心动过速； 严重瓣膜疾病

患者高龄、高血压、冠心病、糖尿病病史多年，肾功能不全，PCI 术后 2 个月，自身存在中度高危因素。

2. 心功能分级（NYHA 心功能分级标准）（见表 49-4）

表 49-4　心功能分级

分级	功能状态
Ⅰ 级	患者有心脏病，体力活动不受限制，一般的体力活动后无过度疲劳感，无心悸、呼吸困难或心绞痛（心功能代偿期）

（续表）

分级	功能状态
Ⅱ级	患者有心脏病，体力活动稍受限制，休息时觉舒适，一般的体力活动会引起疲劳、心悸、呼吸困难或心绞痛（Ⅰ度或轻度心衰）
Ⅲ级	患者有心脏病，体力活动明显受限，休息时尚觉舒适，但轻的体力活动就引起疲劳、心悸、呼吸困难或心绞痛（Ⅱ度或中度心衰）
Ⅳ级	患者有心脏病，已完全丧失体力活动的能力，休息时仍可存在心力衰竭症状或心绞痛，任何体力活动都会使症状加重（Ⅲ度或重度心衰）

患者 NYHA 心功能分级为Ⅱ级。

3. 非心脏手术的心脏风险分级（见表 49-5）

表 49-5　非心脏手术的心脏风险分级

高风险 （主要心血管不良事件 MACE）通常大于 5%	主动脉及大血管手术； 外周血管手术
中风险 （主要心血管不良事件 MACE）一般为 1% ～ 5%	颈动脉内膜剥脱术； 头颈外科手术； 腹腔内和胸腔内手术； 矫形手术； 前列腺手术
低风险 （主要心血管不良事件 MACE）一般小于 1%	门诊手术； 内镜手术； 浅表手术； 白内障手术； 乳腺手术

注：主要心血管不良事件（major adverse cardiovascular events，MACE），主要包括三个终点事件：心血管死亡、心肌梗死和卒中

患者行非心脏手术的心脏风险分级为中风险。

4. 患者体能状态评估（见表 49-6）

表 49-6　患者体能状态评估

1MET	各种活动能量需要的估测值
↓	能否照顾自己？
	能否吃饭、穿衣或使用卫生间？
	能否室内散步？
4METs	能否在平路上以 3.2 ～ 4.8 km/h 的速度行走 1 ～ 2 街区？
	能否在家里干轻活，如吸尘、洗碗？
↓	能否上一段楼梯或爬上小山坡？
	能否以 6.4 km/h 的速度在平地行走？
	能否短距离跑步？
10METs	能否在家里干重活，如擦地板、提重物或搬重家具？
	能否适当进行娱乐活动，如高尔夫球、保龄球、跳舞、网球双打、棒球或足球？
	能否参与剧烈运动，如游泳、网球单打、足球、篮球或滑雪？

注：优秀＞10 METs，良好 7 ～ 10 METs，中等 4 ～ 7 METs，差＜ 4 METs

患者的体能状态中等，5 ～ 6 METs。

5. 冠心病患者围术期心脏评估及处理流程（见图 49-5）

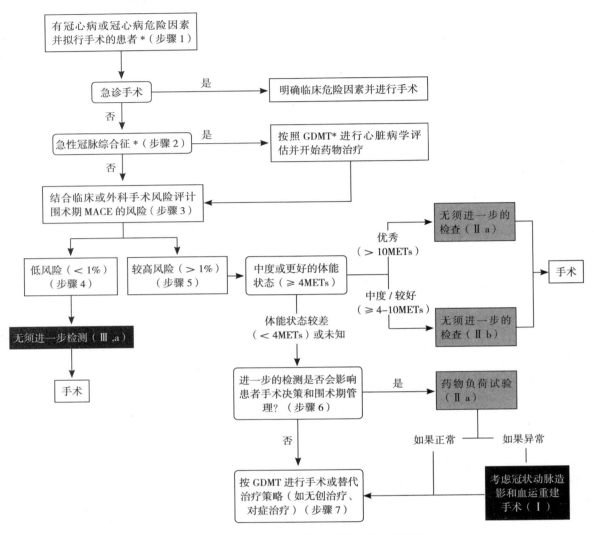

图 49-5　冠心病患者围术期心脏评估及处理流程

该手术为限期中危手术，患者的代谢当量在 5 ～ 6 METs，无须进一步检查，可进行手术。

（二）冠状动脉支架置入术后患者行非心脏手术时机的选择

（1）对于围术期需要停止双联抗血小板的患者，裸金属支架植入 30d 内、药物洗脱支架植入 12 个月之内不推荐行择期非心脏手术。

（2）临床医师需要共同决定及权衡停止或继续抗血小板治疗和手术的相对风险。如果药物涂层支架植入后手术延迟的风险大于预期缺血或支架内血栓形成的风险，择期非心脏手术可考虑延迟 180d。

虽然该患者 PCI 术后仅 2 个月，但是该患者拟行的是限期手术，手术拖延可能造成截瘫等更为不良的预后，手术团队权衡利弊后选择让患者立刻接受手术治疗。

（三）双联抗血小板治疗的取舍与术前是否需要进行抗凝药物桥接治疗

行择期外科手术的患者的双联抗血小板治疗（dual-anti platelet-therapy，DAPT）最短停药时间和再次服药时间，见图 49-6。

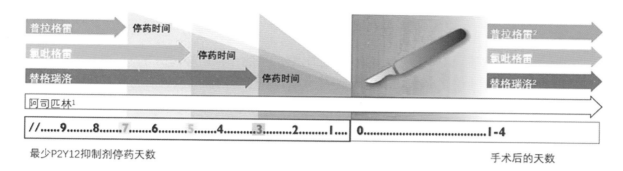

图 49-6　择期外科手术的患者的 DAPT 最短停药时间和再次服药时间

（1）对于植入药物洗脱支架或裸金属支架后初始 4 ～ 6 周但需要行紧急非心脏手术的患者，应继续双联抗血小板治疗，除非出血的相对风险超过预防支架内血栓形成的获益。对于植入冠脉支架但必须停止 P2Y12 受体阻滞剂才可以手术的患者，在可能的情况下推荐继续使用阿司匹林，术后应尽快开始 P2Y12 受体阻滞剂治疗。

（2）若为高血栓风险患者（即冠脉球囊扩张 2 周内、金属裸支架 1 月内、药物涂层支架（drug eluting stents，DES）6 个月内、复杂多枚支架后 1 年内、心肌梗死后支架 6 个月内、曾有支架内血栓者等），特别是支架置入后 1 个月内。

①短效抗血小板药物桥接：常用替罗非班。快速、直接、完全抑制血小板的聚集。用法用量参考：$0.4 \mu g/（kg \cdot min）$（30 min 静脉滴注），维持滴注速率 $0.05 \sim 0.1 \mu g/（kg \cdot min）$，术前 2.5 ～ 4.0h 停用，术后尽快恢复双抗。特别注意，采用短效抗血小板桥接治疗，需要有经验的心内科医师共同参与；②低分子肝素桥接：术前 5 ～ 7d 停用 DAPT 后，采用低分子肝素皮下注射，术前 12h 停用。

患者为高血栓风险患者，置入药物洗脱支架 6 个月内，选择行低分子肝素桥接。

（四）此类患者麻醉管理

1. 麻醉前准备

（1）术前准备药物：去甲肾上腺素、去氧肾上腺素 / 甲氧明、山莨菪碱、氯化钙、多巴胺、艾司洛尔、尼卡地平、硝酸甘油。

（2）术前合并心律失常：麻醉前行血气分析，保证血钾、血镁及血钙正常范围。

（3）监测：五导联心电图、指脉搏血氧饱和度（SpO_2）、有创动脉血压。

（4）心功能不全者：先开放深静脉，并采用泵用注射器将相关血管活性药物连接于中心静脉导管后进行麻醉。

（5）预计麻醉诱导及术中风险较高者：预先经股动脉置入 IABP 鞘管，以备紧急 IABP 用。

2. 术中监测

（1）基本检测：五导联 ECG、SpO_2、RR。

（2）有创动脉压力监测：避免低血压处理滞后，抽取动脉血行动脉血气分析。

（3）中心静脉置管：动态观察中心静脉压的变化，并通过中心静脉泵注血管活性药。

（4）微创血流动力学监测手段：FIo Trac、MostCare 等。

（5）术中经食管超声心动图（TEE）：用于接收中高危手术的全麻患者及不明原因的持续性的循环紊乱者。

3. 麻醉方式的选择

（1）麻醉方法的选择主要取决于手术要求及麻醉医师的熟练程度。

（2）不建议给目前接受抗凝药物或抗血小板治疗（除外单独使用阿司匹林）的患者进行椎管内穿刺或置管。

（3）麻醉诱导及气管插管：①选择对循环抑制较轻的药物，采用缓慢诱导的方式；②插管前可予气管内或静脉给予利多卡因或 β 受体阻滞剂来降低喉镜和气管内插管造成的刺激，避免长时间喉镜操作；③可给予小剂量去甲肾上腺素或去氧肾上腺素等，保证 SBP 下降不超过基础值的 20%。

4. 术中血管活性药物应用

（1）当出现低 BP、HR 偏快时，静脉给予纯 α_1 受体兴奋剂去氧肾上腺素或甲氧明。

（2）当出现 BP 低且 HR 无增快甚至偏低时，则选择去甲肾上腺素。

（3）若存在低心排，可选择正性肌力药多巴胺、肾上腺素，可与去甲肾上腺素联合使用；术中 ECG 出现特征性的 ST 下降，并且无低血压状态，可使用硝酸甘油或钙通道阻滞剂。

（4）术中、术后严重高血压的治疗首选尼卡地平，若 BP 增高伴 HR 增快，可选用地尔硫䓬。

5. 术后拔管

（1）术后尽可能早期拔管。

（2）无呛咳状态下清理呼吸道分泌物，潮气量满意即拔除气管导管。

（3）苏醒前优化镇痛。

（4）若为明确诊断的缺血性心脏病患者，手术结束时不应给予新斯的明和阿托品拮抗肌松残留作用。

（5）若为危重冠心病患者，并且术中血流动力学波动较大者，可考虑监护下带气管导管转回监护室，待患者的呼吸循环功能稳定时拔除气管导管。

6. 术后管理

（1）术后持续监测，防止低血压。

（2）镇痛要完善，提倡多模式镇痛，慎用或禁用 NSAIDs。

（3）术前进行抗栓桥接者，术后尽可能在 24～72h（最好 48h 内）恢复双抗治疗。

（4）术后 48～72h 内每天测定肌钙蛋白数值，必要时进行床旁心脏超声检查。

（5）术后尽早恢复术前相关心血管用药。

（五）围术期出现心肌梗死的识别及处理

1. 识别

典型的心电图改变：病理性 Q 波，或者新发左束支传导阻滞；CK-MB 的上升。

2. 术中心肌缺血的紧急处理

（1）存在低血压首先提升灌注压，必要时泵注升压药去甲肾上腺素和（或）去氧肾上腺素、甲氧明。

（2）采用钙通道阻滞剂或硝酸甘油缓解冠脉痉挛。

（3）若有 HR 增快，酌情采用 β 受体阻滞剂减慢 HR。

（4）急查电解质排除低钾低镁并即刻纠正至正常高限水平。

（5）若对血管活性药反应欠佳，建议紧急经股动脉建立 IABP 辅助治疗。

（6）降低心肌氧供：心率（艾司洛尔）、心律、前负荷（硝酸甘油）、后负荷、心肌收缩力。

（六）围术期脊髓保护策略的实施

颈椎手术麻醉的难点在于保证脊髓灌注，术中一旦发生脊髓缺血再灌注损伤（spinal cord ischemia reperfusion injury, SCIRI），可以引起四肢瘫、截瘫，甚至死亡。脊髓保护策略的目的是麻醉与手术中保持脊柱的稳定、防止脊髓损伤的进一步加重，实现脊髓的有效保护，提高手术治疗效果。

1. 术前预处理

术前高压氧、高流量氧吸入、远程缺血预处理措施消除严重颈椎管狭窄脊髓受压水肿患者"缺血再灌注损伤"。

2. 诱导期

稳定脊柱，插管时避免头部过度后仰，翻身时与外科医师共同协作并遵循"同轴翻转"的原则，防止继发性脊髓损伤。

3. 维持期

预防脊髓缺血再灌注损伤：

（1）适度控制性降压：降压以平均动脉压为标准，维持在 75 ～ 80mmHg。

（2）脱水、利尿、减轻水肿（推荐甘露醇滴注），降低颅内压，同时避免"脊髓缺血再灌注"过程低氧供，保持血红蛋白浓度 ≥ 100g/L。

（3）监测 SEP 和 MEP，及时发现医源性损伤，避免永久性脊髓损伤。

参考文献

［1］FLEISHER L A, FLEISCHMANN K E, AUERBACH A, et al.2014 ACC/AHA guideline on perioperative cardiovascular evaluation and management of patients undergoing noncardiac surgery： a report of the American College of Cardiology/American Heart Association Task Force on Practice Guidelines[J]. Circulation，2014，130： e278-333.

［2］LEVINE G N, BATES E R, BITTL J A, et al.2016 ACC/AHA Guideline Focused Update on Duration of Dual Antiplatelet Therapy in Patients With Coronary Artery Disease： A Report of the American College of Cardiology/American Heart Association Task Force on Clinical Practice Guidelines[J].J Am Coll Cardiol，2016，68： 1082-1115.

［3］KRISTENSEN S D, KNUUTI J, SARASTE A, et al.2014 ESC/ESA Guidelines on non-cardiac surgery： cardiovascular assessment and management： The Joint Task Force on non-cardiac surgery： cardiovascular assessment and management of the European Society of Cardiology （ESC）and the European Society of Anaesthesiology （ESA）[J].Eur J Anaesthesiol，2014，31： 517-573.

（撰稿：黄晶晶　审稿：黄志斌）

50　房颤患者行股骨骨折切开复位髓内针内固定术

一、病历摘要

1. 基本信息

女性，86 岁，以"摔倒后左髋疼痛，活动受限 20d"为主诉入院。

2. 诊断

①左股骨粗隆骨折；②左下肢静脉血栓形成；③慢性心衰；④高血压病 3 级（高血压心脏病）；⑤风湿性心脏病；⑥下肢静脉滤器置入术后；⑦房颤。

3. 拟行手术

左股骨骨折切开复位髓内针内固定术。

4. 特殊病史简述

（1）高血压 30 余年，规律服用"厄贝沙坦、乐卡地平、比索洛尔、螺内酯"。

（2）1 周前行"下腔静脉滤器置入术"。

5. 术前评估

（1）50 kg，160cm，BMI 19.5 kg/m^2。

（2）头颈活动度、颞颌关节活动度正常，张口度＞3横指，甲颏距离＞6.5cm，马氏分级Ⅱ级。

（3）屏气试验10s。

（4）NYHA心功能分级：Ⅱ～Ⅲ级，＜4 METs。

（5）麻醉ASA分级Ⅲ级。

6. 术前检查

（1）动态心电图：①持续性心房纤颤，心室率34～115次/分；②偶发室性期前收缩；③Ⅰ、aVL及V$_6$导联T波低平。

（2）心脏彩超：①室间隔与左室各壁均显著增厚；②左房扩大伴二尖瓣反流+++；③右房扩大伴三尖瓣反流+++；④主动脉瓣膜增厚伴反流++；⑤肺动脉压升高（64 mmHg）；⑥左室舒张功能减退。

（3）实验室检查：NT-pro BNP：3 767 pg/ml。

（4）余检查大致正常。

二、麻醉手术经过

（1）入室后建立外周静脉、桡动脉监测。

（2）咪达唑仑0.5mg静脉推注，舒芬太尼5μg静脉推注。

（3）2%利多卡因3ml + 1%罗哌卡因2 ml + 0.9NS 5ml行左侧股外侧皮神经阻滞。

（4）0.5%罗哌卡因1ml行单次蛛网膜下腔阻滞。

（5）效果完善，无特殊，手术进行1h，术中血压平稳，输液乐加500 ml，出血约50 ml。

（6）术毕送ICU。

三、临床思维和临床决策

（一）房颤患者的病理生理特点

围手术期心房颤动很常见，根据手术类型的不同，估计发病率为2%～60%。其病理生理特点简述如下：

（1）心电脉冲通常起源于窦房结，并通过房室结向下传导至希氏纤维束和浦肯野纤维束。在房颤中，电信号不是在窦房结启动，而是从整个心房产生，导致房室结间歇性和不规则地传导的不协调的心房活动。在心房层面，房颤通过折返和（或）快速局灶性异位放电持续存在。房性放电不协调的原因可能是快速放电、有规律的放电驱动或单个局部折返回路引起的不规则心房反应。

（2）纤颤活动可能是由时间和空间上不同的多个功能折返回路引起的。

（3）心脏节律学会定义了三种类型的房颤：阵发性（可自发的发生和终止）、持续性（如果不治疗不会终止）和永久性（即使用药物或电复律也不会终止）。阵发性房颤是围手术期最常见的亚型，通常是局灶性异位放电引起的。目前的一种假说：房颤的疾病进展包括由心律失常本身和（或）潜在心脏疾病引起的心房重构，进而从阵发性房颤到持续性房颤再到永久性房颤的演变。

（4）房颤可能会由于异常的快速和（或）不规则的室性心律失常以及由于舒张期充盈时间减少而导致的冠状动脉血流量减少，导致左心功能不全。此外，在静息状态下，占左室每搏输出量约20%的协调性心房收缩在房颤中消失，并导致心输出量减少。

（二）围手术期心房颤动的相关危险因素

在大多数情况下，心房颤动涉及许多潜在的机制和因素。围术期心房颤动的危险因素可以大致分为与患者和手术相关的两类，总结如表50-1。

表 50-1　围术期心房颤动的危险因素

与患者相关的危险因素	与手术相关的危险因素
年龄（老年患者风险增加）	低血容量或容量过负荷
种族（非裔美国人的风险较低）	低氧血症
房颤病史	术中低血压
充血性心力衰竭	血管活性药物的使用
缺血性心脏病	手术创伤
慢性肾衰竭	疼痛
高血压	手术类型
脓毒症	低血糖
哮喘	电解质异常（尤其是低钾及低镁）
心脏瓣膜病	贫血
阻塞性睡眠呼吸暂停	

（三）发生围术期房颤对于患者预后的影响及相关预防和干预措施

（1）发生围术期房颤的患者有更高的住院病死率、更长的住院时间和更高的住院费用。

（2）新发的围术期房颤与术后近期及远期的预后相关，增加术后 30d 及 1 年卒中及心血管不良事件的发生风险。

（3）因为围术期房颤很难预测，在可能的情况下，尽量处理与患者相关的因素，避免围术期过度刺激交感神经，不仅可以降低发生新发房颤的可能性，还可以避免既有阵发性和慢性房颤患者的心室率过度增加。值得注意的是，尽管当前的研究证据有限，但围术期房颤与患者预后的相关性是明确的，这提示我们，围术期房颤的预防是高危患者优化麻醉管理的关键一环。

（4）对于这类患者的围术期考虑如下。

术前：①评估患者相关危险因素；②制定抗凝计划；③评估新发房颤的病因；④持续使用阻滞房室结的药物直到术晨；⑤建议推迟未良好控制快心室率房颤患者的手术。

术中：①避免和治疗手术相关的危险因素和触发因素；②电复律治疗不稳定性快心室率房颤；③药物控制稳定型房颤的心室率；④考虑经食管超声评估患者房颤的病因和指导治疗；⑤避免心律失常的药物及刺激交感神经。

术后：①对睡眠呼吸暂停患者考虑持续正压通气；②对于血流动力学不稳定的患者建议床旁超声检查；③电复律治疗不稳定型房颤；④术后及出院后持续服用控制心室率药物；⑤适当时机进行抗凝治疗。

（四）围术期房颤的患者的麻醉管理要点

1. 手术前阶段

（1）由于阵发性房颤在普通人群中很常见，而且往往没有被发现，同时也很难判断心律失常是新发的还是既往存在的。

（2）美国心脏病学会 / 美国心脏协会指南建议，术前新发房颤应尽可能明确潜在的原因，包括心肺疾病、持续的心肌缺血或心肌梗死、药物毒性以及内分泌或代谢紊乱。取消或推迟房颤相关病因的检查应根据具体情况而定，并与手术团队进行讨论。

（3）对于房颤合并快心室率的患者，静脉滴注地尔硫䓬或 β 受体阻滞剂是控制心率的合理选择，如果不成功，对于有其他并发症的患者，如血流动力学不稳定、急性心肌缺血 / 梗死、充血性心力衰竭或肺栓塞，应考虑推迟择期手术。

（4）临床病情和血流动力学稳定的房颤患者一般不需要修改治疗方案、特殊评估及推迟手术。

（5）术前控制心率的药物应持续到手术当天，而是否继续抗凝取决于患者和手术类型。在这种情况下，需要权衡围手术期发生中风和出血的风险。值得注意的是，接受急诊或择期手术的房颤患者在术前抗凝或不抗凝的情况下 30d 病死率没有差异。

2. 手术过程中

（1）对于术中发生的房颤，处理原则首先取决于心率和血压。快心室率合并对升压药治疗无效的低血压需要紧急电复律。对于血压正常的快心室率房颤患者，可以尝试使用 β 受体阻滞剂或钙通道阻滞剂进行心率控制（HR ＜ 110 次 / 分）。美托洛尔在心率控制方面优于地尔硫䓬，是更好的围手术期选择。

（2）对于不能耐受 β 或钙通道阻滞剂的快心室率患者，可使用胺碘酮。一开始，150mg 静脉推注，之后以 1mg/min 的维持。若心率仍较快，可以额外给予 150mg 的剂量推注。去氧肾上腺素是快心室率合并低血压患者的另一种选择。手术中应达到的目标心率目前尚无明确的证据，但若不影响脏器血流灌注，心率＜ 110 次 / 分通常是可以接受的。

（3）在稳定心率和血压的同时，应评估房颤的原因和可改变的危险因素。如果存在低血容量或容量过负荷，应予以处理。术中经食管超声心动图有助于排除急性心肌梗死，并指导高危患者的液体处理。血气分析评估水电解及酸碱平衡情况，如酸中毒、低镁血症和低钾血症。

3. 术后阶段

（1）如果房颤在手术后持续发生或在术后新发，如果合并快心室率存在，原则是维持血流动力学稳定及心率控制。识别潜在危险原因应与维持血流动力学稳定同时进行。

（2）床边超声可提供左心功能的评估，并有可能排除急性心肌梗死和（或）肺栓塞。

（3）与术中房颤一样，β 受体阻滞剂、地尔硫䓬、维拉帕米、地高辛和胺碘酮可用于术后心室率的控制。

（五）住院医师若想开展房颤相关科研工作，可以入手的几个方面

（1）围术期新发房颤患者术后永久性 / 阵发性房颤发病率的研究。

（2）非心脏手术围术期房颤风险预测模型的开发与验证。

（3）阻塞性睡眠呼吸暂停严重程度与围术期房颤的关系。

（4）持续正压通气在阻塞性睡眠呼吸暂停综合征患者围手术期的应用及对围术期房颤发生率的影响。

（5）预防围术期房颤的术中血压目标。

（6）血管活性药、氯胺酮及肌松药对围术期房颤的影响。

（7）围手术期 β 受体阻滞剂预防房颤的最佳剂量、给药途径和时机。

（8）快心室性房颤术中的目标心率。

（9）β 受体阻滞剂、钙通道阻滞剂与胺碘酮治疗围术期房颤的比较。

（10）围术期房颤患者出院后心率控制治疗的最佳持续时间。

（11）新发围术期患者术后抗凝治疗的最佳方式和时机。

参考文献

［1］KARAMCHANDANI K, KHANNA A K, BOSE S, et al. Atrial Fibrillation: Current Evidence and Management Strategies During the Perioperative Period[J]. Anesth Analg, 2020, 130(1): 2–13.

（撰稿：黄志斌　审稿：黄晶晶）

51　脊柱后凸患者行锁骨切开复位内固定术

一、病历摘要

1. 基本信息

女，75 岁，身高 150cm，体重 50kg。

2. 主诉

摔倒致左胸部肿痛 4d。

3. 既往史

（1）发现"高血压"25 年，规律服药治疗，血压控制尚可。

（2）发现"冠心病"1 年，平素无胸闷、胸痛，未予治疗。

4. 入院诊断

（1）左锁骨近端骨折。

（2）后天性脊柱后凸。

（3）高血压。

（4）冠状动脉粥样硬化性心脏病？

5. 拟行手术

左锁骨近端骨折切开复位内固定术。

6. 辅助检查

（1）实验室检查：血尿常规、生化全套、凝血功能均未见明显异常，肌钙蛋白、BNP 未见异常。

（2）心电图：窦性心律，可疑异常 Q 波（Ⅱ、AVF），心脏呈顺钟向转位。

（3）胸部 X 线片（见图 51-1）：脊柱后凸，双肺纹理增多增粗。

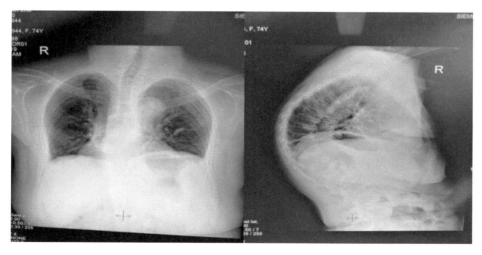

图 51-1　胸部正侧位片

（4）心脏彩超：室间隔上段增厚，主动脉瓣回声增强伴反流 +，左室舒张功能减退。

（5）冠脉 CTA：各支冠状动脉未见粥样硬化斑块及狭窄性改变；左锁骨胸骨端骨折伴周围软组织挫伤、肿胀；所摄入左肺多发渗出性病变。

（6）脊柱 MRI：胸椎后凸畸形，胸腰椎间盘退行性变，骨质疏松，胸腰椎体多发压缩性改变，$T_4 \sim T_9$ 椎体及 $L_1 \sim L_2$ 椎体异常信号，考虑炎症或挫伤；多发胸腰椎椎间盘轻度突出。

7. 麻醉术前访视

患者一般情况尚可；否认头晕、胸闷、心悸史。甲颏距离＞6.5cm，张口度＞3横指，头颈后仰轻度受限，Mallampati 分级Ⅰ级，有义齿，脊柱后凸畸形，不能平卧。屏气实验19s。ASA 分级Ⅲ级、心功能分级Ⅱ级。

二、麻醉过程

患者入室后常规监测示无创血压 98/66mmHg、心率 88 次／分、血氧饱和度 93%。入室后吸氧，开放外周静脉，局麻下行桡动脉穿刺置管并持续测压，后在超声引导下行臂丛＋胸横肌阻滞麻醉，术中辅用少量咪达唑仑镇静，保留自主呼吸。术顺，术中有创血压波动在 60～100/160～190mmHg，心率 60～90 次／分，血氧饱和度 100%，术后安返病房。

三、关键节点的临床思维和临床决策

1. 麻醉术前评估

该患者术前评估的重点在于心肺功能及气道评估（见表 51-1）。

表 51-1　脊柱后凸术前评估要点

系统	病史	体格检查	辅助检查
气道评估	麻醉和困难气道的病史	头颈部的活动范围、体型、Mallampati 分级	寰枕伸展度、甲颏距离、颈部长度和粗细
心血管系统	活动耐量	心脏杂音	心电图、心脏彩超、胸部 X 线片
呼吸系统	活动耐量和呼吸困难	发绀、杵状指，并可能存在浅快呼吸	胸片、动脉血气、肺功能检查、流速-容量环

2. 行气道评估内容

（1）所有麻醉患者（包括非全麻者）均应在麻醉前对是否存在困难气道做出细致全面的评估，减少"未预料"困难气道的发生率。

病史：详细询问病史是气道评估的首要内容，如打鼾或睡眠呼吸暂停综合征史、气道手术史、头颈部放疗史和气管插管史等。

（2）体格检查：可能选择经鼻气管插管者，应检查鼻腔通畅程度；Mallampati 分级Ⅲ～Ⅳ级提示困难气道；张口度小于3cm 或检查者两横指时无法置入喉镜，导致困难喉镜显露；甲颏距离小于6cm 或小于检查者 3 横指的宽度，提示气管插管可能困难；颞颌关节活动度能反映上下门齿间的关系；头颈部活动时下颏不能接触胸骨或不能伸颈提示气管插管困难；有无义齿，有义齿者应予以摘除；小下颌或下颌巨大、颈短粗、病态肥胖、孕妇、烧伤、会厌炎、强直性脊柱炎、肢端肥大症以及咽喉部肿瘤等均可能造成困难气道。

（3）影像学检查：影像学检查有助于评估困难气道的可能性，并可明确困难气道的特征与困难程度，同时可以为气道方案的选择提供依据。

该患者气道评估结果：两侧鼻腔均通畅，Mallampati 分级Ⅰ级，甲颏距离＞6.5cm，张口度＞3横指，颈部短粗，后仰轻度受限，Mallampati 分级Ⅰ级，有义齿，脊柱后凸畸形，不能平卧。存在困难气道可能。

3. 麻醉方式

（1）局部麻醉及神经阻滞：局部麻醉及神经阻滞对机体生理功能干扰小。但应注意局麻药量较大时可发生心肌抑制，应严密观察，及时处理。

（2）全身麻醉：全身麻醉便于对呼吸及循环系统的管理，但该患者有困难气道的可能，可能出现喉镜显露声门困难，且该患者肺功能差，屏气试验时间19s，全身麻醉风险大。

综上，该患者可以选择神经阻滞麻醉方式进行手术。

4. 麻醉医师选择臂丛神经阻滞，患者入室前麻醉前准备

（1）必须准备神经阻滞所需要的耗材和药物，准备 B 超机器或神经刺激器。

（2）麻醉监测准备，常规监护设备，选择基本监测，包括心电图、血压、与体温。

（3）需备供氧设备、抢救设备和药物。

5. 肌间沟、腋路、锁骨上、锁骨下神经阻滞的优缺点及实施臂丛神经阻滞的部位

肌间沟臂丛神经阻滞优点是容易实施，主要用于上肢近端手术，缺点是尺侧阻滞效果差，几乎都会阻滞膈神经。

腋路臂丛神经阻滞优点是容易实施，尺侧阻滞完全，除了局麻药中毒，不会出现气胸、霍纳综合征、膈神经阻滞、椎管内阻滞等其他严重的并发症；缺点是肱骨近端、肩关节手术等上肢近端手术效果不好。

锁骨上臂丛神经阻滞优点是神经比较集中，位置表浅，阻滞的范围相对大，缺点是距离肺尖太近，易发生气胸。

锁骨下神经阻滞的优点是尺侧阻滞完全，缺点是位置相对较深，操作较困难，后束离肺较近，易发生气胸，上肢近端效果差。

此患者为锁骨骨折，应选用肌间沟入路臂丛神经阻滞。

6. 行肌间沟臂丛神经阻滞后患者出现呼吸困难的原因及处理方式

（1）肌间沟臂丛神经阻滞后患者出现呼吸困难，大多数的原因是膈神经阻滞引起的膈肌麻痹，多为轻度呼吸困难。处理措施为鼻导管或面罩吸氧，缓解患者焦虑并进行观察，大多数患者半小时后即可缓解。

（2）如果呼吸困难不缓解或进行性加重，应考虑气胸。处理措施：听诊患侧呼吸音减弱或消失，应进行胸部 X 线片检查。当确诊气胸，肺压缩大于 50% 或患者不能耐受时，应进行胸腔闭式引流。

该患者最终采用超声引导下肌间沟入路臂丛神经阻滞＋胸横肌阻滞。

参考文献

[1] 刘进，于布为. 麻醉学 [M].2 版 . 北京：人民卫生出版社，2014，18-28.

[2] 赵梅珍，梁亚霞，黄俊霞，等 . 严重强直性脊柱炎麻醉方式的选择 [J]. 中国实用医刊，2016，43（20）：102-103.

[3] SARDAR A, KHANNA P, SINGH A, et al.Long-standing meningomyelocele can be a predictor of difficult airway and postoperative hypoventilation： challenge to the anaesthesiologist[J].BMJ case reports，2016，2016: bcr2016214456.

（撰稿：尤美铮　审稿：郑凌）

52 脊柱侧弯伴强直性脊柱炎患者行脊柱侧弯矫形术

一、病例简介

1. 基本信息

男性，58 岁，身高 156cm，体重 62kg。

2. 主诉

胸背部疼痛伴胸腰椎后凸畸形 20 年。

3. 术前诊断

强直性脊柱炎。

4. 既往史

否认"慢支、哮喘"病史，否认高血压，糖尿病，冠心病病史。

5. 拟行手术

脊柱侧弯矫形术。

6. 辅助检查

（1）X 线片提示（见图 52-1）：①强直性脊柱炎；②脊柱侧弯畸形。

（2）胸部 CT 提示：①双肺少许慢性炎症；②所摄入脊柱侧弯畸形。

（3）心彩超报告提示：左室舒张功能减退，左室舒张末期容积 75ml，EF 62%。

（4）肺功能检查报告提示：肺弥散功能轻度下降，FRC、RV 正常，TLC 下降，RV/TLC 比值增高。

（5）血常规提示：血红蛋白 115g/L。

（6）心电图及肝肾及血凝情况良好，余检查无特殊。

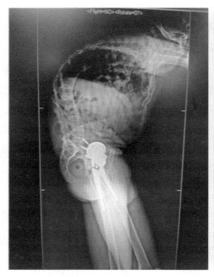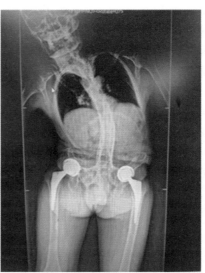

图 52-1　全身 X 线片正侧位片

7. 麻醉术前访视

张口度近 3 横指，颈部后仰极度受限，马氏分级Ⅲ级。

ASA 分级Ⅱ级，心功能Ⅱ级。

二、关键节点的临床思维和临床决策

（一）强直性脊柱炎患者的临床特征

强直性脊柱炎（ankylosing spondylitis，AS）是一种慢性炎症疾病，主要累及中轴骨骼。疾病早期以骶髂关节炎为主要标志，未经有效控制或控制不良的患者，随病程的进一步发展可逐渐累及滑膜关节和软骨关节及肌腱、韧带附着于骨的部位（肌腱端），常引起纤维性和骨性强直。AS 除可导致外周关节受累畸形外，脊柱侧弯 / 后凸畸形（ankylosing spondylitic scoliosis/kyphosis）也是 AS 病情发展至中晚期主要的病理性改变，患者主要表现为脊柱僵硬，不能转侧，胸廓呼吸运动减少，行动极为不便。手术的目的除了矫正畸形，预防畸形加重，改善腰背部疼痛或者神经压迫症状外，同时也是为了改善侧弯角度过大导致心肺受压和功能受限。

（二）麻醉前评估

对于 AS 伴严重脊柱侧弯患者麻醉前评估应该重点关注：①气道情况的评估；②心血管系统评估；

③呼吸系统的评估。

1. 气道情况

AS 伴脊柱侧弯患者，当病变累及颈椎和颞下颌关节时可能伴有颈椎活动度降低、张口度受限、气管扭曲受压移位等困难气道情况，麻醉前应特别注意插管条件的评估，做好困难插管的准备。结合该具体病例，术前访视评估时发现该患者张口度近 3 横指，甲颏距离小于 6cm（3 指），头颈活动度严重受限，由于脊柱后突畸形严重，患者无法平卧于病床，平日均采取侧卧位休息，马式分级Ⅲ级，颞下颌关节活动度正常（见图 52-2），结合术前气道评估结果，该患者有困难气道的指征，需做好困难插管准备。

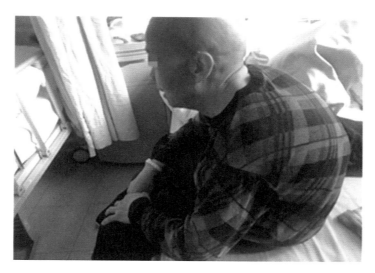

图 52-2 术前呼吸道评估

2. 心血管系统

AS 伴脊柱严重畸形患者因脊柱变形可压迫心脏和胸腔大血管，造成心腔形态改变，严重者可出现左心室肥厚、心衰、肺动脉高压和二尖瓣脱垂等心功能障碍，可同时伴有血流动力学的明显波动，因此术前需对该类患者心血管系统进行详细的体格检查和评估并完善心彩超、BNP 和肌钙蛋白等检查，必要时行心血管造影检查，检查结果为制定麻醉手术预案提供决策依据。结合该病例，患者术前心彩超检查提示舒张末期容量处于正常值的下限，考虑胸廓畸形压迫心脏所致，但患者无肺动脉高压，BNP 和肌钙蛋白检查大致正常，自诉平素一般体力活动耐受性良好，可连续缓慢步行 500m，无明显胸闷和气促表现，因此术前评估该患者心功能为Ⅱ级。

3. 呼吸系统

病史较长的 AS 伴有脊柱严重畸形可使胸廓、肺发育受限、胸肺顺应性降低，大部分患者表现为限制性通气功能障碍，也可能有混合性通气功能障碍，长期肺部受压可伴有咳嗽和咳痰功能下降。因此术前访视时需要进行详细的体格检查和呼吸功能情况的评估，包括但不限于双肺听诊、床旁肺功能试验、肺功能检查、床旁血气检查以及必要时行胸部 CT 检查了解肺部受压情况等，根据检查结果制定充分完善的麻醉方案。具体结合该病例，患者术前访视时，偶有干咳，听诊双肺呼吸音粗，肺功能检查结果大致正常，平素可耐受一般体力活动，无明显胸闷气促等表现，因此肺功能评级为Ⅰ～Ⅱ级。

（三）根据该患者术前气道评估情况，建立安全稳定的麻醉气道

该患者术前访视评估时张口度近 3 横指，颞下颌关节活动度正常，但甲颏距离小于 6cm（3 指），头颈活动度严重异常（前屈约 15°，后屈约 15°），脊柱后突畸形严重，无法平卧于病床，平日均采取侧卧位休息，马式分级Ⅲ级。综合患者目前情况，有困难气道指征，因此选择安全有效的方法建立稳定的气道保证患者围术期安全性具有重要的临床意义。由于该患者在术前评估时发现无法通过可视喉镜完成气管插管，因此选择侧卧位下行纤支镜引导清醒气管插管是目前最可靠的方法。

（四）结合患者目前的气道情况，实施纤支镜引导清醒气管插管建立稳定的气道

1. 体位

由于该患者脊柱后突畸形严重，无法平卧于病床，平日均采取侧卧位休息。因此采用符合平时休息状态时的侧卧位有助于保持呼吸道通畅。

2. 充分表面麻醉和适当镇静

术前评估该患者有明显困难气道的指征，因此选择清醒保留自主呼吸的气管插管是目前最安全的建立气道方式。该患者颈椎受累、僵硬，后仰活动度受限，喉镜暴露可能存在困难，因此选择纤支镜引导清醒气管插管建立稳定气道是手术得以顺利实施的重要保障。为保证清醒气管插管的顺利实施，插管前需完善呼吸道表面麻醉，并适当镇静有利于提高患者的配合度。具体结合该病例，患者入手术室后，麻醉医师提前备好全麻所需要的药品和设备准备，检查吸引器并处于可用状态。采用喉麻管给予 2% 利多卡因 10ml 进行鼻腔黏膜和咽喉腔黏黏膜表面麻醉，右美托咪定 $1\mu g/kg$ 10min 持续泵入镇静，而后行环甲膜穿刺注入 2% 利多卡因 5ml 充分气道表麻，采用麻黄碱充分收缩鼻黏膜，待患者适当镇静，呼吸道黏膜表面充分麻醉后经鼻行纤支镜引导气管插管，插管前充分吸净呼吸道分泌物，增加纤支镜观察视野清晰度，当纤支镜进入鼻腔经声门进入到气道后，该患者无明显呛咳反射，轻柔地将气管导管引导进入到气道后开始经静脉快速诱导麻醉，由于脊柱侧弯畸形的患者常出现呼吸道曲度结构的明显改变，按照目前临床上常用的计算气管插管深度可能出现偏差，因此插管后需要再次听诊双肺呼吸音确定导管位置避免导管误入一侧支气管导致单肺通气或者插管深度过浅导致导管脱出。

（五）AS 伴严重脊柱侧弯患者

根据手术需要，患者经常采用俯卧位或侧卧位甚至在手术过程中两种体位先后都应用。该类手术时间长、创面较大、范围广，因此手术过程应该重点关注：①出血量；②导管和鼻腔的保护；③脊髓功能监测；④体温保护等。

1. 出血量

该类手术切口长、创伤大、手术时间较长，导致术中创面出血量往往较多，因此手术前应充分备血，麻醉前建立有创血压监测和深静脉穿刺置管是必要的，术中可根据麻醉医师的经验和技术水平行控制性降压以减少手术创面出血，但必须注意，脊髓功能对动脉血压的变化较为敏感，在行脊柱侧弯矫形同时伴长时间的低血压可造成脊髓局部缺血。因此行控制性降压前应保证血容量充足，并将平均动脉控制在 60mmHg 左右，在脊柱侧弯矫正前应停止控制性降压，并将血压提升至术前水平或稍高，以防脊髓缺血发生。

2. 导管和鼻腔的保护

该患者手术体位为俯卧位，摆放体位过程中应该注意避免导管移位，体位摆放完成后再次确认导管插管深度，避免导管脱出或插管深度过深导致单肺通气，同时应注意气管导管长时间挤压鼻翼造成鼻腔黏膜损伤可能。由于患者胸肺顺应性下降和活动受限，加之俯卧位、垫枕等因素影响可导致通气功能进一步降低，所以术中应保证充足的通气，避免缺氧和二氧化碳蓄积。

3. 脊髓功能监测

术中应严密监测脊髓功能，早期发现手术对脊髓的直接损伤或过度牵拉造成的损伤等潜在风险。近年来随着医疗技术的不断发展，早期所采用的术中唤醒试验因并发症较多在临床上逐渐被摒弃，取而代之的是躯体感觉皮质诱发电位（cortical somatosensory evoked potentials，CSEP），但需注意进行 CSEP 过程需对肢体采取适当的保护措施，避免电刺激造成肌肉抽动而损伤肢体。

4. 体温保护

该患者手术创面较大，容易造成机体热量的丧失，加之术中输入大量的、未经加温的液体或血液制品更容易导致低体温的发生。体温过低不仅影响凝血功能，同时长时间的低体温可影响心血管功能，特别是年龄相对较大的患者，因此术中可给予加温输液和空气加温仪进行保暖，有条件的情况下也可应用保温毯来保持患者体温在合适水平。

（六）麻醉后进行呼吸道管理

AS 伴脊柱侧弯患者由于胸廓和肺部活动受限，可出现咳嗽和咳痰不畅，容易导致气道分泌物坠积出现肺部感染等，因此在拔管之前应该充分吸净呼吸道分泌物。待患者呼吸情况良好，咳嗽、咳痰反射恢复后再行拔除气管插管，术后应严密观察。

参考文献

［1］吴新民 . 麻醉学高级教程 [M]. 北京：中华医学电子音像出版社，2018.

（撰稿：涂文劭　审稿：高　飞）

第五篇　急诊手术的麻醉管理

53　伴有多脏器功能不全的高龄患者行急诊肠梗阻手术

一、病历摘要

1. 基本信息

女，89 岁，体重：40kg。

2. 主诉

腹痛、腹胀伴肛门停止排气、排便 10 天余。

3. 既往史

"高血压" 30 年，最高血压 160/80mmHg，平素规律服用 "拜新同 30mg bid，缬沙坦 80mg qd"，血压控制在 120/60mmHg 左右。20 年前因 "脑梗死"，出现右侧肢体偏瘫，未治疗；自诉慢性肾炎病史，无具体诊疗。

4. 术前诊断

（1）腹痛待查：肠套叠伴不全性肠梗阻。

（2）高血压 3 级。

（3）脑梗死后遗症。

（4）肺部感染。

（5）双侧胸腔积液。

（6）慢性肾炎。

5. 拟行手术

腹腔镜下探查术。

6. 辅助检查

（1）实验室检查：血常规 WBC 10.0×10^9/L，NE% 91.8%，HGB 78g/L，HCT 0.229，PLT 282×10^9/L；肌钙蛋白 I 0.50 ng/ml；NTpro-BNP 9 678Pg/ml；生化：总蛋白 56g/L，白蛋白 32g/L，尿素氮 19.8mmol/L，肌酐 457 μmol/L，尿酸 781 μmol/L，K^+ 3.0mmol/L，Ca^{2+} 2.03mmol/L。

（2）心电图：窦性心动过速（110 次/分），I 度房室传导阻滞，T 波改变（I、aVL）。

（3）心脏彩超（外院）：左室壁增厚伴运动不协调，主动脉瓣瓣口流速增快，主动脉瓣反流 +，二尖瓣反流 +++，三尖瓣反流 +，左室舒张功能减低。EF60%。

（4）胸腹部 CT：①乙状结肠套叠伴不全性肠梗阻，周围少许炎症、渗出；②左肾萎缩；③双肺少许炎症，部分为慢性炎症，伴双侧胸腔少量积液；④双侧多发肋骨走行扭曲，胸椎后凸；⑤心包少量积液。

二、围术期过程

入室后常规监测示：窦性心律，HR 102 次/分，BP 136/56mmHg（去甲肾上腺素 0.5 μg/kg/min），SpO_2 96%。局麻下行左颈内静脉穿刺置管术；行桡动脉穿刺置管进行唯截流监测。监测提示；K^+ 3.0mmol/L；SVV 12%，SV 28ml，CO 2.9L/min，予以适当补液及纠正电解质平衡紊乱后进行诱导：缓慢静脉予舒芬太尼 20μg、依托咪酯 6.5ml、顺式阿曲库铵 6mg 后顺利置入 6.5# 气管导管，术中予以右美托咪定 0.2μg/（kg·h）＋地氟烷 2%＋瑞芬太尼 0.2～0.3mg/h＋顺阿曲库铵 6～8mg/h 维持，去甲肾上腺素 5～20μg/（kg·h）泵注，维持 BP 120～160/60～70mmHg，P 80～110 次 / 分，Narcotrent 50-65，手术行 "腹腔镜探查＋开腹乙状结肠根治性切除＋降结肠造口术"，术中根据唯捷流及血气分析进行液体治疗及纠正电解质紊乱，手术历时 4h，尿量 100ml，出血 100ml，围术期共输注晶体液 700ml，胶体液 500ml，碳酸氢钠 250ml，悬浮红细胞 4U，新鲜冰冻血浆 400ml。生命征渐趋稳定。术毕带管送入 ICU。（麻醉过程详见图 53-1，血气分析详见表 53-1，唯捷流监测详见表 53-2）

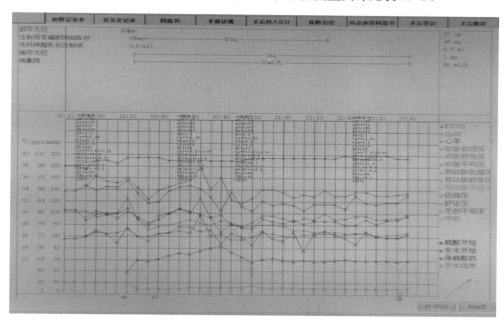

图 53-1　麻醉过程

表 53-1　血气分析

血气分析	18：20 术前	19：57 术中	22：46 术后
pH	7.31	7.16	7.29
pCO_2	23	46	41
pO_2	71	157	155
Na^+	140	142	141
K^+	3.0	2.7	3.4
Ca^{2+}	1.15	1.18	1.01
Glu	9.2	7.6	8.5
Lac	0.6	0.6	0.8
HCT	24	24	22
Ca^{2+}（7.4）	1.11	1.07	0.97
HCO_3^-	11.6	16.4	19.7
HCO_3std	14.6	15.9	20.0
TCO_2	12.3	17.8	21.0
BEecf	−14.7	−12.3	−6.9

（续表）

血气分析	18：20 术前	19：57 术中	22：46 术后
BE（B）	−13.2	−11.6	−6.4
SO₂c	92	99	99
THbc	8.9	8.9	8.1

表 53-2　唯捷流监测

项目	18：30	19：30	21：30
CO	2.9	2.9	3.0
SV	28	41	37
SVV	12	6	6

三、患者预后

术后第 2 天拔除气管导管，但患者肾功能异常进一步加重，并出现全身炎性综合征，ICU 进行了包含透析，抗感染及其他对症支持治疗，但患者病情反复，并出现了多脏器衰竭，于手术后 3 周自动出院。（术后 BNP 及肌酐变化详见图 53-2、图 53-3）

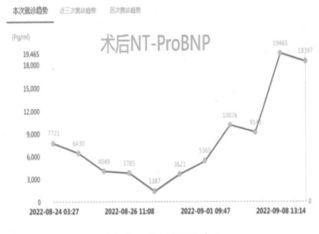

图 53　术后 BNP 变化

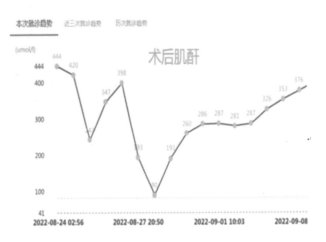

图 53-3　术后肌酐变化

四、关键节点的临床思维和临床决策

（一）该患者围术期主要风险因素

（1）高龄。

（2）急症手术。

（3）多脏器功能障碍：血压低（需去甲肾上腺素维持）；肾功能不全；肺部感染；脑梗后遗症。

（4）酸碱失衡电解质紊乱。

（5）贫血、低蛋白。

（6）消瘦、虚弱状态。

（二）该患者术前低血压的可能原因

1. 容量不足

患者术前多日无法正常进食，体液转移使腹胀发生并导致血容量进一步减少。

2. 分布性休克

患者发生肠梗阻 10 余天，体内毒素堆积吸收，可能存在脓毒血症。因此，感染性休克不能排除。

3. 心功能不全

患者有多年的高血压病史，且有过靶器官损害，脑卒中史，前肌钙蛋白，从 BNP 升高及 SV 较低看，不能完全排除心功能不全，此外，肠梗阻导致的脓毒血症也可发生心肌损害，但患者肾功能不全也可能使 BNP 升高，因此患者是否存在心功能不全还有待进一步排除。

4. 其他因素

此外，全身情况差、贫血、消瘦虚弱、老年女性，都是导致低血压的发生因素。

（三）围术期维持血流动力学稳定策略

患者为急症手术、老年、低体重（40kg）、肾功能不全，同时术前存在容量不足、贫血、低蛋白，液体治疗方面有一定冲突，宜在有创血流动力学指导下谨慎液体治疗，同时观察尿量及纠正酸碱失衡电解质紊乱情况。鉴于患者存在脑、肾、心血管等重要脏器基础病，宜适当使用血管活性药物（酌情用去甲肾上腺素或多巴胺）保持循环稳定，以保证灌注压。

（四）该患者发生肾功能不全可能原因

根据肾功能不全起病缓急，可分为急性肾功能不全和慢性肾功能不全。急性肾功能不全是多种病因引起的肾功能快速下降，可发生于既往无肾脏病者，也可发生在原有慢性肾脏病的基础上。按机制又可分为肾前性肾功能不全、肾性肾功能不全、肾后性肾功能不全：

肾前性肾功能不全主要由肾脏血流灌注不足所致，常见病因包括有效血容量不足、心排量降低、全身血管扩张、肾动脉收缩和肾自主调节反应受损。

肾性肾功能不全按照损伤部位可分为小管性、间质性、血管性和小球性，常见病因有缺血后再灌注、肾毒性物质引起肾小管损伤，肾缺血和炎症因子引起肾血流动力学异常。

肾后性肾功能不全主要是由尿路梗阻引起的。

慢性肾功能不全则往往是在各种慢性肾脏病的基础上发展而来，如糖尿病肾病、高血压病，慢性肾炎，早期可无明显症状，晚期除了有泌尿系统的症状外，还会伴有全身各系统的症状。此患者引起肾功能不全的原因有：

（1）患者长期（30 年）高血压可能导致靶器官损害，继发性发生肾功能不全。

（2）术前血容量不足，加上血管活性药物使用导致肾脏血流灌注欠佳，表现为肾前性肾功能不全。

（3）感染。

（4）患者左肾萎缩，可能存在长期导致肾功能不全的其他因素，因其急诊入院，既往也未行其他检查，不排除有其他基础疾病导致的肾功能不全。

综上所述，患者肾功能不全可能为综合因素所致。

（五）该患者围术期麻醉管理要点

（1）患者术前存在肾功能异常，其病因可能为多方面因素，如慢性肾炎，高血压病，术前血容量不足，血管活性药使用等，因而患者属于脆弱肾功能，本身病情及手术麻醉有可能使肾功能进一步恶化，因此围术期应尽量保持肾血流量和灌注压，避免或减少进一步肾功能损害的情况出现，并关注液体的出入量。

（2）患者肠梗阻 10 余天，心电图示窦性心动过速，入室时血压低，需去甲肾上腺素维持，SV 28ml，提示患者血容量不足，血流动力学不稳定，需进行液体治疗，但患者术前存在肾功能异常，应谨慎补充液体入量。

（3）患者为老年女性，有高血压病史，脑梗史合并右侧肢体功能障碍，属于脆弱心脑血管功能，对麻醉耐受性差，围术期控制合适麻醉深度，并维持心脑灌注。

（4）患者胸廓后凸畸形，肺部慢性炎症并急性感染，术中防止气道高反应，适时吸痰，采取肺保护性通气策略，尽可能保护其肺功能。

（5）患者为肠梗阻，麻醉诱导期间可能有反流误吸风险，在诱导期需按饱胃处理流程进行诱导。

（6）患者术前贫血，低蛋白，酸碱失衡电解质紊乱，术中需纠正贫血，提高携氧能力；纠正酸碱失衡电解质紊乱，维持机体内环境稳定。

（7）患者消瘦虚弱，开腹手术及输血等可能使体温下降过低，因此应重视围麻醉期体温管理，维持体温36℃以上。

（8）术中经上述一系列处理后，患者生命征及内环境渐趋稳定，但尿量仍比较少（100 ml/4h），术后带管送ICU继续后续治疗。术后患者出现了肾功能异常进一步加重，直至肾衰竭。虽对症支持治疗，但患者病情反复，并出现了多脏器功能不全，可能与肾串扰有关。

关于肾串扰：急性肾损伤（AKI）通过器官的"串扰"现象可能会导致其他的多器官系统急性损伤，包括肺，脑，肝和心脏。AKI引发的器官串扰由急性炎症、氧化应激和活化氧自由基介导，导致白细胞和细胞因子激活，并引起远端器官凋亡和坏死。串扰作用是双向的，AKI可导致其他器官损伤，反之亦然。此外，肾与其他器官之间除了炎症反应途径外，还包含多种神经激素相互作用，引发一系列疾病，如急性肺损伤、心肾综合征、尿毒症脑病等。

参考文献

[1] 罗纳德·米勒. 米勒麻醉学[M].9版. 邓小明，译. 北京：北京大学医学出版社，2021.

（撰稿：陈晓影　审稿：蒋俊丹）

54　扁桃体术后出血困难气道的处理

一、病例简介

1. 基本信息

女，33岁，体重95kg，身高160cm。

2. 主诉

扁桃体术后1周，呕血1h。

3. 现病史

缘于入院前1周于我院行"双侧扁桃体等离子切除术"，术顺，1h前出现咳嗽后呕血，呈喷射状，冰水含漱后稍缓解。

4. 既往史

桥本甲状腺炎4年，未规律治疗，甲状腺功能正常。

5. 入院诊断

（1）扁桃体术后出血并感染。

（2）桥本氏甲状腺炎。

6. 手术计划

扁桃体术后出血止血术。

7. 体格检查

T 37.3℃，P 85次/分，R 19次/分，BP 176/92mmHg。体重92kg，身高160cm，张口度＞3cm，头颈部活动度正常，Mallampati分级欠配合。心肺听诊无异常。

8. 专科检查

耳：外耳无畸形、外耳道无异常分泌物、鼓膜完整。

鼻：无异常发现。

咽喉：右扁桃体窝中下部可见活动性出血，间接喉镜欠配合。

9. 辅助检查

（1）血常规：白细胞计数 $18.6 \times 10^9/L$（$3.5 \sim 9.5$），中性分叶核 82.4%（$40.0 \sim 75.0$），血红蛋白 109g/L（$115 \sim 150$）。

（2）甲状腺功能：FT3 4.14pmol/L（$3.10 \sim 6.80$），FT4 15.44pmol/L（$12.00 \sim 22.00$），S–TSH 2.31mIU/L（$0.27 \sim 4.20$）；

（3）其余检查无明显异常。

10. 麻醉术前访视小结

ASA 分级 Ⅲ 级（已预料的困难气道），心功能 Ⅰ 级。

二、麻醉计划

（1）患者右扁桃体窝中下部存在活动性出血，评估为已预料的困难气道，应按困难气道处理流程，进行清醒气管插管。

（2）术前应备好困难气道车（气道建立工具、表面麻醉工具、局麻药），吸引器，鼻导管，面罩。

（3）完成表面麻醉后，在保证患者通气和氧合的前提下，首先采取非紧急无创方法建立气道，若失败则采取紧急有创方法建立气道。

（4）避免拔管时出现强烈刺激，再次诱发扁桃体出血。

三、关键节点的临床思维和临床决策

（一）扁桃体术后出血急诊患者术前评估

1. 专科评估

（1）出血的部位和速度（气道相关）。

（2）患者右扁桃体窝中下部存在活动性出血，如常规行快速顺序诱导，血液将误吸入气管，该患者应评估为困难气道，按困难气道处理流程进行清醒插管。

2. 一般评估

术前禁食、禁饮情况，既往病史（服药情况、病情变化）、个人史、家族史等。患者有桥本甲状腺炎病史，应关注其甲状腺功能。

3. 麻醉前准备

术前应备好困难气道车（气道建立工具、表面麻醉工具、局麻药）、吸引器、鼻导管、面罩等设备。

应优先保证保证患者通气和氧合，避免变成紧急气道，同时备好环甲膜切开工具。

（二）困难气道的定义及处理流程

1. 困难气道的定义

具有五年以上临床麻醉经验的麻醉医师在面罩通气时或气管插管时碰到困难的一种临床情形。

2. 处理流程

（1）已预料的困难气道（明确的困难气道／可疑的困难气道）：①清醒镇静表面麻醉／保留自主呼吸浅全麻；②非紧急无创方法；③上述方法失败——非紧急有创方法；④若发生紧急气道——紧急无创方法；⑤上述方法失败——紧急有创方法。

（2）未预料的困难气道：①呼叫帮助；②判断是否存在紧急气道；③非紧急气道——非紧急无创方法；④上述方法失败——非紧急有创方法；⑤紧急气道——紧急无创方法；⑥上述方法失败——紧急有创方法。

（3）非紧急气道建立气道备选方案。

①非紧急无创方法。A. 纤维支气管镜＋可视喉镜：经鼻置入纤维支气管镜，同时可用可视喉镜帮助暴露。优点：避开会厌肿物，可视条件下完成气管插管。B. 可视管芯、可视光棒。

②非紧急有创方法。A. 逆行气管插管：适用于一般喉镜、喉罩、纤支镜等插管失败，颈椎不稳、颌面外伤或解剖异样者可依照情形选择利用。B. 气管切开术：并发症较多，历时较长，建立气道失败又必须手术的病例。

（4）发生紧急气道时的备选方案：

①紧急无创方法。环甲膜穿刺置管和经气管喷射通气（transtracheal jet ventilation，TTJV）：用于声门上途径无法建立气道的紧急情形，每次喷射通气后必须保证患者的上呼吸道开放以确保气体完全排出。

②紧急有创方法。环甲膜切开术：环甲膜切开术是紧急气道流程中的最终解决方案。但必须事前在模型上经过训练才能迅速完成。

（三）该患者的表面麻醉及清醒气管插管实施方案

1. 术前解释

告诉患者需要配合的具体事项及其重要性，已取得患者的理解和配合。具体包括：

（1）保持正常的呼吸动作，不要屏气。

（2）尽量克服恶心，如发生恶心，应尽量做深慢的呼吸动作。

（3）充分放松颈部及全身肌肉。

2. 辅助用药

（1）右美托咪定 0.5μg/kg 快速静脉滴注，使患者处于镇静状态。

（2）长托宁（盐酸戊乙奎醚）0.5～1mg，麻醉前给药以抑制唾液腺和气道腺体分泌。

（3）舒芬太尼/瑞芬太尼增加患者气道耐受性。

3. 咽喉表面麻醉

用 1% 丁卡因或 2%～4% 利多卡因，用喉麻管循序分 3 次给药，嘱患者含局麻药约半分钟后再吞下：

（1）舌根麻醉。先喷舌背后半部及软腭。

（2）咽腔麻醉。隔 1～2min 后，嘱患者张口，同时发"啊"长声，作咽壁及喉部表麻。

（3）咽喉麻醉。隔 1～2min 后，用喉镜片当作压舌板轻轻提起舌根，将喷雾器等对准会厌及其周围结构，在患者深吸气时作表麻。

三次喷雾所用的 1% 丁卡因或 2%～4% 利多卡因总量一般以 2～3ml 为限。

4. 气管黏膜表面麻醉

（1）经环甲膜穿刺注药法：在咽喉表麻完成后，患者取头后仰位，在甲状软骨与环状软骨之间（环甲膜）定好穿刺点，用盛有 1% 丁卡因（或 2% 利多卡因）2ml、带 23 号注射针头的注射器，作垂直刺过环甲膜进入气管。经抽吸有气证实针尖位置正确后，嘱患者深呼吸，在呼气末、吸气初快速注入麻药。此时患者往往呛咳，为避免刺伤气管黏膜，需迅速退针。

本法的气管黏膜表麻效果确实可靠，但患者刺激较大，容易引起剧烈咳嗽和支气管痉挛。为克服此类缺点，可采用下法。

（2）经声门注药法：在咽喉表麻完成后，用喉镜显露声门，右手持接注射器的喉麻管，内有 1% 丁卡因（或 2% 利多卡因）2ml，在直视下将喉麻管前端送入气管上端，然后作边旋转注射器、边缓慢注入麻药。注毕后嘱患者咳嗽数次，即可获得气管上段、声门下及会厌喉面的黏膜麻醉。

本法可避免经环甲膜穿刺注药法所引起的剧烈咳嗽和支气管痉挛。

5. 鼻腔黏膜表面麻醉

用于经鼻清醒插管，最好用 4%～5% 可卡因，因兼有局部血管收缩作用，先用 1ml 滴鼻，再用可卡因棉片填塞鼻后腔。

也可用 0.5%～1% 丁卡因麻黄碱混合液，按上法施行表麻。也可将表麻药作鼻腔直接喷雾。

6. 清醒气管插管

（1）用可视喉镜或纤维支气管镜暴露声门，在患者吸气（声门打开）的瞬间，快速送入气管导管，套囊充气。

（2）助手同时立即给予诱导药物：①丙泊酚 100 mg；②舒芬太尼 30 mg；③顺式阿曲库铵 0.15 mg/kg；④接麻醉机，听诊双肺，固定导管。

（四）患者如果发生误吸时处理方式

（1）呼叫帮助。

（2）让患者处于侧卧位和头低位。

（3）尽量清理和吸引口咽部和气道。

（4）吸入 100% 的纯氧，以免出现低氧血症而加重损伤。

（5）酌情迅速加深麻醉，以便于暴露和清理口咽部和气道。气道清理前，尽量不采用正压通气，以免将气道内的异物送入远端气道。

（6）尽快完成气管内插管。采用 Selick 手法封闭食管，纯氧正压通气行快速全麻诱导。

（7）适用快速气道的肌松剂，尽快完成气管内插管，过程中维持使用 Selick 手法。

（8）维持足够的镇静、镇痛深度，气管导管内采用粗大的吸引管快速清理气道，继以纯氧机械通气，并加用呼气末正压（PEEP，$5 \sim 10$ cmH$_2$O）。酌情采用纤支镜行气管内清理或灌洗。

（9）酌情静脉和（或）气管内使用支气管扩张药物。

（10）密切随访。

（五）该患者拔管的注意事项

（1）拔管前备好困难气道车。

（2）吸净患者口腔内的血液及分泌物，确定扁桃体已充分止血，并且充分供氧，增加氧储备。

（3）让患者处于侧卧头低位，在麻醉状态下，利用同步间歇指令通气逐步培养患者的自主呼吸，待患者自主呼吸恢复正常后，做好拔管准备（撕开胶带、备好空针筒），待患者有苏醒迹象时，快速拔除气管导管，避免拔管时出现强烈刺激，再次诱发扁桃体出血。

（4）观察一段时间，确定患者清醒，无气道并发症后，再送恢复室继续观察。

四、思维拓展

（一）清醒气管插管的适应证和禁忌证

1. 适应证

（1）估计在全身麻醉诱导期间有误吸胃内容物危险者，如消化道梗阻、幽门梗阻、肠梗阻、饱食或急诊创伤、临产妇等。

（2）气道不全梗阻，如痰多、咯血、颈部肿块压迫气管等。

（3）患者的咽、喉、颈或纵隔存在病理情况，估计在全麻诱导或面罩通气时会发生困难者。

（4）口腔或咽腔存在炎症水肿时。

（5）下颌骨或面颊部外伤、缺损、炎症、瘢痕、肿瘤等。

（6）启口障碍、颞颌关节强直、上门齿突出、门齿松动残缺、头颈部烧伤或手术瘢痕挛缩等。

（7）上呼吸道先天性畸形，如小下颌或退缩畸形、喉结过高前突等。

（8）颈项粗短、颈后仰困难、颈部强直者如颈椎骨折、颈椎畸形、颈椎病理性融合、颈背部脂肪过厚以及极度肥胖等。

（9）老年、虚弱、休克、垂危等不能接受深麻醉的患者。

2. 禁忌证

（1）小儿、新生儿。

（2）清醒紧张或神志不清、估计无能力合作的患者。

（3）局麻药过敏的患者。

（4）频发支气管哮喘的患者。

（二）处理诱导时发生的紧急气道

紧急气道：只要存在困难面罩通气，不管是否合并困难气管插管，均属紧急气道。患者极易陷入缺氧状态，必需紧急建立气道。其中少数患者"既不能插管也不能通气"，可导致气管切开、脑损伤和死亡的严峻后果。

1. 紧急无创方法

（1）双人加压辅助通气：在嗅物位下置入口咽和（或）鼻咽通气道，由双人四手，一人托下颌扣面罩，另一人加压辅助通气。

（2）再尝试一次气管插管。

（3）喉罩：既可用于非紧急气道，也可用于紧急气道。

（4）食管 - 气管联合导管：联合导管是一种双套囊和双管腔的导管，不管导管插入食管仍是气管都可通气。

（5）喉管：原理与方式与联合导管类似，尺码全，损伤较轻。

（6）环甲膜穿刺置管和经气管喷射通气（TTJV）：用于声门上途径无妨成立气道的紧急情形，每次喷射通气后必须保证患者的上呼吸道开放以确保气体完全排出。

2. 其他

若上述方法失败，则行紧急有创方法：环甲膜切开术。

（三）拔管时的瑞芬太尼输注技术

气管导管的存在可能引发呛咳、躁动以及血流动力学的波动。对于颅脑手术、颌面手术、整形手术以及严重心脑血管疾病的患者，可以采取输注超短效阿片类药物瑞芬太尼来减少这些刺激反应，使得患者在耐管的情况下，意识清醒并且遵循指令。

参考文献

［1］邓小明，姚尚龙，于布为，等 . 现代麻醉学 [M].4 版 . 北京：人民卫生出版社，2015，1037-1051，1753-1758.

［2］APFELBAUM J L, HAGBERG C A, CONNIS R T, et al. 2022 American Society of Anesthesiologists Practice Guidelines for Management of the Difficult Airway[J]. anesthesiology, 2022, 136 (1): 31-81.

（撰稿：林宗勋　审稿：叶　鹏）

⑤ 颈部脓肿患者急诊行气管切开术

一、病例简介

1. 基本信息

男，33 岁，体重 95kg，身高 160cm。

2. 主诉

牙痛后致面部肿胀 1 周，呼吸困难 3 日。

3. 现病史

缘于入院前 1 周出现牙痛，无呕血、咳嗽，无头痛、头晕，3 日前症状加重，出现呼吸困难、颈部肿胀，于外院就诊，诊断"口腔感染"，予抗感染、穿刺引流等治疗。

4. 既往史

既往未监测血糖，2 日前于外院诊断"糖尿病"。

5. 入院诊断

（1）扁桃体术后出血并感染。

（2）桥本氏甲状腺炎。

（3）2 型糖尿病。

6. 手术计划

气管切开术。

7. 体格检查

T 37.3℃，P 85 次 / 分，R 19 次 / 分，BP 176/92mmHg。体重 95kg，身高 160cm。神志模糊、烦躁不安，颈部肿胀，头颈度活动受限，张口受限，约 1 指半，无法触及气管。听诊可闻及喉鸣音。

8. 专科检查

左侧耳下、颈部、颌下区、颏下区肿胀，颏下及颈部部分位置肿胀累及对侧，触诊质地中等，无明显波动感，皮温稍高，颌下区可见一负压引流管，引流液为棕黄色脓性液体。开口受限，约 1 指半，颞颌关节弹响无，咬合关系正常，口腔卫生状况差。

9. 辅助检查

（1）彩超（外院）：右侧腮腺实质性回声增粗减低；右侧腮腺低回声，考虑炎性改变；左侧腮腺未见明显异常。

（2）口咽部 CT：双侧咽旁间隙、右侧颌面部及颈部炎性改变，部分伴脓肿形成待除，病变累及右侧腮腺、颌下腺及右侧会厌；双侧颈部见数个小及轻度肿大淋巴结，以右侧为著，考虑炎性反应性增生可能。

（3）其余检查结果尚未回报。

10. 麻醉术前访视小结

ASA 分级 Ⅲ级（已预料的困难气道），心功能 Ⅰ级。

二、围术期过程

入室后常规监测示：BP 157/89mmHg，P 窦性心律，105 次 / 分，R 25 次 / 分，SpO_2 96%。局麻下行桡动脉穿刺置管并持续测压；术前血气分析结果：pH 7.37，$PaCO_2$ 37mmHg，PaO_2 87mmHg，K^+ 4.3mmoL/L，Glu 4.3mmoL/L，Lac 0.6，Hct 43，HCO_3^- 21.4 mmol/L，BE（B）−3.4mmol/L，Hb 13.3g/dl。予面罩给氧，新鲜气流量 5L/min，患者 SpO_2 可上升至 98% ～ 100%。

患者在局麻下行气管切开术，术中予胰岛素降血糖，手术顺利，历时 30min。术后入外科 ICU。

三、临床思维和临床决策

（一）呼吸道梗阻的常见原因

1. 上呼吸道梗阻

①舌或会厌病变；②病态肥胖和睡眠呼吸暂停患者咽部软组织过多；③扁桃体肿大；④口、咽或喉部肿瘤；⑤气道水肿，如反复插管，创伤引起以及血管性水肿；⑥喉痉挛；⑦外部压迫，如颈部大肿块或大血肿。

2. 下呼吸道梗阻

急性支气管痉挛、气管或支气管肿物、前中纵隔肿瘤、僵直肺、异物、气胸和支气管胸膜瘘等。

（二）颈深部多间隙脓肿的流行病学

颈深部多间隙脓肿（deep neck space infections, DNSI）是耳鼻咽喉头颈外科较常见的严重感染性疾病，是源自上消化道的细菌感染，最常见的主要来源是牙列、扁桃体、唾液腺、异物和恶性肿瘤。通常发生在先前的感染之后，例如龋齿、扁桃体炎、咽炎、头颈部外伤或静脉吸毒者。由牙齿或其支持结构引起的感染，称为牙源性感染，是口腔颌面部最常见的疾病，尤其是在发展中国家。牙源性和咽源性是颈深间隙感染最常见的途径。尽管目前抗生素已经得到了广泛的使用，颈深部脓肿仍有较高的发生率和病死率。

（三）颈深部多间隙脓肿的临床表现及并发症

临床表现取决于所涉及的间隙，包括疼痛、发热、不适、乏力、肿胀、吞咽困难、吞咽困难和呼吸困难。患者一般病情危重，病情发展迅速，老年患者、糖尿病患者、免疫功能低下、营养不良及合并多系统疾病的患者感染更难以控制。如果不及时治疗常导致严重并发症，危及患者生命的并发症的发生率为 10% ～ 20%。常见且可能危及生命的并发症包括气道阻塞、颈静脉血栓、心包炎、胸膜积脓、海绵窦血栓形成、败血症、呼吸窘迫、弥散性血管内凝血、血行播散等。气道梗阻是颈深部多间隙脓肿最常见也是最凶险的并发症之一，常危及生命。

（四）颈深部多间隙脓肿的诊断

根据病史、症状和影像学检查，诊断颈深部脓肿一般不困难。CT 是最合适的影像学检查，对病变部位、大小、范围及其与周围组织关系的判定有重要意义。

（五）颈深部多间隙脓肿的治疗

DNSI 的治疗包括抗生素治疗，气道管理和手术干预。DNSI 的管理传统上是迅速手术引流脓肿，然后使用抗生素，如果合并蜂窝织炎则使用适当抗生素进行非手术治疗。正确的诊断和及时的管理，可以有效地克服疾病并提供无并发症的治愈方法。

DNSI 患者的气道管理具有挑战性。气道受损的常见原因是喉水肿和舌头向上和向后推动，尤其是咽峡炎。有部分病例需要进行气管切开术。在这些患者中，由于气道解剖结构可能会扭曲，组织僵硬以及张口受限，因此很难使用喉镜进行气管插管。有时尝试插管会使已经受损的气道情况进一步恶化。对于已经出现呼吸困难的患者，应当尽快进行气管切开手术。并发喉头水肿或脓肿明显压迫上气道的患者，分泌物不易咳出时，也应该行预防性气管切开。对未发生呼吸困难的患者，应密切观察病情变化，随时做好气管切开的准备。

（六）颈部 CT 检查对该患者的意义

（1）通过 CT 检查明确梗阻的原因，协助判断患者是否存在困难气道。从矢状位、冠状位和横截位对气道进行测量、分析、判断上气道解剖结构的异常改变，以及气管和支气管的狭窄部位和狭窄程度，评估患者是否存在困难气道。

通过 CT 可以判断该患者呼吸道梗阻的原因为颈深部多间隙脓肿，且存在困难气道。

（2）气管切开术是切开颈段气管前壁，通过新建立的与外界再通的通道进行呼吸的一种手术，是解决喉源性呼吸困难、呼吸功能失常或下呼吸道分泌物潴留所致呼吸困难的常规手术。但是其操作困难，若不能迅速确定气管位置，气管切开手术时间过长，轻则对患者产生不可逆损伤，重则失去抢救机会。环甲膜位置表浅，解剖定位清晰，且无重要血管和神经，作为急救措施，环甲膜穿刺或切开操作简单有效。该患者颈部明显肿胀，触诊无法触及气管。

通过 CT 检查，可以明确环甲膜的位置、气管与周围组织的关系，确保气管切开术的成功率，减少并发症的发生。

（七）该患者的术前评估要点

（1）急诊患者，相关检查尚未完善，需仔细询问既往史、个人史，明确有无麻醉相关禁忌。

（2）患者头部后仰受限，张口受限，肥胖且颈部肿胀，无法触及气管，为已预料的困难气道。

（3）患者神志模糊、烦躁不安，既往有糖尿病病史，入室查血气分析提示血糖 23mmol/L，需警惕糖尿病酮症酸中毒可能。

（八）该患者的麻醉方式选择

该患者为已预料的困难气道，根据已预料的困难气道的处理流程，首先应考虑在清醒情况下在纤支镜引导下行气管插管术。但患者神志模糊、烦躁不安，无法配合清醒气管插管，且颈部多间隙脓肿及颈部肿胀已使颈部解剖结构出现改变，使用纤支镜可能无法很好地暴露声门，完成气管插管的操作。患者张口受限，也无法在口咽部表麻的情况下通过可视喉镜来了解口咽部的情况。反复尝试气管插管的操作可能使口咽部的肿胀进一步加剧。

目前患者在面罩给氧，新鲜气流 5L/min 的情况下，血氧饱和度能维持在 98% ~ 100%。给予静脉麻醉后，可能使上呼吸道梗阻情况加剧。因此，选择在局麻下行气管切开术。

（九）该患者的麻醉管理要点

（1）困难气道患者，需准备好困难气道处理的常用用具，包括口咽、鼻咽通气道、气管插管、环甲膜穿刺等的相关用具。

（2）维持气道通畅，根据胸腹部起伏、潮气量、呼吸音、生命体征监测等综合判断患者的通气情况。如果出现通气不畅，及时使用人工气道改善通气，可采用仰头、抬颏或双手托下颌尽可能改善面罩通气，必要时行环甲膜穿刺。

（3）患者不排除糖尿病酮症酸中毒的可能，围术期需予胰岛素降血糖，积极监测血糖情况，关注患者的神志变化。

参考文献

［1］KATARIA G, SAXENA A, BHAGAT S, et al. Deep Neck Space Infections: A Study of 76 cases[J]. Iran J Otorhinolaryngol, 2016, 27(81): 293–299.

［2］周锦川，王东，吴敏. 颈深部多间隙脓肿临床分析 [J]. 中国耳鼻咽喉头颈外科，2011，18（4）：43–44.

［3］孙忠朋；陈威威；杨冬 .CT 三维气道重建图像在气道管理中的应用 [J]. 医学综述 .2017.23（21）：4327–4330.

（撰稿：郑 凌 审稿：尤美铮）

56 妊娠晚期并发急性肠梗阻行剖腹探查术

一、病历摘要

1. 基本信息

女，25 岁，身高 160cm，体重 73kg，BMI 28.5kg/m^2。

2. 主诉

腹痛、腹胀伴呕吐，肛门停止排气、排便 2 天。

3. 现病史

入院前 2 天无明显诱因发生腹痛，持续性闷痛，阵发性加剧，伴腹胀、恶心、呕吐，伴肛门停止排气、排便，外院予以补液、灌肠、通便等治疗，症状无缓解。

4. 既往史

7 年前因急性阑尾炎于当地医院行"右下腹切口阑尾切除术"。

5. 术前诊断

（1）G$_1$P$_0$，孕 32^{+1} 周，宫内妊娠，骶右前位。

（2）急性肠梗阻？

（3）阑尾炎术后。

（4）妊娠期糖尿病。

6. 拟行手术

剖腹探查术。

7. 辅助检查：

（1）血常规：白细胞计数（WBC）13.5×10^9/L［正常值（4～10）$\times 10^9$/L］，中性粒细胞占比85.2%（正常值50%～70%），血红蛋白（Hb）115g/L（正常值110～150g/L）。

（2）心电图：窦性心动过速，心率105次/分。

（3）超声检查：宫内单活胎，臀位；Ⅱ级胎盘；胎儿腹腔内无回声，性质待定，考虑肠管扩张；孕妇腹腔多发肠管扩张；孕妇腹水（少量）。

（4）胎心监护：反应型。

8. 麻醉前评估情况

基本信息：孕妇，25岁，既往体健，呈痛苦面容，视觉模拟疼痛评分（VAS）8分，活动耐量可，心功能Ⅰ级（NYHA分级），无明显困难气道指征，预计无插管困难，美国麻醉医师协会（ASA）分级为Ⅲ级。

生命体征：血压（BP）115/62mmHg，心率（HR）105次/分，呼吸频率（RR）17次/分，体温（T）37.2℃。

查体：腹部膨隆，右下腹一陈旧性瘢痕，腰椎间隙尚可。

目前已禁食2d，禁饮4h；孕妇保胎意愿极强，与家属及本人沟通麻醉方式和风险，并签署知情同意书；与胃肠外科医师沟通后拟行右下腹切口剖腹探查术。

二、麻醉过程

该病例的第一次手术麻醉经过如下：①麻醉前准备。监测生命体征，再次评估患者后确认麻醉方案（全身麻醉＋椎管内阻滞），开放动静脉监测，予地塞米松10mg、奥美拉唑40mg；②超声检查。超声辅助定位 T_{10}～T_{11} 椎间隙见图56-1；③硬膜外麻醉穿刺。患者屈髋抱膝体位，无菌消毒后硬膜外穿刺置管，患者恢复平卧位后给予1%利多卡因3ml试验剂量，后经 T_{10}～T_{11} 椎间隙硬膜外腔分次注入0.375%罗哌卡因15ml；④平面监测。观察生命体征波动，监测麻醉平面变化，20min后麻醉平面到达T5；⑤全身麻醉。预给氧后快速顺序诱导，诱导药物为丙泊酚1.5ml/kg、舒芬太尼0.3μg/kg、罗库溴铵0.6mg/kg后气管插管；⑥术中维持。丙泊酚、瑞芬太尼、硫酸镁维持，维持呼气末二氧化碳分压在35～45mmHg水平；⑦手术过程。手术探查发现肠管粘连，未见肠管坏死（见图56-2），手术历时2h，出血30ml，术中补液1 000ml；⑧气管拔管。术中生命体征稳定，术毕顺利气管拔管，胎心监测正常；⑨术后镇痛。术毕切口0.5%罗哌卡因20ml局麻＋硬膜外患者自控镇痛（PCEA，0.1%罗哌卡因＋0.5μg/ml舒芬太尼），但是患者发生频繁宫缩，多学科会诊后更换术后镇痛为双侧腹横肌平面阻滞（TAPB，0.3%罗哌卡因20ml）＋PCIA（舒芬太尼100μg与地塞米松10mg加生理盐水配至100ml，泵速为2ml/h）；⑩术后随访。术后2d VAS评分为1～3分，胎心率正常。全身麻醉期间血气分析见表56-1。

术后第3天，该产妇因"胎心变异性减速"急诊行剖宫产手术，第二次手术麻醉经过如下：产妇入手术室，麻醉评估呈虚弱状态，与家属沟通后拟行"腰硬联合麻醉下剖宫产术"；开放静脉通路，监测生命体征，未见异常，后行 L_3～L_4 椎间隙腰硬联合穿刺，腰麻剂量为0.75%罗哌卡因2.3ml；10min后麻醉平面到达 T_6 平面，产妇无诉不适，心率74次/分，血压波动于115～143/88～103mmHg；产妇反复出现频发室早，产妇血压不低，急查血气分析，同时切皮手术；胎儿娩出，Apgar评分9分，新生儿（2.67kg）娩出后转新生儿科进一步治疗；血气分析回报提示血钾为2.2mmol/L，术中血气分析监测结果如表56-2所示，立即静脉补钾；术顺，术后PCIA＋皮肤切口0.5%罗哌卡因局麻镇痛，术后VAS评分1～2分。术后7d，产妇、新生儿顺利出院。

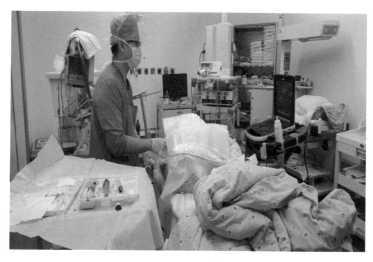

图 56-1　术前超声胸段椎管扫查

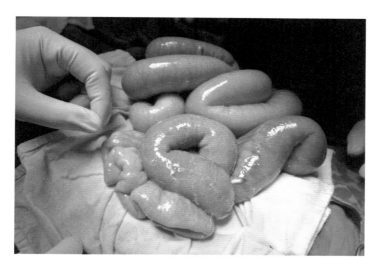

图 56-2　术中探查所见肠管未见坏死

表 56-1　全身麻醉期间血气分析结果

项目	正常值	麻醉前 （FiO$_2$：21%）	麻醉后 （FiO$_2$：50%）	术中 （FiO$_2$：50%）	拔管后 （吸氧 3L/min）
pH	7.35～7.45	7.47	7.41	7.42	7.42
PCO$_2$（mmHg）	35～45	32	37	38	38
PO$_2$（mmHg）	80～100	95	255	266	129
氧合指数（mmHg）	400～500	452	510	532	403
碱剩余（BE，mmol/L）	–3～3	0.4	0.5	0.6	1.2
碳酸氢根离子（HCO$^-$，mmol/L）	22～28	26	26	27	27
钾离子（K$^+$，mmol/L）	3.5～5.5	3.2	3.2	3.4	3.3
血糖（mmol/L）	3.61～6.11	5.6	6.3	6.4	6.4

表 56-2　第二次手术期间血钾监测结果

项目	正常值	切皮前	术中	术毕
钾离子（mmol/L）	3.5 ~ 5.5	2.2	2.6	2.8

三、临床思维和临床决策

（一）遇到这种特殊的急诊，首先需要考虑和实施的内容

由于该例急症手术是妊娠期合并急腹症，目前诊断尚未明确，有手术指征，涉及多个学科，为慎重起见，首先应进行多学科会诊，同时进行完善的术前评估。术前邀请胃肠外科、妇产科、麻醉科、新生儿科进行多学科会诊，各科会诊意见见表 56-3。

表 56-3　术前多学科会诊意见

科室	会诊意见
胃肠外科	患者，女性，25 岁，目前妊娠晚期但未足月，虽无法完成腹部 CT 检查，结合病史、腹部超声检查、查体，考虑急性肠梗阻，目前有剖腹探查指征
妇产科	孕妇目前急腹症状态，排除附件等妇科急腹症，考虑急性肠梗阻可能性大，目前孕妇无明显宫缩、胎窘表现，暂无须剖宫产，先予保胎、促胎肺成熟处理
麻醉科	目前患者有手术指征，围术期应兼顾母体及胎儿安全，待患者手术方式确定后再决定麻醉方式，做好术中转剖宫产准备
新生儿科	需做好新生儿复苏准备，早产儿各项风险较高，需与家属充分沟通

（二）该类型急症手术的发病率、选择手术时机、手术方式

虽然手术方式的决定权在外科医师手上，但是作为麻醉医师，必须知道该类手术目前主流的方式，才能应对手术方式对麻醉的影响。

妊娠期非产科手术的发生率为（1 ~ 2）/1 000，主要包括阑尾炎（0.1%），附件急症（0.05% ~ 1.2%）。胆道疾病（0.16%），尚未见肠梗阻发生率报告。妊娠期急腹症尤其是阑尾炎、胆囊炎危害大。阑尾炎发生术前全身感染（PSI）39.7%，SIRS 35.7%；胆道炎 PSI 11.9%，SIRS 11.2%。

弥漫性腹膜炎和脓肿大大增加胎窘和早产风险，故妊娠期急腹症诊断明确后经外科医师评估有手术指征后应及时手术治疗。

急腹症手术在开腹和腹腔镜手术方式上的选择，外科医师的意见目前也还没有一个统一的定论。但是目前主流的研究和专家共识都表明，腹腔镜手术并不会增加产妇和胎儿风险，但需由经验丰富的外科医师主刀且建议外科和妇科医师共同手术。行开腹或腔镜手术应根据：基础知识、现场条件、背景、妊娠状态、产妇意愿选择。

（三）急症手术麻醉方式

1. 在决策麻醉方式时应考虑以下因素

①手术类型；②潜在的母体情况，包括妊娠期的生理变化、既往病史以及外科疾病的严重程度；③麻醉与手术对母胎的影响；④患者、麻醉科医师以及外科医师的偏好。

2. 全身麻醉与区域麻醉孰优孰劣

区域麻醉时，发生胎儿药物暴露和孕妇围术期并发症的风险最低；腹腔镜手术和大多数上腹部手术通常要求全身麻醉；如果无法避免全身麻醉时，联合区域阻滞是合理的选择。

（四）确保术中用药安全

由于孕产妇的特殊性，妊娠期非产科手术的药物选择，麻醉科医师需要慎之又慎，既保证临床麻醉效果，又要降低麻醉药物对母体和胎儿的影响，同时尽量避免苯二氮䓬类药物的使用。麻醉科常用药物妊娠分级见表 56-4。

表 5-4-4　麻醉科常用药物妊娠分级

诱导药物	分级	吸入药物	分级
依托咪酯	C	地氟醚	B
氯胺酮	C	安氟醚	B
美索比妥	C	氟烷	C
丙泊酚	B	异氟醚	C
硫喷妥钠	C	七氟烷	B
局麻药物	分级	阿片类药物	分级
2- 氯普鲁卡因	C	阿芬太尼	C
丁哌卡因	C	芬太尼	C
利多卡因	B	舒芬太尼	C
罗哌卡因	B	瑞芬太尼	C
丁卡因	C	吗啡	C
肌松药	分级	镇静药	分级
阿曲库铵	C	阿普唑仑	D
顺式阿曲库铵	B	右美托咪定	C
罗库溴铵	B	地西泮	D
琥珀胆碱	C	劳拉西泮	D
维库溴铵	C	咪达唑仑	D

（五）此类手术的麻醉管理要点

（1）目前认为，现代麻醉剂、肌松剂和阿片类药物在保持母体生理的情况下，以治疗剂量使用时无致畸作用。

（2）临床医师应确保子宫 - 胎盘血流量的维持，避免孕妇低血压。

（3）术中控制母体的动脉血 CO_2 过低或高碳酸血症以保持最佳的子宫 - 胎盘血流，从而避免胎儿酸中毒。

（4）呼气末二氧化碳分压可作为动脉血 CO_2 的替代标志物。麻醉具体管理措施详见表 56-5。

表 56-5　麻醉具体管理措施

具体措施	孕早期（1 ~ 12 周）	孕中期（13 ~ 27 周）	孕晚期（28 ~ 40 周）
个体化的胎心监测		√	√
积极预防深静脉血栓	√	√	√
预防性使用糖皮质激素		√，24 周起	√，34 周起
保持左倾位		√，18 周起	
尽可能采用或联合区域麻醉	√	√	√
全麻诱导前充分预给氧		√	√
优化气道管理时的体位与工具		√	√
维持子宫胎盘的血流灌注	√	√	√
避免缺氧与酸碱平衡紊乱	√	√	√
避免或缓解子宫肌层受激	√	√	√
优化麻醉药物的使用	√	√	√

（六）此类手术的术后镇痛方案

（1）尽量复合区域麻醉，由此可减少胎心变异率。

（2）静脉患者自控镇痛（PCIA）安全性高，但应尽量避免使用非甾体类镇痛药物。

（3）多学科介入下的术后镇痛方案更为可行。

（七）此类手术的患者如出现心电图异常首先考虑问题

该类手术为妊娠期产妇急性肠梗阻术后，虽未进行肠管切除吻合，但是术后仍需肠外营养，故而不能忽视禁食带来的电解质紊乱和酸碱平衡紊乱的可能，同时注意可能出现的迟发性电解质紊乱。

参考文献

［1］BALINSKAITE V, BOTTLE A, SODHI V, et al. The Risk of Adverse Pregnancy Outcomes Following Nonobstetric Surgery During Pregnancy: Estimates From a Retrospective Cohort Study of 6.5 Million Pregnancies[J]. Ann Surg, 2017, 266: 260–266.

［2］MCGORY M. Negative appendectomy is associated with risk of fetal loss[C]// Biennial Meeting of the Society for Free Radical Research International. 2008.

［3］SEDAGHAT N, CAO A M, ESLICK G D, et al.Laparoscopic versus open cholecystectomy in pregnancy: a systematic review and meta–analysis[J].Surg Endosc, 2017, 31: 673–679.

［4］RAMIREZ M V, VALENCIA C M. Anesthesia for Nonobstetric Surgery in Pregnancy[J]. Clin Obstet Gynecol, 2020, 63(2): 351–363.

（撰稿：叶　鹏　审稿：林宗勋）

57　内镜下消化道大出血止血术

一、病历摘要

1. 基本信息

男性，67岁，身高175，体重68kg。

2. 主诉

"发现残胃癌7d，内镜下ESD术后1d，大量呕血2h。"

3. 入院诊断

（1）ESD术后大出血。

（2）失血性休克。

4. 拟行手术

内镜下止血术。

5. 既往史

30年前因胃溃疡大出血行"胃大部切除术"，否认心肺脑等相关病史。

6. 术前检查

（1）胃镜下可见胃残端一约3cm×2.5cm大小可疑早癌，HBG 12.6g/100dl。

（2）余未见异常。

二、手术麻醉过程

患者侧卧位入室，神志淡漠、全身湿冷，床旁见一盆鲜血，去甲肾上腺素静脉泵注3μg/（kg·min）带入室，BP 63/34 mmHg、HR 58次/分、SpO$_2$测不出。

入室后立刻开放 3 条静脉通路，快速加压输液，同时予间羟胺 2mg、阿托品 0.5mg 静脉推注，去甲肾上腺素 3μg/（kg·min）泵注；不断嘱患者睁眼侧卧保持清醒；行桡动脉穿刺置管测压、测血气显示 HBG 7.6g/100dl，预估术前出血 2 000 ml；当输液 1 500 ml 时 BP 95/49 mmHg，HR 96 次 / 分，予 5μg 舒芬静脉推注，血压立刻下降至 75/38mmHg，予 1mg 间羟胺静脉推注，继续快速输液 1 000ml；当输液量 2 500ml、BP 100/48mmHg 时予舒芬 20μg、罗库溴铵 50mg、依托咪酯 6mg 静脉推注后快速插入气管导管，同时见胃内涌出大量鲜血。术中所见：手术部位即残胃吻合口处一动脉持续出血，手术时间约 1h，术中出血 3 500ml，总输液量 6 000 ml（晶体 3000 ml，胶体 2 000ml，RBC 1 000ml），术毕带气管导管返 ICU。

三、关键节点的临床思维和临床决策

（一）病例的特点

（1）来势凶猛，多为动脉出血，短时间内出血量非常大，短时间内可出现严重休克。

（2）胃大部切除术后，胃内容积显著缩小，反流误吸风险极高。

（3）吻合口处瘢痕组织易脆，止血困难。

（二）本病例麻醉处理要点

1. 预防误吸

①体位：嘱患者侧趴卧位，反流的血液及时清出；②保持神志清醒：患者的神志改变，是发生呕吐误吸的直接原因，而休克导致脑灌注不足是神志发生改变的根本原因。因此，抗休克治疗增加脑灌注是患者神志清醒的关键。

2. 快速评估出血量及循环状态

失血量的估计对进一步处理极为重要。出血量的评估方法主要根据出血以后导致周围循环系统变化对出血量进行推测评估，可以通过患者的脉搏、血压、血常规、尿素氮等指标进行推测。

①失血量少，在 400ml 以下，血容量轻度减少，可由组织液及脾贮血所补偿，循环血量在 1h 内即得改善，故可无自觉症状。当出现头晕、心悸、冷汗、乏力、口干等症状时，表示急性失血在 400ml 以上；如果有晕厥、四肢冰凉、尿少、烦躁不安时，表示出血量大，失血至少在 1 200ml 以上；若出血仍然继续，除晕厥外，尚有气短、无尿，此时急性失血已达 2 000ml 以上。

②脉搏：脉搏的改变是失血程度的重要指标。急性消化道出血时血容量锐减、最初的机体代偿功能是心率加快。小血管反射性痉挛，使肝、脾、皮肤血窦内的储血进入循环，增加回心血量，调整体内有效循环量，以保证心、肾、脑等重要器官的供血。一旦由于失血量过大，机体代偿功能不足以维持有效血容量时，就可能进入休克状态。所以，当大量出血时，脉搏快而弱（或脉细弱），脉搏每分钟增至 100～120 次以上，失血估计为 800～1 600ml；脉搏细微，甚至扪不清时，失血已达 1 600ml 以上。

有些患者出血后，在平卧时脉搏、血压都可接近正常，但让患者坐或半卧位时，脉搏会马上增快，出现头晕、冷汗，表示失血量大。如果经改变体位无上述变化，测中心静脉压又正常，则可以排除有过大出血。

③血压：血压的变化同脉搏一样，是估计失血量的可靠指标。当急性失血 800 ml 以上时（占总血量的 20%），收缩压可正常或稍升高，脉压缩小。尽管此时血压尚正常，但已进入休克早期，应密切观察血压的动态改变。急性失血 800～1600 ml 时（占总血量的 20%～40%），收缩压可降至 9.33～10.67 kPa（70～80 mmHg），脉压小。急性失血 1600 ml 以上时（占总血量的 40%），收缩压可降至 6.67～9.33 kPa（50～70 mmHg），更严重的出血，血压可降至 0。有人主张用休克指数来估计失血量，休克指数 = 脉率 / 收缩压。正常值为 0.58，表示血容量正常，指数 =1，失血 800～1200 ml（占总血量 20%～30%），指数 > 1，失血 1200～2000 ml（占总血量 30%～50%）。

④血常规：血红蛋白测定、红细胞计数、血细胞压积可以帮助估计失血的程度。但在急性失血的

初期，由于血浓缩及血液重新分布等代偿机制，上述数值可以暂时无变化。一般需组织液渗入血管内补充血容量，即3～4h后才会出现血红蛋白下降，平均在出血后32h，血红蛋白可被稀释到最大限度。如果患者出血前无贫血，血红蛋白在短时间内下降至7g以下，表示出血量大，在1 200 ml以上。大出血后2～5h，白细胞计数可增高，但通常不超过15×10^9/L。然而，在肝硬化、脾功能亢进时，白细胞计数可以不增加。

3. 快速有效的容量复苏

静脉通路的重要性：低血容量休克时进行液体复苏刻不容缓，输液的速度应快到足以迅速补充丢失液体，以改善组织灌注。因此，在紧急容量复苏时必须迅速建立有效的静脉通路。中心静脉导管以及肺动脉导管的放置和使用应在不影响容量复苏的前提下进行。

（1）液体选择：液体复苏治疗时可以选择晶体溶液（如生理盐水和等张平衡盐溶液）和胶体溶液（如白蛋白和人工胶体）。由于5%葡萄糖溶液很快分布到细胞内间隙，因此不推荐用于液体复苏治疗。

①晶体液：在一般情况下，输注晶体液后会进行血管内外再分布，约有25%存留在血管内，而其余75%则分布于血管外间隙。因此，低血容量休克时若以大量晶体液进行复苏，可以引起血浆蛋白的稀释以及胶体渗透压的下降，同时出现组织水肿。

②胶体液：目前有很多不同的胶体液可供选择，包括白蛋白、羟乙基淀粉、明胶、右旋糖苷和血浆。临床上低血容量休克复苏治疗中应用的胶体液主要有羟乙基淀粉和白蛋白。

羟乙基淀粉（Hetastarch，HES）是人工合成的胶体溶液，不同类型制剂的主要成分是不同分子量的支链淀粉，最常用为6%的氯化钠溶液，其渗透压约为300 mOsm/L。输注1升羟乙基淀粉能够使循环容量增加700～1 000 ml。天然淀粉会被内源性的淀粉酶快速水解，而羟乙基化可以减缓这一过程，使其扩容效应能维持较长时间。羟乙基淀粉在体内主要经肾清除，分子质量越小，取代级越低，其肾清除越快。有研究表明，HES平均分子质量越大，取代程度越高，在血管内的停留时间越长，扩容强度越高，但是其对肾功能及凝血系统的影响也就越大。在使用安全性方面，应关注对肾功能的影响、对凝血的影响以及可能的过敏反应，并且具有一定的剂量相关性。

白蛋白是一种天然的血浆蛋白质，在正常人体构成了血浆胶体渗透压的75%～80%，白蛋白的分子质量66 000～69 000。目前，人血白蛋白制剂有4%、5%、10%、20%和25%几种浓度。作为天然胶体，白蛋白构成正常血浆中维持容量与胶体渗透压的主要成分，因此在容量复苏过程中常被选择用于液体复苏。但白蛋白价格昂贵，并有传播血源性疾病的潜在风险。

③输血治疗：失血性休克时，丧失的主要是血液，在补充血液、容量的同时，并非需要全部补充血细胞成分，也应考虑到凝血因子的补充。考虑输血的安全性、科学性和血源的紧张性，尽量采用成分输血。

（2）液体复苏成功的判断：血流动力学监测指标是临床判断液体复苏程度的基本依据；液体复苏只是保证治疗过程中的组织灌注，它不能替代原发病的治疗；组织灌注及脏器功能的改善，才是真正评定液体复苏成功与否的标准。

传统临床指标对于指导低血容量休克治疗有一定的临床意义，但是，不能作为复苏的终点目标；动脉血乳酸恢复正常的时间和血乳酸清除率与低血容量休克患者的预后密切相关，复苏效果的评估应参考这两项指标。

4. 把握时机建立安全气道

（1）诱导时机的把握：对于不伴有气道抑制且能够维持足够氧饱和度（或者如果没有监护的条件能维持意识）的失血性休克患者，应该鼓励延迟气管插管。虽然很多标准创伤管理指南主张将早期气管插管以及正压机械通气作为失血性休克治疗的关键措施。然而，关于应用气道及机械通气策略管理循环问题的证据并不明确。药物诱导的气管插管以及正压通气存在各种潜在不利影响，比如减少心输出量、窒息、缺氧、低碳酸血症（过度通气造成）以及不必要延长的滞留时间。然而，仅仅有为数不多的研究在尝试寻找在创伤休克患者中延迟气管插管及机械通气策略的潜在益处。由于缺少证据，目前仍难以决定以何种方式、在何时以及在何地给创伤休克患者进行气管插管以及正压机械通气。如果医护人员决定延迟气管插管，那他们一定要有熟练的技术来安全应对气道管理的问题，并准确识别后续干预的时机。如果决定实施气管插管以及正压机械通气，那他们必须要意识到潜在的风险以及如何尽力使这些潜在风险最小化。

（2）诱导用药的选择：选择起效快、循环抑制小的药物诱导。

（3）诱导方式的选择：在准备充分的情况下（包括药品、器械、人员）首选快诱导方式。

5. 本病例给我们的启示

（1）大出血患者的神志改变多与有效循环量严重不足有关，而误吸发生率与神志状态密切相关。

（2）在严重休克状态下，极小剂量的镇静镇痛药物都可能是压死患者的最后一根稻草，须谨慎。

（3）对于不伴有气道抑制且能够维持足够氧饱和度（或者如果没有监护的条件能维持意识）的失血性休克患者，应该鼓励延迟气管插管。在严重失血性休克未补充一定容量状态下行药物诱导气管插管弊大于利，甚至可能产生严重的不良后果。

参考文献

［1］HUDSON AJ, STRANDENES G, BJERKVIG C K, et al. Airway and ventilation management strategies for hemorrhagic shock. To tube，or not to tube, that is the question[J]. J Trauma Acute Care Surg, 2018, 84(6S Suppl 1): S77–S82.

［2］严静. 低血容量休克复苏指南 [C].2007 年浙江省危重病学学术年会，2007–10.

（撰稿：陈江湖　审稿：姚玉笙）

58 扩张型心肌病患者急诊行剖腹探查术

一、病例摘要

1. 基本信息

男，23 岁，身高 176cm，体重 90kg，BMI 29.05kg/m^2。

2. 主诉

腹痛、腹胀伴恶心、呕吐 1d。

3. 既往史

患者两年前因扩张型心肌病植入心脏再同步除颤器（CRT-D），5 月前起搏器检查各参数正常，平时口服沙库巴曲缬沙坦片 50mg bid，富马酸比索洛尔片 7.5mg qd，螺内酯片 20mg qd，氯化钾缓释片 1g qd。冠心病病史，患者自诉平时一般活动可，偶有活动后胸闷气喘，可上三层楼，夜间能平卧，未做冠脉造影及支架植入。否认过敏史及其他手术史。

4. 术前诊断

腹内疝伴肠梗阻。

扩张型心肌病。

慢性心力衰竭。

心脏起搏器置入术后。

5. 专科体检

HR 120 次 / 分，双肺未闻及明显干湿性啰音，心脏各瓣膜区未及杂音，双下肢无水肿，BP

120/70mmHg，SpO$_2$ 98%，气道评估良好。

6. 辅助检查

急查腹部CT：①中下腹部局部小肠及其系膜走行迂曲，管腔轻度扩张，近端小肠轻度扩张伴气液平面，考虑腹内疝伴近端小肠轻度不全性肠梗阻，腹、盆腔多发渗出、积液；②脂肪肝、胆囊结石可能；③扫及双肺炎症，左侧胸腔少量积液；心脏增大，呈术后改变。

7. 拟行手术

剖腹探查术。

8. 术前评估

心功能Ⅱ～Ⅲ级，ASA分级Ⅳ级。

二、围术期情况

（1）22：20，患者入室，头高仰卧位，面罩给氧，常规心电监护，建立有创血压及唯捷流监测，ABP 120/70mmHg，HR 170次/分，SpO$_2$ 97%。动脉血气提示pH 7.49，PaCO$_2$ 31mmHg，PaO$_2$ 83mmHg，Hb 15.5g/dl，K$^+$ 4.2mmol/L，Glu 9.4mmol/L，Lac 3mmol/L，BE 1.2mmol/L（见表58-1）。

表58-1　血气分析

时间点：2022-03-26 22：21

代码	数值
pH	7.49
pCO2	31
pO2	83
Na+	138
K+	4.2
Ca++	1.02
Glu	9.4
Lac	3
HCT	42
Ca++（7.4）	1.06
HCO3-	23.6
HCO3std	25.8
TCO2	24.6
BEecf	0.3
BE（B）	1.2
SO2c	97
THbc	15.5

（2）22：25，麻醉诱导：依次缓慢给予咪达唑仑2mg，依托咪酯10mg，舒芬太尼35μg，罗库溴铵50mg，行右侧颈内静脉穿刺置管，切皮前追加舒芬太尼5μg，HR 140次/分，IBP 78/59mmHg，SpO$_2$ 97%，CVP 11cmH$_2$O。予1mg间羟胺静脉推注，效果不明显，予泵注去甲肾上腺素0.1～0.2μg/（kg·min），多巴酚丁胺3μg/（kg·min），胺碘酮（6mg/ml）6ml/h，肾上腺素2～4μg/（kg·min），艾司洛尔控制心室率，预防恶性心律失常和急性心衰。

（3）22：30麻醉维持：1%七氟烷＋瑞芬太尼（20μg/ml）20～25ml/h，术中IBP 60～139/45～

91mmHg，HR 124 ～ 170 次 / 分。

手术全程心率较快伴心律失常，血压一过性下降，予去甲肾上腺素升压，艾司洛尔控制心室率，胺碘酮纠正心律失常，以 CI/SVI/SVV 为导向进行液体管理，术中 CVP 维持在 10 ～ 13cmH$_2$O。（生命体征及血流动力学见图 58-1）

术毕时总入量：晶体液 1 000ml，胶体液 1 000ml，出量：尿量 350ml，出血量 200ml。手术历时 2 小时 10 分钟，术后带管入 SICU。

术前　　　　　　　　　　术中　　　　　　　　　　术后

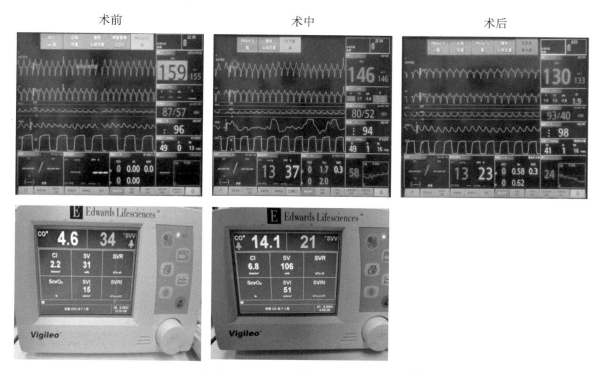

图 58-1　生命体征及血流动力学变化

（4）SICU 治疗原则

①术后关注腹部体征，监测血压、引流液的量及性状。

②抗感染治疗：舒普深。

③去甲肾上腺素升压，艾司洛尔控制心室率，胺碘酮纠正心律失常。

④监测体温、炎性指标波动。

⑤监测 BNP、肌钙蛋白。

（5）术后第 4 天，患者恢复自主呼吸，经过脱机锻炼，生命体征平稳的情况下拔管。

（6）术后第 9 天，转入普通病房。

三、临床思维与决策

（一）扩张型心肌病定义和分类

1. 定义

扩张型心肌病（dilated cardiomyopathy，DCM）是心肌病中一类，是一类以左心室或双心室扩大伴收缩功能障碍为特正的心肌病。占心肌病患者的 70% ～ 80%，在心肌病中占有重要地位。我国发病率为（13 ～ 84）/10 万人。病因多样，约半数病因不详。临床表现为心脏扩大、心力衰竭、心律失常、血栓栓塞及猝死，除外高血压、心脏瓣膜病、先天性心脏病或缺血性心脏病等。本病预后差，确诊后 5 年生存率约 50%，10 年生存率约 25%。

2. 分类

（1）原发性：①家族性 DCM：。其主要方式为常染色体遗传。②获得性 DCM。指遗传易感与环境因素共同作用引起的 DCM。③特发性 DCM。原因不明，需要排除全身性疾病。

（2）继发性：继发性 DCM：指全身性系统性疾病累及心肌。

（二）扩张型心肌病的特点

1. 大而软的心脏（大）

扩张型心肌病是以心房、心室增大为主的一类疾病，常伴有四个心腔增大扩张，且心房与心室成比例扩张。心脏重量增加，但不伴有心室壁增厚。在心室内可见瘢痕形成，乳头肌扁平，肉柱呈多层交织的网眼状，肉柱间隙隐窝深陷，故 50% 以上的尸检者出现附壁血栓。

2. 致命心衰（衰）

在充血性心衰的病因中居第三位。大约 1/3 的患者先出现左心衰竭，有的起始即为全心衰竭。扩张型心肌病患者出现心衰竭后，5 年存活率约为 40%，中度心衰的患者年病死率为 20%，重度心衰患者的年病死率超过 50%。

3. 多发血栓（栓）

扩张型心肌病患者的心室尖端和心耳内常形成附壁血栓。肺循环和体循环栓塞风险增加，并有猝死风险。血栓栓塞发生率 18%。

4. 心律失常（乱）

由于心肌纤维化可累及起搏及传到系统，易引起心律失常。心律失常以异位心律尤其室性期前收缩多见。房颤发生率 10% ～ 30%。也可有各种类型程度不等的传导阻滞，不同程度的房室传导阻滞，右束支传导阻滞常见。心律失常也可能是患者唯一表现，并可因心律失常发生猝死。

（三）扩张型心肌病的诊断标准

（1）胸部 X 线：心胸比 > 50%，肺淤血。

（2）心电图：心电图、动态心电图是常用检查方法，缺乏诊断特异性。

（3）超声心动图：左心室舒张末内径（LVEDd）> 5.0cm（女性）和 LVEDd > 5.5cm（男性）（或大于年龄和体表面积预测值的 117%，即预测值的 2 倍 SD ＋ 5%）；左室射血分数（LVEF）< 45%（Simpsons 法），左室短轴缩短率（LVFS）< 25%。

（4）CMR 平扫与延迟增强（LGE）技术：不仅可以准确检测 DCM 心肌功能，而且能清晰识别心肌组织学特征（包括心脏结构、心肌纤维化瘢痕、心肌活性等），是诊断和鉴别心肌疾病的重要检测手段，LGE ＋ TI 定性＋定量技术在识别心肌间质散在纤维化和心肌纤维化定量方面更有优势，对 DCM 风险的评估和预后的判断具有重要价值（Ⅰ类推荐）。

（5）冠状动脉造影：冠状动脉造影 /CT 血管成像（CTA）检查主要用于排除缺血性心肌病（Ⅰ类推荐）。

（6）心脏放射性核素扫描。

（7）心内膜心肌活检。

（8）发病时除外高血压、心脏瓣膜病、先天性心脏病或缺血性心脏病。

（四）扩张型心肌病患者的术前评估

1. 术前评估

心功能的评估，有无心衰症状，心衰症状控制并维持至少 > 7d。检测 BNP、NT-pro BNP，若两者水平显著升高或居高不降或降幅 < 30%，预示围术期死亡风险增加治疗：药物治疗情况，包括地高辛、ACEI（ARB），利尿，β 受体阻滞剂，可减缓心室重构及心肌进一步损伤，延缓病变发展。

2. 心律失常的评估

既往有没有心律失常的病史，有没有晕厥史。ECG 判断是否存在恶性心律失常或高度房室传导阻滞射频消融，有没有必要安装起搏器，起搏器的调节。超声心动图评估心腔大小、室壁运动功能、有无附壁血栓等，以决定术前调整用药及是否需要抗凝。

（五）术前准备

（1）射血分数降低或出现充血性心力衰竭的患者，术前应该努力改善心功能，控制心衰后方可进行手术治疗。

（2）心律失常不仅能加重扩张型心肌病患者的充血性心力衰竭，而且是致死性心力衰竭的主要原因，术前应该积极控制。

（3）充分休息，减少心脏做功，维持心肌氧供需平衡。

（六）麻醉方法选择

1. 全身麻醉

麻醉中维持合理的深度极为重要，麻醉过浅易对患者造成应激，增加心脏后负荷，而麻醉过深又可造成循环抑制，引起顽固性低血压。本例为急诊剖腹探查患者选择全身麻醉最为安全可靠。

2. 椎管内麻醉

椎管内麻醉对心脏前后负荷的影响，恰好与扩张型心肌病药物治疗的目标相仿，可以降低心脏的前后负荷，患者可能从中受益。

3. 区域神经阻滞

小手术，尽量采用简单的麻醉方案。

（七）该患者麻醉管理要点

1. 总原则

①维持心肌收缩功能；②维持心律稳定；③调整心脏前、后负荷；④注意药效延迟；⑤预防血栓栓塞、猝死。

2. 麻醉监测

①麻醉前应行心电图、有创动脉血压监测，间断监测电解质酸碱平衡；放置多腔中心静脉导管，监测 CVP 和应用血管活性药物；②高危患者建议监测心排血量，左、右室充盈压；③监测液体出入量平衡。

3. 全身药物选择

应选用心血管抑制作用小的药物，如依托咪酯、芬太尼、维库溴铵等。麻醉中维持合理的深度极为重要，麻醉过浅易对患者造成应激，增加心脏后负荷，而麻醉过深又可造成循环抑制，引起顽固性低血压。

4. 血管活性药物应用和容量控制

对于心动过缓的患者给予阿托品目的仅仅是预防心率在麻醉中进一步下降，应小心控制剂量，切忌将心率提高过快而增加心肌耗氧量严格把控液体出入量，原则上每输入 1 000 ml 液体予呋塞米 5mg，保证尿量，减轻心脏前负荷；保证通气，充分给氧，避免二氧化碳潴留及高碳酸血症。

（八）扩心病患者血管活性药物的选择

1. 多巴胺类

1）多巴胺

（1）小剂量 $[<5\mu g/(kg\cdot min)]$ 选择性激动 D2 及 D1 受体而扩张肾等内脏血管，降低外周阻力。

（2）中等剂量 $[<10\mu g/(kg\cdot min)]$ 激动 β 受体，增加心输出量。

（3）大剂量 $[>10\mu g/(kg\cdot min)]$ 激动 β 受体而收缩外周血管，增加后负荷，诱发心律失常及心绞痛。

2）多巴酚丁胺

选择性 β₁ 受体激动剂，可增强心肌收缩力，使血液重新分布，改善肾功能，降低左室充盈压及外周阻力。推荐剂量为 $2.5\sim7.5\mu g/(kg\cdot min)$。

2. 磷酸二酯酶（PDE）抑制剂

米力农首剂 30 ~ 60μg/kg 静脉推注，后 0.25 ~ 0.5μg/（kg·min）维持。

（九）术后管理

1. 减少疼痛

术后患者从麻醉中苏醒，由于疼痛、应激等各类因素，往往心肌负担会较术中加重，是各类心脏事件高发的时期，仍需给予充分关注。

机械通气：机械通气可增加胸腔内压，降低心脏前后负荷，因此对于扩张型心肌病的患者改善心功能颇为有利。

2. 积极利尿

对于严重心肌病的患者，可适当延长机械通气时间，同时积极利尿，镇痛，控制血压，纠正电解质异常，为拔管脱机创造良好的外部环境。

3. 预防心功能不全

术前心功能低下的患者，术后易发生心功能不全，尤其是麻醉时间超过 4h 或失血量大于 500ml 的手术，由于潴留现第三间隙的体液重吸收，术后 2 ~ 3d 易发生心功能不全。因此，术后即使心功能正常，也应使用少剂量多巴胺 3μg/（kg·min）以下维持尿量，预防心功能不全！

参考文献

［1］葛均波，徐永健 . 内科学 [M].9 版 . 北京：人民卫生出版社，2018.

［2］中华医学会心血管病学分会，中国心肌炎心肌病协作组 . 中国扩张型心肌病诊断和治疗指南 [J]. 临床心血管病杂志 . 2018，34（5）：421-434.

（撰稿：郭艳华　审稿：廖燕凌）

59 妊娠高血压综合征、HELLP 综合征患者行急诊剖宫产

一、病历摘要

1. 基本信息

女，32 岁，身高 159cm，体重 50kg。

2. 主诉

停经 28^+4 周，发现血压高 1d。

3. 现病史

平素月经规则 7d/28 ~ 30d，LMP 2022 年 02 月 03 日。EDC 2022 年 11 月 10 日，停经后 40d 尿妊娠试验阳性。无明显恶心、呕吐等早孕反应。无流感、疱疹，无农药、有毒物质接触史。根据 NT 彩超核对孕周准确。停经 4 个月自觉胎动至今。孕期有定期于外院行产前检查 4 次，停经 7^+4 周于当地医院查彩超提示孕囊前方液性区包绕，范围约 3.5cm×3.0cm×0.5cm，子 "地屈孕酮" 保胎治疗，停经 22^+6 周排畸彩超提示胎儿 HC < -2sd，胎儿大脑中动脉血流速度＞脐动脉血流速度，自觉胎动如常，停经 23 周复查彩超提示胎儿大脑中动脉血流速度＜脐动脉血流速度。停经 28^+1 周产检彩超提示胎儿 AUA 23W6D，各项生物测值明显偏小，胎儿大脑中动脉血流阻力减低，脐动脉血流阻力增高，舒张期血流反向，羊水指数 5.5cm，自觉胎动如常，无腹痛，无阴道流血、流水等不适，在当地医院住院后予 "地塞米松" 促胎肺成熟，吸氧，补液营养支持等处理。今停经 28^+4 周，无明显诱因出现上腹不适、下腹痛、腰酸，监测血压提示 152/109mmHg，查体双下肢水肿 2+，急查尿蛋白 3+，AST 474U/L，

ALT 651U/L，乳酸脱氢酶 1 283U/L，血小板 51×10⁹/L，无头昏、头痛、眼花、视物模糊，无胸闷等不适。建议转上级医院为求进一步诊治，遂就诊于本院，门诊拟："HELLP 综合征、胎儿宫内窘迫、胎儿宫内生长受限、羊水偏少、G3P1 孕 28⁺⁴ 周宫内妊娠 ROA"收入院。妊娠以来，精神食欲尚可，睡眠好，大小便正常，孕期体重增加 6.8kg。

4. 既往史

否认高血压、心脏病史，否认糖尿病、脑血管疾病、精神疾病史，否认手术、外伤史，否认输血史，否认食物、药物过敏史，预防接种史不详。

5. 体格检查

T 36.5℃，P 80 次 / 分，BP 156/109mmHg，R 20 次 / 分。无明显头晕、头痛，双下肢水肿 2+。平素活动耐量可，登楼无明显气促。无活动性牙齿，马氏分级 Ⅰ 级，张口度大于 3 横指，头颈活动度正常。近期无上呼吸道感染史。

6. 专科检查

经腹未扪及宫缩，腹围 84cm，宫高 18cm，胎位 ROA，胎心 142 次 / 分，先露头，浮，胎儿估重 580g，骨盆外测量：25-27-20-9cm，阴检宫口未开，未破膜。

7. 辅助检查

（1）入院前：急诊消化系、羊水、脐动脉彩超：胎儿脐动脉舒张期血流倒置，PSV 23.3cm/s，提示宫内缺氧，羊水最深处 34mm，羊水偏少，胆囊壁增厚毛糙，腹腔少量积液。外院尿常规：尿蛋白 3+，生化：AST：474U/L，ALT：651U/L，乳酸脱氢酶 1 283U/L，血常规：血小板 51×10⁹/L。

（2）入院后：实验室检查。血常规：血红蛋白 133g/L，血小板计数 14×10⁹/L。生化：总蛋白 61g/ L，白蛋白 31g/ L，AST 1 278U/L，ALT 784U/L，LDH 2 034U/L，总胆红素 115μmmol/L，直接胆红素 88.7μmmol/L，间接胆红素 27.1μmmol/L，镁 1.92mmol/L，钠 129mmol/L，淀粉酶 36U/L。血液学：D-二聚体 9.86mg/L，纤维蛋白原 3.40g/L。尿常规：比重 1.033，隐血（红细胞）3+，白细胞数 68.7 个 /μl，白细胞（高倍视野）12.4 个 /HP。降钙素原 2.21ng/ml。肌钙蛋白 I 0.08ng/ml，pro-BNP 854.80Pg/ml。

（3）病房予输滤白单采血小板 1.8 个治疗量，新鲜冰冻血浆 300ml。术前复查血常规：血红蛋白 130g/L，血小板计数 93×10⁹/L。D- 二聚体 9.21mg/L，纤维蛋白原 4.16g/L。

8. 术前诊断

（1）HELLP 综合征（hemolysis, elevated liver enzymes, and low platelet count syndrome, HELLP syndrome）。

（2）胎儿窘迫。

（3）胎儿生长受限。

（4）G3P1 孕 28⁺⁴ 周宫内妊娠 ROA。

9. 拟行手术

子宫下段剖宫产术。

二、麻醉过程

术前准备：全麻器具及药品、抢救药品、小儿喉镜、2.0 ～ 3.0# 气管导管。

12：10，入手术室，局麻下行桡动脉穿刺置管测压，HR 100 次 / 分，ABP 168/112mmHg，R 20 次 / 分，SpO₂ 97%。

12：15，予 6% 七氟烷吸入，罗库溴铵 40mg 静脉注射，产妇意识消失后顺利插入喉罩（已禁食）。

12：19，手术开始。

12：31，娩出女婴，Apgar 评分 2(呼吸、肤色、喉反射各扣 2 分，心率、肌张力各扣 1 分)-0-0 分，将新生儿病情告知患者家属，其要求放弃抢救新生儿。

12：32，予舒芬太尼 20μg，丙泊酚、瑞芬太尼维持麻醉。

13：30，手术结束，顺利拔除喉罩。

手术历时 71min，术中 HR 82～105 次 / 分，ABP 122～150/70～90 mmHg，SpO$_2$ 98～99%，P$_{ET}$CO$_2$ 35～40 mmHg。出入量：胶体液 500 ml，晶体液 1000 ml，出血量 500 ml，羊水量 350 ml。

三、临床思维与决策

（一）妊高征、HELLP 综合征的流行病学、诊断及治疗原则

1. 妊高征、HELLP 综合征流行病学

妊高征在初产、高龄、双胎、糖尿病、慢性高血压、有妊高征家族史、慢性肾病、甲亢、抗磷脂综合征等妊娠妇女中发生的危险性增加。也有研究认为，子宫迅速增大时妊高征发病率明显升高，如葡萄胎、多胎妊娠、羊水过多。

HELLP 综合征 1982 年由 Dr.Louis Weinstein 首次报道。HELLP 综合征发病率为 0.2%～0.6%，多发生于重度妊娠期高血压疾病患者。在重度妊娠期高血压疾病中 4%～16% 发生该病，妊娠中、晚期及产后数日均可发生，约 69% 的患者产前发病。HELLP 综合征母婴并发症明显增多，孕产妇病死率为 3.4%～24.2%，围产儿病死率为 7.7%～60%。

2. 妊高征、HELLP 综合征的诊断

妊娠期间出现高血压（收缩压持续超过 140mmHg 或舒张压持续超过 90mmHg）状态即可诊断为妊娠高血压综合征。

妊高征依据对靶器官的影响分为四型：①高血压不伴蛋白尿、病理性水肿或其他明显的靶器官疾病；②先兆子痫；③子痫；④ HELLP 综合征。

HELLP 综合征以溶血、肝酶升高、血小板减少为特征。①溶血：血红蛋白有不同程度的下降，网织红细胞增多，外周血图片见异形红细胞，血清总胆红素 ≥ 20.5μmmol/L，以间接胆红素为主；②肝酶升高：以 ALT、AST、LDH 升高为主；③血小板减少：血小板减少是 HELLP 综合征主要且最早出现的凝血异常。当血小板降至 50×10^9/L 以下时，FDP 和抗凝血酶Ⅲ活性也会出现异常。疾病后期，PT、APTT、纤维蛋白原才出现异常。

HELLP 综合征分型：

（1）根据 Mississippi 分类分为三型。Ⅰ型：血小板 ≤ 50×10^9/L；Ⅱ型：血小板（50～100）×10^9/L；Ⅲ型：血小板（100～150）×10^9/L，除血小板计数外有溶血和肝功能异常，LDH ≥ 600IU/L，AST 或 ALT ≥ 40IU/L。

（2）根据 Tennessee 分类分为两类：①完全性 HELLP 综合征：外周血图片见异形红细胞，总胆红素 > 20μmmol/L，血小板 < 100×10^9/L，LDH ≥ 600 IU/L，AST ≥ 70 IU/L；②部分性 HELLP 综合征。上述 1 项或 2 项异常。

3. 妊高征、HELLP 综合征的治疗原则

妊高征最有效的治疗是终止妊娠，娩出胎儿与胎盘。治疗原则是对症治疗，镁剂、抗高血压药物、抗惊厥药物治疗及其他并发症的处理。

HELLP 综合征的治疗原则：①积极治疗妊高征，解痉、扩容、降压，补充血制品，提高胶体渗透压；②纠正凝血因子的不足；③尽快终止妊娠。

（二）妊高征、HELLP 综合征患者的术前评估与准备

1. 妊高征、HELLP 综合征患者的术前评估

（1）病史采集和体格检查：孕妇产检情况、既往麻醉史及妊娠相关病史、气道评估、禁饮食情况、基础血压测定、心肺功能检查及椎管内麻醉相关的体格检查。

（2）胎儿评估：术前胎儿的超声评估、围术期持续胎心监测等。

（3）心功能评估：依据患者活动后的情况行心功能评估。

（4）全身状况的评估：综合患者存在的心血管危险因素、手术风险评估和体能状况三方面进行评估。

①评估患者血压控制情况、肝肾功能损害及血小板减少的程度、凝血功能状态。

②手术风险评估：高危手术包括急症手术（尤其是母体、胎儿情况恶化的产妇）、预计手术时间较长并伴有大量体液和（或）血液丧失。中危手术包括异常的产科情况（如臀位、多胎）。

③体能状况评估：通过代谢当量水平（METs）评估。METs < 4 提示体能状况差，4 ~ 7METs 为中等体能状况，> 7METs 为良好体能状况。

2. 妊高征、HELLP 综合征患者的术前准备

（1）术前药物准备：①常规麻醉药物。七氟烷、丙泊酚、氯胺酮、阿片类药物、阿曲库铵、利多卡因等；②急救药物。阿托品、艾司洛尔、麻黄碱、去氧肾上腺素、尼卡地平等血管活性药物，激素，新生儿复苏药物（如纳洛酮、肾上腺素）等；③术前用药。通常不需要术前用药，反流误吸高危患者可术前口服抑酸剂或静脉给予 H_2 受体拮抗剂。

（2）术前设备及用具准备：麻醉机准备、气管插管用具，如果产妇气道评估为困难气道，需准备好清醒气管插管设备及困难气道应对设备。新生儿急救复苏人员及设备：呼吸囊、面罩、吸引装置、气管导管、喉镜、加温装置。

（三）妊高征、HELLP 综合征患者的麻醉管理

1. 麻醉方法及麻醉药物的选择

（1）麻醉方法的选择：根据麻醉危险因素、产妇危险因素、胎儿危险因素（如急诊与否）、麻醉医师水平及判断等实施个体化麻醉方案。对于无凝血功能障碍、无中枢神经系统症状、无休克的产妇首选椎管内麻醉，对凝血功能异常、休克、昏迷、抽搐者，可选择全身麻醉。

（2）麻醉药物的选择：原则是选择对产妇肝肾功能损害小、对胎儿影响小的药物。术前使用的解痉降压治疗药物，应评估其不良反应及对麻醉的影响。

①吸入麻醉药：七氟烷可用于麻醉诱导，吸入麻醉药可用于麻醉维持。但需注意吸入麻醉药对宫缩的抑制作用，氟烷对宫缩抑制作用最强，安氟烷和异氟烷次之。高浓度的吸入麻醉药维持，会明显抑制宫缩，增加出血量。

②氧化亚氮：氧化亚氮可迅速通过胎盘，镇痛作用较强，对母婴无明显不良影响。氧化亚氮可促进宫缩，但不能单独用于麻醉维持，应复合其他吸入麻醉药，高浓度使用时应警惕缺氧的发生。

③静脉麻醉药：氯胺酮有兴奋交感作用，禁用于妊高征患者；丙泊酚可透过胎盘，大剂量使用可抑制新生儿呼吸，但也有研究报道丙泊酚用于剖宫产，患者苏醒迅速。并未造成新生儿长时间的呼吸抑制，但其可诱发低血压，易影响胎儿血供，应严密监测下谨慎使用。

④阿片类药物：阿片类药物可引起胎儿呼吸抑制，在产科中使用受限。但近年来有研究报道瑞芬太尼可提供良好的镇痛、代谢迅速，对胎儿无明显不良反应，但临床应用时间较短，仍需大量临床实践证明。

⑤肌松药：肌松药不影响子宫平滑肌的张力，且常规剂量的肌松药很难透过胎盘，可安全应用于产科，但琥珀胆碱因可引起肌颤搐、血压升高、心率增快，不适用于重度妊高征、HELLP 综合征患者。肝肾功能受损患者可使用不经肝肾代谢的阿曲库铵或顺式阿曲库铵。同时应注意妊高征患者术前使用镁剂，可延长肌松药作用时间。

⑥局麻药：局麻药均可应用于妊高征、HELLP 综合征患者。

2. 麻醉监测及麻醉实施

（1）妊高征、HELLP 综合征患者在围麻醉期应加强监测，以降低母体胎儿的并发症发病率及病死率。除常规心电监护外，可选择：动脉血压、中心静脉压、动脉血气、尿量、凝血功能指标监测等。

（2）饱胃急诊孕妇的麻醉诱导：此类患者易出现反流误吸，术前可给予口服抑酸剂或静脉给予 H_2 受体拮抗剂，全身麻醉诱导前需注意评估是否存在困难气道，全身麻醉诱导可选择清醒气管插管或快速诱导气管插管，诱导期间需加压环状软骨。椎管内麻醉饱胃产妇需做好发生反流误吸的紧急气管插管准备。

（3）全身麻醉诱导与维持：全身麻醉实施原则即安全建立气道、控制高血压、维持血流动力学稳定，尽量缩短给药至胎儿娩出的时间。麻醉诱导可采用静吸复合麻醉，可使用血管活性药物如艾司洛尔或局麻药气道表麻以减轻气管插管心血管反应。麻醉维持应避免吸入高浓度的吸入麻醉药，或可采用全凭静脉麻醉。

（4）妊高征、HELLP综合征患者围术期血流动力学及容量管理：围术期维持血流动力学平稳，减少伤害性刺激，补充血容量，是保证母体胎儿安全的关键。

①全麻患者：气管插管及切皮时，应保证足够的麻醉深度，避免循环剧烈波动。

②椎管内麻醉；椎管内麻醉应注意避免术前紧张及穿刺应激引起血压升高。椎管内麻醉实施起效后，交感神经阻滞，血管扩张，可进一步加剧血容量不足，造成低血压。同时应注意仰卧位低血压综合征的发生。

③胎儿娩出后，腹内压下降，缩宫素使用，可出现一过性血压下降，可酌情使用升压药物（如去氧肾上腺素或麻黄碱）。

④妊高征患者常存在不同程度的血容量不足，妊高征基本病理改变是全身小动脉痉挛，可导致血液浓缩、血管内皮受损、凝血功能异常。术前可给予晶体液和胶体液补充血容量，有条件可行目标导向的容量治疗策略，避免输液过多加重低蛋白血症或引发肺水肿。血液成分的补充，需根据实际检测结果，行对症成分输血治疗。

（5）术后镇痛管理：术后静脉自控镇痛应考虑避免引起产妇及胎儿的呼吸抑制，也可采用硬膜外镇痛或外周神经阻滞。

（6）妊高征、HELLP综合征患者围术期的严重并发症：HELLP综合征患者病死率接近1%，妊高征、HELLP综合征饱胃患者行急诊剖宫产时可发生严重并发症：肺水肿、脑出血、胎盘早剥、产后大出血、弥散性血管凝血、肝被膜下血肿、肝破裂、肾衰竭、急性呼吸窘迫综合征、反流误吸等。胎儿的发病率和病死率10%～60%，母体的情况与之密切相关。最常出现的并发症即胎儿宫内发育迟缓和呼吸窘迫综合征。应做好严密监测及急救复苏准备。

参考文献

［1］乐杰.妇产科学[M].6版.北京：人民卫生出版社，2004.
［2］邓小明等.现代麻醉学[M].5版.北京：人民卫生出版社，2020.
［3］罗纳德·米勒.米勒麻醉学[M].9版.邓小明，译.北京：北京大学医学出版社，2021.

（撰稿：廖燕凌　审稿：郭艳华）

⑩ 小儿气管异物取出术

一、病历摘要

1.基本信息

女，1岁，体重10kg。

2.主诉

误吸"软骨"后呼吸困难3h余。

3.现病史

缘于入院前3h误吸"软骨"后出现呼吸困难、哭闹不止，家属予"叩背"后呼吸困难未见明显好转，遂就诊当地卫生所，建议上级医院进一步治疗，遂转诊当地县医院，患者神志不清、呼之不应，建议上级医院进一步诊治，遂转诊省儿童医院，予吸氧、监护等处理后转诊我院，患者呈吸氧、监护状态，神志不清，呈点头样呼吸，予急诊胸部 CT 示：双支气管异物，建议急症手术治疗，遂拟“支气管异物”急诊收治入院。自发病以来，精神如上述，饮食、睡眠及二便不佳，无体重减轻。

4. 既往史

否认近期上呼吸道感染史，否认先天性心脏病、支气管哮喘、食物药物过敏史。

5. 专科查体

患儿呈昏迷状态，右肺可闻及哮鸣音、左肺呼吸音弱。平素活动可，无活动性牙齿，马氏分级、张口度无法配合，头颈活动度可。

6. 辅助检查

（1）血气分析示：pH 7.058、PCO_2 93.4mmHg、PO_2 398mmHg、HCO_3^- 26.3mmol/L。（见图 60–1、表 60–1）

（2）胸部 CT 示：双侧支气管异物。

7. 术前诊断

双侧支气管异物。

8. 拟行手术

双侧支气管异物取出术。

9. 术前评估

ASA 分级Ⅳ级，心功能Ⅰ级。

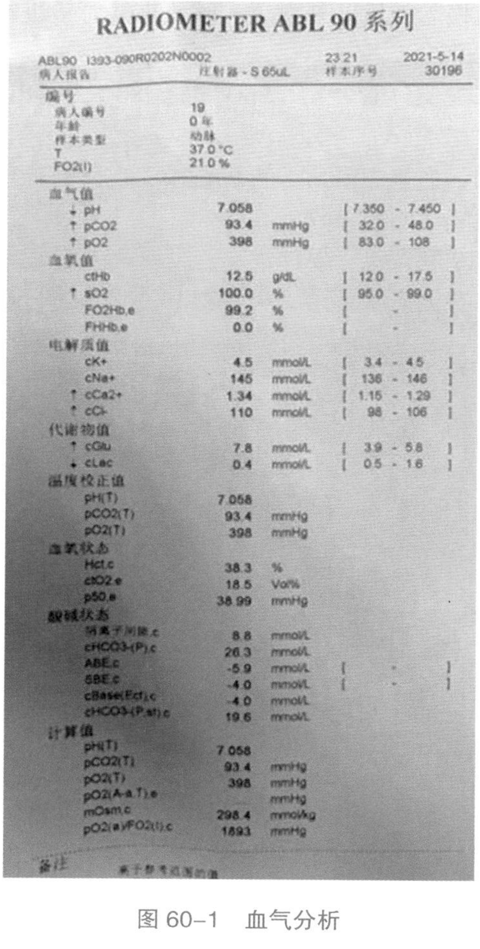

RADIOMETER ABL 90 系列

ABL90 I393-090R0202N0002　　23:21　　2021-5-14
病人报告　　注射器 - S 65uL　　样本序号　　30196

编号			
病人编号	19		
年龄	0 年		
样本类型	动脉		
T	37.0 °C		
FO2(I)	21.0 %		
血气值			
↓ pH	7.058		[7.350 - 7.450]
↑ pCO2	93.4	mmHg	[32.0 - 48.0]
↑ pO2	398	mmHg	[83.0 - 108]
血氧值			
ctHb	12.5	g/dL	[12.0 - 17.5]
↑ sO2	100.0	%	[95.0 - 99.0]
FO2Hb,e	99.2	%	[-]
FHHb,e	0.0	%	[-]
电解质值			
cK+	4.5	mmol/L	[3.4 - 4.5]
cNa+	145	mmol/L	[136 - 146]
↑ cCa2+	1.34	mmol/L	[1.15 - 1.29]
↑ cCl-	110	mmol/L	[98 - 106]
代谢物值			
↑ cGlu	7.8	mmol/L	[3.9 - 5.8]
↓ cLac	0.4	mmol/L	[0.5 - 1.6]
温度校正值			
pH(T)	7.058		
pCO2(T)	93.4	mmHg	
pO2(T)	398	mmHg	
血氧状态			
Hct,c	38.3	%	
ctO2,e	18.5	Vol%	
p50,e	38.99	mmHg	
酸碱状态			
阴离子间隙,c	8.8	mmol/L	
cHCO3-(P),c	26.3	mmol/L	
ABE,c	-5.9	mmol/L	[-]
SBE,c	-4.0	mmol/L	[-]
cBase(Ecf),c	-4.0	mmol/L	
cHCO3-(P,st),c	19.6	mmol/L	
计算值			
pH(T)	7.058		
pCO2(T)	93.4	mmHg	
pO2(T)	398	mmHg	
pO2(A-a,T),e		mmHg	
mOsm,c	298.4	mmol/kg	
pO2(a)/FO2(I),c	1893	mmHg	

备注

图 60–1　血气分析

表 5-8-1 血气分析

项目	数值
pH	7.058
$PaCO_2$	93.4mmHg
PaO_2	398mmHg
HCO_3^-	26.3mmol/L
Glu	7.8mol/L
Lac	0.4mmol/L

二、围术期情况

（1）术前准备：全麻药品、抢救药品、小儿喉镜、普通气管导管 3.5 号、4 号、4.5 号、小儿喉罩 1.5 号、2 号、2.5 号、高频喷射呼吸机、气切包、吸引装置。

（2）术中情况：

00：07，患儿入手术室，昏迷状态，过床后立即予面罩辅助通气，P 147 次 / 分、SpO_2 99%、BP 142/103mmHg。

00：11，患儿口中出现较多分泌物，予以吸引后，继续行面罩辅助通气，予奥美拉唑 10mg iv、氢化可的松 20mg iv。

00：14，进行麻醉诱导，静脉注射阿托品 0.2mg、丙泊酚 30mg、罗库溴铵 6mg、舒芬太尼 5μg。

00：16，面罩控制呼吸，肌松起效后，外科置入硬质支气管镜进行手术操作，同时予高频喷射通气（60 次 / 分）进行呼吸支持。

00：20，外科第一次操作未见支气管异物，SpO_2 降至 88%，退出支气管镜，再予面罩控制呼吸，同时予氨茶碱 40mg iv。

00：27，面罩通气一定时间，血氧上升后，再进行第二次外科操作，予钳取右侧支气管异物，钳取异物后，听诊双肺呼吸音，通气功能明显改善。

00：46，第三次进镜，钳取左侧支气管异物。

00：50，第四次进镜，钳取右侧支气管第二块异物。（异物见图 60-2，生命体征见图 60-3）

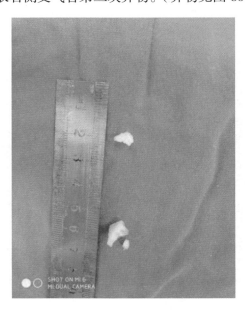

图 60-2 气管异物

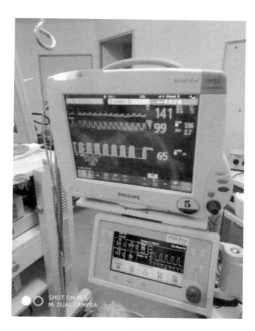

图 60-3　生命体征监测

00：52，加深麻醉，静脉注射丙泊酚 20mg，罗库溴铵 3mg，舒芬太尼 5μg，见图 60-4。

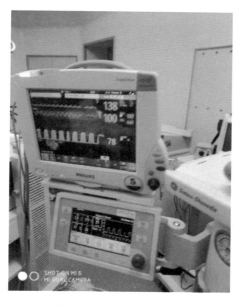

图 60-4　生命体征监测

00：53，喉镜下置入 4# 普通气管导管，置入深度 13cm，连接呼吸机，听诊双肺均可闻及呼吸音，予固定气管导管，CO_2 逐渐下降趋势，生命征稳定后送 SICU。

（3）整个过程生命征如下：

心率 135 ～ 190 次 / 分，脉氧 70% ～ 99%，血压（51 ～ 142）/（26 ～ 103）mmHg，补液：钠钾镁钙葡萄糖注射液 300 ml。

维持：丙泊酚 10 ml/h（10mg/ml），瑞芬太尼 10ml/h（20μg/ml）。

三、临床思维与决策

（一）小儿气道解剖特点

（1）小儿头部及舌体较大，颈短。

（2）鼻孔大小约与环状软骨处相等、气管导管如能通过鼻孔，一般均能进入气管。

（3）小儿喉头位置较高，位于第3～4颈椎平面（成人第5～6颈椎平面），且较向头侧及向前，其长轴向下向前，而会厌软骨较大，与声门呈45°角，因此会厌常下垂，妨碍声门显露，有时可用直接喉镜暴露。

（4）小儿喉头呈漏斗型，最狭窄部位是环状软骨处，该处呈圆形，气管导管通过环状软骨后行控制呼吸或肺脏扩张时，可无明显漏气，故小儿一般不需用带套囊的气管导管。

（二）气管异物的分类和诊断

1. 解剖位置分类

（1）鼻腔异物（nasal foreign body）。

（2）声门上（声门周围）异物（supraglottic foreign body）。

（3）声门下及气管异物（subglottic and trachea foreign body）。

（4）支气管异物（bronchial foreign body）。狭义的气道异物是指位于声门下、气管和支气管的异物。

2. 按照化学性质可将气道异物分类

分为有机类和无机类异物。

3. 诊断

（1）病史：异物吸入史（目击误吸异物后剧烈呛咳）是气道异物最重要的诊断依据。

（2）临床表现：有咳嗽、喘息、发热、呼吸困难、喘鸣、发绀等。双肺听诊可闻及异物侧呼吸音弱，当异物位于声门下时常可听到特征性的声门下拍击音，而双肺呼吸音对称。典型的哮鸣音、咳嗽和呼吸音减弱三联征并不普遍存在。

（3）辅助检查：CT、颈侧位片和胸部X线片等影像学检查可以帮助诊断。CT诊断气道异物的敏感性几乎为100%。

（三）小儿气管异物术前评估

1. 患者一般情况

意识，呼吸情况，血氧饱和度等生命征，禁饮食情况。

2. 判断异物的位置、大小、种类、存留时间

异物的种类以植物性异物多见，如花生、瓜子、杏仁，还包括果核、果冻、玩具零件等，其中以瓜子、花生米为多。豆类和花生米在气管内停留24h，即可发生膨胀和脱皮，5～6d变软易碎。这一特性给异物取出带来一定困难，夹取异物时常致碎裂，该患儿的异物是碎软骨，不易一次取完。此外，花生米和豆类含有的游离脂肪酸，对气管黏膜有强烈的刺激性，可导致分泌物增多，加之异物膨胀，逐渐造成呼吸道机械性阻塞，症状较一般异物更严重。

3. 评估是否存在呼吸系统的合并症和异物导致的并发症

如患儿在术前伴有上呼吸道感染、肺炎、哮喘发作、肺气肿等合并症，则术中比较容易出现低氧血症，术中、术后也容易发生喉痉挛、低氧血症、气胸、纵隔气肿等呼吸系统不良事件，围术期麻醉处理也将比较困难。如果肺气肿明显，可考虑采用保留自主呼吸的麻醉方案以避免正压通气造成气压伤。

4. 对医疗团队的评估

除对患者的病情进行评估以外，麻醉科医师还需要对耳鼻喉科医师的操作技能和麻醉科医师自身的经验进行评估。如耳鼻喉科医师置入支气管镜的操作不够娴熟，则可采用保留自主呼吸或喷射通气的方式以提供从容的置镜时间，而选择哪一种用药方案则依据各医院的经验而定。

（四）气管异物术前准备

1. 一般准备

气源、电源、麻醉机、输液泵、监护仪检查。

2. 药品准备（按照不同的麻醉方案准备以下药品中的数种）

（1）阿托品 0.1mg/ml。

（2）地塞米松 1mg/ml 或甲泼尼龙 10mg/ml。

（3）七氟烷。

（4）丙泊酚 10mg/ml。

（5）舒芬太尼 1μg/ml、瑞芬太尼 10μg/ml。

（6）米库氯铵 0.5mg/ml、顺式阿曲库铵 1mg/ml、罗库溴铵 5mg/ml。

（7）右美托咪定 2μg/ml 或 4μg/ml。

（8）2% 利多卡因注射液（接喉麻管）。

（9）其他抢救药品，如肾上腺素（10μg/ml）等。

3. 器械和物品准备

高频喷射呼吸机（调整到合适的压力和频率），连接麻醉机和支气管镜侧孔的连接管，喉镜，插管钳，气管导管，管芯，吸痰管（代替喷射通气导管），喉，鼻咽通气道，面罩，听诊器，胶布，负压吸引器，气管切开包等。

4. 人员准备

气道异物取出术的手术和麻醉风险很高，需要有经验丰富的耳鼻喉科医师和麻醉科医师在场（至少需要各 2 名），还需要有熟练的护理人员。

5. 麻醉方案的确定和沟通

制定麻醉方案，包括选择诱导用药、维持用药；确定通气方式、手术结束以后的气道维持方式以及发生各种意外和并发症时的应对措施等。当术中出现突发情况时，麻醉方案也需做相应的调整。气道异物的手术特别强调麻醉科医师、耳鼻喉科医师以及护理人员的合作，因此在术前麻醉科医师要和耳鼻喉科医师就麻醉方案以及可能的调整方案作充分的沟通以达成共识。

（五）气管异物的麻醉方案选择

硬质支气管镜下异物取出时，需与外科医师共用气道，加上患者为小儿，氧储备功能差，血氧不易维持，当患儿血氧下降后，需退出硬质支气管镜至主气道，甚至可能需要退出支气管镜，行面罩加压给氧，待血氧恢复后再行外科操作。麻醉方法取决于选择的通气方式，但通常依赖于使用超短效镇静剂的全凭静脉麻醉方（total intravenous anesthesia，TIVA），目前主要使用舒芬太尼、右美托咪定、丙泊酚、瑞芬太尼等麻醉药物，以快速抵消潜在呼吸损害作用。在气管镜检查期间，维持理想的通气需提供足够的氧合，同时保持适当的镇静、镇痛，以减少患儿咳嗽和肢体运动。目前主要的通气方式有 2 种：高频喷射控制通气或保留自主呼吸，目前我院较常用的麻醉方式仍是无自主呼吸下高频喷射控制通气。

（六）应用高频通气可能的并发症和处理方案

高频通气是一种开放式结构的呼吸器，通气时可插细口径管，呼气时呼出气从气道两侧口溢出，减少呼气阻力，这与小儿呼吸道狭长、生理无效腔大的特点相吻合。高频通气具有通气频率高、平均气道内压低、潮气量小等特点，它与传统的机械通气不同，气体流动主要呈湍流，通过氧的弥散作用进行气体交换，增加血氧含量，从而提高患儿对缺氧和手术的耐受力，有效改善缺氧状况。高频通气是一种开放式的喷射通气方式，不干扰手术操作，不影响自主呼吸，能够提供较好的通气保障，有利于手术的彻底进行。它能够提供清晰的视野，便于术中取出异物，不影响吸引分泌物。但高频通气不利于 CO_2 的排出，会导致 CO_2 潴留，长期应用可能引起氧中毒。异物取出后，应立即给予面罩供氧，并做好应急准备。必要时，行气管内插管，进行呼吸支持治疗后，待气道水肿期过后再行拔管。

参考文献

[1] 王月兰.气道异物取出术专家共识.2020版中国麻醉学指南与专家共识[M].北京: 人民卫生出版社,
　　2020 年.
[2] 邓小明.现代麻醉学 [M].5 版.北京：人民卫生出版社，2020 年.

（撰稿：郭艳华　审稿：廖燕凌）

第六篇　术中突发特殊情况的麻醉管理

(61) 肝内胆管结石行右半肝切除术中并发感染性休克

一、病历摘要

1. 基本信息

男性，56 岁，身高 175cm，体重 58kg，BMI 18.95kg/m^2。

2. 主诉

反复右上腹痛 1 周。

3. 既往史

30 年前因“胆石症”行胆囊切除术；20 年前因胆道结石复发于外院行“胆总管切开取石＋胆肠吻合”；9 年前因胆道术后复发胆石症行“经胆肠吻合处盲肠袢切开取石术＋ T 管引流术”；3 个月前就诊我院行“胆道镜检查＋碎石术”。

4. 术前诊断

（1）肝内胆管结石伴胆管炎。

（2）胆汁性肝硬化。

（3）双肺慢性炎症、双肺肺气肿。

5. 拟行手术

右半肝切除术＋肝内结石取石术＋胆肠吻合口切除重建术。

6. 术前辅助检查

（1）心电图提示窦缓 56 次 / 分。

（2）血红蛋白 134g/L。

（3）肝肾功能、凝血功能无明显异常，Pro-BNP、肌钙蛋白无异常。

（4）腹 MRI 示：肝内外胆管扩张伴多发结石并胆管周围炎。

入室后常规监测示 BP 123/70mmHg，P 窦性心律，63 次 / 分，R 15 次 / 分，SpO_2 98%，局麻下行深静脉穿刺置管并输液，局麻下行桡动脉穿刺置管并持续测压；术前血气分析结果如下图示：各项指标均在正常范围内。

麻醉诱导：盐酸戊乙奎醚 0.3mg，艾司氯胺酮 10mg，丙泊酚 60mg，依托咪酯 5mg，舒芬太尼 30μg，罗库溴铵 50mg，静脉注射快速诱导后插管；麻醉维持用药：丙泊酚＋瑞芬太尼＋地氟烷 3% ＋顺式阿曲库铵，行静吸复合全身麻醉。

外科开放腹腔手术，腹腔粘连严重，行胆总管切开取石、左右肝管取石并反复冲水取石后，再行右半肝叶切除和胆肠吻合术。

手术开始后 3 个小时，正进行右半肝叶切除过程中，患者出现血压逐渐下降至 70/52mmHg，心率逐渐上升至 132 次 / 分，麻醉监测如图 61-1 所示：

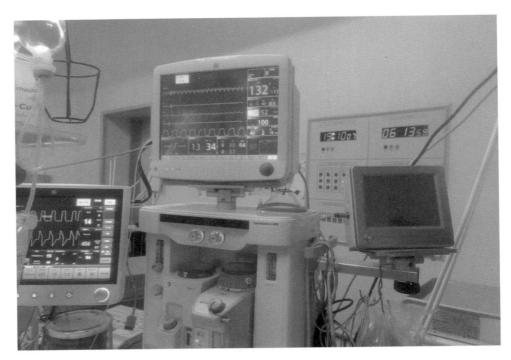

图 61-1　右半肝切除过程中患者生命体征

二、问题

（一）影响血压的因素及围麻醉期不明原因的低血压因素

1. 影响动脉血压的因素

有效循环血容量（前负荷），心肌收缩性（心肌收缩力和心肌收缩的协调性），外周血管阻力（后负荷），心率等。

2. 围麻醉期不明原因的低血压应考虑因素

围麻醉期发生顽固性低血压时需要从以下几方面具体分析原因，再采用具体措施处理险情。

（1）麻醉因素：各种麻醉药、辅助麻醉药的心肌抑制与血管扩张作用、过度通气、排尿过多所致的低血容量和低血钾、酸中毒、低体温等。

（2）手术因素：术中失血过多（急性大出血，失血性休克）、副交感神经反射、手术操作压迫心脏和大血管、心脏手术中发生的血管麻痹综合征等。

（3）患者因素：术前已有明显低血容量、肾上腺素皮质衰竭、严重低血糖、心律失常、心功能不全等。

（4）围术期并发的急危重症：急性心肌梗死，急性肺栓塞，过敏反应（过敏性休克）；感染性休克，失血性休克等。

（二）最可能的诊断

失血性休克。

（三）鉴别诊断

鉴别诊断有：过敏性休克，急性空气肺栓塞，感染性休克，急性心肌梗死等。

（四）处理方式

临床思维：寻求帮助；做血气分析；准确统计出血量；唯截流监测；容量治疗；血管活性药物的应用等。具体处理：

（1）寻求帮助。

（2）血气分析结果见表 61-1。

表 6-1-1　血气分析

时间	10:51	13:41	15:31	18:26	20:17	20:51	22:32
pH	7.39	7.33	7.24	7.16	7.11	7.33	7.22
PaO_2	230	261	266	408	515	468	502
$PaCO_2$	45	51	50	43	44	48	41
K^+	3.7	4.8	5.3	5.0	6.4	6.5	4.7
Na^+	138	136	135	136	135	142	142
Ca^{2+}	1.11	1.08	0.93	0.89	0.91	0.88	0.8
Glu	4.6	6.0	7.7	5.2	4.5	3.9	11.2
Lac	1.2	1.6	3.7	7.9	9.0	9.6	9.3
HCT	41	39	38	26	25	18	
BE	2.2	1.0	−6.3	−13.4	−15.5	−0.6	−10.5
THBc	15.2	14.4	14.1	9.6	9.3	6.7	
	诱导后		去甲肾上腺素 0.62μg/（kg·min） 出血 2300ml	去甲肾上腺素 1.0μg/（kg·min） 出血 5000ml	去甲肾上腺素 2.0μg/（kg·min） 出血 5500ml	去甲肾上腺素 2.0μg/（kg·min） 出血 6500ml	去甲肾上腺素 2.0μg/（kg·min） 出血 8600ml

（3）准确统计出血量：经与台上、台下护士，手术医师反复评估出血量为 2 300ml。

（4）唯截流监测显示：SVV 波动在 25～30；CO 波动在 3.5～6.0 L/min。

（5）容量治疗及血管活性药物的应用：加快输注液体，佳乐施 1 000 ml，万汶 500 ml，林格氏液 1 000 ml，输注红细胞 4U，新鲜冰冻血浆 800 ml；间断多次静脉推注间羟胺 0.5 mg，去甲肾上腺素 0.18μg/（kg·min）泵入，并不断调整去甲肾上腺素剂量，以维持循环相对的稳定。

手术继续进行，右半肝切除完成，胆肠吻合已进行了一大半，手术已进行 6h，此时发现肝脏创面渗血不止且外科止血方法无效，但明确无明显的大的出血灶，持续性低血压，窦性心动过速，室上性心动过速，室性心动过速，循环无法稳定，详见图 61-2。

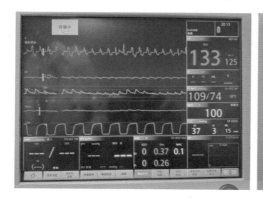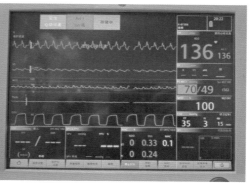

图 61-2　手术进行至 6h，血流动力学不稳定

（五）最可能的诊断是什么

最可能的诊断是感染性休克。

（六）最主要的鉴别诊断是什么

最主要的鉴别诊断是失血性休克。

（七）处理险情的具体措施

1. 临床思维

寻求帮助；立即送检血培养；唯截流监测并测定外周血管阻力；反复做血气分析，动态关注血乳酸水平；血红蛋白，红细胞比容；反复手术创面渗出血量；准确统计出血量；确定诊断；容量治疗策略；血管活性药物的应用策略等。

2. 具体措施

（1）立即送检血培养：（2d 后出报告）提示革兰阳性菌证实感染性休克。

（2）唯截流反复多次测定外周血管阻力：SVR 测定；如图 61-3 所示。

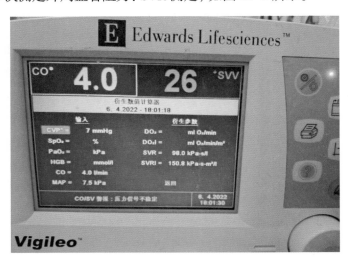

图 61-3　唯捷流监测

（3）反复做血气分析，关注血乳酸水平；Hg，HCT；反复统计出血量；结果详见表 61-2。

表 61-2　血气分析

时间	10：51	13：41	15：31	18：26	20：17	20：51	22：32
pH	7.39	7.33	7.24	7.16	7.11	7.33	7.22
PaO_2	230	261	266	408	515	468	502
$PaCO_2$	45	51	50	43	44	48	41
K^+	3.7	4.8	5.3	5.0	6.4	6.5	4.7
Na^+	138	136	135	136	135	142	142
Ca^{2+}	1.11	1.08	0.93	0.89	0.91	0.88	0.8
Glu	4.6	6.0	7.7	5.2	4.5	3.9	11.2
Lac	1.2	1.6	3.7	7.9	9.0	9.6	9.3
HCT	41	39	38	26	25	18	
BE	2.2	1.0	−6.3	−13.4	−15.5	−0.6	−10.5
THBc	15.2	14.4	14.1	9.6	9.3	6.7	
	诱导后		去甲肾上腺素 0.62μg/（kg·min）出血 2300ml	去甲肾上腺素 1.0μg/（kg·min）出血 5000ml	去甲肾上腺素 2.0μg/（kg·min）出血 5500ml	去甲肾上腺素 2.0μg/（kg·min）出血 6500ml	去甲肾上腺素 2.0μg/（kg·min）出血 8600ml

（4）确定诊断：寻找更多支持围术期并发感染性休克的诊断依据。

（5）确定目标导向的感染性休克的容量治疗策略。

（6）血管活性药物的应用策略。

（7）室性心动过速的治疗策略。

（八）确定诊断

本案例有哪些证据支持感染性休克的诊断？

支持感染性休克的诊断依据：

（1）肝内胆管结石伴反复感染病史（胆管炎）。

（2）腹 MRI 示：肝内外胆管扩张伴多发结石并胆管周围炎。

（3）左右肝管取石并反复冲水取石后，再行右半肝叶切除（外科大手术）。

（4）手术历时 6h 多；肝脏创面渗血不止且外科止血方法无明显效果，但明确无明显的大的出血灶。

（5）唯截流显示：SVV 25-30；外周血管阻力（SVR）明显下降等。

（6）持续性低血压，窦性心动过速，室上性心动过速，室性心动过速，循环无法稳定。

（7）血乳酸水平逐渐增高。

（8）手术创面渗出量不断增加。

（9）持续性低血压，循环难以支持。

（10）送检血培养：（2d 后出报告）提示革兰阳性菌证实感染性休克。

（九）感染性休克的病理生理、流行病学

（1）感染性休克是由于病原体及其释放的毒性物质刺激机体免疫系统，引起炎性反应和炎性介质或者细胞因子的释放，导致血管扩张和毛细血管通透性增加，血流重新分布，低血容量和低血压，致使组织灌注不足。

感染性休克为分布性休克的最常见类型，由于后负荷的降低和代偿性心动过速，心排血量可能降低、正常或者增加。

（2）脓毒症是感染所致的全身性炎症反应，已成为严重烧伤、创伤、外科大手术围术期常见并发症。脓毒症发生率为（149 ～ 240）/10 万人，重症脓毒症和感染性休克的发生率为（56 ～ 91）/10 万人；脓毒症患者病死率为 30% 左右，重症脓毒症和感染性休克患者病死率高达 50% ～ 80%。因此，脓毒症及其后遗症重症脓毒症和感染性休克已是当前医疗卫生领域中的一个重大挑战。

（3）脓毒症、重症脓毒症和感染性休克的诊断不推荐严格按照全身炎性反应综合征（SIRS）诊断标准，而需要通过获得详细的临床病史，结合患者的症状、体征和相关实验室检查指标，综合评估进行诊断。

（十）感染性休克的循环管理策略

脓毒症患者术中循环管理：应兼顾患者的容量状况和心脏功能，实行目标导向液体治疗（EGDT）策略，进行合理的输血输液和使用血管活性药物，维持血流动力学稳定。

推荐意见：①液体治疗目标 1。MAP ≥ 65 mmHg；CVP 8 ～ 12 mmHg；尿量 ≥ 0.5ml/（kg·h）；动脉血乳酸 < 4.0 mmol/L。（Ⅰ级）；②液体治疗目标 2。$ScvO_2 > 70\%$ 或 $SvO_2 > 65\%$。（Ⅲ级）；③术中液体治疗首选晶体液，可使用醋酸林格氏液、乳酸林格氏液等。慎用人工胶体液，对重症脓毒症患者暂不推荐使用羟乙基淀粉，需要使用胶体液时，建议优先选用白蛋白。（Ⅱ级）；④血管活性药物推荐。去甲肾上腺素作为首选升压药物，根据情况使用肾上腺素、血管升压素、多巴胺、多巴酚丁胺、去氧肾上腺素等。（Ⅰ级）；⑤不推荐将新鲜冰冻血浆作为单纯补液、扩容的胶体使用。（Ⅱ级）；⑥血小板计数应尽可能维持 50×10^9/L 以上。（Ⅱ级）；⑦血红蛋白水平应尽可能维持 70 g/L 以上。（Ⅱ级）；⑧若经充分液体治疗和血管活性药物应用后，血流动力学仍不稳定，可考虑使用糖皮质激素（如氢化可的松 200mg/d 持续静脉输注）。（Ⅱ级）

最新几项多中心随机对照临床研究提出，早期目标导向液体治疗没有改善脓毒症患者预后。但是，自 2004 年"SSC 指南"融入了早期 EGDT 方案之后，大量回顾性分析研究表明，脓毒症患者的病死率已逐年下降，良好的指南依从性，能够降低脓毒症患者的病死率。因此在围术期脓毒症循环管理过程中，仍然推荐基本依照最新"SSC 指南"中的目标导向液体治疗方案，但最佳液体治疗目标尚需进一步研究和探讨。

血乳酸水平的恢复一直是 2004 年、2008 年以及 2012 年的指南推荐的液体治疗目标，并且临床研究证据支持：乳酸清除率恢复是评估脓毒症救治成功的有效指标，推荐监测动脉血乳酸水平作为循环功能恢复指标。

术中急行多学科会诊：由手术主刀的主任医师主持，由手术的一助副主任医师，麻醉科的副主任医师，主任医师，心血管科副主任医师等组成医疗小组，进行术中会诊。

同意：围术期并发感染性休克诊断。

决定实施：用大量的无菌绷带纱布，做腹腔内和肝脏创面填塞，压迫此血；关腹结束手术，带管回 SICU。

总结：手术总历时 10h，术中总输液量 17 000ml；其中包括红细胞 19U，血浆 1 300ml，晶体 6 000ml，佳乐施 3 000ml；万汶 1 000ml；总出血量：8 600ml；总尿量：800ml；术中去甲肾上腺素 $1 \sim 2 \mu g/（kg \cdot min）$ 持续输注。

转外科重症监护病房继续行危重症治疗，3d 后患者神志清醒，自主呼吸恢复，循环稳定，拔除气管导管；5d 后患者二次手术，行腹腔内填塞压迫的绷带纱布取出术，在气管插管全麻下完成，绷带纱布取出顺利，手术历时 1h，术后安返 SICU，14d 后康复出院。

参考文献

［1］李文志，赵国庆.住培教材·麻醉学 [M].2 版.北京：人民卫生出版社，2021.

［2］中国医师协会麻醉学医师分会.脓毒症患者围术期管理的专家共识 [J].中华麻醉学杂志，2015，35（10）：1165–1177.

（撰稿：雷秋林　审稿：黄凤怡）

⑥② 复杂肝癌切除术患者术中突发空气栓塞的处理

一、病例简介

1. 基本信息

72 岁男性，身高 175cm，体重 53kg。

2. 主诉

肝癌介入术后 3 个月。

3. 现病史

缘于入院前 3 个月，因"右上腹部疼痛 11d."就诊我院，查 MRI：①以肝右前叶 S8 为中心的占位性病变，考虑原发性肝细胞癌，邻近肝中静脉、肝右静脉受压移位，局部分界不清；②肝硬化，门脉高压，脾脏明显增大；③肝内胆管、胆总管、肝总管轻度扩张，胆总管下段管腔狭窄，环形强化，多考虑炎症所致。诊断"原发性肝癌"，2019.8.12 于我院行 TACE 术，术顺，术后无肝区疼痛。

4. 既往史

（1）既往冠状动脉粥样硬化性心脏病 20 余年，1 年前于华中科技大学同济医学院附属协和医院行

"右冠状动脉支架置入术"。

（2）否认高血压、糖尿病，否认外伤、输血史，否认食物药物过敏史。否认哮喘、支气管炎病史。

5. 入院诊断

（1）原发性肝癌。

（2）门脉高压：脾大。

（3）肝内外胆管扩张。

（4）冠状动脉粥样硬化性心脏病。

（5）肝癌介入术后。

（6）冠状动脉支架植入术后状态。

6. 手术计划

右半肝切除＋下腔静脉切开取栓术。

7. 体格检查

T 37.0℃，P 68 次 / 分，R 19 次 / 分，BP 126/82mmHg。体重 53kg，身高 175cm，张口度＞ 3cm，头颈部活动度正常，Mallampati 分级欠配合。心肺听诊无异常。

8. 专科检查

左锁骨上淋巴结未触及肿大。全身皮肤、巩膜无黄染，腹部平坦，未见腹壁静脉曲张，无胃肠型及蠕动波，全腹软，全腹部无压痛，无反跳痛，肝脾肋下未触及，Murphy 征阴性。

9. 辅助检查

（1）腹部 MRI：①以肝右前叶 S8 为中心的占位性病变，考虑原发性肝细胞癌，邻近肝中静脉、肝右静脉受压移位，局部分界不清。②肝 S8 包膜下小斑片灶，多考虑小子灶或异形增生结节。③肝硬化，门脉高压，脾脏明显增大。④肝内胆管、胆总管、肝总管轻度扩张，胆总管下段管腔狭窄，环形强化，多考虑炎症所致。

（2）肝肾功能、凝血功能无明显异常，pro-BNP、肌钙蛋白无异常。

（3）心电图：大致正常；胸部 X 线片：双肺少量炎症。

（4）肺功能检查及心脏彩超未见明显异常。

（5）冠脉 CTA 提示支架内无狭窄，余冠状动脉狭窄 20% ～ 30%。

10. 麻醉访视术前小结

ASA 分级Ⅱ级，马氏Ⅰ级。

二、麻醉计划

（1）患者右肝癌合并下腔静脉血栓，术中存在大出血可能，应按大出血处理流程，进行准备。

（2）术前应备好中心静脉及粗大的外周静脉，进行动脉穿刺及血流动力学监测。

（3）患者为冠心病患者，支架置入术后，存在轻度的冠脉狭窄，围术期心肌梗死风险小，但不排除存在冠脉痉挛、心律失常等风险，应注重维持心肌的氧供需平衡，防治心血管事件的发生。

（4）为减少术野出血，提供良好的操作条件，可酌情进行控制性低中心静脉压操作。但应根据患者的血压、尿量、乳酸值进行调整。可采用以下方法控制中心静脉压，包括限制液体入量为 1ml/（kg·h），头高位，深度肌松，必要时使用硝酸甘油减少回心血量。

（5）在控制性低中心静脉压的过程中，由于静脉压低于大气压，若出现血管破裂，则存在空气栓塞的风险。应严密观察呼气末二氧化碳和血压，及早发现并处理。

三、围术期过程

8：40，入室，常规监测示：BP 123/70mmHg，P 窦性心律，73 次 / 分，R 15 次 / 分，SpO_2 98%，局麻下行深静脉穿刺置管并输液，局麻下行桡动脉穿刺置管并持续测压；术前血气分析各项指标均在正常范围内。

9：20，麻醉诱导：戊乙奎醚 0.3mg，艾司氯胺酮 10mg，丙泊酚 60mg，依托咪酯 5mg，舒芬太尼 30μg，罗库溴铵 50mg，静脉注射快速诱导后插管；麻醉维持用药：丙泊酚＋瑞芬太尼＋地氟烷 3%＋顺式阿曲库铵，间断追加舒芬太尼，行静吸复合全身麻醉。

9：43，开始行右半肝切除＋下腔静脉切开取栓术。由于外科医师要求进行控制性低中心静脉压，因此在手术开始时限制液体输入，控制每小时入量在 53ml/（kg·h），并根据血压、尿量、乳酸值酌情调整入量。

12：50，在处理门静脉血栓时出现呼吸末二氧化碳骤降，最低 $P_{ET}CO_2$ 掉到 16 mmHg，BP 80/61 mmHg，HR 109 次/分，听诊心前区可闻及"汩汩音"，考虑出现了空气栓塞，立即呼叫上级，并立即采取头低左侧卧位，把深静脉往里置入 20 cm，用 50 ml 注射器抽气，去甲肾上腺素 2 mg 稀释成 50 ml，走 30 ml/h 持续泵入，维持血压在 115/57 mmHg，$P_{ET}CO_2$ 在 37 mmHg。

12：55，虽未抽出明显气泡，但呼吸末二氧化碳浓度持续上升，大约 10min 后恢复到 37mmHg。

15：50，术毕生命体征相对稳定，血压 115/57mmHg［去甲肾上腺素 0.1μg/（kg·min）］，心率 73 次/分，呼气末二氧化碳 37mmHg，予以保留气管导管送入外科 ICU 观察。

术中关键节点生命体征变化见图 62-1、图 62-2、图 62-3。

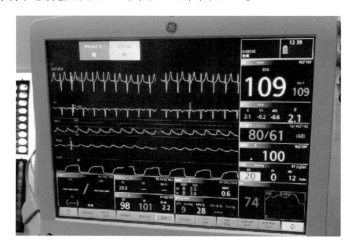

图 62-1　12：39 突发呼气末二氧化碳下降到 20mmHg，最低 16mmHg，血压下降至 80/61mmHg

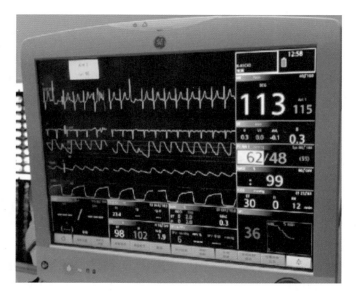

图 62-2　12：58 呼气末二氧化碳上升至 30mmHg，血压下降到 62/48mmHg

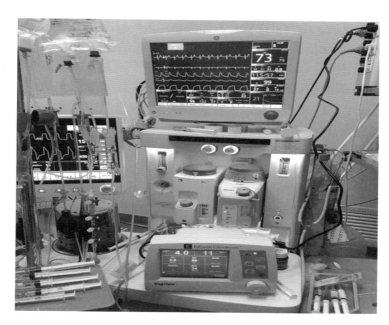

图 62-3　手术结束时生命体征

四、关键节点的临床思维和临床决策

（一）空气栓塞的定义

空气从静脉系统进入体循环，进气量超过 5ml，称为空气栓塞。

（二）空气栓塞的原因及危害

术中由于颈静脉，腹腔脏器静脉丛，颅骨静脉窦或颅内静脉丛被撕破小口而未能及时察觉，空气被不断吸入静脉后发生。如伴有深呼吸或咳嗽动作，或施行控制呼吸，则危险性更大，可致肺动脉栓塞。少量空气缓慢进入静脉可不出现生理变化，气泡可从肺排出；若进气量大，可致肺动脉压明显升高，心输出量降低及心脏流出口阻塞，心脏泵功能丧失，循环衰竭或骤停，一般进气量超过 40ml，即可致死。在 N_2O 麻醉中，进入血管内的空气泡将逐渐膨胀增大，则更容易致死。

（三）空气栓塞的诊断

（1）ECG 出现 T 波、ST 段改变或肺性 P 波和电轴转位、不明原因的心律失常时，应提高警惕，但这并不是栓塞的早期征象。

（2）中心静脉压可见管内液体平面不断增高，对诊断气栓有一定的帮助；当确定存在气栓时可经中心静脉抽出心内一部分带气体的血液，为治疗提供一项手段。

（3）胸前或食管听诊是最基本的监测气栓的方法，但滚动性杂音（"磨房"样杂音）不是早期征象，一旦出现提示患者已处于危险状态，故只能作为诊断的依据。

（4）血流动力学及 Swan-Ganz 导管肺动脉压监测，可做到半定量性估计静脉气栓的量。当中等量空气以中等速度进入静脉，肺动脉压及 $P_{ET}CO_2$ 的变化可先于动脉压及心输出量变化之前出现；当气栓的高潮过去后，肺动脉压可回至对照值，此时手术可继续进行，说明肺动脉压测定有一定的临床实用价值。

（5）$P_{ET}CO_2$ 监测能及时发现栓塞，是较可靠和敏感的早期指标，对估计栓塞的严重性和治疗后肺部气泡消除程度也有一定的参考价值。当单位时间内空气进入静脉的量增加时，气体经心脏进入肺动脉系统，最后滞留在肺的微循环，其结果是肺灌流－通气比率进行性降低，生理无效腔增加；无效腔越大，$P_{ET}CO_2$ 中所含的 CO_2 浓度被稀释越多，$P_{ET}CO_2$ 下降越明显。在血压保持稳定的前提下，如果出现 $P_{ET}CO_2$ 进行性降低，可作为诊断肺气栓的有效依据；若气栓量较大，则血压及 $P_{ET}CO_2$ 可同时下降。

（6）多普勒超声检查是监测气栓最敏感而快速的手段，可测出肺动脉腔内的气体容积，同时可以施行有效的抽气及心血管支持，由此可挽救患者的生命。国外报道采用食管超声多普勒，插入深度从门齿算起进入约 30cm，根据录像画面可估计静脉中混入空气的程度，评价有意义的空气栓子，采用 Grade 分类法，Grade 0= 无气泡；Grade 1= 少量微气泡，在一个画面内确认有 5 个以内的微气泡；Grade 2= 中等量微气泡，在一个画面中可见 10 ～ 25 个微泡；Grade 3= 大量气泡。在 Grade 2 的全部病例中都可出现肺动脉压上升及 $P_{ET}CO_2$ 降低，提示经食管超声多普勒监测确实有助于早期诊断微气栓，如能同时监测 $P_{ET}CO_2$、肺动脉压及中心静脉压，则确诊率更可提高。

（7）术中存在静脉系统破口，同时破口部位静脉压低于大气压，外科医师在操作部位发现有肉眼可见气泡进入血管，可作为诊断气栓的有效证据。

空气栓塞的鉴别诊断：术中突然出现呼气末二氧化碳的下降，同时伴随着血压下降，应与以下情况进行鉴别：

1. 大出血

患者行右肝切除手术，创面大，血窦丰富，同时需要切开下腔静脉取栓，存在大出血风险；同时大出血可同时引起血压和呼气末二氧化碳的下降，两者的区别在于，血压下降的程度与呼气末二氧化碳是否匹配，以及术野是否有大量出血。可通过心前区听诊、经食管超声等进行鉴别诊断。

2. 血栓栓塞

患者为癌症患者存在血液高凝情况，同时该患者下腔静脉存在癌栓可导致下肢静脉血流淤滞，在围术期形成血栓可能。术中突发的呼气末二氧化碳下降伴随血压下降，应考虑有无出现肺血栓，可通过心前区听诊、经食管超声等进行鉴别诊断。

3. 心肌梗死

患者为冠心病患者，既往曾行支架置入术，不排除围术期心肌梗死导致心排血量下降可能，可通过可通过心前区听诊、经食管超声等进行鉴别诊断。

（四）空气栓塞的预防

空气栓塞的形成需要两个条件，静脉系统破口和低静脉系统压力。手术过程中应小心谨慎操作，避免出现静脉系统损伤；静脉系统的压力可通过术前补液保持合适的静脉压力，通过调整体位使得手术部位静脉系统压力提高。

（五）空气栓塞的治疗

当怀疑已发生气栓时，应通知外科医师用棉垫压迫静脉破口，以阻止气体继续进入静脉。若出现心搏骤停，应恢复为平卧位并施行心肺复苏术；若无心搏骤停，采取左侧卧头低位，以驱使气泡从肺动脉的近端返回右心室，减轻肺动脉的栓塞，但此体位不利于心肺复苏术。与此同时经右心导管将气体抽出，同时间歇压颈，提高中心静脉压，严密观察血压及心率。为解决缺氧及呼吸困难，应施行正压通气。如果空气经左心已进入脑循环或冠脉循环，应开胸按压心脏，抽出空气，同时给肾上腺素以提高血压。气栓进入肺循环系统，严重者可因缺氧、急性肺动脉高压、心律失常、急性左心衰竭、低血压而迅速死亡。除上述处理外，要对肺动脉高压采取相应的药物处理和支持疗法，以挽救患者的生命。

参考文献

［1］刘进，于布为 . 麻醉学 [M].2 版 . 北京：人民卫生出版社，2014，18-28.
［2］邓小平，姚尚龙 . 现代麻醉学 [M].4 版 . 北京：人民卫生出版社，2014.

（撰稿：邹聪华　审稿：李丽萌）

⑥³ 未预料困难气道患者行甲状腺手术

一、病历摘要

1. 基本信息

女性，46 岁，身高 156cm，体重 60kg，BMI 24.65kg/m²。

2. 主诉

发现甲状腺肿物 3 年余。

3. 既往史

（1）儿时曾有荨麻疹（具体不详），偶尔发作，自述发作时表现为全身散在红疹，服药后可缓解（不详）。

（2）1 周前于我院行无痛胃肠镜（丙泊酚＋舒芬太尼），无不良反应。

（3）否认糖尿病、心血管及呼吸系统疾病，否认外伤、输血史，未发现食物或药物过敏史。

4. 术前诊断

（1）甲状腺肿瘤。

（2）胸壁肿物切除术后。

5. 拟行手术

左侧甲状腺伴峡部切除术。

6. 术前检查

（1）心电图：①窦性心律；②逆钟向转位。

（2）胸部 CT：双肺少许慢性炎症。

（3）甲状腺彩超：①甲状腺峡部结节（大小约 11.7mm × 8.5mm × 8.7mm），TI-RADS 5 类；②双侧颈部Ⅵ区多发低回声（大者大小左约 7.3mm × 3.9mm，右约 6.3mm × 5.6mm），考虑淋巴结 MT 可能。

（4）三大常规、血凝全套等均大致正常。

（5）术前访视：查体左侧甲状腺Ⅰ度肿大，峡部可触及一约 1.0cm × 0.5cm 肿物，质韧界清。

（6）体格检查：一般情况可，无活动义齿。Mallampati 分级Ⅰ级，甲颏间距＞6.5cm，张口度＞3 横指，头颈活动度正常，无插管及面罩通气困难指征；实拍图见图 63-1。

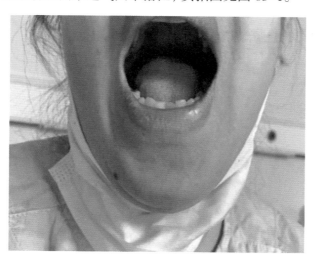

图 63-1　体格检查

二、麻醉过程

入室后患者神志清楚，对答切题，常规监测生命征及心电监测，开放外周静脉及有创动脉血压监测；自入室至诱导前患者较为紧张，血压波动在（160～190）/（100～110）mmHg，心率波动在84～108次/分。

09：05，开始诱导，诱导期用药为舒芬太尼25μg、长托宁0.2mg、依托咪酯2mg、丙泊酚60mg、罗库溴铵40mg。

预行气管插管阶段：09：08在视频喉镜探查时，喉镜显露分级Ⅲ级、只见会厌。

09：09，立即取出气管导管，视频喉镜下可窥见患者喉头水肿较严重，遂改手控面罩通气（见图63-2、图63-3）。此时可观察到患者颈项部出现散在小风团见图63-4，血压、心率尚未出现较大波动，急行血气分析见表63-1。

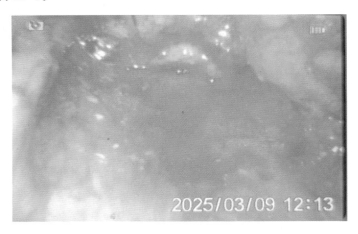

图63-2 视频喉镜下所见

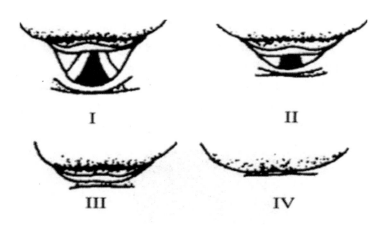

图63-3 喉镜显露分级

表63-1 血气分析动脉血气（$FiO_2$100%）

项目	数值
pH	7.29
pCO_2	54
pO_2	410
Na^+	139

（续表）

项目	数值
K^+	3.3
Ca^{2+}	1.21
Glu	5.3
Lac	0.8
HCT	32
Ca^{2+}（7.4）	1.16
HCO_3^-	26
HCO_3std	24
TCO_2	27.7
BEecf	-0.6
BE（B）	-1.3
SO_2c	100
THbc	11.8

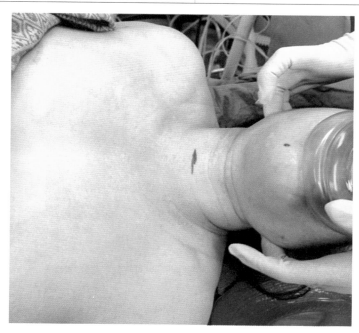

图 63-4　患者颈部查体

09：10，根据血气分析结果，立即予甲泼尼龙 40mg、肾上腺素 10 μg、奥美拉唑 40mg、葡萄糖酸钙 1.0g 静脉推注。

09：11-09：15，在尝试行硬镜引导下置入气管插管失败，在纤支镜引导下成功置入喉罩。

09：16-09：21，观察到患者颈项部风团渐消，血压、心率处于下降趋势，遂予肾上腺素 140 μg/h 泵入，此时气道压仍较高，生命体征及呼吸情况见图 63-5。

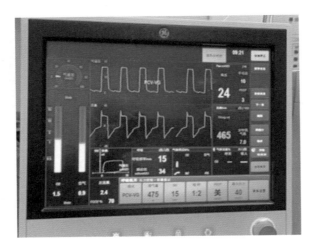

图 63-5　呼吸参数

　　9：25-10：00，患者生命体征趋于平稳；09：41 患者睑结膜可见水肿见图 63-6，予呋塞米 10mg。09：50 患者恢复自主呼吸，予阿托品 0.5mg ＋新斯的明 1mg 后；09：52 患者生命体征、潮气量及呼吸频率平稳，意识清醒且可配合指令，拔除喉罩见图 63-7，于 10：10 入 PACU，后安返病房。

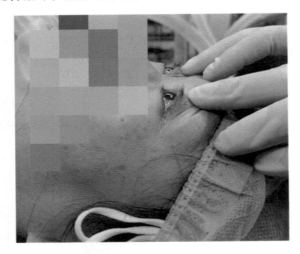

图 63-6　患者睑结膜水肿

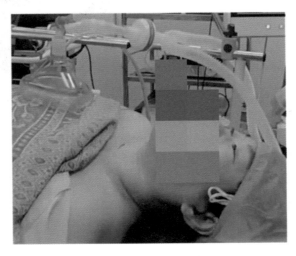

图 63-7　患者术后情况

患者于 12.13 行二次手术，术前向患者及家属说明了清醒内气管插管的必要性，及二次手术再发不明原因围术期过敏反应的风险，并取得知情同意。入室后常规监测生命征及心电监测，开放外周静脉及有创动脉血压监测，予右美托咪定 24μg 泵入，后进入诱导期，用药为长托宁 0.3mg、丙泊酚 100mg、艾斯氯胺酮 25mg，随后行清醒内气管内插管，插管及手术过程顺利平稳，后拔管入 ICU 进一步观察。

三、关键节点的临床思维和临床决策

（一）甲状腺肿物切除的麻醉特点

（1）甲状腺肿物为沿海地区高发疾病，往往需要进行手术切除，术前除应注意患者一般情况外，重点关注甲状腺功能，如有甲状腺功能紊乱，应提前了解药物治疗情况。

（2）围术期确保呼吸道通畅。术前访视需注意患者甲状腺肿物的大小，是否压迫气道、引起气管移位、狭窄、软化。如存在巨大甲状腺肿物压迫气管，术前应讨论合适的诱导方式，避免出现紧急气道。

（3）术后警惕双侧喉返神经损伤引起双侧声带麻痹、上呼吸道梗阻和窒息，警惕术后出血压迫气管引起的呼吸困难。

（4）术毕拔管需考虑术中手术所见、气管是否软化，如无气管软化，仍需待吸尽患者口腔分泌物，待肌松代谢完全，患者意识清楚、自主呼吸恢复良好后拔除气管导管。此外，一旦发生气管塌陷，迅速重新推进气管导管通过塌陷部位，保留气管插管支持通气。

（5）做好术后镇痛。

（二）该患者在诱导后出现声门暴露困难，下一步处理方案

（1）评估未发现困难气道危险因素的患者，其中极少数于全麻诱导后有发生困难气道的可能，该类患者属于未预料的困难气道。另外，也有部分患者本身存在困难气道危险因素，未行气道评估或气道评估不准确就直接选择了全麻诱导，该类患者发生困难气道时也可归类为未预料的困难气道。

（2）发生未预料的困难气道时，人员、气道工具和方案常准备不足，应尽快请求帮助。由于患者已行全麻诱导而无自主呼吸，处理未预料的困难气道时要特别注意维持通气和氧合，防止进一步的气道损伤。任何气道操作之前必须保证充分氧合。下一步的处理根据有无面罩通气困难而定。若已有面罩通气困难，则立刻启动紧急气道处理流程；若无面罩通气困难，先停止气道操作和进一步损伤，保证通气和氧合，尽快完善人员配置、准备相关设备并制订进一步处理方案。

（3）该患者 C-L 分级Ⅲ级，为困难喉镜显露，属困难气管插管的一种。由于咽喉部红肿阻挡视野，反复操作可使情况恶化，甚至演变为紧急气道。因此对于该患者，下一步处理应立即请求帮助、保持气道通畅、继续面罩正压通气纯氧吸入、积极准备气道相关设备如探条、可视喉镜、纤维支气管镜、喉罩、环甲膜切开套装等。

（三）应如何制定该患者的气道控制与管理方案

气道管理方案的制定应该包括以下几方面：

1. 人员方案

该患者属于困难气道，需要配备一名有困难气道处理经验的高年资麻醉医师，同时配备至少一名助手。

2. 气道处理方案

应包括首选方案、至少一个备选方案、首选和备选方案均失败时的处理方案以及发生紧急气道的处理方案。首选因此方案的制订遵循最熟悉和最适合原则，注意日常工作中在模型和非困难气道患者多加练习，无使用经验的气道工具不可直接应用于困难气道患者。有设备条件和使用经验者，建议优先选择损伤更小、成功率更高的可视化工具如可视喉镜等。备选方案的制订注意选择不同原理的气道工具，以提高气道处理的成功率。需要特别注意避免各种高级气道工具轮番尝试而毫无重点的做法。

首选和备选方案均失败时应首先考虑取消手术，以保证患者安全为首要目标，短小手术可以考虑在局部麻醉或神经阻滞下、面罩或喉罩（laryngeal mask airway，LMA）通气麻醉下完成。紧急气道处理方案则应至少包括一种声门上气道工具和一种声门下气道工具。

（四）如何预防未预料的困难气道的发生

建议在麻醉前去除可纠正的面罩通气危险因素，例如刮掉胡须或者用贴膜将其覆盖、无牙患者保留义齿等。全面而准确地评估气道至关重要，气道评估结果将直接决定麻醉诱导方式的选择，切不可未行任何气道评估即行全麻诱导，同时提高气道评估水平和准确率，正确选择诱导方式，尽量减少因气道评估不准确而错误选择全麻诱导的情况。

（五）对于全身麻醉患者，常采用哪些方法维持气道的通畅

全麻诱导过程中首要的问题就是维持患者的气道通畅，正确掌握这些方法对确保患者安全至关重要。

1. 嗅物位（见图 63-8）

患者仰卧，在颈后部（而不是头枕部）垫入 10cm 左右厚度的薄枕，头尽量后仰，肩背紧贴床面，鼻尖上翘呈嗅花状，这种体位下舌根不易后坠，是常用的防止气道梗阻的方法。

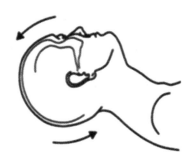

图 63-8　嗅物位

2. 仰头抬颏（见图 63-9）

是开放气道的方法，但需要先确认患者无头颈部损伤。一手小鱼际置于患者前额轻推使头部后仰，另一只手轻柔抬起颏部，使下颌尖与耳垂连线与地面垂直。

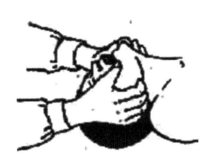

图 63-9　仰头抬颏

3. 托下颌（见图 63-10）

患者呈仰卧头伸展位，操作者在患者头部，双手紧握下颌的上升支，着力点恰好在耳垂下方，用力向上（向前）托起下颌，使得下门齿移至上门齿的前方。单手一般不便托下颌，只能上提颏部，起到仰头抬颏的作用，效果不如双手托下颌确切。

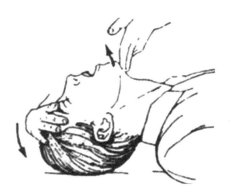

图 63-10 托下颌

4. 三联气道手法

是保持气道通畅最经典和有效的气道处理手法，包括仰头／提颏、托下颌和打开口腔的联合应用。

5. 口／鼻咽通气道

可以扩大口／鼻咽部通气空间，用于保持气道的通畅防止舌后坠。

（六）如何实施面罩正压通气

面罩正压通气可通过单手扣面罩和双手扣面罩来实施。

1. 单手扣面罩

常采用"EC 手法"，操作者左手拇指和示指环绕呈 C 形，缺口处应超过面罩纵向中线，便于对面罩右半部分施压密封，拇指负责鼻部区域的密封，示指负责口部区域的密封，通过这两个手指实现面罩与面部轮廓的整体密封；中指、环指和小指呈 E 形，中指和环指力点在下颌骨降支骨质，起"仰头""抬颏"和开放气道作用；并使面部向面罩迎合，加强面罩密封效果；小指力点在下颌角处骨质，起"托下颌"作用。操作者右手张开，握住呼吸囊中部加压辅助或控制呼吸，顺畅的通气压力一般小于 20cmH$_2$O。根据右手加压时的阻力感、观察随压力变化的胸腹部起伏以及呼气末二氧化碳波形等指标及时判断面罩通气效果。单人单手扣面罩难以维持面罩通气时，排除手法不当和头位问题，很可能患者存在舌后坠等上呼吸道梗阻，应加用口咽通气道和（或）鼻咽通气道来改善面罩通气（见图 63-11）。

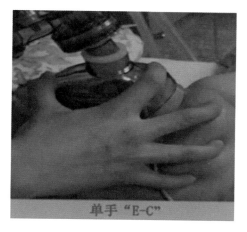

图 63-11 单手扣面罩

2. 双手托下颌扣面罩

单手扣面罩通气不良的患者推荐采用双手托下颌扣面罩，无论加用或未加用口咽和鼻咽通气道。单人操作可双手托下颌扣面罩同时机械通气。优点是在无须他人帮助的情况下就能托起下颌明显改善单手通气的不足，同时麻醉机通气的频率是设定的，压力也有过高保护。如果双手托下颌扣面罩，或者置入口咽和（或）鼻咽通气道后仍不能维持良好通气，需要尽快请求帮助，在嗅物位下置入口咽和（或）鼻咽通气道，由双人四手，用力托下颌扣面罩做双人最大努力面罩通气。此时通气的压力可能大于20cmH$_2$O，力争使脉搏血氧饱和度大于90%（见图63-12）。

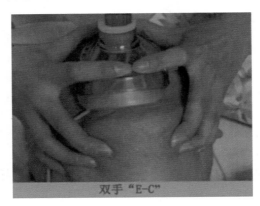

图 63-12　双手托下颌扣面罩

（七）如何判断有无困难面罩通气

困难面罩通气是指有经验的麻醉医师在无他人帮助的情况下，经过多次或超过一分钟的努力，仍不能获得有效的面罩通气。可根据通气的难易程度将面罩通气分为四级，1～2级可获得良好通气，3～4级为困难面罩通气。（见表63-2、图63-13、图63-14）

表 63-2　面罩通气困难分级

分级	定义	描述
1	通气顺畅	仰卧嗅物位，单手扣面罩即可获得良好通气
2	轻微受阻	置入口咽和（或）鼻咽通气道单手扣面罩，或双人双手托下颌扣紧面罩同时打开麻醉机呼吸器即可获得良好通气
3	显著受阻	以上方法无法获得良好通气，需要双人加压辅助通气，能够维持SpO$_2$ > 90%
4	通气失败	双人加压辅助通气下不能维持SpO$_2$ > 90%

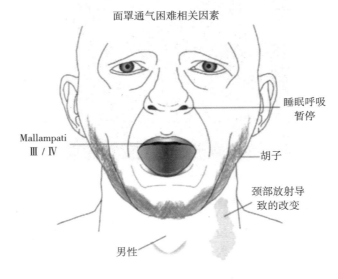

图 63-13　面罩通气困难相关因素

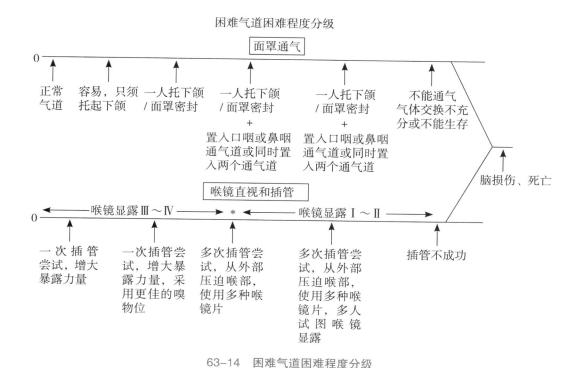

63-14 困难气道困难程度分级

（八）呼叫上级后，发现患者面罩通气正常，因此尝试置入喉罩，通气正常，纤支镜探查，发现患者咽喉部声门区肿胀该如何处理

对于该类患者，在置入喉罩后，患者通气正常，但探查发现声门区肿胀明显（见图 63-15），考虑患者过敏因素不明，并行的是甲状腺手术，对颈部的刺激明显，因此应先暂停手术。根据未预料困难气道处理的指南，该患者目前通气良好，除做好紧急气道处理准备外，不应再做其他刺激性动作，继续给予抗过敏治疗，分次给予肾上腺素 10μg，并持续泵入。

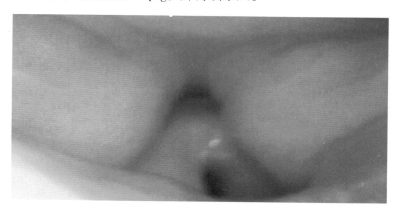

图 63-15 声门肿胀

（九）如出现紧急气道，该如何处理

按照紧急气道处理流程（见图 63-16），当喉罩等声门上气道工具通气失败或无声门上气道工具时，应尽快建立声门下气道。对于该患者，应尽快行环甲膜切开术，采用何种类型的环甲膜切开术建立声门下气道需根据操作医师的熟练程度和设备的可行性而定。同时需准备按心肺脑复苏流程处理，备好血管活性药物、除颤仪等复苏药物与设备。

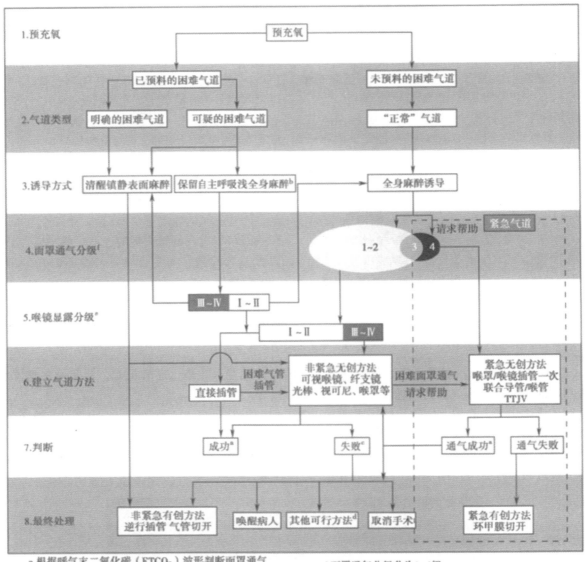

图 63-16　困难气道处理流程图

（十）环甲膜切开术包括的类型及优缺点

环甲膜切开术是经声门下开放气道的一种方法，常用于声门上途径无法建立气道的紧急情况。紧急环甲膜切开术包括环甲膜穿刺置管术、经皮扩张环甲膜切开术和外科环甲膜切开术3类。

1. 环甲膜穿刺置管术

为微创操作，没有皮肤切口，直接利用针头或套管针置入环甲膜间隙。由于导管内径较细，用传统的呼吸机时不能在峰吸气压时提供足够的潮气量和流速，因此应用这项技术时常需要使用特殊的高压系统以提供充分的通气，如经气管喷射通气（见图 63-17）。由于穿刺针较细，喷入的气体很难主动经穿刺针排出，应注意保持上呼吸道通畅以促进气体排出，对于完全气道梗阻患者有气压伤的风险。

目前已有内径较粗的环甲膜穿刺套装，可在数秒内快速完成环甲膜穿刺置管，套管内径可达 4.0mm，穿刺成功后可以直接连接简易呼吸器行手工通气。环甲膜穿刺置管术的优点是微创、迅速、操作简单，对喷入气体能呼出者有效。缺点是气道缺乏稳定性，必须尽快采用后续方法建立稳定气道，且紧急情况下并发症发生率较高，如皮下和纵隔气肿、高碳酸血症等。

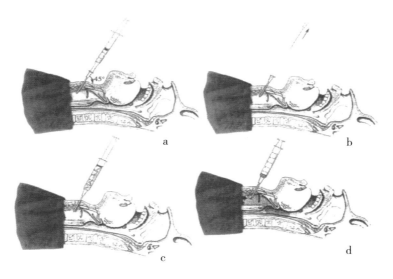

图 63-17　环甲膜穿刺置管术

2. 经皮扩张环甲膜切开术

需要先切开皮肤并行环甲膜穿刺，然后将导丝通过穿刺针或留置导管置入到气管内，最后环甲膜切开套管通过扩张器沿着导丝的扩张而置入气管内。这项技术的优点在于最终进入的环甲膜切开套管远大于最初进入的穿刺针或导管的孔径，充足的内径允许使用传统的呼吸机供气、吸引和自主呼吸。

3. 外科环甲膜切开术

快速四步法（rapid four-step technique，RFST）是常用的方法，包括 a. 确定环甲膜位置、b. 刺入和切开皮肤和环甲膜、在环状软骨膜上用气管拉钩向尾部牵引、置入气管导管或气管切开套管。熟练的操作者可在 30s 内完成该操作。优点是可以快速获得满意的通气，采用传统的呼吸机或简易呼吸器即可通气，但是创伤较大，出血风险较高，并发症更多。（见图 63-18）

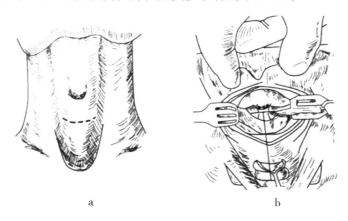

图 63-18　环甲膜切开术

a. 确定环甲膜位置；b. 刺入和切开皮肤和环甲膜、在环状软骨膜上用气管拉钩向尾部牵引、置入气管导管或气管切开套管

（十一）气管切开术能否应用于紧急气道

气管切开术包括经皮扩张气管切开术和外科气管切开术两类。经皮扩张气管切开术先切开皮肤，

穿刺皮肤进入气管并置入导丝，然后使用扩张器或是扩张钳扩大入口，直到尺寸足以置入气管切开套管后置入套管。外科气管切开术需要在切开皮肤后分离甲状腺峡部，然后切开气管，置入气管切开套管。两种方法均耗时较长，即使是有经验的专科医师（如耳鼻喉科医师），仅少数人可以在 3min 内完成气管切开术，大部分的医师需要使用更长的时间。因此气管切开术一般不能用于紧急气道。

（十二）对于未预见的困难气道，一旦插管失败，即插入喉罩等声门上通气工具，是否适用于未禁食的患者

当然适用。对于一个未禁食的困难气道患者，发生反流误吸的概率较高，如果不尽快控制气道，不但无法防止反流误吸，对患者的生命安全都有威胁。因此，插入喉罩等通气工具保证生命安全是第一位的。虽然有文献报道未禁食的患者插喉罩的胃反流率是 3%，这已经远远低于不插喉罩反复进行插管时的概率，何况，如果插入双管喉罩胃反流率会更低。而其他的通气工具本来就是未禁食患者的适应证，优势更加明显。

（十三）困难气迫的患者拔管要注意的问题

一个基本的原则是必须做好再次通气和插管的心理准备和工具的准备。对于普通拔管，深麻醉拔管和清醒拔管都可以，但对于一个困难气道患者来说，拔管的弊远远大于益，不推荐深麻醉拔管的方法。清醒拔管是最应该采用的方法，即使是清醒拔管，对于一些如气管软化、声带麻痹、声带周围水肿或拔管后可能呼吸不顺的患者，用喉罩、纤维支气管镜、气管换管器或者橡胶塑料探条帮助拔管是非常有益的。一旦拔管失败，可以借助上述工具帮助通气或再次引导插管。

（十四）如何拔管更加安全

如手术后，患者呼吸恢复、神志清醒，予拔除气管导管，但很快患者就出现呼吸困难，血氧急速下降，予面罩加压给氧，效果不明显，立即呼叫手术室医师做了紧急气管切开才挽留患者的生命。处理思路是正确的，遇到这种紧急情况在通知手术科室医师的同时立即通气，无效后立即做气管切开。有条件可以使用纤维支气管镜协助拔管，当然还有其他的方法，最简单的方法是插入气管导管交换管或探条进行拔管比较稳妥。即患者完全清醒后，在气管内给予表面麻醉，插入气管导管交换管或探条越过气管导管远端，然后缓慢拔出气管导管到声门上，停留 1～2min；如果患者可以自主顺畅呼吸，再拔出导管，留置交换管或探条 3～5min，再次确认无误，再拔出交换管或探条。

（十五）全麻诱导后如果出现 CICV，应如何处理

既不能通气也不能插管（can't intubate, can't ventilate, CICV）属于绝对的紧急状况，低氧性脑损伤和脑死亡会随即发生，除非立即采取有效的补救措施。麻醉诱导后或反复气管插管失败后都可能发生 CICV。尽管可以准备一些其他声门外气道工具（extraglottic device, EGO），如喉罩和食管气管联合导管，但失败气道管理策略指示 CICV 发生时应立即 准备施行环甲膜切开。这个观点有别于 ASA 困难气道管理策略，在该策略中这些处理措施应该同时进行而不是顺序进行。如果 EGO 能提供足够的通气和氧合，就有充足的时间进行其他气道管理工具的准备。

参考文献

［1］刘进．于布为．国家卫生和计划生育委员会住院医师规范化培训规范教材·麻醉学 [M]. 北京：人民卫生出版社，2020.

［2］庄心良，曾因明，陈伯銮．现代麻醉学 [M]. 北京：人民卫生出版社，2021.

［3］于布为，吴新民，左明章，等．困难气道管理指南 [J]. 临床麻醉学杂志，2013，29（1）：6.

（撰稿：戴东升　审稿：林莹）

⑥④   诱导后严重低血压的处理

一、病历摘要

1. 基本信息

男，61岁，身高169 cm，体重66 kg，BMI 25.8 kg/m²。

2. 主诉

头晕头痛1个月，加重1周。

3. 既往史

发现高血压1个月，规律服用贝那普利、美托洛尔控制血压。否认糖尿病、心血管疾病，否认外伤、输血史，否认食物药物过敏史。

4. 术前诊断

（1）枕骨大孔区占位：脑膜瘤可能。

（2）高血压病Ⅰ级。

（3）双肺少许慢性炎症、左肺下叶尖后段局限性肺气肿。

5. 拟行手术

眼外侧入路左侧枕骨大孔区病损切除术。

6. 辅助检查

（1）检验结果未见明显异常。

（2）心电图示窦性心律，心脏彩超示左室舒张功能减退，EF 60%。

（3）头部MR：脑桥、延髓左前方脑外肿瘤，可能为斜坡脑膜瘤，伴幕上脑室积水扩张（见图64-1）。

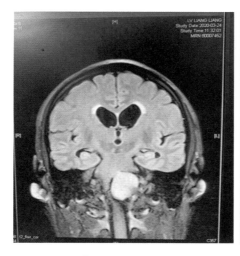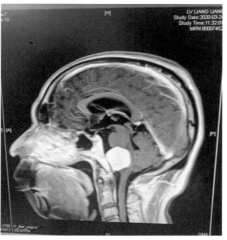

图64-1   脑膜瘤大小约 3.2cm×2.7cm×3.1cm，上到脑桥下部，下达枕骨大孔水平，相应脑桥延髓受压变形伴脑水肿

7. 术前访视

患者一般情况良好；听诊双肺呼吸音稍增粗；平素活动正常。

甲颏距离＞6.5cm，张口度＞3横指，头颈活动度良好，无活动义齿或牙齿松动。

ASA分级Ⅱ级、心功能分级Ⅱ级。

二、围术期过程

患者入室意识清楚，Glasgow 15分，常规监测示：BP 145/83 mmHg（无创），158/72 mmHg（有创），P 窦性心律，102 次 / 分，R 18 次 / 分，SpO_2 97%，局麻下行深静脉穿刺置管并输液，局麻下行桡动脉穿刺置管并持续测压。

麻醉诱导：戊乙奎醚 0.2mg，咪达唑仑 1mg，丙泊酚 80mg，舒芬太尼 30μg，顺式阿曲库铵 15mg，静脉注射快速诱导后插管；待患者意识消失，药物起效，予面罩给纯氧机械通气，诱导后数分钟内出现血压逐渐下降至约 80/40mmHg，行可视喉镜引导下气管插管，插管刺激并未引起血压的回升，立即给予多巴胺 2mg iv 3 次，升压效果不明显，有创血压最低 41/28mmHg，心率最快达 145 次 / 分（见图 64-2）；立即予去甲肾上腺素浓度 3μg/（kg·min），肾上腺素浓度 0.3μg/（kg·min）静脉泵注，同时查动脉血气（见表 64-3）；麻醉维持仅用地氟烷 2% 吸入（MAC 0.3），数分钟后血压逐渐上升。麻醉诱导后约 1h 患者逐渐苏醒，恢复神智，停用血管活性药，拔除气管导管，手术暂停，患者安返病房。（麻醉单见图 64-4）

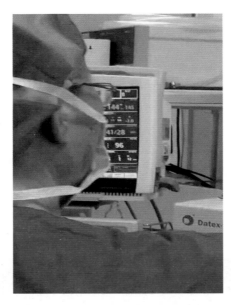

图 64-2　麻醉诱导后严重低血压

表 64-1　人血气分析

项目	数值
pH	7.415
pCO_2	44
pO_2	595
Na^+	134
K^+	3.4
Ca^{2+}	1.12
Glu	7.5
Lac	0.8
HCT	45
Ca^{2+}（7.4）	1.14

（续表）

项目	数值
HCO_3^-	30.6
HCO_3std	29.4
TCO_2	32
BEecf	6.6
BE（B）	5.7
SO_2c	100
THbc	16.2
rSO_2	

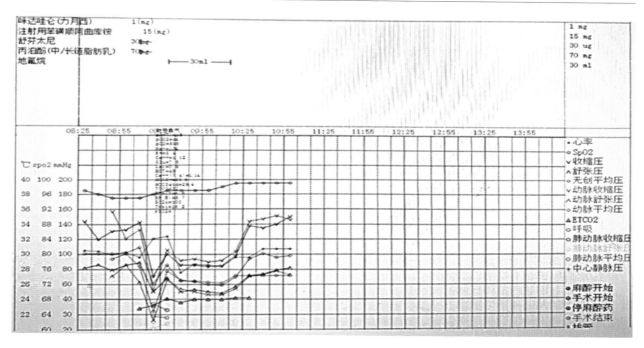

图64-4　麻醉记录单

三、关键节点的临床思维和临床决策

（一）诱导后出现低血压的可能原因

1. 围术期过敏反应

在一篇关于围术期过敏反应的实践指南的综述中指出，围术期超敏反应主要机制如下。

（1）免疫反应：IgE介导占60%严重程度可增加；IgG介导激活补体系统（如右旋糖酐）。

（2）非免疫反应：直接诱导肥大细胞和嗜碱性细胞脱颗粒，通常较温和，如神经肌肉阻滞剂（NMBA）。已证明90%过敏反应于诱导期静脉注药即刻发生，主要与抗生素、NMBA、镇静药有关。66%～70%的IgE介导的过敏反应以及90%以上的非IgE介导的过敏反应，可出现皮肤症状，如红斑，荨麻疹和血管性水肿。呼吸道症状，如支气管痉挛频率较低，只有大约一半患者，尤其是那些事先诊断为哮喘的患者，第一个体征可能是肺部阻力增加或氧饱和度降低。也就是说绝大多数患者会出现皮肤症状，此外仍然有高达10%～20%的病例没有任何皮肤症状。临床中应关注除皮肤症状外的非特异性症状，例如动脉血压下降，饱和度下降，机械通气困难，严重的心律不齐和心血管衰竭。麻醉期间，我们应关注非特异性症状来早期发现超敏反应的发生。本例患者并未出现相应的皮肤症状。

正在接受 β 受体阻滞剂、血管紧张素转换酶抑制剂或椎管内阻滞的患者，发生过敏反应都较为严重，且复苏极为困难。过敏反应的严重程度取决于临床症状出现的早晚和涉及器官的数量，如果症状出现非常快，皮肤症状缺失和心动过缓，则病情严重，此时如果处理不及时，预后极差。

2. 术前 ACEI 及 β 受体阻滞剂的使用

在前一个可能原因中提出过正在接受 β 受体阻滞剂、ACEI 类药物的患者，发生过敏反应都较为严重。那么是否有可能是此类药物本身的降压作用联合麻醉诱导药物的循环抑制作用引起的血压下降呢？因为受限于检测手段，我们并没有诊断过敏反应的明确证据。在一篇关于 ACEI 和 ARBs 围术期管理的调查中提到，早期观察性临床研究（Brabant 等，1999；Schulte 等，2011）报告了非心脏手术 ACEI/ARBs 的使用和围手术期低血压的关联，但是，这些数据与使用客观结果量度的大型临床数据库研究的结果并不一致，在非心脏手术的中差异显著。该调查还强调，少有医师在临床上采取术前 ACEI/ARB 的个性化管理。与 ACEI 相比，ARB 的终末半衰期，受体结合动力学，活性代谢成分，它们的分布和某些药物表现出的不可拮抗的作用（Michel 等，2013 年）。因此，围手术期 ACEI/ARB 的管理不能采用一刀切的方法。中国医师在围术期对 ACEI/ARBs 药物的管理尚不规范，建议高血压病患者在接受非心脏手术前 24h 暂停 ACEIs/ARBs 药物，或至少在手术日当天不服用上述药物，这可能使该类患者围术期管理（尤其是血压管理）更为平稳。停药者的术中低血压风险也低于未停药者（aRR，0.80；95% CI 0.72 ～ 0.93；$P < 0.001$）。

3. 术前容量限制及脱水

甘露醇给药包括连续输注和脉冲输注。给予 0.25 mg/kg 甘露醇制剂可覆盖 80kg 以下患者 1：1 脱水。可在超声下扫查下腔静脉进行容量判断。

4. 延髓肿瘤压迫

孤束核（nucleus tractus solitarius，NTS）是心肺反射整合的主要部位。NTS 中 2 个不同的神经元亚群可以以相反的方式影响 AP。该血压调节网络还涉及腹侧延髓的两个不同区域：尾部（cauda ventrolateral medulla，CVLM）和延髓部（rostral ventrolateral medulla,RVLM）。CVLM 中的神经元被认为接受压力感受器的输入并在大脑中中继以控制 RVLM 的活动。从 CVLM 到 RVLM 的投射具有抑制作用，当尾部活性缺乏时，可导致高血压。磁共振成像（MRI）研究表明原发性高血压与腹侧延髓的神经血管压迫之间存在关联，这提示 RVLM 的血管压迫可能至少部分与原发性高血压相关。换句话说，向 RVLM 供血的缺陷导致该加压区域的局部缺血，可能会增加交感神经活动和血压。

在麻醉状态下，延髓腹侧延髓（RVLM）是控制血压（BP）的关键节点。当 RVLM 神经元被氨基酸或 GABA 模拟化合物大量激活 / 抑制时，BP 升高 / 降低。Ian C.Wenker 等研究表明，在清醒的大鼠中，腹侧延髓存在 C1 区，其激活可防止 BP 下降，并导致压力感受器去神经支配引起的高血压。异氟烷麻醉后，C1 细胞也被异氟烷激活，这将降低由于麻醉药对循环系统的抑制作用而导致的低血压。这也是麻醉药引起血压下降的机制。肿瘤占位可能导致压力反射调节功能紊乱，肿瘤对 C1 区的破坏，导致 C1 细胞不能参与调解由于麻醉药对循环系统的抑制作用而发生的低血压。

基于以上分析，我们考虑患者在麻醉诱导后出现严重低血压系多种因素导致的综合效应。

（二）麻醉诱导后低血压的处理

1. 预防

择期手术患者术前禁食时间较长，部分手术还需肠道准备，患者入手术室时往往容量欠缺，在麻醉诱导后，麻醉药物使血管扩张，心肌抑制，心输出量减少，将使血压明显下降，因而，开放静脉后宜快速补充适量液体（晶体联合胶体），增加血管内容量，减少麻醉诱导后血压降低程度。

2. 治疗

对于诱导后出现的低血压，宜视情况进行处理。对于高龄、体弱、合并重要器官功能异常的患者，在液体治疗的同时，需及时予以血管活性药物支持，以保证重要脏器灌注。

对于该患者，诱导后发生低血压，除了上述因素外，有以下因素：高血压病，术前 ACEI 类药物治疗史；颅脑手术，术前曾行脱水利尿降颅压。脱水利尿使患者循环血量进一步降低，ACEI 降压药物与麻醉药协同，出现明显血管扩张效应。以上各因素协同作用下，使得患者血压在诱导后出现了显著下降。

（三）该患者的预后转归

患者返回病房后继续监测生命体征，病房予以乳酸林格氏液 500ml 及羟乙基淀粉 500ml 静脉滴注，血压、心率平稳。第二天患者诉头晕症状较前明显好转，无畏寒、发热，无恶心、呕吐，无头痛，无腹痛、腹胀等不适。查体：神志清楚，问答切题，躯干及四肢肌张力未见异常，四肢肌力 V 级；未见不自主运动；指鼻试验、指指试验、跟膝胫试验协调准确，Romberg 征阴性。躯干及四肢浅感觉无异常，双侧肱二头肌反射，肱三头肌反射。桡骨膜反射，膝腱反射，跟腱反射均对称存在；无髌阵挛及踝阵挛，双侧 hoffmann 征阴性、Babinski 征阴性。颈软无抵抗，皮肤划痕征阴性。患者及家属要求出院转诊上级医院继续治疗，予办理出院。

参考文献

[1] LAGUNA JJ, ARCHILLA J, DOÑA I, et al. Practical Guidelines for Perioperative Hypersensitivity Reactions[J]. J InvestI Allerg Clin, 2018, 28(4): 216–232.

[2] 吴新民,薛张纲,王俊科,等.围术期过敏反应诊治的专家共识[J].中国继续医学教育.2011; 3(10): 129–130.

[3] WALKER S L M, ABBOTT T E F, BROWN K, et al. Perioperative management of angiotensin–converting enzyme inhibitors and/or angiotensin receptor blockers: a survey of perioperative medicine practitioners[J]. Peer J, 2018, 6: e5061.

[4] ROSHANOV P S, ROCHWERG B, PATEL A, et al. Withholding versus Continuing Angiotensin–converting Enzyme Inhibitors or Angiotensin II Receptor Blockers before Noncardiac Surgery: An Analysis of the Vascular events In noncardiac Surgery patIents cOhort evaluatioN Prospective Cohort[J]. Anesthesiology, 2017, 126(1): 16–27.

[5] 甘露醇治疗颅内压增高中国专家共识 [J]. 中华医学杂志 ,2019, 23：1763–1766.

[6] COLOMBARI E, SATO M A, CRAVO SL, et al. Role of the medulla oblongata in hypertension[J]. Hypertension, 2001, 38(3 Pt 2): 549–554.

[7] WENKER IC, ABE C, VIAR KE, et al. Blood Pressure Regulation by the Rostral Ventrolateral Medulla in Conscious Rats: Effects of Hypoxia, Hypercapnia, Baroreceptor Denervation, and Anesthesia[J]. J Neurosci, 2017, 37(17): 4565–4583.

（撰稿：蒋俊丹　审稿：陈晓影）

㉖ 肥胖患者拔管后二次插管

一、病历摘要

1. 基本信息

男，45 岁，身高 165cm，体重 85kg，BMI 30.1kg/m²。

2. 主诉

反复肉眼血尿一月余。

3. 入院诊断

（1）右侧肾盂癌。

（2）泌尿系感染。

（3）左肾囊肿。

4. 拟行手术

右侧腹腔镜下肾－输尿管切除术＋膀胱病损切除术。

5. 既往史

否认肝炎，结核，疟疾病史，否认高血压、糖尿病、心血管疾病，否认外伤、输血史，否认食物药物过敏史。

6. 辅助检查

（1）肺功能报告：①小气道功能障碍；②肺弥散功能轻度下降。

（2）其余检查未见明显异常。

7. 术前访视

张口度大于 3cm，马氏分级 Ⅱ 级，颈椎活动度正常，甲颏距离大于 6.5cm，无睡眠呼吸暂停病史，估计无面罩通气及插管困难。

二、围术期过程

（1）入室后常规监测示：BP 121/75mmHg，HR 77 次／分，R 18 次／分，SpO_2 97%，局麻下行深静脉穿刺置管并输液，局麻下行桡动脉穿刺置管并持续测压。

（2）麻醉诱导：丙泊酚 120mg ＋咪达唑仑 1mg ＋顺式阿曲库铵 13mg ＋舒芬太尼 30μg ＋戊乙奎宁 0.3mg，静脉注射快速诱导后插管。

（3）麻醉维持：静吸复合全身麻醉，持续泵入丙泊酚 170mg/h、瑞芬 0.4mg/h、地氟烷 5%。

（4）手术历时 5 小时 10 分钟，术中生命体征平稳，液体入量 2 000ml，尿量 500ml，失血量 450ml。

（5）术后情况：患者完全清醒，呼之能应咳嗽反射，咽喉反射，吞咽反射完全恢复潮气量和每分通气量正常估计拔管后无引起呼吸道梗阻的因素存在。吸痰拔管，拔管后患者清醒配合。

（6）自侧卧位躺平后突发意识障碍、呼吸困难、面色青紫，血氧饱和度降至 90%，呼之不应，予面罩加压给氧，行二次插管。行血气分析见表 65-1，听诊双肺，大量粗湿啰音，右肺呼吸音稍弱，气道压可达 38mmHg，怀疑气胸，请超声科会诊，超声见：胃肠积气，右侧膈肌上抬，肝脏移至乳头水平，挤压右肺，未见气胸。故予鼻胃管吸出大量胃内气体，纤支镜见右侧肺叶有痰液，吸出大量痰液后，超声见膈肌较前下降，湿啰音较前减少。气道压下降至 25mmHg，超声见膈肌较前下降。

（7）2 个小时后，患者神志清楚，自主呼吸恢复良好，肌力好，湿啰音较前缓解，清醒拔除气管导管，清醒送入外科 ICU（拔管前血气分析见表 65-1）。

表 65-1 血气分析

时间	14：45	16：03
pH	7.22	7.33
PaO_2	115	273
PCO_2	59	49
K^+	3.8	4.0
Na^+	140	139
Ca^{2+}	1.08	1.11

（续表）

时间	14：45	16：03
Glu	8.0	8.3
Lac	1.4	1.9
HCT	35%	33%
BE	−4.4	−0.6
THbc	12.6	11.9
	第二次插管后	第二次拔管前

三、临床思维和临床决策

（一）该病例出现拔管后呼吸困难意识障碍可能的原因

（1）患者可能尚未完全清醒，肥胖患者长时间全身麻醉可造成大量脂溶性麻醉药蓄积于脂肪组织内，往往导致苏醒延迟，所有具有中枢性抑制作用的药物均可抑制咽部扩张肌群的运动，使肥胖患者咽壁塌陷的可能性增加，拔管后发生气道梗阻的危险性显著增高。阿片类药物在引起气道梗阻的同时还可抑制机体对低氧和高碳酸血症的通气反射。所以拔管前应确认患者完全清醒，肌松药代谢或拮抗完全，阿片类药物剂量合适。

（2）可能出现高 CO_2 血症，气腹针误入皮下，时间手术较长可能导致严重皮下气肿，部分患者存在膈肌裂孔，腹腔内气体可进入胸膜腔，形成二氧化碳气胸，加重呼吸困难的程度，拔管后机体排出 CO_2 的速度低于 CO_2 重吸收的速度，导致高 CO_2 血症，重度 CO_2 蓄积也可导致 CO_2 麻醉出现烦躁、神志不清、甚至昏迷等。

（3）肥胖患者手术麻醉后出现肺不张较为多见，可造成拔管后潮气量不足，拔管前应充分吸引气道内分泌物后采用肺复张措施后再行拔管。

（4）肥胖患者平卧位时加重功能余气量减低及肺顺应性下降，通气/灌注比例失衡，易发生低氧血症，可采用反屈氏位或半卧位拔管以减轻腹腔内容物对膈肌的压迫，利于患者的通气。

（二）该患者二次插管后行超声检查及纤维支气管镜检查可判断发生了什么并发症，如何确诊

应该可以判断患者出现右肺不张。该患者右肺呼吸音减弱，气道压增加，肺不张时可发生邻近结构向不张区域聚集，该患者超声提示右侧膈肌上抬，肝脏移至乳头水平符合这个改变，支气管痰栓是肺不张的主要原因，纤维支气管镜发现该患者右肺积有大量痰液，且吸出痰液后气道压下降，超声见膈肌较前下降，症状明显好转，也支持此诊断。CT是肺不张确诊的金标准。

（三）气管插管全麻患者术后拔管指征应如何把控

应在明确判断患者具有保护和保持气道通畅的能力后拔管，拔管指征包括：

（1）患者完全清醒呼之能应。

（2）咽喉反射、吞咽反射、咳嗽反射已完全恢复。

（3）潮气量和分钟通气量恢复正常（潮气量＞5ml/kg，呼吸频率10～16次/分）。

（4）必要时让患者呼吸空气20min后，测定血气指标达到正常值。

（5）估计拔管后无引起呼吸道梗阻的因素存在。

（四）气管插管全麻术后拔管时的注意事项

拔管前麻醉医师要做好应对拔管失败的预案，备好重新插管的设备、人员、监护，确保在最短的时间内对患者进行有效通气或再插管，保证拔管时的安全。拔管时需注意以下问题：

1. 氧储备

拔管前需进行充分的氧储备，以维持拔管后呼吸暂停时机体的氧摄取，为进一步气道处理争取时间。

2. 体位

肥胖患者适合采用头高脚低体位，而饱胃患者宜用左侧卧头低位。

3. 吸引

拔管前必须先吸尽残留于口、鼻、咽喉和气管内分泌物、血液；拔管后应继续吸尽口咽腔内分泌物。

4. 肺复张措施

术中采用 PEEP 及肺活量呼吸可暂时性减少肺不张的发生。拔管时也可采用正压通气，在吸气高峰时放松套囊并拔出气管导管，有利于分泌物的排出，并减少喉痉挛和屏气的发生率。

5. 牙垫

牙垫可以防止拔管时患者咬合气管导管导致气道梗阻，气道梗阻时用力吸气可迅速导致肺水肿，若未使用牙垫发生咬合时可迅速将导管套囊泄气，避免气道内极度负压的产生，可能有助于防止梗阻后肺水肿的发生。

6. 气道交换导管（airway exchange catheter，AEC）

对拔管后可能需要紧急重新插管患者，如甲状腺手术损伤喉返神经，气管塌陷，在拔管前置入 AEC 至气管内隆突上方，然后仅拔出气管导管至声门外，如果出现呼吸困难可沿导引管重新插管，具有中空结构的导引管也可接高频喷射给氧。

（五）肥胖的定义及其衡量标准

肥胖是指皮下脂肪过度蓄积，目前公认使用体重指数（BMI）作为衡量标准，一般认为 BMI ≤ 25kg/m² 属正常，BMI 26～29kg/m² 为超重；BMI 30～39kg/m² 为肥胖；BMI ≥ 40kg/m² 为病态肥胖。美国 NIH 以体重指数将肥胖分为三度：Ⅰ度，BMI 30～34.9kg/m²；Ⅱ度，BMI 35～39kg/m²；Ⅲ度，BMI ≥ 40kg/m²。

（六）肥胖患者易出现哪些术后并发症

肥胖患者全麻、腹部尤其是上腹部及胸部手术麻醉后易发生呼吸系统并发症，其中以肺不张较多久，其他如术后切口感染、切口疝、深静脉血栓发生率也较高。

（七）肥胖患者对呼吸系统的影响

肥胖患者胸腹部堆积大量脂肪，胸廓顺应性降低，膈肌抬高，肺总量（total lung capacity，TLC）、肺活量（vital capacity，VC）、功能余气量（functional residual capacity,FRC）及补呼气量（expiratory reserve volume，ERV）减少，容易出现通气灌注比值（V/Q）异常。肥胖患者的胸廓风箱样活动减低，膈肌上抬，呼吸做功增加，呼吸耗氧量增加，仰卧位时可导致功能余气量进一步减少，加重肺顺应性底下及通气/灌注比例失调。肥胖患者严重时可合并阻塞性睡眠呼吸暂停综合征，其主要原因有两方面，首先，肥胖者的脂肪组织在咽部堆积可使咽腔狭窄，其最明显的部位是咽侧壁，使咽部在呼吸时的开放度下降，同时这些松弛的组织在吸气相负压作用下更易产生软腭与会厌之间柔软的口咽壁塌陷，加重气道梗阻的风险。另外，由于肥胖患者颈部和颌下部脂肪组织较厚，使患者口咽部和喉咽部的腔外压增加，易出现上气道受压的表现。

（八）减少肥胖患者术后呼吸系统并发症的措施

（1）术中保持呼吸道通畅。

（2）尽量缩短手术时间。

（3）麻醉前充分给氧，避免麻醉药过量。

（4）术毕拮抗肌松药的残余作用。

（5）术后适量应用麻醉性镇痛药，注意对呼吸的管理等。另外，肥胖者腹部手术术后前 2d 如果情况许可则应采取半卧位，可以减少肺部并发症的发生，术前减肥 治疗对预防术后并发症也有一定帮助。

参考文献

［1］吴新民.麻醉学高级教程[M].北京.人民军医出版社，2011，287-290.

［2］刘淑芳，田首元.肺部超声在围术期肺不张检测中的应用进展[J].国际麻醉学与复苏杂志，2020，41（7）：708-712.

［3］熊利泽.邓小明.2017年版中国麻醉学指南与专家共识[M].北京：人民卫生出版社，2017.

（撰稿：郑　澍　审稿：李德龙）

66　围术期小儿气道痉挛的处理

一、病例简介

1.基本信息

女，5岁，体重20kg，身高108cm。

2.主诉

睡眠打鼾伴张口呼吸半年。

3.现病史

缘于入院前半年出现睡眠打鼾，伴偶有咽痛，3～4次/年，偶有鼻塞、打喷嚏。1个月前出现夜间抽搐、呼吸暂停等缺氧表现。外院电子喉镜（2022.02.10）提示：①腺样体肥大；②变应性鼻炎；③慢性扁桃体炎。

4.既往史

"哮喘"病史4年，最后一次于3年前发作，发作时有喘息、气急、咳嗽症状。未予以治疗。否认先天性心脏病、癫痫等病史。否认食物、药物过敏史。

5.入院诊断

（1）鼾症。

（2）腺样体肥大。

（3）双侧慢性扁桃体炎。

（4）哮喘。

6.手术计划

双侧扁桃体腺样体切除术。

7.体格检查

T 36.5℃，P 122次/分，R 20次/分，BP 91/42mmHg。体重20kg，身高105cm，张口度＞3横指，头颈部活动度正常，Mallampati分级1级。心肺听诊无异常。

8.专科检查

耳：双侧外耳郭发育正常，未见缺损、畸形。双侧外耳道耵聍栓塞，鼓膜窥不清。

鼻：双侧鼻，双侧下鼻甲稍肥大。

咽喉：间接鼻咽镜、间接喉镜查体欠配合。悬雍垂居中腔黏膜稍淤血，右侧扁桃体Ⅲ度，左侧扁桃体Ⅱ度。

9.辅助检查

（1）心电图：116次/分，窦性心律不齐。

（2）胸部X线片：心肺未见明显异常。

（3）电子喉镜（我院）：①腺样体肥大Ⅳ度；②扁桃体肥大。

（4）其余检查无明显异常。

10.麻醉术前访视小结

ASA 分级Ⅰ级，心功能Ⅰ级。

二、麻醉计划

（1）扁桃体腺样体手术术前应注意患儿是否合并上呼吸道感染、有无阻塞性睡眠呼吸暂停综合征、哮喘及其他过敏史。

（2）患儿 5 岁，既往有"哮喘"病史，术前可以使用阿托品减少呼吸道腺体分泌，预防性使用万托林（沙丁胺醇）、地塞米松以减少气道痉挛的可能性。诱导时避免使用有呼吸道刺激性的地氟烷，拔管前避免使用新斯的明。围术期应尽可能避免患儿出现哭闹，以免诱发哮喘。

（3）小儿表观分布容积比成年人大，所以单位体重的药量大于成年人。诱导后出现麻醉兴奋期也较成年人明显。手术结束前不应过早停药，应避免在浅麻醉状态下进行吸痰等刺激性操作，待患儿自主呼吸恢复后，处于较为安静舒适状态下进行拔除气管导管。拔管后应充分供氧，观察确认安全后再送恢复室。

（4）一旦出现疑似气道痉挛的症状，应及时鉴别并积极处理，如加深麻醉，充分供氧，使用糖皮质激素、茶碱类药物、抗胆碱药物等。

三、关键节点的临床思维和临床决策

（一）小儿扁桃体腺样体手术患者术前评估

1.专科评估

（1）扁桃体腺样体的大小（气道相关）。

（2）腺样体过度肥大造成明显的阻塞性通气功能障碍，腺样体堵塞咽鼓管继发中耳炎，腺样体过度增生的患儿会影响面部骨骼发育，形成特殊的"腺样体面容"，即上唇短厚上翘，下颌下垂，鼻唇沟消失，硬腭高拱，牙列不齐，表情呆滞。扁桃体或腺样体肥大的患儿多数伴有阻塞性睡眠呼吸暂停低通气综合征（OSAHS）。手术后在睡眠学检测方面大多有明显改善。

2.麻醉前准备

术前应关注患儿是否合并上呼吸道感染、有无哮喘及其他过敏史，有哮喘史者可以给予预防性药物，合并 OSAHS 者应评估其严重程度。术前检查应包括凝血功能指标，如凝血酶原时间（PT）、活化部分凝血活酶时间（APTT）。无 OSAHS 患者术前可酌情使用右美托咪定、咪达唑仑等镇静药。

3.围术期管理要点

（1）气道管理：可以选择经口或者经鼻插管，尽量采用钢丝气管导管，固定气管导管时要给开口器放置留下两侧的口角空间。术中需要注意导管是否有受压或打折，尤其要关注手术医师放置张口器时的气道压力及 $ETCO_2$ 变化，一旦发现导管受压扭曲，要及时通知术者重新放置。

（2）麻醉诱导和维持：对小于 4 岁、常无法配合的患儿可使用七氟烷吸入诱导，而 4 岁以上、配合良好的患儿可在建立静脉通路后常规静脉诱导。麻醉维持建议静吸复合方案。围术期要注意诱导时和拔管时出现气道痉挛、低氧血症的发生，应常规准备处理措施，特别是有哮喘史和 OSAHS 的患儿应格外注意。

（3）小儿环状软骨是气管最狭窄的部位，如果气管导管（抽瘪气囊）在通过声门以后，继续下送困难，应避免暴力送管，以免造成气管水肿，造成拔管困难。

（4）扁桃体腺样体术后出血：扁桃体切除术后出血可发生在术后 24h 内，以 6h 以内最常见，原因常是止血或剥离不彻底。拔管前应吸尽口腔分泌物，如吸引出较多新鲜血液，应怀疑是否发生扁桃体腺样体术后出血，此时应与外科医师沟通，不应立刻拔除气管导管。

（二）哮喘病史患儿的术前预防性措施

（1）哮喘发作期的择期手术，宜在病情控制后进行手术。

（2）近期上呼吸道感染的患儿宜将择期手术延期 2～3 周。

（3）术前预防性使用支气管扩张剂（万托林）、抗胆碱药物减少分泌物（阿托品）和糖皮质激素（地塞米松、甲泼尼龙）。

（4）无 OSAHS 或其他困难气道高危因素的患儿术前可酌情使用右美托咪定、咪达唑仑等镇静药。

（5）气管插管是诱发气道高反应的高危因素，如果手术允许，可以采取喉罩全麻，避免气管插管。

（6）诱导时避免使用地氟烷等对气道有刺激性的吸入麻醉药，可以选用七氟烷，因为七氟烷有支气管扩张作用。

（三）患儿出现气道并发症的原因

患儿既往有哮喘病史，入手术室后因分离焦虑而出现哭闹，诱导后出现面罩通气困难，气道压升高，血氧饱和度下降，听诊可闻及吸气性喉鸣音和双肺广泛哮鸣音（呼气时显著），气管插管后患儿呼末二氧化碳 53mmHg，气道压 30cmH$_2$O。考虑是麻醉诱导时发生喉痉挛和支气管痉挛所致。

（四）气道痉挛的处理措施

（1）加深麻醉，使用肌松药，可以防止和逆转支气管痉挛的作用。

（2）氯胺酮加深麻醉，可以松弛支气管平滑肌，对抗组胺释放引起的支气管痉挛，应用于常规处理措施无效的哮喘持续状态，但是存在负性肌力作用和呼吸抑制作用等不良反应。可以导致眼泪、唾液分泌增多，出现自主神经兴奋的表现，偶有喉痉挛及气管痉挛发生，术前用抗胆碱药则可避免或减少发生。

（3）面罩正压通气，高浓度给氧。

（4）β$_2$受体激动剂（沙丁胺醇在机械通气情况下 15 喷效果最佳，1 喷无效），对于严重的支气管痉挛，特别是出现"寂静肺"时，静脉注射小剂量（成人 25～100μg）肾上腺素往往可迅速起效，但要注意用药后可能产生的显著血流动力学变化和快速性心律失常。

（5）糖皮质激素：氢化可的松 15～2mg/kg，术前长时间用激素治疗的患者剂量可加倍（吸入途径给药对支气管痉挛的治疗几乎无效）。

（6）茶碱类药物：目前认为主要是通过拮抗腺苷受体和释放内源性儿茶酚胺的作用舒张支气管，是哮喘患者维持治疗的标准用药，但是因为其安全剂量范围较窄（氨茶碱成人单次不超过 0.5g，一日之内不超过 1g，中毒时其表现为心律失常、心率增快、肌肉颤动或癫痫。由于胃肠道受刺激，可见血性呕吐物或柏油样便），在最大作用剂量出现前即已可能出现中毒反应，因此目前不主张坐位围手术期急性支气管痉挛的一线治疗药物。

（7）抗胆碱药物：起效时间较慢（一般 20～30min），因此其用于支气管痉挛的预防作用优于治疗作用。

（五）拔除气管导管的操作流程

手术结束前不应过早停药，在深麻醉状态下吸引患儿口腔内的分泌物。拔管前，首先在麻醉状态下，利用同步间歇指令通气（SIMV）逐步培养患儿的自主呼吸，期间应避免使用新斯的明，以免诱发哮喘发作。待患儿自主呼吸恢复正常后，做好拔管准备（撕开胶带、备好空针筒），待患儿有苏醒迹象时，快速拔除气管导管。观察一段时间，确定无气道并发症后，再送恢复室继续观察。

四、思维拓展

（一）围术期支气管痉挛的常见诱发因素

（1）刺激物的受体反应（副交感性）：误吸物的刺激，机械系刺激（气管插管、气管内吸痰、支气管镜检查等）。

（2）介质释放（变态反应性）：组胺、白三烯。

（3）5- 羟色胺、慢反应物质。

（4）病毒性感染。

（5）药物因素：β- 肾上腺素能受体拮抗剂，抑制肾上腺素的药物（阿司匹林、吲哚美辛等），抗胆碱酯酶药物（如新斯的明等），酒精（气道刺激）。

（二）喉痉挛的分级

（1）轻症患者仅假声带痉挛，使声门变窄，出现不同程度的吸气性喉鸣。

（2）中度喉痉挛时，真假声带均出现痉挛性收缩，但声门仍未完全关闭，因而吸气相和呼气相均可出现喉鸣音。

（3）重度患者声门紧闭致完全性上呼吸道梗阻，呼吸气流中断，呼吸音消失，无喉鸣音，很快出现窒息和缺氧的症状。

（三）小儿紧急气道的处理方案

紧急气道很少出现再小儿尤其是婴幼儿患者，大部分麻醉科医师在其职业生涯都未曾遇见过这种情况，而且小儿的环甲膜很难定位，即便对很有经验的耳鼻喉科医师也是一种挑战。因此紧急情况下，采用（14、16、18G）针头行环甲膜穿刺保证患儿氧合，可能是最快速有效的方案，但也有气管后壁及食管穿孔的风险。

参考文献

［1］邓小明，姚尚龙，于布为，等 . 现代麻醉学 [M].4 版 . 北京：人民卫生出版社，2015，1037-1051，1758-1764.

［2］小儿麻醉气道和呼吸管理指南 [D].2010 年中华医学会全国小儿麻醉学术年会暨中欧小儿麻醉交流会，2010-5.

（撰稿：林宗勋　审稿：叶　鹏）

67　腹腔镜下直肠癌根治性切除术患者术中突发过敏性休克的处理

一、病历摘要

1. 基本信息

女，68 岁，身高 155cm，体重 55kg，BMI 22.9kg/m^2。

2. 主诉

反复下腹痛伴黏液血便 2 月余，加重 1 周。

3. 既往史

冠心病史 11 年，平素规律服用麝香通心滴丸、单硝酸异山梨酯片、阿司匹林、曲美他嗪、普伐他汀钠。

4. 术前诊断

（1）直肠癌。

（2）冠心病。

5. 拟行手术

腹腔镜下直肠根治性切除术。

6. 辅助检查

（1）心电图：①窦性心律；② ST 段压低（$V_4 \sim V_6$）。

（2）胸部 CT：①左肺上叶及下叶内前基底段数个磨玻璃样结节影，考虑炎性结节；②余双肺少许慢性炎症。

（3）生化：血糖 3.79 mmol/L。

（4）凝血功能：纤维蛋白原 6.65 g/L；D- 二聚体 0.75 mg/L。

（5）血常规：血小板 382×10^9/L。余未见明显异常。

7. 体格检查

甲颏距离＞ 6.5cm，张口度＞ 3 横指，头颈活动度良好，无义齿或牙齿松动。

8. 麻醉术前访视小结

ASA 分级Ⅲ级、心功能分级Ⅱ级。

二、麻醉过程

10：40，患者入室，予监护及颈内静脉穿刺、动脉穿刺置管，缓慢静滴钠钾镁钙葡萄糖注射液。生命体征：无创血压 150/79mmHg，心率 85 次 / 分，脉搏血氧饱和度 SpO_2 100%。

11：50，麻醉诱导维持过程。

麻醉诱导：地塞米松 5mg，长托宁 0.5mg，咪达唑仑 2mg，舒芬太尼 25μg，丙泊酚 70mg，爱可松 50mg 待药物达峰后插入 6.5 号气管导管。插管后生命体征：有创动脉血压 100/60 mmHg，心率 60 次 / 分，SpO_2 100%。

麻醉维持：丙泊酚 2 ~ 3 mg/（kg·h），瑞芬太尼 0.2 ~ 0.3μg/（kg·min），右美托咪定 24μg/h 复合 2% 地氟烷吸入维持。术中根据手术情况实时调整麻醉维持剂量。

12：10，手术开始，予氟比洛芬酯注射液 50mg，托烷司琼 5mg 缓慢静脉推注。

12：15，抗生素滴注完毕后静滴琥珀酰明胶注射液。

13：10，有创动脉血压 90/50mmHg，心率 65 次 / 分，血压呈持续下降趋势，予去甲肾上腺素以 0.1μg/（kg·min）速度泵注，血压未见明显上升。

13：29，生命体征（见图 67-1），行血气分析（见表 67-1）。

13：38，间羟胺 0.5mg 静脉推注，血压未见明显上升。

13：39，有创动脉血压 50/35mmHg，心率 180 次 / 分，予以更换液体（万汶）。

13：40，肾上腺素 10μg 静脉推注。

13：41，艾司洛尔 10mg 静脉推注。

13：42，甲泼尼龙 80mg 静脉推注，肾上腺素 1mg/50ml 泵入。

13：43，继续氢化可的松 100mg 静脉推注，艾司洛尔 100mg/50ml 泵入。

13：49，无创血压 135/61mmHg，心率 153 次 / 分，SpO_2 98%，气道压 18cmH_2O（见图 67-2）。

14：10，血气分析（见表 67-1）。予氯化钾 1g 静滴，门冬氨酸钾镁 3 支静滴。

14：12，有创动脉血压 121/79 mmHg，心率 123 次 / 分，SpO_2 100%。

14：15，手术继续，中转开腹手术。

14：34，呋塞米 6mg 静脉推注。

15：00，血气分析（见表 67-1）。葡萄糖酸钙 1g 静滴。

15：10 ~ 16：00，有创动脉血压：110 ~ 130/65 ~ 80mmHg，心率 110 ~ 120 次 / 分，SpO_2 100%。

手术历时 3 小时 50 分钟。患者意识、自主呼吸功能恢复，予以吸痰拔管送入麻醉恢复室，生命体征（见图 67-3）。恢复室期间，发现手臂、胸壁皮肤潮红，有隆起样皮疹（见图 67-4、67-5、67-6）。

术后 3d 随访，NT-pro BNP 179.1pg/ml，凝血功能：D- 二聚体 10.4mg/L，纤维蛋白原 23.3g/L，肌钙蛋白 0.04ng/ml。生命体征：无创血压 135/58mmHg，心率 87 次 / 分，SpO_2 97%。

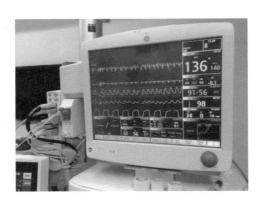

图 67-1　术前生命体征

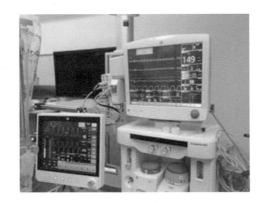

图 67-2　术中生命体征

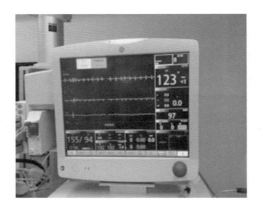

图 67-3　术后生命体征

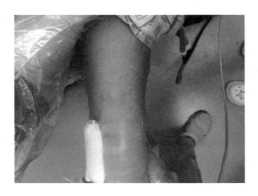

图 67-4　上臂皮肤情况

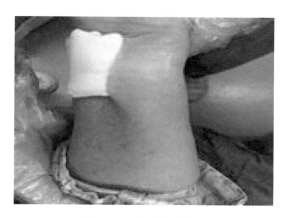

图 67-5　前臂皮肤情况

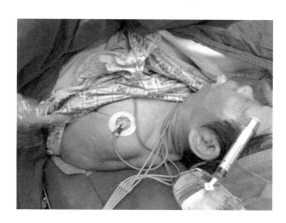

图 67-6　肩部皮肤情况

表 67-1　血气分析

时间	pH	PCO₂	PO₂	Na⁺	K⁺	Ca²⁺	Glu	Lac	Hct	HCO₃⁻	TCO₂	Beecf	BE（B）	SO₂c	THbc
13：29	7.29	54	91	140	3.5	1.12	7.6	0.8	33%	26.0	27.7	−0.6	−1.3	96%	11.9
14：10	7.30	43	406	139	2.7	1.04	9.4	2.1	29%	21.2	22.5	−5.2	−5.0	100	10.4
15：00	7.26	43	374	141	3.3	1.03	12.8	3.1	32	19.3	20.6	−7.8	−7.5	100	11.5

三、问题

（一）此患者出现的问题

首先判断此患者出现了休克。明确休克的病因对于第一时间进行抢救和处理尤为重要。休克的类型按照病因可分为低血容量性休克、感染性休克、创伤性休克、心源性休克、神经源性休克、过敏性休克以及烧伤性休克。本例患者无外伤、烧伤、感染等特殊病史，术中也未出现大量失血，排除相关类型并结合患者病史后，主要考虑为心源性休克及过敏性休克。心源性休克是心泵衰竭的极期表现，由于心脏射血衰竭，心输出量下降，导致血压下降，重要脏器和组织供血严重不足，引起全身性微循环功能障碍的病理生理过程。患者虽然有冠心病病史，但平素心功能良好，实验室检查心脏结构也无明显异常，术中也无导致心功能不全的诱因。患者是在静滴抗生素和佳乐施后出现血压持续降低、心率增快，抗生素和胶体是临床上常见的致敏药物和液体，首先考虑发生了过敏性休克。后续抗休克及抗过敏治疗有效，迟发性的皮肤潮红及皮疹的出现证实了过敏性休克的诊断。

（二）过敏性休克定义

过敏性休克是特异性变应原作用于致敏个体而产生的 IgE 介导的严重的以急性周围循环灌注不足

及呼吸功能障碍为主的全身性速发变态反应。机体经呼吸系统、皮肤接触、消化系统摄入及注射等途径致过敏原进入体内 0.5h 内出现休克，为急发型过敏性休克，占 80%～90%；0.5～24h 发作为缓发型过敏性休克，占 10%～20%。文献报道全麻期间过敏性休克的发生概率在 0.005%～0.01%，女性为男性的 2～2.5 倍。

（三）麻醉过程中常见引起过敏性休克药物

可引起过敏性休克的药物有：①抗生素类。青霉素、头孢菌素类、两性霉素、环丙沙星及万古霉素；②局部麻醉药。酯类；③肌肉松弛药物。琥珀胆碱、阿曲库铵、罗库溴铵及维库溴铵；④其他药物。明胶、非甾体抗炎药（NSAID）、血管紧张素转换酶抑制剂（ACEI）、鱼精蛋白、维生素 K、哌替啶、二醋吗啡、链激酶、乙酰唑胺等；⑤化学试剂。造影剂、荧光素等。部分异种蛋白也可引起过敏性休克，如胰岛素、加压素、蛋白酶、抗血清、青霉素酶、多糖类等。

（四）过敏性休克发病机制

过敏性休克绝大多数为Ⅰ型变态反应。外界抗原性物质进入体内刺激免疫系统产生相应抗体免疫球蛋白 E（IgE），特异性 IgE 与皮肤、支气管、血管壁等"靶细胞"结合，当同一抗原再次与致敏个体接触，会发生广泛的Ⅰ型变态反应，肥大细胞和嗜碱性粒细胞迅速释放大量的组胺、缓激肽、血小板活化因子等炎性介质，炎性介质释放可导致血管扩张、毛细血管渗透性增加、血浆外渗、有效血容量下降，支气管痉挛、气道水肿。

（五）过敏性休克临床表现

过敏性休克约半数患者在接受病因抗原 5min 内出现症状，仅 10% 的患者症状起于半小时以后。皮肤黏膜表现是最早最常出现的征兆，包括皮肤潮红、瘙痒，继以广泛的荨麻疹或血管神经性水肿。呼吸道梗阻是最多见的表现，也是最主要的死因。患者出现喉头阻塞感、胸闷、气急、喘鸣、发绀，以致因窒息而死亡。循环衰竭先有心悸、出汗、面色苍白、脉速快而弱，继而发展为肢冷、发绀、血压迅速下降、脉搏消失，最终心搏停止。意识改变先出现恐惧感、烦躁不安和头晕，随着脑缺氧和脑水肿加剧，可发生意识不清或完全丧失，还可发生抽搐、肢体强直。

此患者因处于全身麻醉气管插管状态，喉头阻塞感、胸闷等呼吸道症状及意识改变等均无法体现，皮肤黏膜的表现也迟发，仅出现循环的变化，表现为血压下降、心率增快。

（六）过敏反应的分级

根据过敏反应的严重程度，其临床表现分为 4 级：Ⅰ级，仅表现为皮肤潮红、出现斑丘疹和荨麻疹；Ⅱ级，除表现皮肤症状外，出现低血压、心动过速；呼吸困难和胃肠道症状；Ⅲ级，危及生命的低血压伴或不伴心动过速或心动过缓和心律失常；严重的支气管痉挛和胃肠功能紊乱；Ⅳ级，呼吸、心搏骤停。

（七）麻醉过程中出现过敏性休克的治疗原则

（1）停止一切可能引起过敏性休克的药物，即停止过敏原。

（2）保持呼吸道通畅，维持良好的氧供，给予舒张支气管药物，多索茶碱 100mg 或安茶碱 5mg/kg 静滴；严重者可以立即行气管插管或气管切开术。

（3）放置头低足高位（trendelenburg 体位），取头和下肢均抬高 15°～30° 的体位，有助脑部和下肢的静脉回流，以增加压力差，还能防止颈动脉窦压力突然增高，反射性引起血压下降。

（4）扩容：生理盐水、醋酸林格液或（和）胶体溶液，避免使用乳酸林格液或者有可能致敏的胶体溶液。

（5）抗过敏对症治疗。

（6）积极纠正内环境紊乱。

（7）请求帮助并通知外科医师，暂停手术或简化手术；最后可做相关的实验室生化检查进一步明确诊断，比如 IgE 的测定和动脉血气分析。

药物治疗：①首选肾上腺素。围术期过敏反应治疗的相关指南均推荐尽早静脉注射肾上腺素，当未建立静脉通路或静脉通路不通畅时，考虑肌内注射。尤其当过敏严重程度达Ⅲ、Ⅳ级。成人：0.01～1.0 mg 静脉注射，或 0.05～0.1 μg/（kg·min）；儿童：0.001～0.01 mg/kg 静脉注射。肾上腺素首次注射后应根据需要每 1～2min 重复一次，无效则增加剂量，若肾上腺素给药三次后仍无显著的治疗效果则应及时采用外周静脉肾上腺素连续输注。②糖皮质激素。成人：氢化可的松 250 mg 静脉注射或注射用甲泼尼龙琥珀酸钠 80 mg 静脉注射；儿童：氢化可的松 50～100 mg 静脉注射或注射用甲泼尼龙琥珀酸钠 2mg/kg 静脉注射。③抗组胺药物。异丙嗪＋雷尼替丁（H₁＋H₂ 受体阻滞剂）。④β受体激动剂。⑤如对肾上腺素没有反应，可选药物包括去甲肾上腺素、血管升压素和胰高血糖素。

参考文献

［1］庄心良，曾因明，陈伯銮，等.现代麻醉学 [M]. 3 版 . 北京：人民卫生出版社，2005，2271-2272.

［2］SIMONS FE, EBISAWA M, SANCHEZ-BORGES M, et al. 2015 update of the evidence base: World Allergy Organization anaphylaxis guidelines[J]. World Allergy Organ J.2015; 8(1): 32.

（撰稿：林　莹　审稿：戴东升）

❻❽ 小儿扁腺术后呼吸道梗阻的救治

一、病例简介

1. 基本信息

女，6 岁，体重 15kg，身高 115cm。

2. 主诉

睡眠打鼾张口呼吸 1 年余。

3. 现病史

缘于入院前 1 年多，睡眠时打鼾，并伴有张口呼吸，无憋醒，无呼吸困难等。

4. 既往史

既往过敏性鼻炎病史，鼻喷剂治疗。无哮喘、先心等其他特殊病史。

5. 入院诊断

（1）小儿鼾症。

（2）过敏性鼻炎。

6. 手术计划

扁桃体伴腺样体切除术。

7. 体格检查

T 36.7℃，P 93 次 / 分，R 19 次 / 分，BP 106/52mmHg。体重 15kg，身高 115cm，张口度约三横指，头颈部活动度正常，Mallampati 分级Ⅱ级。心肺听诊无异常。

8. 专科检查

耳：外耳无畸形、外耳道无异常分泌物、鼓膜完整。

鼻：无异常发现。

咽喉：舌体稍肥大，可见扁桃体Ⅱ°肿大。

9. 辅助检查

（1）血常规：白细胞计数 $8.6 \times 10^9/L$，淋巴细胞 82.4%，血红蛋白 109g/L。

（2）心电图：窦性心律不齐。

（3）其余检查无明显异常。

10. 麻醉术前访视小结

ASA 分级 Ⅱ级，心功能 Ⅰ级。

二、麻醉过程

（1）术前备好吸引器，小儿呼吸回路及合适面罩，小儿气道车（喉镜、带钢丝气管导管），诱导药物，麻醉维持药物，抢救药物等。

（2）患儿配合入室，仰卧位，面罩吸氧。常规心电监护，入室前已有静脉通路，滴注 5% 葡萄糖氯化钠注射液。

（3）面罩充分吸氧后，静脉依次推注阿托品 0.1mg，舒芬太尼 7μg，顺式阿曲库铵 1.5mg，丙泊酚 50mg 诱导，面罩加压给氧去氮 3min 后，可视喉镜下暴露声门行气管插管，插入 5# 钢丝气管导管，插管深度 16cm，固定气管导管后接呼吸机予机械通气。麻醉维持：静脉泵注丙泊酚和瑞芬太尼，术中气道压力维持在 15 ~ 18cmH$_2$O，PCO$_2$ 维持在 38 ~ 43mmHg，SpO$_2$ 100%，BP、HR 稳定。手术历时 45min。术毕停止丙泊酚及瑞芬太尼泵注。

（4）术毕移除手术铺巾后予小儿吸痰管吸引口腔咽喉部，吸出较为浓稠带血丝的分泌物。同时患者出现吞咽动作，静脉推注阿托品 0.2mg、新斯的明 0.3mg。10min 后患儿睁眼、呛管，潮气量 100 ~ 120ml，予吸痰后拔除气管导管。拔管后患儿出现密集咳嗽，并带有痰音，再次口腔内吸痰，随后脸色憋红，出现三凹征，体动明显，SpO$_2$ 迅速下降至 80%，立刻给予丙泊酚 30mg 静脉推注，高流量面罩加压给氧，面罩 – 呼吸球囊辅助呼吸，2min 后潮气量及呼吸频率接近正常，PaCO$_2$ 50mmHg，暂停辅助通气改为面罩吸氧。面罩吸氧下患者再度出现三凹征，SpO$_2$ 下降至 90%，抬下颌面罩加压后气道通畅程度明显改善，但 PaCO$_2$ 升至 58mmHg。观察患儿舌体肿大，放置口咽通气管，同时吸引咽喉部分泌物，听诊双肺可闻及痰鸣音及少量干啰音。静脉给予甲泼尼龙 15mg，舒芬太尼 3μg，顺式阿曲库铵 1mg，丙泊酚 30mg，面罩加压通气 3min 后气管内插入 5# 普通气管导管，接呼吸机机械通气。插管后予气管内吸痰，吸出黏稠分泌物，后听诊双肺呼吸音清晰对称稍粗，PaCO$_2$ 逐渐下降至 38mmHg。

（5）机械通气下患儿生命征平稳，30min 后患儿出现吞咽动作，静脉推注阿托品 0.2mg，新斯的明 0.3mg，5min 后患儿意识恢复，呼唤可睁眼，呼吸频率、潮气量达标，拔管，送 PAC 观察 30min 后安返病房。

（6）术后第二天随访，患者生命体征稳定，呼吸平顺，偶有咳嗽，双肺未闻及干湿性啰音。

三、临床思维与决策

（一）小儿扁腺患者术前评估要点及准备

1. 专科评估

（1）困难气道评估：患儿呼吸道堵塞情况，包括是否有严重睡眠呼吸暂停情况，是否因为慢性上呼吸道梗阻而导致的面部门齿及胸壁结构改变等。查看电子喉镜等报告结合马氏分级了解上呼吸解剖情况，如扁桃体腺样体肿大程度、舌体是否肥大等。气道方面的病史：患儿是否合并有其他呼吸道疾病，如近期的上呼吸道感染，过敏性鼻炎，哮喘等，是否经过正规治疗。

（2）重要器官功能评估：慢性上呼吸道梗阻是否对心脑血管系统、呼吸系统和肾脏功能等造成影响。

2. 一般评估

术前禁食、禁饮情况，既往病史、个人史、家族史等。患儿合并有过敏性鼻炎，鼻喷剂治疗，应关注其用药情况及病情控制情况。

3.麻醉前准备

（1）术前应备好小儿困难气道车、吸引器、小儿呼吸回路、合适大小的面罩等设备。准备好清醒插管的药品，常规全麻药品，抢救药品等。

（2）术前与患儿家属做好良好沟通，告知扁腺切除术围术期困难气道的风险，告知继续使用既往控制气道疾病的药物；取得患儿信任，争取能进入手术间后再进行麻醉诱导。

（二）小儿扁桃体腺样体切除术的气道特点及麻醉要点

1.困难气道

扁腺肥大的患儿术前常存在上呼吸道感染、通气阻塞，麻醉诱导期可能发生面罩通气困难，应遵循困难气道处理原则，术前制定详尽的应对措施，备好禁忌气道处理方案。

2.共用气道

外科与麻醉共用气道，同时手术期间麻醉医师远离气道，术中管理困难，术中要防止气管导管扭曲、脱出，严密监测末梢氧饱和度、气道阻力、呼吸末 CO_2。需要与外科医师保持密切沟通，共同应对气道管理难题。

3.通气问题

扁腺病变位于上呼吸道，常在术前就存在不同程度的通气困难，同时由于手术操作造成咽喉部出血水肿、开口器压迫造成舌体肥大等会加重通气困难。需预防术后并发症：如喉痉挛、气道梗阻、呕吐误吸、出血、咽部水肿、疼痛等。

（三）小儿扁桃体腺样体切除术后拔除气管导管的注意事项

（1）小儿扁腺术后气道可能因为局部组织肿胀、血性分泌物增加而增加气道梗阻的风险。因此需要选择合适的时机拔除气管导管。

（2）术后拔管需注意确认患儿肌力、意识、呼吸均恢复方可拔管，拔管前进行局部气道检查，保证气道通畅，无出血或者血液、分泌物潴留后再行拔管。

（3）拔管时应准备好合适的口咽或者鼻咽通气道，并做好面罩通气的准备。

（4）可适当给予糖皮质激素以快速减轻局部水肿及炎症反应，减少分泌物潴留。

（四）小儿扁桃体腺样体切除术后呼吸道梗阻的原因

（1）手术操作造成咽腔充血水肿。

（2）开口器压舌板压迫舌体造成舌体肿胀。

（3）分泌物或吸痰、拔管等操作刺激声门造成喉痉挛。

（4）呕吐误吸引成气道阻塞。

（5）气管受激惹引起支气管痉挛。

（五）小儿扁腺术后呼吸道梗阻的处理方案

1.上呼吸梗阻的处理流程

（1）头中立位，托下颌，口张开。

（2）紧扣面罩，正压通气。

（3）放置合适的口咽通气道。

（4）如无法缓解或短时间内无法缓解可放置喉罩或者进行气管插管。

（5）如建立气道困难，可行环甲膜穿刺或切开置管，必要时行气管切开术。

2.喉痉挛表现及处理

（1）喉痉挛：喉上神经受刺激引起喉部肌肉的不自主痉挛造成声门关闭。咽喉部操作及手术发生率最高。

（2）喉痉挛表现：吸气困难，可闻及喉鸣音，胸腹运动矛盾，出现三凹征。胸廓无起伏或不明显。

（3）喉痉挛处理原则：①避免浅麻醉下行气管插管、手术操作、刺激咽喉部；②避免缺氧和二氧化碳蓄积；③轻度喉痉挛去除局部刺激面罩吸氧可自行缓解。中度喉痉挛需用面罩加压吸氧可辅助通气。中度喉痉挛需注射肌松药物，加压吸氧，行气管插管和人工通气，紧急时刻需行环甲膜穿刺或切开通气。

3. 支气管痉挛表现及处理

（1）支气管痉挛：表现为呼气性呼吸困难，呼气延长，费力而缓慢，常伴哮鸣音，心率增快，心律失常等。

（2）支气管痉挛的处理原则：①防止缺氧和二氧化蓄积，避免浅麻醉下行气管内操作；②轻度患者可手控辅助通气。对浅麻醉下引起的支气管痉挛，需加深麻醉或给予肌松药。对严重患者用 β_2 受体兴奋药、抗组胺药、糖皮质激素等。

围术期小儿气道梗阻可同时伴有喉痉挛与支气管痉挛，早期识别，并保证氧供，积极处理，以保证患儿生命安全。

参考文献

［1］郭曲练，姚尚龙，于布为，等 . 临床麻醉学 [M]. 4 版 . 北京：人民卫生出版社，2016，275–278.

［2］王成硕，程雷，刘争，等，耳鼻咽喉头颈外科围术期气道管理专家共识[J]. 中国耳鼻咽喉头颈外科，2019，26（9）：463–471.

［3］中华医学会麻醉学分会五官科麻醉学组 . 阻塞性睡眠呼吸暂停患者围术期麻醉管理专家共识 [J]. 临床麻醉学杂志，2021，37（2）：196–198.

（撰稿：许文言　审稿：陈晓辉）

69　产妇围术期过敏的处理

一、病例简介

1. 基本信息

女，27 岁，体重 65kg，身高 159cm。

2. 主诉

停经 39 周，发现臀位 2+ 月。

3. 现病史

入院前 2+ 月（停经 28+ 周）产检发现臀位，未予纠正，余无特殊发现。现停经 30 周，无阵发性腹痛、阴道流水及出血，无其他不适，就诊我院门诊，建议住院待产。

4. 既往史

否认特殊疾病，否认手术外伤史，否认食物过敏史，对"布洛芬"过敏。家族史无特殊。

5. 入院诊断

（1）臀位。

（2）G1P0 孕 39 周宫内妊娠 LSA。

6. 手术计划

子宫下段剖宫产术。

7. 体格检查

T 36.5℃，P 96 次 / 分，R 19 次 / 分，BP 112/82mmHg。体重 65kg，身高 159cm，张口度＞ 3 横指，

头颈部活动度正常，Mallampati 分级 II 级。心肺听诊无异常。

8.专科检查

未扪及宫缩。腹围 101cm，宫高 39cm，胎位 LSA，胎心 142 次 / 分，先露臀，浮，胎儿估重 3 900g，骨盆外测量 24–27–20–9cm，查宫口未开，S–3，未破膜。

9.辅助检查

（1）血尿常规、生化、血凝未见明显异常。

（2）心电图：窦性心律不齐。

10.麻醉术前访视小结

ASA 分级 II 级，心功能 I 级。

二、麻醉过程

（1）术前备好吸引器、呼吸回路及合适面罩，麻醉机检查后待用，喉镜及气管导管、喉罩等就位。抽取抢救药物，准备好麻醉相关药品等。

（2）产妇入室，仰卧位，将床向左侧转动 15°，鼻导管吸氧。常规心电监护，建立静脉通路，滴注钠钾镁钙注射液。产妇入室生命体征：无创 BP 118/69mmHg，HR 83 次 / 分，RR 20 次 / 分，SpO_2 99%。

（3）产妇选取左侧膝胸卧位，消毒铺巾，选择 $L_3 \sim L_4$ 间隙穿刺，到达蛛网膜下腔后给予 0.5% 罗哌卡因 1.8ml 15s 推注完毕，予硬膜外腔向头端置入硬膜外导管，留置腔内 3cm，给予 1% 利多卡因 3ml 作为试验剂量。产妇翻身后左侧倾斜 15° 仰卧位，无诉特殊不适，麻醉平面最后固定于 T_8–S。产妇诉有恶心，BP 较前下降，最低至 85/52mmHg，HR 上升至 92 次 / 分，静脉推注间羟胺 0.5mg，血压回升，心率下降。同时换上琥珀酰明胶注射液补充血管内容量。产妇无再诉恶心。

（4）产科医师消毒铺巾后，切皮时发现患者术野皮肤潮红，产妇诉头颈部瘙痒，观察产妇皮肤可见头颈部及四肢皮肤潮红，均有皮疹出现（见图 69–1、图 69–2）。立刻撤下琥珀酰明胶注射液，给予羟乙基淀粉滴注。患者未诉呼吸困难，血压下降至 80/42mmHg，心率上升至 89 次 / 分，静脉推注肾上腺素 10μg，血压上升至 112/65mmHg，心率 105 次 / 分，后患者循环较为稳定。同时产科开始手术，10min 后娩出一名女婴，5min、10min Apgar 评分均 10 分。手术开始同时，静脉推注甲泼尼龙 40mg，缓慢静脉推注葡萄糖酸钙 1g。20min 后产妇皮肤潮红及皮疹逐渐消退。手术结束时，患者生命体征平稳，无诉不适，安返病房。

（5）术后第二天随访，产妇及新生儿生命体征稳定。

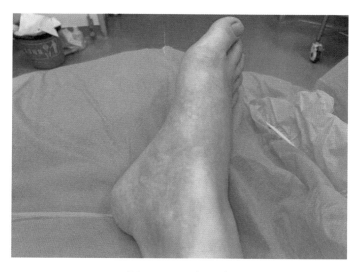

图 69–1　足部皮疹

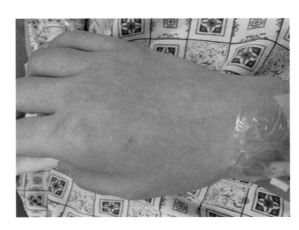

图 69-2　手部皮疹

三、临床思维与决策

（一）产妇麻醉后发生低血压的原因

（1）椎管内麻醉后交感受抑制，外周血管扩张，回心血量减少。

（2）仰卧位低血压：仰卧位低血压定义为仰卧后收缩压低于 90mmHg 或比基础值降低 30%，常见的临床症状为血压下降、头晕、呼吸困难和恶心呕吐。妊娠晚期子宫增大，取仰卧位时，增大的妊娠子宫可压迫下腔静脉，使下腔及盆腔内静脉回流受影响，回心血量减少，右心房压下降，心搏出量随之减少，而导致血压下降等一系列表现。仰卧位低血压的处理措施是：左侧倾斜 10° ～ 15°、右臀抬高、扩容和使用血管活性药物。

（二）严重过敏反应的发病机制

（1）抗原物质进入人体后，刺激机体产生 IgE，IgE 借其 Fc 段与分布于皮肤、气管、血管壁上的肥大细胞、嗜碱性粒细胞的 Fc 段受体结合。

（2）相同变应原再次进入机体，可迅速与体内已经存在的抗原特异性 IgE 结合，使肥大细胞、嗜碱性粒细胞释放大量的炎症介质，包括组胺、五羟色胺、白三烯、缓激肽、血小板活化因子、乙酰胆碱等。这些炎症介质引起毛细血管通透性增加，渗出增多，血管壁张力下降，支气管痉挛，引起皮肤水肿、喉头水肿、肺水肿、呼吸道梗阻。

（3）严重过敏反应致死的原因主要是急性呼吸道梗阻，其次是循环系统衰竭。急性呼吸系统阻塞，可以使由于血管性水肿导致上呼吸道梗阻，也可以使伴随下呼吸道大量黏液栓的支气管痉挛。严重过敏反应对有效循环血量、心排血量及心肌均有明显影响。血管壁张力下降、血管极度扩张、毛细血管通透性增加、渗出增多均是引起有效循环血量降低的主要原因。心排血量下降由于冠状动脉灌注压力下降进一步受损。同时局部释放的炎症介质可能导致冠脉痉挛、心肌缺血。过敏性休克发生的数分钟内，心肌缺血即可非常严重，导致急性心衰，甚至心搏骤停。

（4）除外脑缺氧引起脑损害、凝血功能障碍引起出血，严重过敏反应通常 2 ～ 8h 内可以完全消除。

（三）围术期严重过敏的诊断标准

严重过敏反应的诊断应采用表 69-1 列出的诊断标准，并注意患者可能出现奇特非典型症状。

表 69-1　急性严重过敏反应的诊断标准

当症状满足以下 3 个标准的任意一个时，患者极可能发生了急性严重过敏反应
1.疾病呈急性发作（几分钟至数小时内），有皮肤和（或）黏膜系统症状，如皮疹，瘙痒或潮红，唇舌红肿和（或）麻木等，及以下任一系统症状（不考虑过敏原接触史）
A. 呼吸系统症状，如音哑、咳嗽、胸闷、气短、呼吸困难、喘鸣、支气管痉挛、发绀、呼气流量峰值下降、血氧不足等

（续表）

当症状满足以下 3 个标准的任意一个时，患者极可能发生了急性严重过敏反应
B. 血压下降（见标准 3）或其相关的终末器官功能障碍，如麻木、肌张力减退、晕厥、大小便失禁等

2. 患者接触可疑过敏原后几分钟至数小时内有下述 2 项及以上的症状快速发作

A. 皮肤黏膜组织症状，如各种皮疹，瘙痒或潮红，唇舌红肿和（或）麻木等

B. 呼吸系统症状，如胸闷、气短、呼吸困难，喘鸣，支气管痉挛，发绀，呼气流量峰值下降，血氧不足等

C. 血压下降或终末器官功能受累，如肌张力减退，晕厥，大小便失禁等

D. 持续的胃肠系统症状，如腹痛、恶心、呕吐等

3. 患者接触已知过敏原后几分钟至数小时内血压下降

A. 婴儿与儿童：收缩压低于相应年龄的正常值 [< 1 岁，收缩压 < 70 mmHg；1 ～ 10 岁，收缩压 <（70 mmHg ＋ 2 × 年龄）；I1 ～ 17 岁，收缩压 < 90 mmHg] 或比基础值下降 > 30%

B. 成人：收缩压低于 90 mmHg 或比基础值下降 > 30%

（四）严重过敏反应的分级

严重过敏反应分级标准见表 69-2，以患者出现的最严重症状为准。

表 69-2　严重过敏反应的分级

分级	临床表现
Ⅰ级	只有皮肤黏膜系统症状和胃肠系统症状，血流动力学稳定，呼吸系统功能稳定； 皮肤黏膜系统症状：皮疹，瘙痒或潮红，唇舌红肿和（或）麻木等； 胃肠系统症状：腹痛，恶心、呕吐等
Ⅱ级	出现明显呼吸系统症状或血压下降； 呼吸系统症状：胸闷、气短、呼吸困难、喘鸣、支气管痉挛、发绀、呼气流量峰值下降、血氧不足等； 血压下降。成人收缩压 80 ～ 90 mmHg 或比基础值下降 30% ～ 40%；婴儿与儿童 < 1 岁，收缩压 < 70 mmHg；1 ～ 10 岁收缩压 <（70 mmHg ＋ 2 × 年龄）；11 ～ 17 岁收缩压 < 90 mmHg 或比基础值下降 30% ～ 40%
Ⅲ级	出现以下任一症状：神志不清、嗜睡、意识丧失、严重的支气管痉挛和（或）喉头水肿、发绀、重度血压下降（收缩压 < 80 mmHg 或比基础值下降 > 40%）、大小便失禁等
Ⅳ级	发生心搏和（或）呼吸骤停

（五）围术期严重过敏反应的常见原因

药物是引起围术期严重过敏反应最常见诱因。

1. 肌肉松弛药

肌肉松弛药引起的严重过敏反应占围术期严重过敏反应的 50% ～ 70%。阿曲库铵可引起肥大细胞释放组胺导致非过敏性严重过敏反应的发生。氯琥珀胆碱是最可能引起严重过敏性反应的肌肉松弛药。罗库溴铵引起的严重过敏反应的病例数在欧洲某些国家与氯琥珀胆碱相似。

2. 乳胶

乳胶过敏率据报道大约占麻醉相关严重过敏反应中的 20%。发生乳胶过敏的高危因素有：患遗传性过敏症的患者；进行多项外科手术的儿童（如脊柱裂）；患有严重手部皮炎的患者；健康护理工作人员；对香蕉、栗子、鳄梨过敏的患者；以及长期接触乳胶的患者。

3. 抗生素

近 15% 的围术期严重过敏反应由抗生素引起。术前病史采集非常重要。β 内酰胺类抗生素，如青霉素和头孢菌素类抗生素，可能占此类过敏的 70% 以上，并可能会交叉过敏。

4. 局部麻醉药

局麻药引起的严重过敏反应罕见。使用局麻药物引起的反应，可能是保存液引起的，更可能是无

意间局麻药静脉内注射或是肾上腺素全身吸收所导致的。

5. 阿片类药物

阿片类药物引起麻醉相关严重过敏反应非常罕见。吗啡、哌替啶、可待因由于可以引起组胺释放而混淆诊断性皮肤实验。诊断此类药物引起的过敏依赖于仔细的病史采集和排除其他药物过敏的可能。

6. 镇静催眠药

丙泊酚引起的严重过敏反应是非常罕见的。个案报道对咪达唑仑发生过敏。

7. 非甾体抗炎药

非甾体抗炎药对 PGE_2 通路的抑制导致过多白三烯的合成以及其他炎症介质的释放，引起皮疹或支气管痉挛，部分病例也可能是 IgE 介导的反应。

8. 胶体

95% 的胶体引起的过敏反应中是由明胶类引起的，对羟乙基淀粉过敏的少见。

9. 抗菌剂和消毒剂

氯己定引起的过敏反应的症状由轻微的接触性皮炎到致死性的严重过敏反应均可能发生，在其皮肤消毒后没有完全干之前进行侵入性操作应谨慎。

10. 其他药物

术中患者接触的其他药物也有可能引起严重的过敏反应，如抑肽酶、鱼精蛋白、肝素、造影剂、染料和缩宫素等。

（六）围术期严重过敏反应的处理

围术期发生严重过敏反应应当及时处理，处理得当可有效降低病残率及病死率。

1. 即刻处理措施

（1）严重过敏反应救治过程中应对心脏、血压、呼吸、血氧饱和度实施密切监护。

（2）撤除一切可能的致敏因素（胶体、乳胶、氯己定等）。

（3）尽早寻求帮助，准确记录时间。

（4）对于严重过敏反应患者，当发生气道水肿或者支气管痉挛而导致严重呼吸困难时，应考虑气管插管或气管切开，紧急情况下对成人可行环甲膜穿刺。

（5）对于Ⅱ级以上的严重过敏反应患者，肾上腺素是救治的首选药物，应尽早使用。

①对于Ⅱ、Ⅲ级反应患者，应首选肌内注射；对于胃肠系统症状难以缓解的Ⅰ级反应患者；②也可考虑肌内注射肾上腺素。肌内注射肾上腺素的部位为大腿中部外侧。剂量按 0.01mg/kg 给予，5～15min 后效果不理想时可重复给药；③对于已发生心搏和（或）呼吸骤停的Ⅳ级患者，应静脉注射肾上腺素；对发生Ⅲ级反应且在 ICU 内/手术期间已建立静脉通路并得到监护的患者，可静脉注射肾上腺素；④对于Ⅱ、Ⅲ级反应患者，静脉注射/肌内注射肾上腺素 2～3 次后，或 ICU 内/手术期间已建立静脉通路并得到监护后，可静脉滴注肾上腺素；对于Ⅳ级反应患者，症状改善但未完全缓解时，可考虑静脉滴注肾上腺素；⑤对于有心血管疾病史的患者和老年患者，在严重过敏反应紧急救治中应权衡利弊谨慎使用肾上腺素。

（6）H_1 受体拮抗剂可作为严重过敏反应的二线用药，主要缓解皮肤黏膜症状，不作为抢救药物使用。Ⅰ级反应患者可口服，Ⅱ级反应及以上患者在给予肾上腺素抢救后可给予口服或者静脉滴注。

（7）糖皮质激素可作为严重过敏反应的二线用药。口服或静脉注射糖皮质激素可能会降低发生双相反应或者迟发相反应的风险；若患者出现持续的支气管痉挛，可考虑雾化吸入或静脉给予糖皮质激素。

（8）短效 β_2 受体激动剂可作为严重过敏反应救治的二线用药，有支气管痉挛、呼吸困难、喘鸣的患者可吸入短效 β_2 受体激动剂。

（9）液体复苏可用于严重过敏反应伴循环系统不稳定的患者，液体用量一般为 20ml/kg，根据患者情况调整剂量。

2. 后续处理措施

采集血液样本（5～10ml 抗凝血）检测肥大细胞类胰蛋白酶浓度。

（1）在不延迟心肺复苏的前提下，心肺复苏一开始即立刻抽取血液样本。

（2）在症状出现后 1～2h 再次抽取血液样本。

（3）24h 后抽取第三个血液样本。

（4）每一个样本准确标注时间和日期。

参考文献

［1］李晓桐,翟所迪,王强,等《严重过敏反应急救指南》推荐意见[J].药物不良反应杂志,2019,21（2）:85–91.

［2］STEPHEN FK, LOCKEY RF, Simons FER.Epinephrine: the drug of choice for anaphylaxis–A statement of the World Allergy Organization[J]. WHO Journal, 2008, 6: S18–S26.

［3］KROIGAARD M, GARVEY LH, GILLBERG L, et al. Scandinavian Clinical Practice guidelines on the diagnosis, management and follow–up of anaphylaxis during anesthesia[J]. Acta Anaesthesiol Scand, 2007, 51: 655–670.

［4］Association of Anaesthetists of Great Britain and Ireland. Suspected with anaesthesia[J]. Anaesthesia, 2009, 64: 199–211.

［5］American Society of Anesthesiologists Task Force on Obstetric Anesthesia. Practice Guidelines for Obstetric Anesthesia[J]. Anesthesiology, 2007, 106:843–863.

（撰稿：许文言　审稿：陈晓辉）

70　术后苏醒延迟的鉴别诊断与处理

一、病例简介

1. 基本信息

女，58 岁，体重 54kg，身高 156cm。

2. 主诉

发现右侧大脑前动脉 A3 段小动脉瘤 1 月。

3. 现病史

缘于入院 1 个月体检检查颅脑 MRA，"右侧大脑前动脉 A3 段小动脉瘤（大小约 0.4cm×0.3cm）"，无头痛、肢体麻木、肢体无力，无言语含糊、饮水呛咳、抽搐等不适。

4. 既往史

"多囊肾"病史 12 年余，诊断"慢性肾脏病 5 期"3 年，维持性腹膜透析 3 年，半年前因"多囊肾合并出血"后改为维持性血液透析，一周三次（周一、周三、周五）。"高血压病"病史 7 年余，最高可达 210/100mmHg，平素规律服用"拜新同 30mg qd、可多华（甲磺酸多沙唑嗪缓释片）4mg qd"，规律监测血压，平素血压控制于（130～140）/（80～90）mmHg。

5. 入院诊断

（1）右侧大脑前动脉 A3 段小动脉瘤。

（2）慢性肾脏病 5 期。

（3）肾性高血压。

（4）多囊肾。

6. 手术计划

经导管右侧大脑前动脉 A3 段动脉瘤支架辅助栓塞术。

7. 体格检查

T 36.5℃，P 88 次 / 分，R 19 次 / 分，BP 153/92mmHg。体重 54kg，身高 156cm，张口度 > 3cm，头颈部活动度正常，Mallampati 分级Ⅰ级。心肺听诊无异常。

8. 专科检查

（1）耳：外耳无畸形、外耳道无异常分泌物、鼓膜完整。

（2）鼻：无异常发现。

（3）咽喉：咽部充血，见淋巴滤泡增生，双侧扁桃体无肿大，无充血水肿，表面光滑，无脓性分泌物，悬雍垂居中，咽反射灵敏。

9. 辅助检查

（1）肌酐 17.9mmol/L（2.6～7.5），尿素氮 780μmol/L（41～73）。

（2）全腹彩超：①肝多发囊肿；②双肾多囊肾；③腹主动脉粥样硬化改变。

（3）心脏彩超：①主动脉瓣回声增强伴反流＋；②室间隔增厚；③左室舒张功能减退（EF 58%）。

（4）双侧颈部动脉彩超：①双侧颈动脉内中膜增厚伴斑块形成（多发）；②右侧锁骨下动脉斑块形成（多发）；③右侧椎动脉走行变异。

（5）左下肢深静脉彩超：①左侧股总静脉置管术后；②左下肢深静脉未见异常。

（6）其余检查无明显异常。

10. 麻醉术前访视小结

ASA 分级Ⅲ级，心功能Ⅱ～Ⅲ级。

二、麻醉计划

（1）术前应注重对患者基础疾病的评估，以调整围术期用药方案。

（2）患者为中老年女性，既往存在"肾衰竭""高血压病"病史，围术期应尽可能选用吸入麻醉药、瑞芬太尼、顺式阿曲库铵等不依赖肝肾代谢的药物。舒芬太尼、右美托咪定等药物应酌情少用或不用。

（3）围术期应注意维持患者生命体征平稳，尤其是诱导插管时，以免血压剧烈波动，引起动脉瘤破裂。

（4）术中应与主刀医师进行沟通，了解手术进展及其对患者的影响，以便及时进行干预。

（5）若患者术后出现苏醒延迟，应判断是否是肾衰竭导致的药物代谢缓慢所致，还是低血糖、二氧化碳潴留、心脑血管等其他原因。

三、关键节点的临床思维和临床决策

（一）神经介入急症手术的患者术前评估

1. 专科评估

（1）动脉瘤的大小（出血相关）。

（2）位置（功能区相关），要注意对患者的意识、肢体的运动功能、瞳孔的对光反射等情况做出全面的评估，利于与术后某些并发症做诊断时进行对比。

2. 动脉瘤的病理生理特点

大约 90% 的颅内动脉瘤位于前循环，常见部位是大脑前动脉与前交通动脉分叉处、颈内动脉与后交通分叉处、大脑中动脉两分叉或三分叉处。根据动脉瘤直径大小分为小动脉瘤（< 0.5cm）、中

动脉瘤（0.5～1.5cm）、大动脉瘤（1.5～2.5cm）、巨大动脉瘤（＞2.5cm）。动脉瘤破裂时，动脉与蛛网膜下腔相交通，导致局部 ICP 与血压相等，引起突然剧烈的头痛和短暂的意识丧失。

3. 颅内动脉瘤的围术期管理要点

控制动脉瘤的跨壁压力差（动脉压 – 颅内压），同时保证足够的脑灌注及氧供，避免颅内压的急剧变化。限制液体量、脱水治疗（甘露醇／呋塞米）、允许性低碳酸血症、糖皮质激素预防脑水肿。同时避免水、电解质紊乱和酸碱平衡失调。

（二）全麻后苏醒延迟的定义

全身麻醉在按计划停止给药后，患者若不能在 60min 内意识恢复且不能对言语或刺激等作出有思维的回答或动作，即可认定为苏醒延迟。在停止麻醉 30min 后患者仍未能如期苏醒，即应高度警惕苏醒延迟的可能，并积极寻找或排除可能的病因，以免因被动等待苏醒延迟的"确诊"而延误患者的及时诊治。

（三）全麻后苏醒延迟的常见原因

1. 麻醉药的绝对或相对过量

（1）药物作用时间延长：剂量过大、中枢对药物的敏感性增加、高龄、生物学差异、代谢效应。

（2）药物的蛋白结合率下降。

（3）药物的清除能力下降。

（4）药物在体内的在分布。

（5）药物的相互作用和生物学转化。

2. 代谢性疾病

（1）肝、肾、脑或内分泌系统的严重疾患。

（2）低氧血症和（或）高碳酸血症。

（3）酸中毒。

（4）低血糖。

（5）高渗综合征。

（6）水、电解质平衡紊乱。

（7）低体温。

（8）高热。

（9）神经毒性或抑制性药物。

3. 中枢神经系统损伤或功能障碍

（1）脑缺血。

（2）脑卒中（出血或栓塞）。

（3）低灌注、低血压。

（4）脑水肿。

（5）中枢抗胆碱综合征。

（6）谵妄或术后认知功能障碍。

（四）苏醒延迟的鉴别和处理措施

1. 血气分析

血气分析排除低血糖昏迷、高渗昏迷、二氧化碳麻醉、酸中毒等代谢性原因。

2. 药物代谢

观察患者双侧瞳孔，针尖大小，双侧瞳孔对光反射迟钝。患者慢性肾脏病 5 期，可能导致舒芬太尼等药物代谢缓慢。应用纳洛酮、新斯的明＋阿托品拮抗残余药物。

3. 脑卒中

询问主刀医师术中是否有特殊情况，主刀医师提示术中可能存在急性微小血栓脱落（见图 70-1）。应怀疑是否存在脑卒中（仔细观察患者是否已经苏醒，但是因为脑卒中导致肢体瘫痪）。

手术步骤：

患者取平卧位，常规消毒铺巾，选取右侧腹股沟股动脉搏动处下 1cm 为穿刺部位，局部 2% 利多卡因浸润麻醉后，穿刺股动脉置入 6F 动脉鞘管，经鞘管用 5F 椎动脉导管行选择性脑血管造影（双侧颈内动脉造影 + 双侧椎动脉造影），造影证实"右大脑前动脉 A3 段动脉瘤"，大小约 3.47mm*2.01mm，形态不规则，左侧大脑中动脉动脉瘤大小约 3.61mm*2.23mm，有行颅内动脉瘤血管内栓塞术指征，但栓塞难度较大，风险大，再次将手术的风险及可能存在的并发症、意外情况告知家属，家属经慎重商量后，要求行右大脑前动脉 A3 段动脉瘤血管内栓塞术，再次签字为证。静吸全麻成功后，遂在路图指引下，将 6F Navien 置于右侧颈内动脉岩骨段，将 1 根微导管和微导丝头端预塑形后，在微导丝引导下，<u>将微导管送至右大脑前动脉 A3 段动脉瘤瘤体内，复查造影右大脑中动脉上干闭塞，暂撤出微导管，患者慢性肾脏病 5 期，属高凝状态易栓体质，考虑急性血栓形成致右大脑中动脉上干闭塞，拟行动脉取栓处理后再继续动脉瘤栓塞术治疗</u>，将病情告知家属，家属表示知情并同意继续手术治疗，在路图指引下，在微导丝引导下将支架微导管通过右大脑中动脉上干闭塞段，到达右大脑中动脉上干远端，微导管造影明确血栓远端位置，显示右大脑中动脉上干远端显影良好，并判断微导管位于真腔内，撤出微导丝，将一4mm*20mmSolitaire 支架置入直至其远端标记超过血栓，并确保血栓位于支架有效长度的中后段，缓慢释放支架，直至支架微导管头端标记撤至 Solitaire 支架近端标记完全暴露，释放后造影显示支架中后段位于血栓处，释放后原位保持 5 分钟以增加血栓与装置紧密结合，关闭各路冲洗盐水，在 6FNavien 尾端 Y 阀连接 50ml 注射器，助手进行持续负压抽吸，主刀医师将 Solitaire 支架和微导管作为整体缓慢回撤至 6F Navien 内并撤出。支架内可见一枚长条状暗红色血栓，造影显示右大脑中动脉上干闭塞再通，远端分支血流稍缓慢，未见明显狭窄、栓塞和明显痉挛征象。再将 1 根微导管和微导<u>丝头端预塑形后，在微导丝引导下，将微导管送至右大脑前动脉 A3 段动脉瘤瘤体内，依次送入 2mm*4cm、2mm*4cm、1.5mm*2cm 各 1 枚微弹簧圈，共计 3 枚弹簧圈，每次均经</u>造影证实弹簧圈位于瘤体内后解脱弹簧圈。栓塞完毕，右侧颈内动脉造影，示动脉瘤栓塞较致密。右侧颈内动脉、右侧大脑中动脉、右侧大脑前动脉显影良好，无新发狭窄、闭塞征象。撤出指引导管，封堵器缝合右腹股沟手术切口，手术成功结束。全麻苏醒。术后测 P70 次 / 分，R15 次 / 分，BP 120/70mmHg，SpO_2 99%。神志嗜睡，自主呼吸平稳，左侧肢体活动减少，右肢均可活动。术后复查头颅 CT 后转回病房继续监护治疗。

图 70-1 手术医师告知术中出现的特殊情况

（五）苏醒延迟的原因和处理措施

1. 原因分析

术中可能存在急性微小血栓脱落，导致患者出现脑卒中，此时患者已经苏醒，但是因为脑卒中引起的偏瘫，只有右前臂能够微微上抬。

2. 处理措施

在确认患者意识清醒，自主呼吸（潮气量、频率）恢复，脱氧观察一段时间后，拔除气管导管，术后转 ICU 继续诊治，完善颅脑 CT 等检查。

四、思维拓展

（一）动脉瘤血管内介入治疗的并发症及围术期观察要点

1. 并发症

动脉瘤血管内介入治疗的并发症有再出血、卒中和血管破裂。

2. 围术期观察要点

（1）应尽量避免喉镜置入时的高血压反应及术中患者的任何体动，避免影响弹簧圈在血管内的植入。

（2）手术中常规试用肝素，目的是减少与动脉导管相关的血栓栓塞并发症的危险。应准备好鱼精蛋白，已被动脉瘤破裂或发生渗漏时使用。

（3）如神经介入治疗失败后应该迅速转移到手术室进行开颅手术。

（二）全麻后苏醒延迟的少见原因

中枢抗胆碱综合征：老年患者使用抗胆碱药物多见，可能与脑内抑制性胆碱能神经元作用能力下降有关。主要表现为神经混乱、躁动不安、出现幻觉、惊厥、甚至昏迷，苏醒期表现为苏醒延迟。文献建议静脉注射 0.04mg/kg 的毒扁豆碱可能有效，尚无特异性的治疗措施。

（三）引起全麻后苏醒延迟的常见麻醉药物及逆转方案

1. 常见麻醉药物

吸入麻醉剂、静脉麻醉药、苯二氮䓬类药物、肌肉松弛药等。检测血气分析、血糖、血清电解质和血红蛋白浓度等可以排除代谢原因。

2. 逆转方案

（1）拮抗苯二氮䓬类药物作用：氟马西尼通过竞争性抑制苯二氮䓬受体而阻断苯二氮䓬类药物的中枢神经系统作用。

（2）拮抗阿片类镇痛药作用：纳洛酮用于阿片类药物引起的呼吸抑制应从最小剂量开始，注意其可能导致的疼痛、高血压、心动过速和急性肺水肿等不良反应（不推荐常规使用氟马西尼或纳洛酮，但可用于咪达唑仑或阿片类药物引起的呼吸抑制）。

（3）拮抗肌肉松弛药作用：常用新斯的明拮抗肌松药残留阻滞，同时使用阿托品；如有需要，可以使用舒更葡萄糖钠逆转罗库溴铵和维库溴铵的肌松作用。原因不明时应进行头部 CT 扫描以分辨是否是颅内疾患引起的苏醒延迟。

参考文献

［1］邓小明，姚尚龙，于布为，等.现代麻醉学[M].4 版.北京：人民卫生出版社，2015，1778-1787.
［2］中华医学会麻醉学分会，郭曲练，程智刚，等.麻醉后监测治疗专家共识[J].临床麻醉学杂志，2021，037（1）：89-94.

（撰稿：林宗勋　审稿：叶　鹏）

㉛ 术中低血压患者的处理

一、病例摘要

1. 基本信息

男，58 岁，身高 166cm，体重 58kg，BMI 21.04kg/m²。

2. 主诉

体检发现胃腺癌 22d。

3. 现病史

入院前 22d，于当地医院体检行胃镜检查，结果显示："胃体中上段小弯后壁、部分胃底、贲门、见一巨大溃疡增殖型新生物，表面糜烂坏死，边界不清，活检质脆易出血"，内镜诊断为"胃贲门癌"，病理提示腺癌。为进一步治疗至医院门诊，以"胃腺癌"收入院。

4. 既往史

既往健康，否认肝炎、结核、疟疾病史，否认高血压、心脏病史，否认糖尿病、脑血管疾病、精神疾病史，否认手术、外伤史等。

5. 术前诊断

胃腺癌。

6. 拟行手术

腹腔镜下全胃切除术。

7. 辅助检查

（1）心电图：窦性心动过缓，57 次 / 分。

（2）心脏彩超：①主动脉瓣钙化伴反流＋；②左室舒张功能减退（EF 60%）。

（3）肺功能：①肺通气功能正常，MVV 正常；②肺弥散功能正常。

（4）胸部 CT：双肺少许慢性炎症。

（5）血常规：Hb 125g/L。

（6）生化：白蛋白 40g/L，三酰甘油 2.13mmol/L，高密度脂蛋白胆固醇 0.92mmol/L。

（7）凝血功能：纤维蛋白原 3.82g/L。

（8）肌钙蛋白 I、NT-pro BNP 正常。

8. 术前访视

患者一般情况良好；听诊双肺呼吸音清；否认胸痛胸闷病史；平素活动量较好。

9. 体格检查

甲颏距离＞6.5cm，张口度＞3 横指，头颈活动度良好，无义齿或牙齿松动。

10. 麻醉术前访视小结

ASA 分级 II 级、心功能分级 I 级。

二、围术期过程

患者入室后，常规监测心率、心电图、氧饱和度及血压，建立桡动脉血压监测及右颈内静脉置管。入室生命体征：心率 58 次 / 分，有创血压 112/60mmHg，SpO_2 97%。麻醉诱导使用咪达唑仑 1mg，丙泊酚 100mg，苯磺酸顺阿曲库铵 10mg，舒芬太尼 30μg，行气管插管全麻。麻醉维持：丙泊酚 1 ～ 4mg/（kg·h），瑞芬太尼 0.1 ～ 0.25μg/（kg·min），地氟烷 2% ～ 4%，苯磺酸顺阿曲库铵 0.1 ～ 0.2mg/（kg·h）。机械通气：PC-VVG 模式，潮气量 6 ～ 8ml/kg，呼吸频率 12 ～ 16 次 / 分，PEEP 0 ～ 5cmH$_2$O。

在手术进行 1 个小时后，患者有创血压由（120 ～ 110）/（70 ～ 60）mmHg 下降至（80 ～ 70）/（50 ～ 40）mmHg，且仍进一步下降，给予升压药后血压短暂升高又下降；心率由 58 次 / 分上升至 90 次 / 分，SpO_2 尚正常，气道峰压渐由 12 cmH$_2$O 上升至 20 cmH$_2$O。

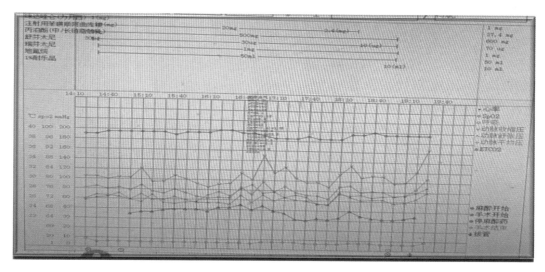

图 71-1　术中生命体征情况

手控通气提示呼吸机管路正常，患者气道压力增加，左侧呼吸音消失，且左侧皮下出现较多气肿。血气分析：pH 7.24，PCO_2 63mmHg，PO_2 140mmHg，Hb 14g/dl。立即检查术野，发现膈肌破损，外科医师行膈肌修补术，听诊左侧肺部呼吸音仍不明显，血压仍不稳定，遂用 16G 穿刺针于锁骨中线第二肋间穿刺，抽出 3 000 ～ 4 000ml 气体，后患者生命征平稳，术后顺利拔管送回病房。（术中生命体征见图 71-1）

三、临床思维和临床决策

（一）常见气胸分类

1. 按发病原因分类

（1）自发性气胸：又分为原发性和继发性，原发性自发性气胸常发生在无肺内疾病的患者，多见于瘦高体型的青壮年，男性多见；继发性自发性气胸常发生在有肺内疾病的患者，由于病变引起细支气管不完全阻塞，形成肺大疱，肺大疱破裂发生气胸，如肺结核、慢阻肺、肺癌、肺脓肿、尘肺等。

（2）外伤性气胸：是指胸部外伤导致胸膜腔与外界相通，外界气体进入胸膜腔内。

（3）医源性气胸：由诊断和治疗操作所致，如针灸、纤支镜活检、经皮肺穿刺活检等。

2. 按胸腔内压力分类

（1）闭合性气胸：又称单纯性气胸，胸膜破裂口较小，会随肺萎缩而闭合，呼气和吸气过程中空气不再进入胸腔。

（2）开放性气胸：又称交通性气胸，胸膜破裂口较大，且持续存在，呼气和吸气过程中，空气可自由进出胸膜腔。

（3）张力性气胸：又称高压性气胸，破裂口呈单向活瓣，吸气时活瓣打开，空气从裂口进入胸膜腔。呼气时活瓣关闭，胸膜腔内空气不能排出。随着患者的呼吸运动，胸膜腔内积气越来越多，压力不断升高，后果较为严重，甚至会导致死亡。

3. 按肺萎陷程度分类

（1）小量气胸：肺萎陷＜ 30% 为小量气胸。

（2）中量气胸：肺萎陷 30% ～ 50% 为中量气胸。

（3）大量气胸：肺萎陷＞ 50% 为大量气胸。

（二）张力性气胸的发生机制

张力性气胸的胸膜裂口呈活瓣样，吸气时张开，呼气时闭合，气体只能进入不能排出胸膜腔，胸腔内张力逐渐升高。张力性气胸迫使肺脏萎陷，纵隔移向健侧，压迫对侧肺脏和大血管，减少回心血量和心排血量，导致呼吸循环障碍，若诊断和处理不及时可危及生命。高于大气压的胸膜腔内压驱使气体经支气管气管周围疏松结缔组织或壁层胸膜裂伤处，大量进入纵隔或胸壁软组织，形成纵隔气肿或面颈胸部的皮下气肿。创伤性气胸的肺、支气管、胸壁损伤伤口均可呈单通道活瓣膜作用，自发性气胸的胸膜破口也可形成这样的活瓣作用。

（三）张力性气胸的危险因素

围手术期出现的张力性气胸绝大多数为医源性原因所致。导致围手术期张力性气胸的可能因素主要有以下几个方面：

1. 手术操作因素

（1）颈胸部手术：如气管造口、甲状腺切除术、食管手术、胸廓成形术等。

（2）腔镜手术：腹腔镜下进行上腹部手术（如胆囊切除、肝脏手术）时，若术中损伤膈肌而未及时发现修补，易发展成为张力性气胸。

2. 麻醉操作因素

（1）臂丛神经阻滞：多发生在锁骨上、锁骨下阻滞法。

（2）高位硬膜外穿刺：针尖偏向一侧未及时发现，导致刺破胸膜和肺。

（3）中心静脉穿刺：尤其是在进行锁骨下穿刺时。

（4）机械通气：易诱发气压伤的因素（如高气道压、大潮气量、慢性气道堵塞、支气管插管等）。

（5）心肺复苏胸外心脏按压用力过大导致肋骨骨折，刺破胸膜和（或）肺使大量气体进入胸膜腔。

（6）氧化亚氮进入空腔的速度快于空气排出的速度，会增加空腔内的压力，用于存在肺大疱或气胸的患者比较危险。

3. 患者因素

（1）肺部疾病，如患者术前已有肺炎、肺结核、肺气肿、肺大疱、肺部损伤等。

（2）胸壁、胸廓、胸膜疾病，如患者胸壁畸形，胸膜有炎症、粘连等。

（四）张力性气胸的典型临床表现

1. 临床表现

（1）清醒患者呼吸极度困难，常表现为端坐呼吸、烦躁不安、意识障碍、大汗淋漓、发绀，甚至窒息、休克；当合并皮下气肿时，患者前胸、颜面部肿胀。

（2）全身麻醉患者气道压力异常增高，脉搏氧饱和度进行性下降；血压进行性降低；心率在早期表现为加快，患侧胸廓膨隆，肋间隙增宽，叩诊清音或鼓音，一侧或双侧肺呼吸音明显减低或消失，气管可出现偏移；于锁骨中线第二肋间穿刺可抽出气体。

（3）纵隔移位严重的张力性气胸可造成心脏、大血管移位、大静脉扭曲，影响血液回流，出现体循环淤滞的表现，如颈静脉怒张等。

（4）血气胸张力性气胸合并出血，患者会出现心悸、血压低、四肢发凉等，可伴有胸痛、刺激性咳嗽等症状。

2. 辅助检查

（1）胸部 X 线片气胸患者胸部 X 线片：上大多有明确的气胸线，即萎陷肺组织与胸膜腔内气体的交界线。气胸线外为无肺纹理的透光区，线内为压缩的肺组织，肺边缘呈弧形，或因肺叶萎陷程度不同而呈分叶状。可见纵隔、心脏向健侧移位。

（2）CT 检查：胸腔严重积气肺完全萎陷、纵隔向健侧移位和（或）膈肌低位，可伴有纵隔气肿。可观察到肺大疱是否存在，还可观察胸腔积气、积液情况肺部压缩情况、胸腔积气的范围和积气量也可在检查中获得。对于一些特殊情况的气胸，在胸部 X 线片上容易漏诊，而 CT 则无影像重叠的弱点，能明确诊断。

（3）超声：随着超声设备在麻醉领域的普及，利用床旁超声检查气胸为我们提供了新的选择。超声检查下缺乏以下两种征象可以作为超声检查怀疑气胸的主要征象：缺乏胸膜滑动征和缺乏"彗尾征"。

（4）诊断性胸腔穿刺于锁骨中线第二肋间穿刺可抽出气体，且气体压力较高甚至可能将针栓推出。

（五）气胸的鉴别诊断

气胸的鉴别诊断如表 71-1 所示。

表 71-1　气胸的鉴别诊断

	失血性休克	心肌缺血	过敏	心脏压塞	肺栓塞	气胸
SVV/PPV		不明显				
心脏超声	LV/RV ↓	LV ↑ +SWMA	LV/RV ↓	LV/RV ↓ + 暗区	LV ↓ /RV ↑	LV/RV ↓ + 亮区
CVP	↓	↑	↓	↑	↑	↑
黏膜	苍白	淤血	潮红	淤血	淤血	淤血
ECG	快速	明显快速	不一定	快速	可明显快速	快速
气道压	–	↑	↑	–	早期无变化	↑
PaO_2	轻度↓	↓	–	不明显	↓	↓
Hct	↓	不明显	不明显	不明显	不明显	不明显
$PaCO_2-ETCO_2$	不明显	不明显	可↑	不明显	↑	可↑

（六）处理张力性气胸

（1）呼叫帮助。

（2）患者血流动力学不稳定时不需要等待胸部 X 线结果再开始治疗。

（3）高流量纯氧通气。

（4）考虑立刻使用胸部 X 线或经胸超声心动图（TTE）检查。

（5）用 14 号或 16 号针穿刺患侧锁骨中线第二肋间空隙，如果是张力性气胸可听到气流嘶嘶声，即能收到排气减压的效果，有条件的情况下可外接单向活瓣。

（6）针刺减压术后立即进行胸廓造口术放置胸腔导管。

参考文献

［1］MCKNIGHT C L, BURNS B. Pneumothorax[A]//StatPearls.Treasure Island (FL): StatPearls Publishing Copyright © 2022, StatPearls Publishing LLC., 2022.

［2］Sajadi-Ernazarova KR, Martin J, Gupta N.Acute Pneumothorax Evaluation and Treatment[A]//StatPearls. Treasure Island (FL): StatPearls Publishing Copyright © 2022, StatPearls Publishing LLC., 2022.

［3］JALOTA SAHOTA R, SAYAD E. Tension Pneumothorax[A]// StatPearls. Treasure Island (FL): StatPearls Publishing Copyright © 2022, StatPearls Publishing LLC., 2022.

（撰稿：龚灿生　审稿：郑春英）

72　麻醉诱导期出现严重过敏反应的处理

一、病历摘要

1. 基本信息

患者，男，51 岁，身高 168cm，体重 71kg，BMI 25.1kg/m²。

2. 主诉

体检发现左输尿管结石半年余。

3. 术前诊断

左侧输尿管结石。

4. 拟行手术

左侧经尿道输尿管镜激光碎石术。

5. 既往史

否认高血压病、糖尿病、心血管疾病、否认外伤输血史。有麝香薄荷过敏史。

6. 体格检查

T 36.5℃，P70 次 / 分，R 18 次 / 分，BP 116/75mmHg。张口度 > 3cm，甲颏距离 > 6.5cm，头颈部活动度正常，Mallampati 分级 Ⅰ 级，心肺听诊无异常。

7. 辅助检查

（1）实验室检查：血尿粪常规、生化、凝血、糖化均未见明显异常。

（2）ECG：①窦性心律；②大致正常心电图。

（3）心脏彩超：EF 68%，心脏结构及功能未见明显异常。

（4）胸部 CT：双肺少许慢性炎症。

二、麻醉过程

17：50 入室，连接监护仪，测血压 130/65mmHg，心率 80 次 / 分，血氧饱和度 98%，建立静脉通路，建立桡动脉监测，17：55 开始麻醉诱导，予咪达唑仑 2mg、顺式阿曲库铵 15mg、舒芬太尼 20μg、丙泊酚 80mg，血压突然下降，最低至 30/20mmHg，心率增快，最快达 130 次 / 分，血氧饱和度降至 88%，患者躯干及四肢皮肤出现红斑、橘皮样皮疹改变，四肢末梢湿冷，全身大汗淋漓，口鼻水样分泌物流出，面罩加压给氧无法通气，立即在可视喉镜下行气管插管术，插管成功，手控呼吸阻力巨大，胸廓未见起伏，怀疑气管导管未插入气管，立即拔出导管重新可视喉镜下气管插管，窥见导管进入声门，导管确切在位，但连接呼吸机行手控呼吸和机械通气仍然无法通气，立即听诊双肺呼吸音，未闻及呼吸音，呈寂静肺，立即予肾上腺素 300μg 静脉推注，予甲泼尼龙 80mg、葡萄糖酸钙 1mg 静脉推注，气道阻力逐渐下降，但循环仍不稳定，继续给予肾上腺素 1mg/50ml、去甲肾上腺素 2mg/50ml 静脉泵入，同时补液、扩容等处理，患者生命体征逐渐趋于稳定，皮肤皮疹消退，四肢末梢皮温改善。与外科医师及家属沟通后，家属要求暂停手术，于 19：50 带管入 ICU 继续观察，入 ICU 时，血压 140/85mmHg，心率 95 次 / 分，血氧饱和度 100%。

三、临床思维和临床决策

（一）此时最可能的诊断

此时最可能发生了严重过敏性休克。过敏反应是指机体在接触过敏原后突发的、严重的、可危及生命的全身性过敏反应。其主要临床特征为快速出现威胁生命的呼吸系统或 / 和循环系统问题，大部分情况下会出现皮肤黏膜系统症状。诊断过敏反应的主要证据包括可疑过敏原、接触过敏原与发生过敏反应之间的时间差、临床表现以及严重程度。该患者在使用了肌松药顺式阿曲库铵麻醉诱导之后，迅速出现皮肤大片红斑、橘皮样皮疹改变，血压下降，心率增快，气道压急剧上升，因此可诊断为严重过敏性休克。

（二）全身麻醉过程中识别过敏性休克

麻醉过程中发生的过敏反应大部分均有心血管系统表现、支气管痉挛和皮肤、黏膜症状，也有部分患者仅有其中 1 ～ 2 种表现。全麻的患者如出现下列表现，应高度怀疑发生了过敏性休克：

（1）血压迅速下降，甚至测不到。

（2）心电监护显示心动过速或心律失常。

（3）气道阻力突然升高。

（4）呼气末二氧化碳值降低。

（5）皮肤潮红或出现皮疹、眶周水肿。

（三）严重过敏反应的分级标准

严重过敏反应分为四级：

Ⅰ级：只有皮肤黏膜系统症状和胃肠系统症状，血流动力学稳定，呼吸系统功能稳定。皮肤黏膜系统症状：皮疹，瘙痒或潮红，唇舌红肿和（或）麻木等。胃肠系统症状：腹痛、恶心、呕吐等。

Ⅱ级：出现明显呼吸系统症状或血压下降。呼吸系统症状：胸闷、气短、呼吸困难、喘鸣、支气管痉挛，发绀，呼气流量峰值下降、血氧不足等。血压下降：成人收缩压 $80 \sim 90mmHg$ 或比基础值下降 $30\% \sim 40\%$，婴儿与儿童 < 1 岁，收缩压 $< 70mmHg$，$1 \sim 10$ 岁收缩压 $< （70mmHg + 2 \times$ 年龄），$11 \sim 17$ 岁收缩压 $< 90mmHg$ 或比基础值下降 $30\% \sim 40\%$。

Ⅲ级：出现以下任一症状：神志不清、嗜睡、意识丧失、严重的支气管痉挛和（或）喉头水肿、发绀、重度血压下降（收缩压 $< 80mmHg$ 或比基础值下降 $> 40\%$）、大小便失禁等。

Ⅳ级：发生心搏和（或）呼吸骤停。

（四）过敏性休克的临床表现

（1）皮肤黏膜：往往是过敏性休克最早且最常出现的征兆，包括皮肤潮红、瘙痒，继以广泛的荨麻疹和（或）血管神经性水肿；还可出现喷嚏、水样鼻涕、音哑、甚而影响呼吸。

（2）呼吸道阻塞：是最多见，也是最主要的死因。由于气道水肿、分泌物增加，加上喉和（或）支气管痉挛，患者出现喉头堵塞感、胸闷、气急、喘鸣、憋气、发绀，以致因窒息而死亡。

（3）循环衰竭：患者先有心悸、出汗、面色苍白、脉速而弱；然后发展为肢冷、发绀、血压迅速下降，脉搏消失，乃至测不到血压，最终导致心搏停止。

（4）意识障碍：往往先出现恐惧感，烦躁不安和头晕；随着脑缺氧和脑水肿加剧，可发生意识不清或完全丧失。

（5）其他症状：比较常见的有刺激性咳嗽、连续打喷嚏、恶心、呕吐、腹痛、腹泻、大小便失禁等。

（6）若是因为食用过敏食物（鱼、虾子、螃蟹）或者被昆虫叮咬引起的皮肤过敏有时会伴随短时间的失明状态。

（五）过敏性休克的抢救

（1）立即停止给予可疑药物。

（2）稳定循环：①快速输注电解质溶液，补充因毛细血管渗漏的液体丢失，维持有效循环容量；②及时静脉注射肾上腺素。肾上腺素的 β2 受体激动作用可以缓解支气管平滑肌痉挛，α 受体激动作用可以使皮肤、黏膜、内脏血管收缩，并能兴奋心肌、增加心输出量，并使血压上升；同时能够抑制炎性介质释放，是过敏性休克的首选抢救药物。可静脉注射 $30 \sim 50\mu g$，$5 \sim 10min$ 重复注射，必要时持续静脉输注 $1 \sim 10\mu g/min$。循环受严重抑制时还可以持续静脉输注去氧肾上腺素、去甲肾上腺素、血管升压素和胰高血糖素；③心搏骤停时立即施行体外心脏按压（CPR）；必要时可心腔内注射 0.1% 盐酸肾上腺素 1ml。

（3）缓解支气管痉挛：①吸入纯氧，必要时气管内插管，机械通气；②吸入沙丁胺醇或溴化异丙托铵；③给予吸入麻醉药，加深麻醉；④可静脉注射氯胺酮 $1 \sim 2mg/kg$ 和氨茶碱 $5 \sim 6mg/kg$。

（4）静脉注射肾上腺皮质激素：地塞米松抗炎作用强，作用持续时间长，水钠潴留不良反应小，但起效慢，达峰时间长（$12 \sim 24h$），过敏反应时并非首选，宜选用不需代谢直接作用于其受体的氢化可的松。

（5）抗组胺药物的联合应用：选用异丙嗪 $25 \sim 50mg$ 或苯海拉明 40mg，肌内注射。

（六）预防过敏反应

（1）过敏反应至今尚无有效的预防方法，麻醉前详细询问患者用药史、过敏史和家族过敏史。

（2）加强用药后的观察，早期诊断，及时采取有效措施，可避免围术期严重过敏反应导致的死亡。

（3）避免使用曾疑似过敏药物。

（4）使用易诱发过敏的药物前预防性使用糖皮质激素。

（5）简化麻醉用药。

（6）药物新鲜配制。

（7）给药针筒避免重复使用。

（8）麻醉中严重过敏反应的判断常延迟，因为关键体征如低血压、支气管痉挛常有其他原因，因此术中应严密监测，及早诊断，及早处理。

参考文献

［1］ 吴新民，薛张纲，王俊科，等.围术期过敏反应诊治的专家共识［J］.中国继续医学教育，2011，（10）：129-130.

（撰稿：李丽萌　审稿：邹聪华）

73 诱导后出现阵发性室性心动过速

一、病历摘要

1. 基本信息

男性，67岁，以"发现甲状腺肿物3月"为主诉入院。

2. 拟行手术

全甲状腺切除术＋左侧颈部淋巴结清扫术。

3. 特殊病史简述

（1）10余年前发现"高血压病"，最高血压160/100mmHg，平素规律口服拜新同控制血压波动于（130～140）/（70～80）mmHg。

（2）发现"2型糖尿病"10余年，平素规律服用阿卡波糖、吡格列酮、瑞格列奈控制空腹血糖波动于5～6mmol/L。

（3）6年前体检诊断为"慢性乙型肝炎"，规律口服恩替卡韦无特殊不适。

（4）3年前因突发右侧肢体无力就诊，诊断"脑梗死"，治疗后遗留右侧肢体轻度无力，但不影响日常生活。

（5）3月前因"冠心病"于我院行"冠脉支架置入术"，术顺，术后口服阿司匹林、氯吡格雷治疗。

4. 术前检查

（1）冠脉CTA：①右冠脉＋前降支＋回旋支冠脉PCI术后，支架内未见狭窄；②冠脉呈右优势型，多支冠状动脉粥样硬化管腔狭窄20%～30%；③前降支中段部分为心肌桥血管。

（2）心电图：①窦性心律，完全性左束支传导阻滞；②P波增宽，电轴左偏；窦性停搏，最长>2.1s；③房早253个，单发室早16个；④V_4～V_6导联ST段压低，Ⅱ、Ⅲ、aVF及V_3～V_4导联T波双向倒置。

（3）心脏彩超：未见明显节段性运动异常，主动脉瓣回声增强伴反流+，左室舒张功能降低。

（4）余检查大致正常。

二、麻醉手术经过

（1）麻醉诱导：依托咪酯 10mg，丙泊酚 50mg，舒芬太尼 30μg，苯磺顺阿曲库铵 15mg。

（2）诱导后预给氧期间患者出现连续的室性期前收缩（室性心动过速），约持续 10s，期间心率变快，最快达 93 次 / 分，血压最低 118/61mmHg，未使用血管活性药，观察 10 余秒后患者心电恢复正常，未在出现类似心律失常。

三、临床思维和临床决策

（一）室性心动过速患者的病理生理特点

室性心动过速通常与严重的心脏病有关。室性心动过速进展为室性颤动，占心搏骤停的 80%，其病理生理特点简述如下：

（1）室性心动过速在形态上可分为单形非持续性和持续性室性心动过速以及多形室性心动过速。

（2）在单形性室性心动过速中，70% 由缺血性心脏病引起，20% 由其他心脏结构性疾病引起（包括扩张型非缺血性心肌病、瓣膜或先天性心脏病、结节病和恰加斯病）。

（3）尽管急性心肌梗死有时也会引起多形性室性心动过速，但大多数单形性室性心动过速是由心肌瘢痕边缘的折返性电传导所致的。

（4）特发性室性心动过速通常起源于右室或左室流出道，通常出现在青少年。

（5）遗传性疾病，如长 QT 或 Brugada 综合征，可使患者易患多形性室性心动过速。

（二）室性心动过速的病因

室性心动过速病因复杂，包括器质性和非器质性心脏病引起的室性心动过速，按形态病因归类见表 73-1。

表 73-1 室性心动过速的病因

类型	病因
单形性室性心动过速	心肌梗死后瘢痕形成
	结构性心脏病 扩张型心肌病 肥厚型心肌病 瓣膜性心脏病 结节病 恰加斯病
	特发性的起源（非结构性） 左室 / 右室流出道 左束支后或前分支内或右束支高位 乳头肌 心外膜
多形性室性心动过速	急性心肌梗死
	特发性的起源 右室流出道 　浦肯野纤维 　节制索
	遗传综合征 长 QT 综合征 　Brugada 综合征 　儿茶酚胺敏化

此外，电解质和酸碱平衡紊乱以及药物和毒物作用均可引起室性心动过速，如低钾血症、高钾血症、低镁血症、酸中毒，若患者合并有器质性心脏病则更易发生室性心动过速。

（三）术中发生持续性室性心动过速的处理流程

依据血流动力学是否稳定，处理见图73-1。

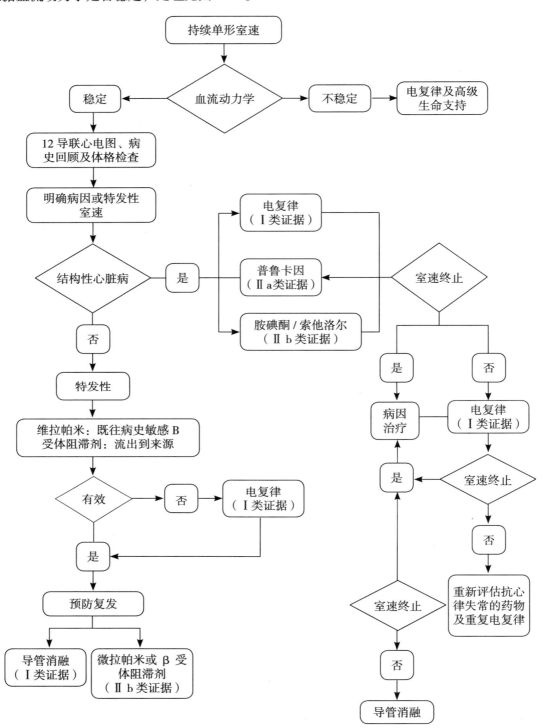

图 73-1　持续室性心动过速的处理流程

（四）患者既往存在室性心动过速病史的术前评估要点

（1）既往病史：室性心动过速的类型、症状（胸痛、心悸等）、诱因，既往是否进行心脏射频消融治疗，是否有心肌梗死、心力衰竭和瓣膜疾病的病史。

（2）体格检查：是否有失代偿性心力衰竭的表现、心脏杂音、奔马律、一般身体状态、胸骨切开瘢痕、外周血管情况以及是否有心脏支持装置。

（3）药物服用史：抗心律失常药、利尿剂、抗心力衰竭药、抗凝剂及血管活性药物。尤其注意是否使用延长 QTc 间期的药物：抗生素（大环内酯类、氟喹诺酮类等）、止吐药、抗心律失常药和抗抑郁药。

（4）生命体征：重点关注血流动力学的稳定性。

（5）实验室检查：电解质、肌酐、肌钙蛋白、促甲状腺激素，必要时行药物毒理学检测。

（6）心电图：24h 动态心电图评估患者基线节律，关注室性心动过速 QRS 波的频率和形态。

（7）影像学检查：①胸部 X 线片或胸部 CT。评估心脏大小和肺部病变；②超声心动图。评估心功能、瓣膜疾病和是否存在血栓；③心脏 CT/MRI。确定心肌瘢痕形成的位置和评估心肌病。

（五）心肌电生理是心脏功能的基础，常用的麻醉药物对心肌的电生理影响

1. 吸入麻醉药

七氟烷及地氟烷：延长 QT 间期，房室传导时间及不应期（中度）。

2. 静脉麻醉药

（1）丙泊酚：可能缩短 QT 间期或无影响，与窦性心动过缓、房室传导阻滞及心脏停搏有关。

（2）依托咪酯：大剂量使用时可降低窦性心律，减慢房室传导。

（3）氯胺酮：可通过刺激交感神经延长 QT 间期，与其他麻醉药相比，延长房室传导的作用较弱，不影响窦房结的自主节律。

3. 苯二氮䓬类药物

（1）咪达唑仑：对心脏功能无显著影响，对 QT 间期无影响或可缩短延长的 QT 间期（通过缓解焦虑）。

（2）安定：增加窦性心律和房室传导而不改变室性传导和不应期，可能促进房室结折返性心律失常。

4. 阿片类药物

可能通过减少交感神经兴奋性缩短 QT 间期。

（1）吗啡：可以表现出直接的负性变时（窦房结点）和变速（房室结点）效应。

（2）芬太尼：临床上窦性心律无显著影响，延长房室传导。

（3）瑞芬太尼：抑制窦房结的功能和自律性，延长房室传导时间及抑制房室传导。

5. 肌肉松弛药物

（1）维库溴铵：可能导致心动过缓（尤其是在迷走神经兴奋时）。

（2）罗库溴铵、阿曲库铵及顺阿曲库铵：无显著影响。

（3）乙酰胆碱：可能延长 QT 间期，可能通过刺激 M 胆碱能窦房结受体引起心动过缓，可能通过作用于肾上腺素能/M 胆碱能窦房结受体产生正/负性变时作用。

参考文献

［1］AL-KHATIB S M, STEVENSON W G, ACKERMAN M J, et al.2017 Aha/Acc/Hrs Guideline for Management of Patients with Ventricular Arrhythmias and the Prevention of Sudden Cardiac Death: A Report of the American College of Cardiology/American Heart Association Task Force on Clinical Practice

Guidelines and the Heart Rhythm Society[J].Circulation, 2018, 138(13): e272-e391.

[2] DENG Y, NAEINI P S, RAZAVI M, et al.Anesthetic Management in Radiofrequency Catheter Ablation of Ventricular Tachycardia[J].Tex Heart Inst J, 2016, 43(6): 496-502.

（撰稿：黄志斌　审稿：黄晶晶）

74　听神经瘤术后苏醒延迟

一、病历摘要

1. 基本信息

女，67岁，身高160cm，体重67kg，BMI 26.2kg/m²。

2. 主诉

左耳听力下降2年，加重伴头痛3月余。

3. 术前诊断

（1）左侧听神经瘤。

（2）高血压。

（3）帕金森综合征。

（4）甲状腺术后。

4. 既往史

（1）发现"帕金森氏病"3年，不规律服药控制（司来吉兰），效果不佳。

（2）发现"高血压病"2年，未规律服药，平素血压未监测。

（3）1年前因"甲状腺结节"在当地医院行甲状腺手术治疗，具体不详，术后规律口服左甲状腺素钠片，甲功未规律监测。

（4）否认肝炎、结核、疟疾病史，否认心脏病史，否认糖尿病史，否认过敏史。

5. 拟行手术

左侧听神经病变切除术。

6. 术前辅助检查

（1）ECG：①窦性心律；②ST段压低（$V_4 \sim V_6$）。

（2）肺功能：弥散功能轻度下降。

（3）甲状腺功能：s-TSH 57.16mIU/L。FT3 2.0pmol/L，FT4 7.62pmol/L。

二、麻醉过程

入室后常规监测示：BP 172/85mmHg，P窦性心律，84次/分，R 15次/分，SpO_2 98%，询问患者，术晨有禁饮、禁食且未服用任何药物。

局麻下行深静脉穿刺置管并输液，局麻下行桡动脉穿刺置管并持续测压；术前血气分析结果各项指标均在正常范围内见表74-1。

表74-1　血气分析

	pH	PCO₂	PO₂	Na⁺	K⁺	Ca²⁺	Lac	Hct	HCO₃⁻	Be	THbc
术前	7.45	38	500	140	4.3	1.20	1.2	38	24.3	1.0	125
术毕	7.39	35	468	138	3.8	1.14	1.8	33	23.5	-2.0	108

麻醉诱导：戊乙奎宁0.3mg，丙泊酚100mg，舒芬太尼25μg，顺式阿曲库铵15mg，静脉注射快速诱导后插管。麻醉维持用药：丙泊酚100mg/h＋瑞芬太尼＋地氟烷3%＋顺式阿曲库铵，行静吸复

合全身麻醉。

手术历时 5 小时 10 分钟，术中失血量 1 000ml，术中输胶体 1 000ml，晶体 1 500ml，红细胞 4U（520ml），尿量 1 200ml。术毕停药 2h 意识仍未恢复，查血气未见异常（见表 74-1），双侧瞳孔缩小约 1.5mm 大小。行颅脑 CT 提示：颅内多量气体，左侧桥小脑角区少许高低混杂密度影。与神经外科医师沟通，带管送 ICU。术后 5h 意识恢复清醒拔管。

三、临床思维和临床决策

（一）苏醒延迟的定义

目前认为，全身麻醉停用所有麻醉药物后超过 60min 患者意识不能恢复即为苏醒延迟。目前，在采用短效麻醉药的情况下若停止麻醉 30min 未能清醒则应高度警惕苏醒延迟的可能，并应开始积极寻找或排除可能的病因，以免因被动等待苏醒延迟的"确诊"而延误患者的及时诊治。

（二）术后苏醒延迟的原因

术后苏醒延迟原因可分为以下三方面：

1. 患者自身因素致苏醒延迟

1）重要器官疾病

（1）肝脏疾病：严重时可引起肝昏迷，术前应注意患者有无肝病史，有无肝硬化表现，手术麻醉过程中的低血压、缺氧、CO_2 蓄积、肝门阻断、药物等可加重肝损害。肝功能损害患者经肝脏代谢药物排泄速度下降，低蛋白血症使血浆游离药物浓度上升，使患者苏醒速度延迟。

（2）肾功能不全：患者贫血、低蛋白血症、氮质血症、电解质紊乱经肾代谢的药物排泄减慢，使患者苏醒延迟。

（3）心脏疾病：房颤患者左房血栓或心内膜炎赘生物脱落若栓塞颅内血管可影响麻醉苏醒甚至昏迷。

（4）重症胰腺炎：引起的全身性炎症改变导致胰性脑病可出现意识障碍、昏迷等。

（5）甲状腺功能减低：导致药物代谢减慢，心排血量以及重要脏器的血流量下降，中枢兴奋性下降，药物的敏感性增加，致苏醒延迟。

（6）肾上腺皮质功能不全：患者术前有使用糖皮质激素史，术中可能出现肾上腺危象表现为高热、心动过速、低血压、神志淡漠、谵妄甚至昏迷等。

（7）颅脑疾病：前一次颅脑外伤或手术后曾长时间昏迷"艰难"苏醒的患者麻醉后苏醒时间明显延长。复合外伤史，非颅脑手术，可能因慢性颅内出现表现为术后苏醒延迟。原有颅内动脉瘤、动 - 静脉畸形破裂出血的患者及老年性痴呆症的患者均可出现苏醒延迟。

（8）严重肺部疾病：使患者缺氧、二氧化碳蓄积，延长吸入麻醉药的排出时间可导致苏醒延迟。

（9）糖尿病：严重者产生酮症酸中毒、高渗性昏迷。

（10）化疗：化疗患者常伴有多种脏器损伤，包括心、肝、肺、肾等，苏醒可能延迟。

2）内环境紊乱

（1）缺氧、二氧化碳蓄积，使脑功能障碍，高二氧化碳也能产生中枢性麻醉作用。

（2）电解质紊乱：前列腺电切产生的 TURP 综合征可出现低钠血症、水中毒使患者颅内压上升、呕吐、昏迷。严重脱水产生的高钠血症使脑细胞萎缩，颅内压下降，甚至产生硬膜下血肿，患者昏迷。糖尿病患者应激状态下的高血糖、医源性给予高张性静脉高营养或甘露醇及血透、腹透等导致的高渗状态也可导致昏迷。

（3）低血糖：禁食后使用降糖药、胰岛细胞瘤、严重营养不良、肝功能不全等均可导致低血糖昏迷。

（4）低钙血症：可引起神经、肌肉兴奋性增高出现抽搐、癫痫发作。高钙血症、高镁血症可抑制中枢神经系统，严重者出现昏迷。

（5）体温：低温使体内酶的活性下降，抑制药物排泄，增加吸入麻醉药溶解度导致苏醒延迟。体温降至 26℃时可使患者意识消失。严重高热（41℃以上）也可导致意识丧失。

3）高龄

高龄患者心排血量下降，肝肾血流量下降，重要脏器实质萎缩麻醉药物排出速度变慢。80 岁以上老人对阿片类药物的需要量仅为普通成人的 1/3。高龄患者代谢率降低易于发生低体温等均可导致苏醒延迟。

2. 麻醉因素致苏醒延迟

（1）麻醉药物过量：全身麻醉药，阿片类药物等长时间大剂量使用可致药物蓄积苏醒延迟。

（2）麻醉药物作用增强：①血浆蛋白浓度过低使游离药物浓度升高。②西咪替丁有肝药酶抑制作用，雷尼替丁可减少肝血流量。③使用 β 受体阻滞剂、异搏定等减少心排血量的药物或竞争麻醉药物代谢的其他药物。

（3）肌松药过量：使用长效或过量的肌松药，或合并有使肌松药作用时间延长的因素存在，患者无法"苏醒"。

（4）脑缺血或脑出血：术中血压过高造成脑出血意外或血压过低产生供血不足、脑梗死。

（5）硬膜外麻醉：硬膜外麻醉操作不当导致气栓，穿破硬脊膜致脑脊液渗漏使颅内压下降产生硬膜下血肿。

3. 手术因素致苏醒延迟

（1）体位因素：术中患者头颈部过度扭曲、伸展，造成动静脉血流障碍引起脑供血不足，如甲状腺手术、颈椎手术等。

（2）头颈部手术：术中压迫椎动脉、颈动脉或静脉造成供血不足或淤血。

（3）颅脑外科手术：术中脑组织，脑血管的直接损伤及坐位颅脑手术导致气栓。

（4）前列腺电切手术时间过长，静脉窦开放过多，冲洗液量过大等导致 TURP 综合征。

（5）体外循环手术中由于气、血块、组织碎片产生栓塞或由于人工停循环、手术挤压大血管引起动脉内粥样斑块脱落。

（6）颈内动脉内膜剥脱术，阻断时间过长或对侧代偿不足。

（7）其他：术中使用神经毒性药物如 L- 天冬酰胺酶、长春新碱抯化疗药物。蛛网膜下腔注射造影剂也可能产生神经毒性。

（三）本案例患者术后苏醒延迟可能的原因

（1）手术因素，本病例是神经科后颅窝部位手术，邻近脑干，手术局部损伤、组织水肿、血管损伤、颅内大量积气等均可导致苏醒延迟甚至昏迷。

（2）帕金森氏病患者治疗药物常使用单胺氧化酶抑制剂，此类药物与阿片类药物合用时可通过抑制肝药酶系统阻滞后者代谢灭活，导致其半衰期延长，药理活性增强。

（3）患者为甲状腺术后，甲状腺功能减退，代谢率低，对镇静镇痛药物敏感易导致苏醒延迟，严重者甚至出现黏液性水肿昏迷。

（四）本案例术前准备怎么进一步完善

本病例术前准备还不够完善，患者行听神经瘤手术，同时合并有高血压、帕金森病、甲减等多种合并症，术前应该详细询问其用药史并指导用药，高血压患者应规律服药尽可能控制血压正常，降压药可以使用到术晨。帕金森病若有使用单胺氧化酶抑制剂，也应该停用，由于其半衰期较长一般应停用两周以上。患者甲状腺功能减退虽有规律补充甲状腺激素，但并未定期复查评估其治疗效果，术前复查甲状腺功能仍存在临床型甲减，应调整剂量使用甲状腺激素恢复正常或接近正常后手术，术前甲状腺激素可以使用到术晨，并根据手术创伤大小适当增加用量（常增加全天量的一半剂量）。术后也应尽早口服或胃管给药。

（五）全麻后苏醒延迟的处理原则

（1）支持疗法：无论何种原因引起的苏醒延迟，首先是保持充分的通气，补充血容量的不足，维持循环稳定，保持和或恢复水电解质平衡，维持内环境的稳定；避免麻醉过浅增加患者的应激水平并危及气道等安全。

（2）及时而必要的实验室检查，包括血清 K^+、Na^+、Cl^- 水平、血糖、酮体；动脉血气分析以及尿常规（尿糖、酮体）。若有异常应及时纠正；必要时进行相关影像学检查，及时排除中枢神经系统严重的器质性病变，以免误诊或漏诊。

（3）若是吸入性麻醉药过深，在停止给药并充分通气后，当可逐渐清醒，不必盲目应用呼吸兴奋药。若疑为麻醉性镇痛药和肌松药联合用药的残余作用，在排除肌松残余的情况下，可拮抗麻醉性镇痛药的作用（如纳洛酮），使用时应注意拮抗药物的剂量和时机，以免增加躁动和术后疼痛的风险。

（4）及时请内分泌或神经科有关专业医师进行会诊与治疗，以免延误病情。

参考文献

［1］THOMAS E, MARTIN F, POLLRAD B. Delayed recovery of consciousness after general anaesthesia[J]. BJA Educ，2020，20（5）：173-179.

［2］胡浪，张益.老年患者全身麻醉后苏醒延迟机制研究进展[J].遵义医科大学学报，2020，43（05）：673-678.

［3］邓小明，姚尚龙，于布为，等.现代麻醉学[M].5版.北京.人民卫生出版社，2020，1525-1528.

（撰稿：郑　澍　审稿：李德龙）

⑦⑤　扩张型心肌病术中突发支气管痉挛

一、病例简介

1. 基本信息

49 岁女性患者，身高 160cm，体重 56kg，BMI 21.9kg/m²。

2. 主诉

体检发现甲状腺结节 10d。

3. 既往史

患者自幼聋哑。

出生后发现先天性心脏病"动脉导管未闭"，11 年前于外院行开胸"动脉导管结扎术"，术顺，术后未规律复查。

发现"高血压"7 年，最高血压不详，目前规律口服氢氯噻嗪、贝尼地平、氟伐他汀，未规律监测血压。

1 年前于外院行"腔镜下子宫黏膜下肌瘤剥脱术"，术顺，术后恢复可。

1 月前于我院诊断"扩张型心肌病"，予地高辛、诺欣妥、倍他乐克、螺内酯、呋塞米、氯化钾治疗，控制不详。

诊断"2 型糖尿病"，最高血糖不详，予胰岛素规律治疗，控制不详。

4. 术前诊断

（1）双侧甲状腺肿物。

（2）扩张型心肌病 心功能Ⅰ级。

（3）2型糖尿病。

（4）高血压病。

（5）先天性聋哑。

（6）动脉导管结扎术后。

（7）子宫黏膜下肌瘤剔除术后。

5. 拟行手术

甲状腺叶切除术。

6. 辅助检查

（1）血常规：血小板 363×10^9/L。

（2）尿常规：葡萄糖 3+。

（3）生化：K^+ 3.5mmol/L、Glu 7.76mmol/L。

（4）糖化血红蛋白：9.8%。

（5）甲功六项：甲状腺球蛋白 124.9ng/ml、游离甲状腺素 23.32pmol/L。

（6）NT-pro BNP 1 781 pg/ml。

（7）粪常规、GnI、降钙素、甲状旁腺素、术前八项未见明显异常。

（8）心电图：窦性心律、完全性左束支传导阻滞、一度房室传导阻滞、Q-Tc 延长（见图 75-1）。

（9）24h 动态心电图：窦性心律（最慢 54 次/分）、单发房性期前收缩 2 个、单发室性期前收缩 1 个、P 波增宽、完全性左束支传导阻滞。

胸部 CT：双肺少许慢性炎症伴散在若干小结节状影；右侧胸腔少量积液伴右下局部胸膜增厚；甲状腺病变伴左侧颈部Ⅵ区淋巴结。

心脏彩超：左心增大（室间隔 1.13cm、左室 6.1cm）、左室壁运动减弱；主动脉回声增强伴反流++；左室收缩、舒张功能降低；EF 值 35%（见图 75-2）。

冠脉 CTA：冠状动脉见钙化灶，钙化积分 15.9；左主干粥样硬化改变，管腔未见有意义狭窄；主动脉粥样硬化改变、左室部分心肌肥厚、以左室侧壁为著。

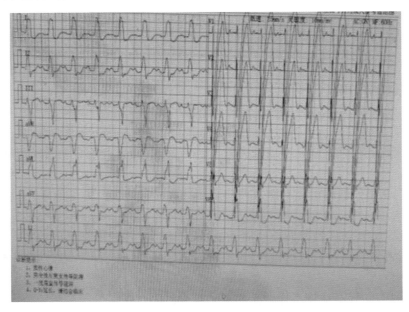

图 75-1　术前心电图

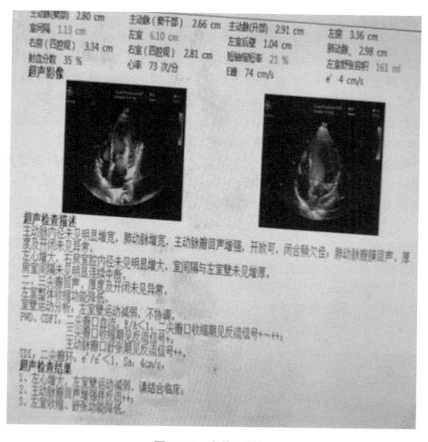

图 75-2　术前心彩超

二、关键节点的临床思维和临床决策

（一）根据该患者病情和检查结果，术前需要继续完善的检查和准备

由于该患者基础疾病较多，病情复杂，术前检查提示心功能较差，血糖升高，为保证围术期安全性，我院组织了心血管内科、内分泌科和麻醉科等科室进行多学科会诊：

（1）心血管内科会诊建议：①继续目前治疗；②患者目前心功能较前改善，动态心电图提示完全性左束支传导阻滞，未见其他心律失常，无手术方面禁忌；③患者术前评估为高危患者，应告知患者及家属手术心脏方面风险；④建议患者心衰药物优化治疗 3 个月后复查心脏彩超。

（2）内分泌科会诊建议：①诺和锐早 6U、午 7U、晚 7U，睡前来得时 20U，根据血糖调整用量，将血糖控制在 6～8mmol/L；②术前晚来得时减 20%，手术当日停用诺和锐。

（3）麻醉科会诊建议：①附议心内科、内分泌科会诊建议，继续治疗至术晨；②患者糖尿病、高血压病、慢性心衰、扩张型心肌病围术期出现恶性心律失常、心衰加重、顽固性低血压、心搏骤停等风险高，请与患者及家属沟通、告知风险。综合多学科会诊意见，患者各重要脏器已处于最优化状态，目前的治疗条件下已无继续优化的空间，因此拟在进一步完善相关检查后进行择期手术治疗。

（二）麻醉术前访视应该关注重点

术前访视时应该重点关注：

1. 气管插管条件的评估

该患者自幼聋哑，出生后发现先天性心脏病，因此术前访视时应该注意排除是否伴有其他呼吸系统先天性疾病等导致困难气道等情况的发生，并完善相应的预案。具体结合该病例，该患者无义齿、松动牙齿，张口度＞3 横指，马氏分级 I 级，甲颏距离＞6.5cm，头颈活动度正常，预计无面罩通气及插管困难。

2.心血管系统的评估

该患者先天性心脏病诊断明确，心电图和心彩超结果显示心功能条件较差，术中发生恶性心律失常、心衰加重、顽固性低血压、心搏骤停等风险较大，因此术前访视时应该再次评估患者心功能情况，并做好药物和监测设备等准备。具体结合该病例，患者平素活动量可，能上3层楼，无胸闷、胸痛、心悸等不适；屏气试验不能配合；近期无上呼吸道感染史。综合术前评估情况，该患者ASA分级Ⅲ级，目前心功能Ⅱ级（代偿状态），麻醉手术风险较大，术中应完善相关风险预案。

（三）做好麻醉前准备，并制定完善的麻醉诱导方案，降低患者麻醉风险

该患者由于心功能较差，入手术室后除了常规心电监护外，建立有创动脉压监测（唯截流）有利于早期发现心功能异常并指导处理。具体结合该病例，患者入室后监测心电图、SpO_2、无创血压，并给予行桡动脉穿刺建立有创动脉压监测（唯截流）（见图75-3），监护结果显示患者各项生命征相对稳定。

开始缓慢麻醉诱导和气管插管，给予长托宁0.3mg iv、咪达唑仑1mg iv、艾司氯胺酮20mg iv、丙泊酚20mg iv、依托咪酯10mg iv、舒芬太尼20mg iv、罗库溴铵30mg iv。但在面罩加压给氧5min后，在可视喉镜直视下气管导管进入声门，调整导管深度距门齿22cm后予气囊充气。

连接麻醉机控制通气，发现气道压41cmH$_2$O，监护仪$P_{ET}CO_2$无波形，气体无法进入肺内，听诊双肺无呼吸音。

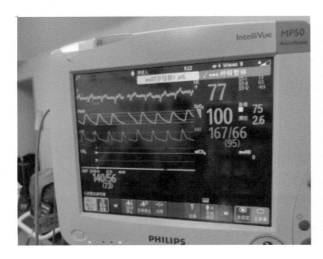 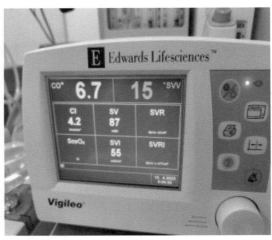

图75-3 术前监护结果

（四）针对该患者麻醉诱导插管后无法进行有效通气的情况，需要进行的诊断和鉴别诊断

虽然该患者麻醉诱导后采用可视喉镜指导下进行气管插管，但插管后出现无法有效通气的情况仍然需要考虑：

1.气管导管误入食管

近年来随着可视化技术的不断发展，气管误入食管的发生率显著降低，但对于经验不足的低年资麻醉医师，或者出现上呼吸道解剖结构明显改变导致声门暴露不佳的患者仍然有一定的发生率，因此临床上行气管插管后出现无法建立有效通气的患者，首先需要快速排除该可能性，必要时置入可视喉镜再次确认气管插管位置。

2.分泌物堵塞导管

对于术前存在肺部感染或创伤性湿肺等其他气道分泌物较多的患者，行气管插管后除了观察呼气末二氧化碳之外，需常规听诊双肺呼吸音，判断导管插入是否到位及是否出现导管堵塞，必要时进行吸痰操作保持呼吸道通畅。

3. 气管导管扭曲

这种情况更多见于使用普通气管导管且体位出现改变时。

4. 支气管痉挛

在排除以上导致气管插管后未能建立有效通气的风险情况下，需要考虑支气管痉挛可能，麻醉诱导插管期间出现支气管痉挛病因考虑与麻醉药物过敏，气道高敏感性和麻醉深度不足等因素有关。结合该具体病例，麻醉诱导气管插管后患者出现无通气、$P_{ET}CO_2$ 无波形且通气阻力过大，听诊双肺无呼吸音，观察和听诊腹部未发现气体进入胃腔内，再次确认气管导管进入气管且无堵塞和扭曲。立即呼叫抢救团队，麻醉医师立即改手控通气，FiO_2 调至 100%，APL 阀调至 $40cmH_2O$，气体无法进入肺内，立即予气道内吸痰，无分泌物吸出，继续手控通气，气体仍无法进入肺内，考虑支气管痉挛可能较大。

（五）处理患者麻醉诱导插管后出现支气管痉挛且诊断明确

发生该紧急情况，首先需要呼叫帮助并进行病因分析和对症处理。具体结合该病例，患者发生支气管痉挛后，主麻医师立即呼叫科室抢救团队，采用静脉给予肾上腺素 $10\mu g$ iv、甲泼尼龙 40 mg iv、万托林 3 喷雾化吸入，1min 后气道压降至 36 cmH_2O，出现 $P_{ET}CO_2$ 波形，表明支气管痉挛诊断明确。在上级医师的指导下继续予肾上腺素 $5\mu g$ iv，气道压降至 $28cmH_2O$，$P_{ET}CO_2$ 42mmHg，经过以上一系列积极有效的干预措施。患者气道压明显下降，各项生命征相对稳定（见图 75-4），在与外科医师充分沟通并进行相关风险评估后考虑手术时间相对较短，风险可控继续进行手术治疗。

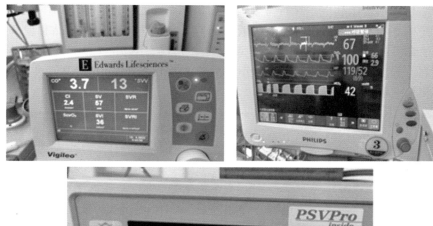
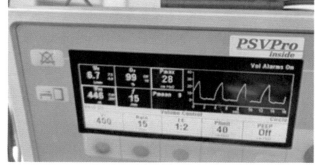

图 75-4　抢救后生命体征

（六）处理支气管痉挛导致短暂性的无 / 低通气状态后，需要继续完善的检查，以提高手术麻醉的安全性

患者麻醉诱导气管插管后出现短暂性的支气管痉挛和无 / 低通气状态，经积极有效的抢救处理，患者生命征处于相对平稳的状态，此时需要进一步完善血气分析以了解机体的水电解质酸碱平衡状态，必要时给予对症处理。具体结合该病例，主麻医师立即抽取动脉血进行血气分析了解机体内环境状态（见图 75-5），检查结果显示 PCO_2 51 mmHg，K^+ 3.0 mmol/L，Ca^{2+} 1.09 mmol/L，Glu 8.4 mmol/L，其他检查结果均大致正常。

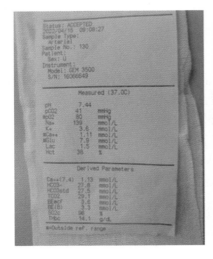
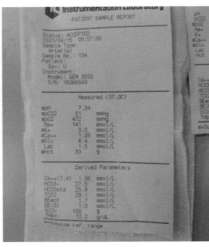
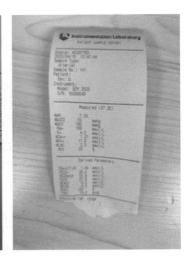

图 75-5　围术期动脉血气分析

（七）术中生命征相对平稳，手术顺利完成，针对该病例保证气管拔管安全性并进行术后管理

该患者在麻醉诱导插管时出现支气管痉挛，因此行气管拔管前，可考虑在深麻醉状态下吸净口咽腔和气道分泌物，同时应避免使用新斯的明等胆碱酯酶抑制剂拮抗残余肌松，严密监测患者麻醉恢复情况，待患者各项生命征平稳，意识恢复和呼吸平稳后再考虑进行气管拔管，同时需要做好再次行气管插管的准备。具体结合该病例，在行气管拔管前主麻医师已经彻底清除口咽腔和气道分泌物，拔管前再次给予万托林 3 喷雾化吸入降低支气管痉挛风险，备好再次插管的药品和设备准备，待患者意识、呼吸和各项生命征平稳后顺利拔除气管导管（见图 75-6、图 75-7），术后送往恢复室观察 30min 后无异常安返病房。整个手术历时 1 小时 37 分钟，术后当天查 NT-pro BNP 轻度升高，患者无胸闷、气促等不适。住院 6d 后顺利出院（见图 75-8）。

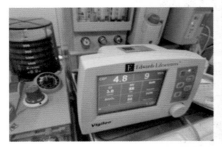
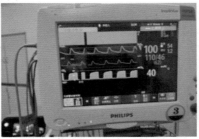
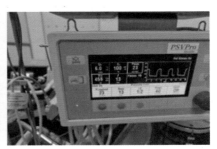

图 75-6　拔管前生命体征

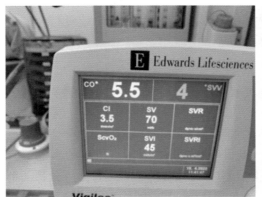
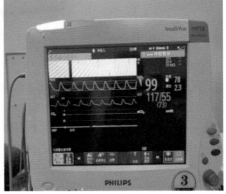

图 75-7　拔管后生命体征

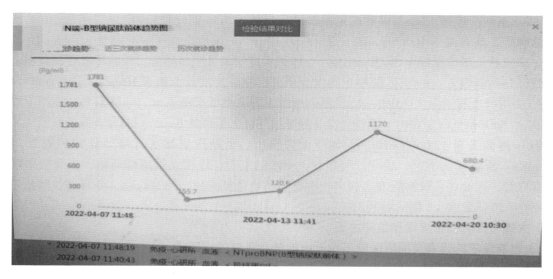

图 75-8　患者 NT-pro BNP 检查结果

参考文献

[1] 郭曲练，姚尚龙. 临床麻醉学 [M]. 四版. 北京：人民卫生出版社，2016.

（撰稿：涂文劼　审稿：高　飞）

⑦⑥　术中严重低血压患者的处理

一、病历摘要

1. 基本信息

男性，57 岁，身高 168cm，体重 51kg，BMI 18.02 kg/m^2。

2. 主诉

颅骨修补术后感染 11 月余。

3. 既往史

（1）1 年前因头部外伤于外院行"颅骨缺损钛网置入术"，后因手术切口感染多次行清创、室间隔缺损引流等手术。前次清创术中发生不明原因低血压，予肾上腺素静脉推注后恢复（此前也曾因入室后不明原因低血压予暂停手术）。

（2）否认高血压、糖尿病、心血管疾病，否认输血史，否认食物药物过敏史。

4. 术前诊断

颅骨修补术后感染。

5. 拟行手术

头皮清创术。

6. 辅助检查

未见明显异常。

二、麻醉过程

入室后常规监测示：BP 112/58mmHg，P 窦性心律，80 次 / 分，R 13 次 / 分，SpO$_2$ 100%，建立静脉通路及足背有创动脉监测。麻醉诱导：咪达唑仑 1mg，长托宁 0.3mg，丙泊酚 100mg，舒芬太尼

25μg，顺苯磺阿曲库铵 15mg，静脉注射快速诱导后插入 7.5# 钢丝管；麻醉维持用药：丙泊酚＋瑞芬太尼静脉麻醉，此时血压 100/59mmHg。手术平稳进行 50min 后，血压突然降至 83/46mmHg，予静脉推注 2mg 多巴胺后继续骤降至 54/29mmHg。查体患者皮肤未见明显异常，双肺呼吸音稍减弱。此时琥珀酰明胶已注射液输入 50ml，立即停止滴注，予分次静脉推注肾上腺素 100μg（10μg/ml），甲泼尼龙 80mg，去甲肾上腺素泵入（0.8mg/h），血压继续下降，最低至测不出，呼气末 CO_2 逐渐下降，最低至 12mmHg，SpO_2 最低降至 88%。继续分次予静脉推注肾上腺素共 6mg，同时肾上腺素泵入（0.7mg/h），足背动脉压逐渐升至 123/60mmHg，无创压无法测出，予超声引导下行桡动脉穿刺置管，有创压 116/49mmHg。重新开始手术，后续过程顺利。手术结束后，停用血管活性药物，生命征平稳，顺利拔除气管导管，入 PACU 观察后安返病房。次日随访生命征平稳，问答切题，全身皮肤颜色正常，无术中知晓等麻醉并发症。1 周后顺利出院。

三、关键节点的临床思维和临床决策

（一）影响血压的因素及围麻醉期不明原因的低血压应考虑因素

1. 影响动脉血压的因素

有效循环血容量（前负荷），心肌收缩性（心肌收缩力和心肌收缩的协调性），外周血管阻力（后负荷），心率等。

2. 围麻醉期不明原因的低血压应考虑因素

围麻醉期发生顽固性低血压时需要从以下几方面具体分析原因，再采用具体措施处理险情。

（1）麻醉因素：各种麻醉药、辅助麻醉药的心肌抑制与血管扩张作用、过度通气、排尿过多所致的低血容量和低血钾、酸中毒、低体温等。

（2）手术因素：术中失血过多（急性大出血，失血性休克），副交感神经反射，手术操作压迫心脏和大血管，心脏手术中发生的血管麻痹综合征等。

（3）患者因素：术前已有明显低血容量、肾上腺素皮质衰竭、严重低血糖、心律失常、心功能不全等。

（4）围术期并发的急危重症：急性心肌梗死，急性肺栓塞，过敏反应（过敏性休克），感染性休克，失血性休克等。

（二）该患者发生低血压最可能的诊断

最可能的诊断是过敏性休克。

（三）鉴别诊断

鉴别诊断有：失血性休克，急性空气肺栓塞，感染性休克，急性心肌梗死等。

（四）过敏性休克定义、临床表现、分级

1. 过敏性休克

过敏性休克（anaphylactic shock）是外界某些抗原性物质进入已致敏的机体后，通过免疫应答机制在短时间内发生的一种强烈的多脏器累及综合征，是以 IgE 为介导的对变应原的全身性反应，多数是典型的 I 型变态反应。过敏的发生率比较低，据报道发生率为 0.05% ～ 2%。

2. 过敏性休克的临床表现

药物诱发的过敏反应表现为突然发作，注药后 30min 内达最重程度，临床表现完全取决于肥大细胞和嗜碱性粒细胞脱颗粒释放的化学介质作用，特别是组胺。所以不论启动脱颗粒的机制如何，表现均类似。各种临床症状按频率排序如下：皮肤改变；低血压伴心动过速；支气管痉挛以致低氧血症。

（1）皮肤黏膜：即刻反应的特征是皮肤潮红、瘙痒、风团样皮疹；部分患者出现一过性皮下血管神经性水肿和全身皮肤黏膜水肿。80% 的患者出现皮肤黏膜反应，单纯皮肤改变无循环呼吸功能系统症状者一般无生命危险。

（2）循环系统：首先表现为低血压，患者面色苍白、四肢厥冷、烦躁不安、冷汗、心悸；随后表

现有胸闷、心律失常、脉率细数、血压迅速下降，甚至神志不清、严重休克。

（3）呼吸系统：首先表现为咽部发痒、咳嗽、喷嚏和声音嘶哑，严重时可出现咽喉部水肿，迅速出现喘息、喉痉挛、顽固性支气管痉挛、呼吸急促、严重发绀，甚至肺水肿。严重过敏反应致死的主要原因是急性呼吸道阻塞（59%）。

（4）消化系统：清醒患者还可出现呕吐、腹痛、腹泻。

目前公认的临床判断标准是：皮肤黏膜、循环系统及呼吸系统三方面症状中出现两方面或三方面症状时，并与其他原因引起的休克相鉴别后可拟诊断为严重过敏反应。

3. 分级

麻醉期间根据过敏的严重程度可以分为 5 级（见表 76-1）

表 76-1　过敏反应的分级和临床表现

分级	临床表现
Ⅰ	仅有皮肤表现：红斑、风团、有或无血管性水肿
Ⅱ	中度，累及多个器官。皮疹、低血压、心动过速、支气管高反应性（咳嗽、通气障碍）
Ⅲ	重度，累及多个器官危及生命，需要特殊处理。循环虚脱、心动过速或过缓、心律失常、支气管痉挛，皮肤表现可无或待血压稳定后才出现。
Ⅳ	呼吸心搏停止
Ⅴ	对心肺复苏无反应、死亡

（五）此例患者可能过敏的药物

国术期用药很复杂，所涉及的药物及液体均可能是过敏原，常见的过敏原包括抗生素、麻醉药、肌松药、人工胶体（尤其是明胶类）、术中使用的材料、血制品等（见表 76-2）。对于较为高发的致敏原，如抗生素、胶体、血液制品等，在输注时应密切观察循环、呼吸、皮肤表现。高风险患者尤其应减慢初始给药速度，减少过敏原接触。

表 76-2　麻醉期间常发生过敏反应的物质

分类	与过敏反应相关物品	发生率（%）
肌松药	琥珀胆碱、罗库溴铵、阿曲库铵	69.2
乳胶制品	乳胶手套、止血带、引流管	12.1
抗生素	青霉素等	8.0
镇静药	丙泊酚等	3.7
血浆代用品	右旋糖酐、明胶	2.7
阿片类药物	吗啡等	1.4
其他药物	抑肽酶、鱼精蛋白等	2.9

按照发生率，致使该患者可能发生过敏的药物有肌松药顺苯磺阿曲库铵、抗生素、镇静药丙泊酚、血浆代用品琥珀酰明胶注射液。

（六）高度怀疑过敏性休克处理

术中过敏性休克的治疗流程：

1. 即刻处理

（1）呼救、记录时间。

（2）A（airway）—B（breathing）—C（circulation），识别危及生命的过敏事件。

Airway：肿胀、声嘶、喘鸣。

Breathing：呼吸急促、喘息、乏力、发绀，$SpO_2 < 92\%$，意识障碍。

Circulation：皮肤苍白、湿冷、低血压、意识模糊、昏睡/昏迷。

（3）脱离所有可能的过敏原，必要时使用吸入麻醉药维持麻醉，相对静脉麻醉药，吸入麻醉发生过敏的概率较小。

（4）维持气道通畅，纯氧吸入，必要时气管插管机械通气。

（5）静脉注射肾上腺素，推荐剂量如下（见表76-3）。肾上腺素既能通过 β 受体效应使支气管痉挛快速舒张，也能通过 α 受体效应使外周小血管收缩以及对抗部分型变态反应的介质释放，因此是救治本症的首选药物。

表76-3 过敏性休克中肾上腺素的使用

类别	成人	儿童
轻度至中度	0.01～0.05mg 静脉注射	0.001～0.005mg 静脉注射
循环衰竭	0.1～1.0mg 静脉注射	0.01mg/kg 静脉注射
静脉泵注起始量	0.05～0.1μg/（kg·min）	0.05～0.1μg/（kg·min）
如果没有静脉通道	0.5～0.8mg 肌内注射	0.005～0.01mg/kg 肌内注射

注：稀释肾上腺素静脉注射，最大浓度0.1mg/ml，根据患者反应滴定，如果需要大剂量，可选择泵注

对肾上腺素无反应的患者，可加用去甲肾上腺素静脉泵注，起始剂量为0.05～0.1μg/（kg·min），加压素2～10U 逐渐加量直至有反应；已经使用 β 受体阻滞剂对肾上腺素缺乏反应的患者，可加用胰高血糖素1～2mg 逐渐加量直至有反应。

（6）扩容，成人500～1 000ml、儿童20ml/kg 晶体，停止输注人工胶体，此时胶体可能就是过敏原。

2. 后期处理

（1）抗组胺药：苯海拉明0.5～1mg/kg 或氯苯那敏10mg，静脉注射。

（2）糖皮质激素肌内注射或静脉注射氢化可的松1～5mg/kg，地塞米松10～20mg，泼尼松龙80mg（儿童2mg/kg），见表76-4。

（3）酌情使用血管活性药物（去甲肾上腺素或间羟胺）。

（4）处理持续的支气管痉挛：0.3% 沙丁胺醇和0.03% 溴化异丙托铵喷雾，肾上腺素持续泵注。

（5）转运患者至ICU。

（6）测定肥大细胞类胰蛋白酶水平。

表76-4 抗组胺药及糖皮质激素用量

年龄	氯苯那敏	氢化可的松
成人或12岁以上儿童	10mg	200mg
6～12岁儿童	5mg	100mg
6个月～6岁	2.5mg	50mg
6个月以内	250μg/kg	25mg

参考文献

［1］ HARPER NJ, DIXON T, DUGUÉ P, et al. Suspected anaphylactic reactions associated with anaesthesia[J]. Anaesthesia, 2009, 64(2): 199-211.

［2］ SOAR J, PUMPHREY R, CANT A, et al. Emergency treatment of anaphylactic reactions，Guidelines for healthcare providers[J].Resuscitation, 2008, 77(2): 157-169.

［3］ KROIGAARD M, GARVEY L H, GILLBERG L, et al. Scandinavian Clinical Practice uidelines on thediagnosi management and follow-up of anaphylaxis during anaesthesia[J]. Acta Anaesthesiol Scand, 2007, 51(6): 655-670.

（撰稿：黄风怡　审稿：雷秋林）

第七篇　妇产科手术的麻醉管理

77　肺动脉高压患者行盆腔巨大肿物切除术

一、病历摘要

1. 基本信息

46岁，女性，身高163cm，体重85kg（一个月前60kg）。

2. 主诉

自行扪及腹部肿物2个月余。

3. 术前诊断

（1）盆腔肿物。

（2）肺动脉高压。

（3）高血压病3级（极高危）。

（4）高血压性心脏病。

（5）膜性肾病。

4. 拟行手术

盆腔巨大肿物切除术。

5. 既往史

（1）膜性肾病病史10年，规律口服药物治疗。

（2）高血压病史10年，未规律服用降压药，自诉血压控制尚可，本次入院血压最高230/130mmHg，现规律服用"硝苯地平、多沙唑嗪、比索洛尔"，血压控制在正常水平。

（3）1月前发现重度肺动脉高压（85mmHg），规律服用"安立生坦、西地那非"治疗。

（4）否认糖尿病，否认外伤、输血史，否认食物药物过敏史。

6. 术前辅助检查

（1）生化：白蛋白36g/L，尿素氮8.7mmol/L，肌酐159μmol/L。

（2）血尿常规、凝血功能正常。

（3）血气分析：PaO_2 84.9mmHg。

（4）BNP 23 900pg/ml。

（5）心电图：窦性心律，ST段压低（$V_5 \sim V_6$），T波低平（$V_5 \sim V_6$）。

（6）胸部CT：双肺少许慢性炎症。

（7）肺功能：轻度通气功能障碍。

（8）心脏彩超：右房、右室增大，三尖瓣反流+++；左房、左室增大，二尖瓣反流+；主动脉瓣回声增强伴反流+；肺动脉增宽，肺动脉压增高（50mmHg）。

（9）外院肺动脉CTA：排除肺动脉栓塞。

（10）全腹部彩超：双侧附件区多房囊性包块（66mm×55mm×48mm，127mm×112mm×102mm），子宫平滑肌瘤（45mm×44mm），大量腹水。

7. 体格检查

（1）患者神清，查体配合，大量腹水、双下肢凹陷水肿。SpO_2 100%。

（2）气道评估：张口度约 3 横指，马氏分级 1 级，颈部活动无受限。

（3）自诉爬 2～3 层楼梯后明显胸闷、气喘（大量腹水后），心功能 Ⅱ 级。

二、围术期过程

入室后常规监测示：BP 142～154/67～78mmHg，P 窦性心律，80 次 / 分，R 19 次 / 分，SpO_2 98%，局麻下行深静脉穿刺置管并输液，局麻下行桡动脉穿刺置管并持续测压；麻醉前 CVP 20mmHg。（患者入室情况见图 77-1、77-2）

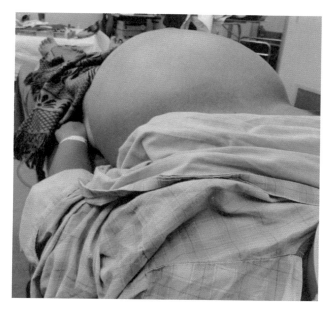

图 77-1　患者入室查体

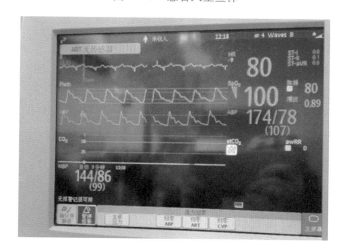

图 77-2　患者入室生命体征

麻醉诱导：戊乙奎醚 0.3mg im，咪达唑仑 1mg，丙泊酚 60mg，依托咪酯 5mg，舒芬太尼 30μg，罗库溴铵 50mg，静脉注射快速诱导后插管，插管过程顺利；麻醉维持用药：丙泊酚＋瑞芬太尼＋地氟烷 3%＋顺式阿曲库铵，行静吸复合全身麻醉。气管插管后行容量控制呼吸，气道压高达 35cmH_2O，改为压力控制通气，吸气压力为 30cmH_2O，维持呼气末二氧化碳分压 38～40mmHg。（生命体征见图 77-3、图 77-4）

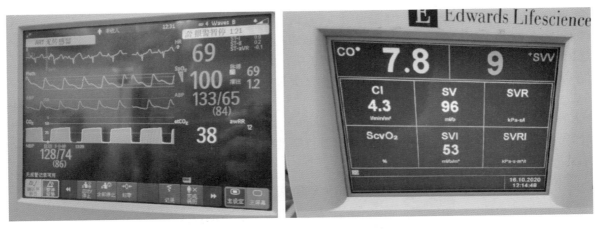

图 77-3　诱导后监护仪和唯捷流监测

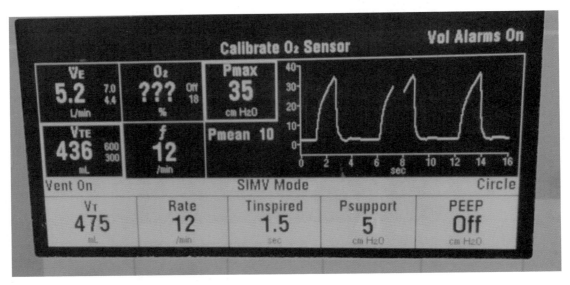

图 77-4　呼吸参数

在进行腹水吸引和肿物切除过程中，患者血压逐渐下降至 92/52mmHg，心输出量（CO）逐渐下降至 4.8L/min，每搏输出量（SV）逐渐下降至 56ml/ 次，予以多巴酚丁胺 3μg/（kg·min）泵入维持后，SV 提升 10ml，CO 提升至 6.0L/min，血压恢复至 130/67mmHg。（麻醉监测见图 77-5）

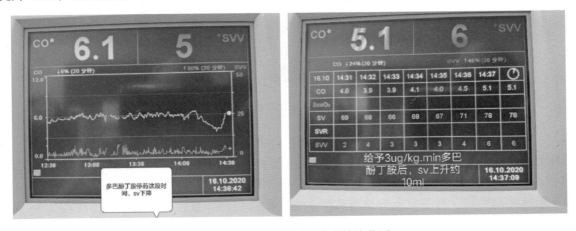

图 77-5　肿物切除过程中唯捷流监测

肿物切除后，气道压力和中心静脉压下降，吸气压力调整至23cmH$_2$O，CVP下降至7mmHg，血压维持在130/60mmHg左右。（生命体征监测见图77-6）

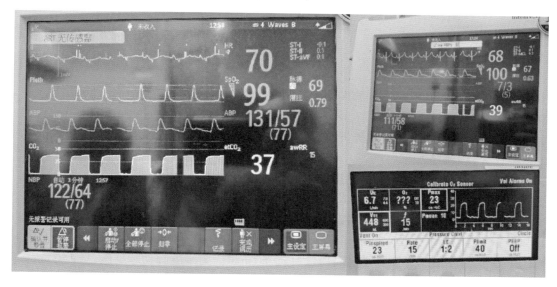

图77-6　肿物切除后生命体征

手术术式为开放全子宫＋双附件切除＋大网膜切除＋小肠癌根治术，手术历时5小时15分钟，失血量300ml，尿量400ml，腹水10 000ml，总入量2 500ml。

术毕带管送入外科ICU，术后第二天拔除气管导管，术后7d顺利出院。

三、关键节点的临床思维和临床决策

（一）肺动脉高压的病因及分类

肺动脉高压（pulmonary hypertension，PH）根据病因可分为5大类。

1. 动脉性肺动脉高压（pulmonary arterial hypertension，PAH）

（1）特发性PAH。

（2）遗传性PAH。

（3）药物和毒素诱发的PAH。

（4）与以下疾病相关的PAH：①结缔组织病；②HIV感染；③门静脉高压；④先天性心脏病；⑤血吸虫病。

（5）对钙通道阻滞剂有长期应答的PAH。

（6）有明显特征表明静脉或毛细血管受累的PAH。

（7）新生儿持续性肺高血压。

2. 左心疾病导致的PH

（1）LVEF保留的心力衰竭导致的PH。

（2）LVEF降低的心力衰竭导致的PH。

（3）心脏瓣膜病。

（4）先天性或获得性心血管疾病导致的毛细血管后PH。

3. 肺疾病、缺氧或这两者导致的PH

（1）阻塞性肺疾病。

（2）限制性肺疾病。

（3）限制性—阻塞性混合模式的其他肺疾病。

（4）无肺疾病的缺氧。

（5）发育性肺疾病。

4. 肺动脉闭塞导致的 PH

（1）慢性血栓栓塞性 PH。

（2）其他肺动脉闭塞。

5. 多因素或机制不明的 PH

（1）血液学疾病。

（2）全身性疾病和代谢疾病（如肺朗格汉斯细胞组织细胞增多症、戈谢病、糖原贮积病、神经纤维瘤病和结节病）。

（3）其他（如采用或未采用血液透析的慢性肾衰竭，以及纤维性纵隔炎）。

（4）复杂先天性心脏病。

（二）肺动脉高压的定义及肺动脉高压分级

静息状态下正常人平均肺动脉压力（MPAP）为 10 ～ 14 mmHg，WHO 规定的肺动脉高压诊断标准：静息状态下 MPAP > 25 mmHg，运动状态下 > 30 mmHg。国内诊断标准：肺动脉收缩压 > 35 mmHg，舒张压 > 20 mmHg，MPAP > 20 mmHg。

MPAP 21 ～ 30 mmHg 为轻度肺动脉高压，31 ～ 50 mmHg 为中度肺动脉高压，> 50 mmHg 为重度肺动脉高压。按肺血管阻力分：非阻力 < 7 wood 单位为轻度肺动脉高压，7 ～ 10 wood 单位为中度肺动脉高压，> 10 wood 为重度肺动脉高压。

（三）肺动脉高压对循环的影响及肺动脉高压危象

肺高压是以肺血管明显重构和肺血管负荷逐渐增加，进而导致右心室肥厚和重构为特征的综合征。右心室功能是肺动脉高压患者临床结局和生存期的主要决定因素。随着肺动脉高压进展，肺血管阻力增加至 5 ～ 10 倍，出现右心室肥厚、心腔扩张、脂肪沉积、纤维化和代谢性改变。右心室重构可能适应良好，表现为向心性肥厚、心肌微循环保留和心肌纤维化程度轻；也可能适应不良，表现为离心性肥厚、微血管稀少（导致氧供需失衡）和心肌纤维化。如果肺高压不进行治疗，患者可因右心室衰竭死亡。

临床表现为患者出现嗜睡、发绀、低血压、尿少（心排量减少）；颈静脉怒张、腹水、水肿（回血受阻）。高危患者可出现呼吸困难、晕厥、右房压（RAP）> 15mmHg、代谢性酸中毒、低氧血症。

肺动脉高压危象是指肺动脉压力急剧增高，达到或超过主动脉压力水平，导致严重的低血压及低氧血症所导致的严重综合征。急性发作时表现为血压下降，血氧饱和度降低，肺动脉压和右室压上升，处理不及时会危及生命。任何微小的刺激，如缺氧、酸中毒、气管吸引等均可诱发急性肺动脉高压危象的发生，对于存在房间隔 / 室间隔缺损的患者，体循环阻力降低导致的右向左分流增加也是发生肺动脉高压的重要诱因。

（四）术前降低肺动脉压力的措施

（1）术前应卧床休息，避免紧张，术前吸纯氧解除肺血管痉挛，降低肺动脉压力。

（2）前列腺三类药物：术前可采用的药物包括静脉泵注前列腺素 E_1（PGE_1），吸入伊洛前列腺素和 NO 气体吸入。NO 经气道用药，作用极为短暂，能有效地降低肺动脉压，而且通过选择性扩张通气良好的肺段血供，改善血液氧合状况，并且能够改善肺血流 / 通气比，避免了其他血管扩张剂无选择性地扩张所有肺血管，加重通气与血流比失衡，造成血气恶化的不良后果。

（3）磷酸二酯酶抑制剂：氨力农、米力农对围术期肺高压疗效满意，该药最大的优点是在于降低肺动脉压和扩张体循环血管床的同时，还具有直接的强心作用，这对于左向右分流先心病外壳手术极危险的两个并发症——低心排综合征和肺动脉高压危象同时具有预防和治疗作用；口服药还有西地那非常用于临床降低肺动脉压力；

（4）内皮素受体拮抗剂：安立生坦也是临床常用的口服药，降低肺动脉压力效果满意。

（五）术中出现血压、CO 及 SV 逐渐下降时的处理措施

患者术中出现血压、CO 及 SV 逐渐下降，应考虑以下原因：

（1）麻醉深度问题。

（2）容量不足。

（3）外周血管阻力下降。

（4）心肌收缩力下降。

（5）肺动脉压力进一步增高导致前向性血流不足。

处理：应针对以上原因进行分析处理，根据手术刺激程度适度调整麻醉深度，根据 svv 或 ppv 进行指导下输液，根据 SVR 判断有无异常原因引起的外周血管阻力下降；排除有无使用抑制心肌收缩力的药物；若排除以上原因后，应考虑为肺动脉压力进一步升高导致的前向性血流不足，引起心排血量和每搏量下降。此时应预防肺动脉高压危象的发生，应立即吸纯氧，调整合适的 peep 降低肺动脉压力，泵入多巴酚丁胺或者米力农 / 氨力农强心来减轻心脏容量负荷从而降低肺动脉压力，静脉注射前列腺素 E_1，若有条件，必要时可吸入 NO 针对性降低肺动脉压力。

（六）围术期的循环管理

选择用于诱导的药物应使右心室负荷条件、其正性肌力状态和冠状动脉灌注的变化最小。经常有必要用正性肌力药治疗诱导剂的血流动力学效应。可在诱导前开始低剂量去甲肾上腺素输注，并滴定至预定的血压（通常是患者的清醒血压或略高）。可以用舒芬太尼和咪达唑仑的组合对患者进行诱导，这会引起镇静，同时保持血流动力学的稳定性。然后可以使用七氟烷等吸入剂来达到适当的麻醉深度。一些作者的同事赞成这种方法用右美托咪定和低剂量氯胺酮进行诱导。氯胺酮可在提供镇静作用的同时维持血流动力学稳定性，还可以抵消使用右美托咪定时遇到的心动过缓。另一种合理的方法是使用单一药物进行诱导，或者氯胺酮或依托咪酯，两者都允许诱导时的血流动力学稳定性。特别是，依托咪酯似乎对心脏手术患者重症监护病房的影响较小。丙泊酚应谨慎使用，因为全身血管阻力和血压的降低可导致冠状动脉灌注压降低。然而，它的使用并不一定是禁忌的，并且不增加肺血管阻力的血管升压素，如加压素，可用于抵消其血管舒张作用。

参考文献

［1］HASSOUN PM. Pulmonary arterial hypertension[J].N Engl J Med, 2021; 385: 2361–76.

［2］李文志，赵国庆 . 麻醉学 [M].2 版 . 北京：人民卫生出版社，2014.

（撰稿：邹聪华　审稿：李丽萌）

78　妊娠期肝功能异常患者的剖宫产手术

一、病例简介

1. 基本信息

女，32 岁，身高 148cm，体重 60kg，BMI 27.39kg/m²。

2. 主诉

停经 35⁺¹ 周，皮肤瘙痒 4d。

3. 既往史

（1）4 年前孕 32 周胎停。

（2）妊娠期糖尿病，规律使用胰岛素控制血糖（门冬氨酸胰岛素 5-8-10U），控制血糖良好。

4. 术前诊断

（1）妊娠期肝损害。

（2）妊娠期糖尿病。

（3）高龄产妇。

5. 拟行手术

剖宫产术。

6. 实验室检查

（1）生化：总胆汁酸（TBA）56.9μmol/L；谷丙转氨酶（ALT）1 201U/L，谷草转氨酶（AST）562U/L；总胆红素 12μmol/L，直接胆红素 12U/L，间接胆红素 1.0U/L。

（2）血常规：血红蛋白（Hb）120g/L，血小板（PLT）144×10^9/L。

（3）凝血功能：凝血酶原时间（PT）10.2s，活化部分凝血活酶时间（APTT）23.6s，国际标准化比值（INR）0.8。

7. 术前访视

（1）产妇身材矮小，预计无插管困难，脊柱轻微侧弯。

（2）术前 6h 喝了一小口水。

（3）妊娠末期食欲缺乏严重，目前无黄疸，无自发性出血表现。

（4）术前已进行维生素 K 肌内注射治疗 2 次。

（5）胎心监护提示轻度变异型减速。

（6）与家属及本人沟通麻醉方式和风险，签署知情同意书。

二、围术期过程

产妇入手术室后，监测生命体征，再次评估产妇后确认麻醉方案；开放肘部静脉和直接动脉血压监测；超声扫查腰椎间隙（如图 78-1 所示）；屈髋抱膝体位，无菌消毒后单次腰麻；予 $L_3 \sim L_4$ 椎间隙蛛网膜下腔注入 0.75% 罗哌卡因 2.0ml；恢复平卧位后观察生命体征波动，监测麻醉平面变化。

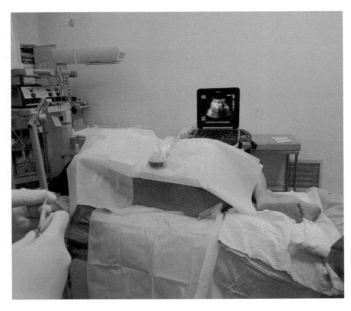

图 78-1　术前超声椎管扫查

术中管理：腰麻 5min 后麻醉平面达到 T_{10}，切皮无体动，子宫切开时产妇诉疼痛明显；瑞芬太尼 1μg/kg 缓慢单次静脉推注，七氟烷预充后面罩吸入诱导；手术 10min 胎儿娩出，Apgar 评分 10 分；胎盘娩出后停止七氟烷吸入，10min 后产妇清醒无诉疼痛，麻醉平面 T_8；手术切口 0.5% 罗哌卡因局麻，术后自控镇痛（PCA）配方：舒芬太尼 100μg、氟比洛芬酯 200mg、托烷司琼 10mg/2d 100ml。

术后转归：TBA 1.9μmol/L（术后第 5 天）；ALT 288U/L，AST 72U/L；凝血指标正常；视觉模拟疼痛评分（VAS）1～3 分；无腹痛、瘙痒等症状，术后 7d 顺利出院。

三、临床思维和临床决策

（一）遇到这种特殊的急诊，首先需要考虑和实施的因素

由于该病例可以看出妊娠期肝功能异常的产妇行剖宫产术，首先需要做的就是明确诊断和鉴别诊断，明确病因和病理生理后才能在麻醉过程中针对性的调整麻醉管理措施。

（二）患者目前的诊断

孕晚期肝功能异常需要先查明原因，再根据病因对因处理。该病例的诊断是妊娠期胆汁淤积症（intrahepatic cholestasis of pregnancy，ICP）指妊娠晚期出现以皮肤瘙痒和血胆汁酸增高为主的病变，可引起孕妇凝血功能异常，及不能预测的胎儿突然死亡。

临床诊断：先排除其他肝胆、皮肤疾病后，方可诊断；妊娠期以皮肤瘙痒为主要症状，程度轻重不等，无皮疹。总胆汁酸是诊断可靠指标，≥10μmol/L 可诊断为 ICP，胆汁酸水平正常，但有其他原因无法解释的肝功能异常。因此，完整的 ICP 诊断标准包括总胆汁酸升高和临床症状。瘙痒和肝功能异常可在产后恢复正常。此外，ICP 还需与 HELLP 综合征、妊娠期急性脂肪肝鉴别诊断。HELLP 综合征表现为溶血、肝酶升高、血小板减少；妊娠期急性脂肪肝表现为凝血异常、肝酶升高、低血糖；妊娠期胆汁淤积症表现为皮肤瘙痒、血胆汁酸升高、肝酶中度升高。

（三）需要考虑的鉴别诊断

常见原因有妊娠期剧烈呕吐所致肝功能异常、妊娠期肝内胆汁淤积症、妊娠期急性脂肪肝、子痫相关性肝功能异常等。鉴别诊断流程见图 78-2。

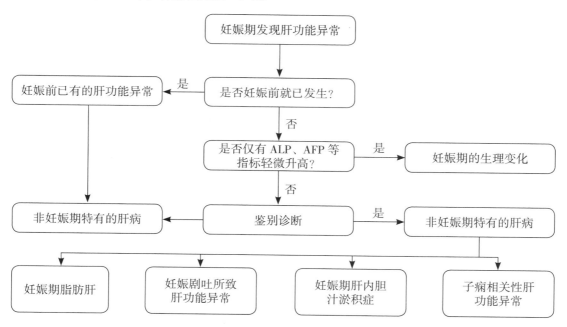

图 78-2　妊娠期肝功能异常的鉴别诊断

（四）该类疾病的高危因素和临床表现

1. 高危因素

年龄 > 35 岁，慢性肝胆疾病如丙型肝炎、非酒精性肝硬化、胆结石、胆囊炎、非酒精性胰腺炎；家族中有 ICP 者；前次妊娠为 ICP，再次妊娠 ICP 复发率为 40%～70%。

2. 临床表现

①瘙痒：为主要首发症状，初起为手掌、脚掌或脐周瘙痒，逐渐加剧延及四肢、躯干、颜面部，夜间加重，70% 以上发生在妊娠晚期；②黄疸：瘙痒发生后 2～4 周内部分患者可出现黄疸，多数为轻度，分娩 1～2 周内消退；③少数病例可有恶心、呕吐、食欲缺乏、腹痛、腹泻、轻微脂肪痢等非特异性表现；④极少数孕妇体重下降；⑤少数维生素 K 相关凝血因子缺乏者，可能增加产后出血风险。

3. 实验室检查

胆汁酸是胆汁中胆烷酸总称，甘胆酸是初级胆酸与甘氨酸结合，妊娠妇女血中胆汁酸升高以甘胆酸为主，各地标准不一。谷丙转氨酶和谷草转氨酶：正常或轻度升高，波动在正常值 2～10 倍；变化与血清胆汁酸、胆红素变化不平行；分娩后 10d 转为正常，不遗留肝脏损害；血清胆红素正常或轻度升高，平均为 30～40μmol/L，以直接胆红素为主；肝炎标志物、肝脏 B 超、肝脏活检、ICP 胎盘电镜检查意义不大。

（五）该类疾病的治疗原则

缓解瘙痒；降低血胆汁酸水平；改善肝功能；延长孕周，改变结局。具体治疗方案见表 78-1。

表 78-1　妊娠期胆汁淤积症治疗原则

一般处理	低脂饮食；适当休息，增加胎盘血流量，计数胎心、胎动；重视其他不良产科因素治疗，如子痫前期妊娠期糖尿病等。
熊脱氧胆酸（UDCA）	熊脱氧胆酸（UDCA）建议 15mg/（kg·d），分 3 次口服，如常规剂量疗效不佳，无不良反应时，加大剂量 1.5～2q/d。胎儿安全性：羊水和气血蓄积量很低；对胚胎和畜生幼仔无直接损害；妊娠早期仅个别报道，中晚期安全性良好
S-腺苷酸氨酸（SAMe）	没有良好的循证医学证据证明其确切疗效，Meta 分析显示该药可以降低剖宫产率，延长孕周，建议作为 ICP 临床二线用药或联合治疗
降胆酸联合治疗	相关研究报道样本量小且复杂，目前尚无经典联合治疗方案。在重症、进展性、难治性 ICP，可选用 UCDA（每次 250mg，一天三次）联合 SAMe（每次 500mg，一天 2 次）静脉滴注
护肝	用于肝酶升高而其他指标无异常者，需在降胆酸的基础上使用，不宜同时应用多种护肝药物
血浆置换	不列入常规
维生素 K	维生素 K 产前使用减少出血风险，10mg/d

1. 产科处理

ICP 常发生无任何先兆胎心消失，选择最佳分娩方式和时机，获得良好结局是最终目的。提倡 ICP 产科处理理念"Active management"（主动处理），包括积极 ICP 管理，使用有效药物改善病情、延长孕周、37～38 周引产，积极终止妊娠。

2. 胎儿宫内状况监测

①胎动：评估胎儿宫内转胎最简便、客观、及时的方法；②无应激试验（non-stress test，NST）：ICP 相关研究结果不一致，鉴于其特点，仍可将其作为 ICP 胎儿的监护方法。推荐孕 32 周后，每周一次，重度者每周 2 次；注意 NST 具有局限性；③产程初期催产素激惹试验（oxytocin challenge test，OCT）对围产儿预后不良有良好预测价值；④脐动脉血流分析：对预测围产儿预后可能有意义；⑤B 超生物物理评分：临床难于做出确切判断时选用，为瞬间指标，敏感性、特异性有限。

3. 终止妊娠时机

①轻度：孕 39 周左右；②重度：超过孕 36 周；③重度无好转或加重者：孕 34～37 周；④重度既往有 ICP 死胎史者：孕 34～37 周，视具体情况而定；⑤重度 ICP，伴先兆早产且保胎无效或可以胎儿

宫内窘迫或伴有双胎、子痫前期者，视孕周权衡而定。

4.分娩方式

①阴道分娩，指征：轻度 ICP，＜40 周；肝酶正常或轻度升高，无黄疸；无其他产科剖宫产指征者；②产程管理：制定产程计划，产程初期常规做 OCT 或宫缩应激试验（contraction stress test,CST）检查，密切监测宫缩和胎心，避免产程长，做好新生儿复苏准备；③剖宫产，指征：重型 ICP，既往死胎、死产、新生儿窒息或死亡史，胎盘功能严重下降或怀疑胎儿窘迫，合并双胎或多胎、重度子痫前期等，存在其他阴道分娩禁忌者。

（六）ICP 产妇应当选择的麻醉方式及麻醉管理的注意事项

有研究证实 ICP 对凝血功能的影响微乎其微，不应推迟和取消椎管内镇痛；术前凝血参数正常但肝酶升高的 ICP 产妇在脊髓麻醉下剖宫产，无并发症。因此，ICP 产妇可以选择腰硬联合麻醉、单次腰麻或全麻。

对于 ICP 产妇，首先我们要关注其总胆汁酸（total bile acid，TBA）水平，若 TBA 水平过高，则会影响胎儿和母体的心肌收缩力进而影响心脏功能，同时还会影响母体各种平滑肌功能，增加产妇低血压发生率。如发生低血压，建议选择纯 α_1 受体激动剂。除了 TBA 水平之外，我们还需要重点关注产妇的肝脏功能和凝血功能。此病例产妇的凝血功能正常，个人会倾向于选择单纯硬膜外或者腰硬联合麻醉，有利于改善产妇预后。此外，对于此类患者，自体血回输要慎重。

（七）术中用药安全性及对于围术期镇痛药物的选择

根据美国食品药物监督管理局（FDA）孕妇用药分级见表 78-2，麻醉药物的药品安全性分类见表 78-3。对于阿片类药物，瑞芬太尼用于剖宫产诱导安全性高，苏醒迅速，舒芬太尼用于肝功能异常患者的术后镇痛安全性较高。

表 78-2　FDA 孕妇用药等级

分类	妊娠期分类描述	举例
A	人类的对照研究显示无害。已证实此类药物对人胎儿无不良影响，该药物相对安全	左旋甲状腺素 叶酸
B	动物试验中证明对胎儿无危害，但尚无在人类的研究；或动物实验证明有不良作用，但在人类有良好对照组的研究中未发现此作用	阿莫西林 昂丹司琼
C	动物试验可能对胎畜有害或缺乏研究，在人类尚缺乏相关研究，但对孕妇的益处大于对胎儿的危害	美托洛尔 氟康唑
D	市场调查或证实对胎儿有危害，但对孕妇的益处超过对胎儿的危害，在利大于弊时仍可使用	赖诺普利 苯妥英
X	妊娠期禁用。在人类或动物研究，或市场调查均显示对胎儿的危害程度超过了对孕妇的益处	甲氨蝶呤 辛伐他丁

表 78-3　麻醉科常用药物妊娠分级

类别	药名	分级	类别	药名	分级
镇静药	丙泊酚	B	血管活性药物	艾司洛尔	C
	七氟烷	B		拉贝洛尔	C
	氯胺酮	B		尼卡地平	C
	依托咪酯	C		硝酸甘油	C
	右美托咪定	C		硝普钠	C
	苯二氮䓬类	D		美托洛尔	C

（续表）

类别	药名	分级	类别	药名	分级
镇痛药	哌替啶	B	止吐药	昂丹司琼	B
	纳布啡	B		格拉司琼	B
	芬太尼	C		托烷司琼	B
	舒芬太尼	C	肌松药	顺式阿曲库铵	B
	瑞芬太尼	C		罗库溴铵	C
	曲马多	C		琥珀胆碱	C
	布托啡诺	C		维库溴铵	C
	氢吗啡酮	C	局部麻醉药	利多卡因	B
	氟比洛芬酯	C		罗哌卡因	B
	酮洛酸	C		布比卡因	C
	塞米昔布	C		氯普鲁卡因	C
	对乙酰氨基酚	C		丁卡因	C
糖皮质激素	甲泼尼龙	C	其他	氯化钾	A
	氢化可的松	C		左甲状腺素钠	A
	地塞米松			纳洛酮	B

（八）术后 PCA 是否影响 ICP 产妇术后哺乳及能否在术后进行区域阻滞，完善镇痛

目前已经有大量研究表明，术后 PCA 用于术后镇痛的安全性极高，对产后哺乳影响较小，但是进一步的高质量研究有助于后续改进术后镇痛方案。该病例选择了单次腰麻，预期麻醉效果可维持 3～4h，但是由于产妇术后转运至外科重症监护病房（ICU），未追加神经阻滞完善镇痛，这确实也是该病例不足之处。

ICP 产妇、高胆汁酸患者对阿片类药物的耐受强度大，术后疼痛较难管理，并且此类患者对阿片类药物的不良反应非常敏感，术后更易发生呼吸抑制、血流动力学不稳定等。因此麻醉科医师应尽量遵循按需给药原则，选择滴定方法进行给药，使得其既能够达到镇痛效果，又可以减少阿片类药物的不良反应。

四、麻醉管理总结

肝功能异常产妇的麻醉尤其要慎重，这类产妇最重要的是及时终止妊娠，在严密监护下行阴道分娩或剖宫产；此类病例应警惕胎儿宫内窘迫及新生儿乏氧，应积极给予对症处理。该产妇未采取全麻，避免了大剂量镇静药对新生儿的影响，减少了产妇循环的波动对肝脏灌注的影响；分娩期间需改善凝血，维持内环境，维护肝肾功能等；产后转入 ICU 进行多学科会诊，维持血容量、血糖、电解质平衡，保护胃黏膜，降低血氨，追踪感染指标，进行抗感染治疗。

参考文献

［1］陈鹏，刘兴会，吴琳. 妊娠期肝内胆汁淤积症指南解读 [J]. 实用妇产科杂志，2019（2）：3.

［2］国家感染性疾病临床医学研究中心. 肝内胆汁淤积症诊治专家共识（2021 年版）[J]. 中华肝脏病杂志,2022,30（2）：10.

［3］BOSILKOVSKA M, WALDER B, BESSON M, et al. Analgesics in patients with hepatic impairment: pharmacology and clinical implications[J].Drugs, 2012, 72: 1645–69.

（撰稿：叶　鹏　审稿：涂文劲）

第八篇　门诊、介入手术的麻醉管理

79 术后谵妄高风险患者行经内径逆行性胰胆管造影术治疗

一、病历简介

1. 基本信息

男性，84 岁，身高 179cm，体重 82kg，BMI 25.6kg/m²。

2. 主诉

中上腹痛伴发热 1d。

3. 既往史

高血压 20 余年，最高血压 180/100mmHg，平素规律口服降压药，血压控制尚可。1 年前因"胆管结石"于我院全麻下行 ERCP 取石治疗，术后立即出现谵妄，持续约 10d，好转后出院，家属陈述近 1 年再无明显谵妄症状出现，但记忆力较前稍有减退。否认糖尿病、心血管及呼吸系统疾病，否认外伤、输血史，否认食物药物过敏史。

4. 术前诊断

胆石症。

高血压病 3 级（极高危）。

5. 拟行手术

ERCP（经内镜逆行性胰胆管造影）取石术。

6. 辅助检查

心电图：①窦性心律；②完全性右束支传导阻滞；③短阵加速性房性自主心律；④T 波低平（Ⅱ、Ⅲ、aVF、$V_4 \sim V_6$）。

心脏彩超（EF 71%）：①主动脉瓣回声增强伴反流 ++；②室间隔及左室壁增厚；③心包少量积液；④左室舒张功能减退。

冠脉 CTA：①冠状动脉见钙化灶，钙化积分总和为 2 372.1；②冠状动脉呈右优势型；左主干＋三支冠状动脉粥样硬化改变，部分管腔中度狭窄。

血常规：血红蛋白 116g/L。

生化全套：总蛋白 60g/L，白蛋白 33g/L，血钾 3.5mmol/L，血钠 135mmol/L。

肌钙蛋白 I、NT-pro BNP 阴性；尿常规、粪常规＋OB、血凝全套均大致正常。

胸部 CT：①左上肺多发钙化灶；②双肺少许炎症，部分慢性炎症，部分为炎性肉芽肿可能；③双侧胸腔少量积液征。

肺功能示：①重度混合性通气功能障碍，MVV 降低；②支气管舒张试验阳性；③肺弥散功能中度下降。

二、麻醉过程

（1）入室后患者神志清楚，稍嗜睡，对答切题见图 79-1，连接监护仪，生命体征见图 79-2，行颈内静脉、桡动脉穿刺置管，行血气分析结果见图 79-3，并用唯捷流监测心功能结果见图 79-4，BIS

监测麻醉深度见图 79-5。

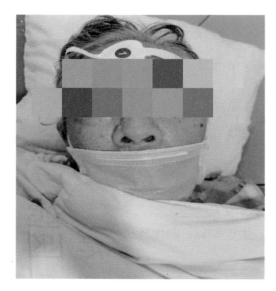

图 79-1　患者术前状态

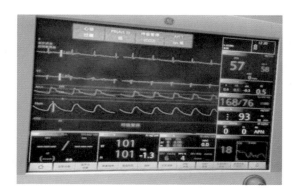

图 79-2　患者生命体征

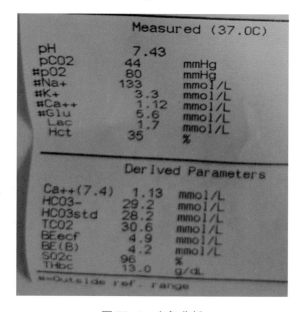

图 79-3　血气分析

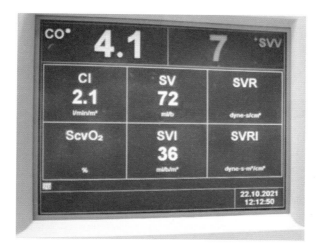

图 79-4　唯捷流监测

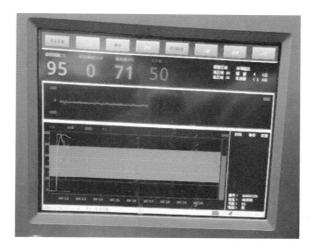

图 79-5　麻醉深度

（2）根据血气分析结果，给予潘兰金 3 支静脉滴注纠正电解质，氨茶碱 125mg 静脉滴注，舒张支气管，改善患者呼吸功能。

（3）三方核查无误后，开始麻醉诱导，全麻诱导前 10min 泵入 20μg 右美托咪定，充分吸氧后静脉诱导，丙泊酚 60mg，舒芬太尼 10μg，爱可松 30mg，并进行气道表面麻醉，待药物达峰后，置入 7# 带钢丝气管导管，妥善固定，并调整好呼吸参数。（见图 79-6）

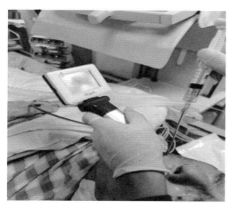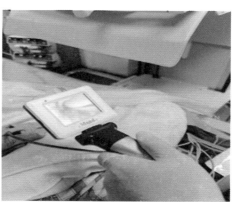

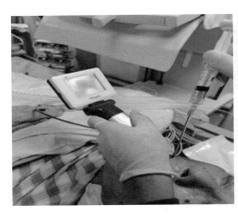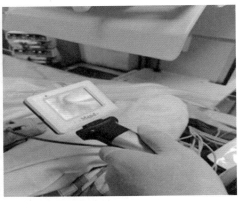

图 79-6　诱导时表面麻醉

（4）采用全凭静脉麻醉：丙泊酚 1mg/（kg·h），瑞芬太尼 0.05μg/（kg·min），去甲肾上腺素 0.03～0.08μg/（kg·min）维持血流动力学稳定。手术历时 2h，血压波动在 110～150/60～85mmHg，心率 45～70 次/分，SpO$_2$ 97%～99%，总入量 500ml，出血量 5ml。（见图 79-7）

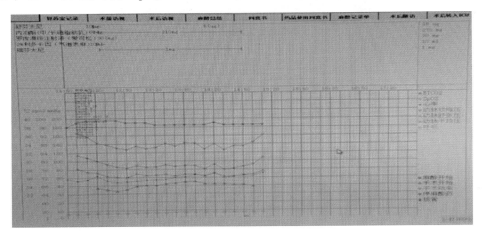

图 79-7　术中生命体征

（5）术后转归：术后生命体征稳定，复查血气提示氧合及电解质、血糖正常，清醒拔除气管导管，患者神志清楚，对答切题，无注意力及意识水平紊乱，转入外科 ICU。术后第一天，未见明显并发症，转入普通病房。术后第 2 天，神志清楚，对答切题，再次行 mini-cog 评估。患者意识状态与术前相似，未见恶化迹象。术后 7d，患者平稳出院。

三、问题

（一）术后谵妄定义

2020 版成人术后谵妄防治的专家共识指出：谵妄是一种急性发作且病程短暂的脑功能障碍，其特点是注意力障碍、意识水平紊乱和认知功能改变，并有明显的波动性。

术后谵妄（postoperative delirium，POD）是指患者在经历外科手术后 1 周内出现的谵妄，其发生具有明显的时间特点，主要发生在术后 24～72h 以内。

（二）术后谵妄临床表现

（1）注意力障碍：表现为患者对各种刺激的警觉性及指向性下降，例如注意力难唤起，表情茫然，不能集中注意力，同时注意力保持、分配和转移也可能有障碍。

（2）意识水平紊乱：表现为对周围环境认识的清晰度下降，或者出现不同程度的木僵或昏迷。

（3）广泛的认知功能障碍为术后谵妄最常见的表现之一，其主要症状如下：①知觉障碍；②思维障碍；③记忆障碍。

（4）睡眠 – 觉醒周期障碍。

（5）神经运动异常。

（6）情绪失控。

（三）术后谵妄分型

（1）高活动型（25%）：明显的烦躁不安、易激惹、突发攻击、幻觉和胡言乱语。

（2）低活动型（50%）：嗜睡、沉默不语、安静不动、认知分离。

（3）混合型（25%）：兼有高活动型和低活动型谵妄的部分临床特点。

（四）术后谵妄流行病学和危害

（1）谵妄是外科术后常见并发症，多见于老年患者、大手术后，其发生常伴随患者预后不良。建议对医护人员进行培训以提高对谵妄的认识。

（2）术后谵妄的发病率因患者人群、手术类型、手术时机（急诊或择期）、谵妄评估工具，甚至病房在医院内位置等因素而异。不同报告的发生率差异很大，如心脏手术后谵妄发生率为 6% ～ 46%，血管手术后为 5% ～ 39%，胃肠道手术后为 8% ～ 54%，关节置换手术后为 5% ～ 14%。一般而言，谵妄常见于老年患者，特别是手术前已有神经、精神合并症的老年患者。术后谵妄发生率也与手术类型有关，通常小手术和日间手术后谵妄的发生率较低，大手术后发生率较高。如白内障手术后约为 4.4%，耳鼻喉科手术后约 12%，普外科手术后约 13%，神经外科术后约 21.4%，大动脉手术后约 29%，而腹部大手术和心脏手术后分别高达 50% 和 51%。另外，有创手术术后谵妄发生率高于介入手术，急症手术高于择期手术。术后谵妄对患者早期和远期预后都有不良影响。研究显示谵妄患者术后并发症发生风险增加 2 ～ 3 倍、围术期死亡风险增加 2 ～ 3 倍，且住院时间延长和住院期间医疗费用增加。长期随访研究结果显示谵妄患者术后远期认知功能障碍发生率增加、生活质量降低、远期病死率增加。

（五）术后谵妄的危险因素

术后谵妄是多种因素共同作用的结果，可分为易感因素（见表 79-1）和促发因素（见表 79-2）。谵妄的发生是易感人群在促发因素诱导下出现的结果。

表 79-1　术后谵妄的易感因素

一般因素	呼吸系统因素
高龄（65 岁或以上）	COPD
名种并存疾病	阻塞性睡眠呼吸暂停
严重疾病	吸烟
酗酒	胃肠道系统因素
药物依赖	营养不良
功能储备减少 / 衰弱	低蛋白血症
残疾	维生素 D 缺乏
护理机构生活	内分泌系统因素
神经精神因素	糖尿病
认知功能损害	代谢紊乱
痴呆	泌尿系统因素
脑萎缩	慢性肾病
脑卒中史	水电酸碱紊乱
抑郁	血液系统因素
认知功能储备减少	贫血
既往谵妄病史	药物应用
心血管系统因素	长期使用有精神作用的药物
高血压	应用多种药物
心衰	合并 HIV 感染
缺血性心脏病	

表 79-2　术后谵妄的促发因素

术中因素	术后因素	药物因素
深镇静 / 麻醉	贫血	苯二氮䓬类药物
低脑氧饱和度	疼痛	苯海拉明
体温异常	睡眠紊乱	抗胆碱药
血糖波动	低氧血症	氯胺酮
血压波动	代谢紊乱	哌替啶
复杂手术	感染	吗啡
长时间手术 开放式手术 体外循环	术后并发症	组织胺受体拮抗剂
输血	发热或低体温	多种药物治疗
	休克	
	收住 ICU	
	机械通气	
	脱水	
	低蛋白血症	

（六）对于此类可疑并发术后脑功能障碍的高危患者，术前评估需要注意

1. 简易精神状态检查（mini-mental state Examination，MMSE）（表 79-3）

目前国内外最常用的认知功能评估工具，我国《老年患者术前评估中国专家建议》推荐根据 MMSE 确定患者是否存在认知功能障碍。相关研究证明术前通过 MMSE 确定的认知状况与术后谵妄的严重程度有关。

2. 简易智力状态评估量表（mini-cognitive）

《优化老年手术患者术前评估指南》和《老年患者术后谵妄防治中国专家共识》均推荐采用简明认知量表（mini-cog）进行术前认知功能评估。相关学者发现术前认知功能障碍是导致术后谵妄最重要的危险因素。

表 79-3　建议精神状态评价量表（MMSE）

项目		得分	最高分
1. 定向力	现在是星期几？几号？几月？什么季节？哪一年？	（　）	5
	现在我们在哪里：省？市？医院？科室？第几层楼？	（　）	5
2. 记忆力	现在我要说三样东西的名称，在我讲完后，请您重复一遍；请您记住这三样东西，因为几分钟后我会再问您一次（请仔细说清楚，每一样东西一秒钟）。"皮球""国旗""树木"，请您把这三样东西说一遍（以第一次答案计分）	（　）	3
3. 注意力和计算力	请您算一算 100 减去 7，然后从所得数目再减去 7，如此一直计算下去，请您将每减一个 7 后答案告诉我，直到我说"停止"为止（若错了，但下一个答案是对的，那么只记一次错误）"93 86 79 72 65"	（　）	5
4. 回忆能力	现在请您说出刚才我让您记住的那三样东西？"皮球""国旗""树木"	（　）	3
5. 语言能力	（出示手表）这个东西叫什么？	（　）	1
	（出示钢笔）这个东西叫什么？	（　）	1
	现在我要说一句话，请您跟着我清楚的重复一遍："四十四只石狮子"	（　）	1
	我给您一张纸，请您按照我说的去做；现在开始："用右手拿着这张纸，用两只手将它对折起来，放在您的大腿上"（不要重复说明，也不要示范）	（　）	3

（续表）

项目		得分	最高分
5.语言能力	请您看看这句话（"闭上你的眼睛"），并且按它的意思去做。	（　）	1
	请给我写一句完整的句子（句子必须有主语、谓语、宾语），记下所叙述句子的全文：_____	（　）	1
	这是一张图，请您在同一张纸上照样画出来（对：两个五边形的图案，交叉处有一个四边形）	（　）	1

评定日期：　　　　　　　　　　　　　　　　　　　　　　　　　评定者签名：

记录总分：

·分数在 27~30 分：正常

·分数＜27 分，认知功能障碍

该患者术前 MMSE 评分为 24 分。

通过简易精神状态检查和简易智力状态评估量表检查，该患者术前存在认知功能缺陷。

（七）围术期如何预防术后谵妄

1. 术前准备

（1）积极治疗并存疾病，如抗感染。

（2）纠正代谢紊乱，改善营养状态。

（3）改善睡眠障碍。

（4）术前尽量避免使用抗胆碱药及苯二氮䓬类镇静催眠药。

（5）对于术前生理功能储备降低（如活动受限、视听觉损害及衰弱）的老年患者，可通过功能训练及使用眼镜和助听设备等措施等预防谵妄。

2. 术中管理

（1）手术方式选择：微创或传统。

（2）麻醉方法选择：①区域阻滞或全身麻醉；②浅镇静或深镇静。

对于高危患者，微创手术有助于减少谵妄发生。目前尚无充分证据说明区域阻滞麻醉与全身麻醉何种方式更优。对于在区域阻滞麻醉下接受手术且需要镇静的患者，建议给予浅镇静。

3. 麻醉药物的选择

（1）静脉麻醉或吸入麻醉：在吸入麻醉与静脉麻醉的选择方面，目前尚无推荐意见。

（2）右美托咪定：围术期使用右美托咪定可以降低谵妄发生风险。

（3）氯胺酮。

4. 术中监测与管理

（1）麻醉深度。

（2）脑氧饱和度。

（3）血糖。

（4）体温。

（5）血压：建议加强术中监测管理，全身麻醉期间应避免麻醉过深，术中应避免血压、血糖大幅波动，避免低体温或体温过高；高危患者可考虑在脑氧饱和度监测下维持循环。

5. 术后管理

（1）非药物预防。

（2）术后镇痛：保证充分镇痛情况下采用多模式镇痛，尽可能减少阿片类药物用量。

（3）药物预防：①右美托咪定，术后 24h 小剂量泵注右美托咪定可以降低术后谵妄发生率；②他汀类药物；③褪黑素。

（八）鉴别诊断

术后谵妄常需要与下列临床症状与疾病相鉴别：

1. 痴呆

痴呆是指慢性（通常是隐匿的）的认知功能下降，也是谵妄首要的危险因素，超过 2/3 的痴呆患者发生过谵妄。但两者的区别主要在于，谵妄的症状会出现波动变化，即时轻时重；而痴呆则为持续的认知功能障碍，甚至可逐渐加重。

2. 术后认知功能障碍（post operative cognitive dysfunction，POCD）

根据 2018 年关于手术及麻醉相关认知损伤的命名共识，术后认知功能的监测和定义应该遵循美国《精神障碍诊断与统计手册》（第五版）中关于认知功能损害的相关标准，其中术后认知功能恢复延迟（delayed neurocognitive recovery）是指术后 30d 内的认知功能损伤，而术后认知功能障碍（POCD）是指患者在术后 30d 至术后 1 年期间存在的认知功能损伤，术后 1 年以上认知功能损伤的诊断则和普通人群中的标准一致。根据严重程度可分为轻度认知功能障碍（mild neurocognitive disorders）和重度认知功能障碍（major neurocognitive disorders）。但是该标准在临床中的应用价值仍有待于进一步的验证。POCD 主要涉及大脑皮质的高级别功能损伤且常表现为细微的神经病理体征和神经心理障碍，因此 POCD 的诊断需要借助神经精神心理量表。POCD 与谵妄的不同还体现在 POCD 患者不存在意识水平紊乱且病程较长。

3. 其他

术后谵妄还需要与其他一些中枢器质性疾病相区别，如韦尼克脑病、脑卒中、恶性肿瘤脑转移等。一般根据病史、体格检查、脑部 MRI 或 CT 检查等可鉴别。鉴别诊断有助于提高谵妄诊断准确性，必要时可邀请相关专业人员进行会诊。

参考文献

［1］李文志，赵国庆.麻醉学 [M].2 版.北京：人民卫生出版社，2014.

［2］中华医学会麻醉学分会.麻醉与成人术后谵妄防治的专家共识（2020 版）.

（撰稿：戴东升　审稿：林　莹）

⑧⓪ 重症肌无力患者行脑血管造影＋介入栓塞术

一、病历摘要

1. 基本信息

女，68 岁，身高 155cm，体重 49kg，BMI 20.4kg/m^2。

2. 主诉

发现"左颈内动脉动脉瘤"5d。

3. 既往史

（1）10 个月前出现左侧单眼视物重影，晨轻暮重，于外院查重症肌无力相关抗体："AchR 抗体、

Titin 抗体均阳性"，诊断"重症肌无力"，予"溴吡斯的明 60mg tid"治疗，视物重影较前好转。

（2）1月前突发意识不清，持续 3min 后恢复，查心电图："窦性心动过缓，45 次 / 分，三度房室传导阻滞"，考虑"药物性心动过缓"，5d 前查 24h 动态心电图："窦性心律，平均心率 63 次 / 分，最慢心率 42 次 / 分，最快心率 98 次 / 分"，遂予停药。

（3）否认高血压、糖尿病、心血管疾病，否认外伤、输血史，否认食物、药物过敏史。

4. 术前诊断

（1）左颈内动脉床突动脉瘤。

（2）眼肌型重症肌无力。

5. 拟行手术

左颈内动脉动脉造影＋动脉瘤介入栓塞术。

6. 辅助检查

（1）颅脑 CT：①腔隙性脑梗死；②轻度脑萎缩。

（2）心脏彩超：①主动脉升部增宽（4.24cm）；②左房增大（4.11cm）；③ EF 60%。

（3）动态心电图：①窦性心律；②房性期前收缩 15 次；③ P 波增宽。

（4）胸部 CT：①双肺少许慢性炎症伴炎性肉芽肿形成；②部分支气管扩张。

（5）生化全套：K^+ 3.4mmol/L。

（6）血常规、凝血全套、cTnI、NT-pro BNP、肺功能未见明显异常。

二、麻醉过程

14：03，入手术室。

14：20，建立动静脉通路。

14：40，2% 利多卡因进行气道表面麻醉。

14：50，麻醉诱导：给予舒芬太尼（0.5 μg/kg），丙泊酚（1.5 mg/kg），待患者意识消失后置入食管引流型喉罩。

麻醉维持：静脉持续输注瑞芬太尼复合七氟烷吸入维持麻醉深度。

15：01，心动过缓，HR 35 次 / 分，予山莨菪碱 2mg 静脉注射后心率上升至 55 次 / 分，备异丙肾上腺素。

15：55，导丝填充完毕，过程顺利。

16：10，停麻醉药物。

16：25，患者神志清醒，拔除喉罩。

三、临川思维和临床决策

（一）重症肌无力的诊断和分型

1. 重症肌无力的流行病学

重症肌无力是一种慢性自身免疫性疾病，患有该病患者出现各种神经肌肉缺陷，表现为肌肉无力，并且随意肌反复收缩后迅速疲劳，休息后可部分恢复。重症肌无力发病率约为 1/7500，以 20 ～ 30 岁的女性居多。超过 2/3 的重症肌无力患者伴有胸腺功能异常，10% ～ 15% 的患者合并有胸腺瘤。

2. 重症肌无力 Osserman 分型

重症肌无力分为成年型、儿童型和少年型。（见图 80-1）

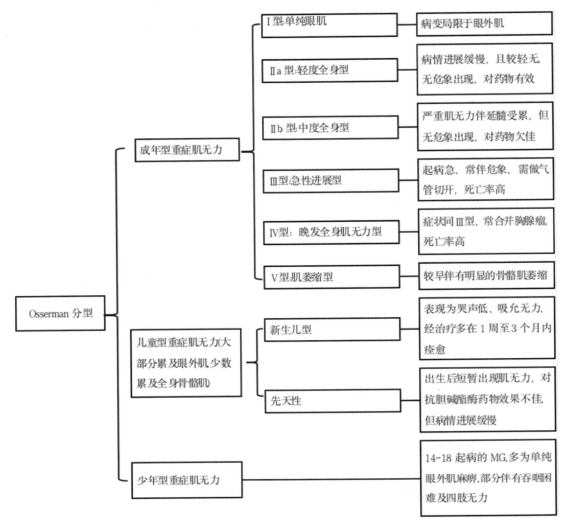

图 80-1　Osserman 分型

3. 重症肌无力的临床表现

重症肌无力的病程特点为骨骼肌无力呈周期性加重与缓解，表现为骨骼肌运动时容易疲劳，休息后可缓解。显著特点是"晨轻暮重"。上睑下垂及复视为最常见的首发症状，可伴有吞咽困难和构音障碍；肢体各组肌群均可出现肌无力症状，近端为著。少数患者仅表现为呼吸衰竭。感染、电解质紊乱、妊娠、手术、情绪应激以及抗生素应用可能会诱发或加重肌无力。

4. 重症肌无力的治疗 （见表 80-1）

表 80-1　重症肌无力的治疗

抗胆碱酯酶药	抑制乙酰胆碱水解酶的活性，从而增加神经肌接头处有效神经递质的数量
减少抗体生成	糖皮质激素、免疫抑制剂、血浆置换
病因治疗	胸腺切除术

5. 重症肌无力患者病情严重程度评估（见表 80-2）

目前多采用重症肌无力定量评分（QMGS）评价 MG 的严重程度，总分 0 ～ 39 分，得分越高则病情越重。

表 80-2 重症肌无力定量评分表（QMGS）

检查项目	评分标准			
	正常 0 分	轻度 1 分	中度 2 分	重度 3 分
左右侧视出现复视（秒）	≥ 61	11 ～ 60	1 ～ 10	自发
上视出现眼睑下垂（秒）	≥ 61	11 ～ 60	1 ～ 10	自发
眼睑闭合	正常	抵抗部分阻力	不能抵抗阻力	不能闭合
吞咽 100ml 水	正常	轻度呛咳	严重呛咳 / 反流	不能完成
数数 1 ～ 50（观察构音障碍）	无构音障碍	30 ～ 49	10 ～ 29	0 ～ 9
座位右上肢抬起时间（秒）	240	90 ～ 239	10 ～ 89	0 ～ 9
座位左上肢抬起时间（秒）	240	90 ～ 239	10 ～ 89	0 ～ 9
肺活量占预计值（%）	≥ 80	65 ～ 79	50 ～ 64	< 50L
右手握力（kg）				
男	≥ 45	15 ～ 44	5 ～ 14	0 ～ 4
女	≥ 30	10 ～ 29	5 ～ 9	0 ～ 4
左手握力（kg）				
男	≥ 35	15 ～ 34	5 ～ 14	0 ～ 4
女	≥ 25	10 ～ 24	5 ～ 9	0 ～ 4
平卧位抬头 45°（秒）	120	30 ～ 119	1 ～ 29	0
平卧位抬头 45°（秒）	100	31 ～ 99	1 ～ 30	0
平卧位抬头 45°（秒）	100	31 ～ 99	1 ～ 30	0

6. 重症肌无力危象定义及分类

重症肌无力危象：是重症肌无力在起病或治疗过程中突然出现的、严重威胁患者生命的并发症，主要由于呼吸肌严重受累，表现呼吸无力或衰竭、低氧血症、需要气管插管或者切开、呼吸肌辅助通气。重症肌无力胸腺切除术后，需要延迟拔管及机械通气超过 48h，也应该考虑为重症肌无力危险。

（1）肌无力危象：临床最常见，多由于抗胆碱酯酶药物剂量不足，肺感染、大手术包括胸腺切除术后，月经、感染、抑郁心境以及应用吗啡、庆大霉素等神经肌肉阻滞剂也可能诱发。

（2）胆碱能危象，是由于抗胆碱酯酶药过量使终板膜电位长期去极化，阻断神经肌肉传导，使肌无力加重。

（二）重症肌无力患者术前评估要点

术前评估应重点评估以下方面：

（1）明确诊重症肌无力的诊断、分型和疾病类型。

（2）是否伴有胸腺瘤，大小、位置、是否压迫气管。

（3）了解肌无力的程度，临床表现，以及是否发生肌无力危象，以便前后对照。

（4）术前用药情况，治疗病史，若患者术前长期使用激素治疗，围手术期必须使用负荷剂量的甾体类激素。

（5）是否伴有其他合并症：自身免疫相关贫血、甲减、系统性红斑狼疮、类风湿关节炎等免疫疾病、电解质紊乱等。

（6）血气分析和肺功能情况，预测术后是否需要呼吸支持，以下人群术后应考虑行机械通气：①病程超过 6 年；②经胸骨胸腺切除术；③溴吡斯的明日剂量超过 750mg；④肺活量 < 2.9L；⑤术前大剂量使用胆碱酯酶抑制剂；⑥延髓性麻痹症状；⑦伴有呼吸困难、心肺疾病的严重 MG；⑧术前 MG 危象、术前 AchR 抗体浓度 > 100nmol/L、术中预计失血 > 1 000ml。

（7）手术方式：胸腺手术、其他类型手术、急症手术。

（三）此类患者麻醉管理

1. 重症肌无力的患者麻醉诱导及术中肌松药的使用要点

重症肌无力患者可采用保留呼吸的气管内插管。若外科无严格肌松需求则可不给予或给予小剂量肌松药。重症肌无力患者对去极化肌松药表现为耐药，易发生Ⅱ相阻滞，故应避免使用去极化肌松药。此外，重症肌无力患者对非去极化肌松药更敏感，只需要给予常规剂量的 1/5 ～ 1/4 即满足肌松要求，且与正常人相比，起效时间无明显延长。由于甾体类非除极化肌松药特异性拮抗剂——舒更葡糖钠已在临床中应用，肌松药物选择可选用甾体类非去极化肌松药罗库溴铵。此外，重症肌无力的患者建议在肌松监测下使用或追加肌松药。追加肌松药指征：四个成串刺激（TOF）出现 T4 反应；此时可追加剂量为 1/4 诱导剂量的肌松药。

2. 重症肌无力患者术后拔管要点

排除需术后行机械通气支持的患者，重症肌无力患者麻醉苏醒拔管前必须注意评估以下方面（见表 80-3）：

表 80-3　重症肌无力患者术后拔管要点

判断要点	主要内容
意识恢复	患者清醒，呼之能应，可行指令性动作
自主呼吸功能恢复	当吸入气氧分压低于 40% 时，仍能够保持脉氧饱和度 > 90%； 呼吸频率应小于 25 次 / 分，潮气量应大于 6ml/kg； 加强监护，密切观察，切忌在呼吸肌麻痹的情况下拔管
循环功能稳定	血流动力学平稳，无新发的严重心律失常
神经肌肉功能恢复	肌松监测，常用四个成串刺激（TOF）判断患者肌力恢复情况。 （注：重症肌无力患者即使没有肌松药的残余作用，患者的肌力也与正常人有差异）
内环境稳定	血气分析正常、电解质正常、血糖基本正常

参考文献

［1］李柱一，常婷．重症肌无力的诊断与治疗 [J]．中华神经科杂志，2022.55（03）：238-247．

［2］TSUNEZUKA Y, ODA M, MATSUMOTO I, et al. Extended thymectomy in patients with myasthenia gravis with high thoracic epidural anesthesia alone[J].World J Surg, 2004, 28(10): 962-965; discussion 965-966.

［3］SENER M, BILEN A, BOZDOGAN N, et al. Laryngeal Mask Airway insertion with total intravenous anesthesia for transsternal thymectomy in patients with myasthenia gravis： report of 5 cases[J]. J Clin Anesth, 2008, 20(3): 206-209.

（撰稿：姚玉笙　审稿：陈江湖）

⑧1　消化内镜下食管肿物切除术中出现气体并发症的处理

一、病例简介

1. 基本信息

男，49 岁，身高 170cm，体重 68kg，BMI 23.5kg/m^2。

2. 主诉

体检发现"食管肿物"1月余。

3. 现病史

缘于入院前1月余于外院体检查胃镜："食管下段黏膜下隆起性质待定"，予以抗酸保护胃黏膜等处理；5天前就诊我院，胸部CT提示"食管下段部分壁偏心性增厚，考虑食管平滑肌瘤可能"，拟行内镜下治疗收住院。

4. 既往史

"非活动性HBSAg携带"病史4年，未治疗，未定期复查。否认高血压、心脏病史，否认糖尿病、脑血管疾病、精神疾病史，否认哮喘等病史。

5. 入院诊断

（1）食管肿物性质待查。

（2）慢性萎缩性胃炎。

（3）高胆固醇血症。

（4）高尿酸血症。

（5）非活动性HBSAg携带。

（6）右侧支气管扩张。

（7）双肺炎性肉芽肿可能。

6. 手术计划

内镜经黏膜下隧道食管肿物切除术（submucosal tunneling endoscopic resection，STER）。

7. 体格检查

T 36.6℃，HR 82次/分，RR 18次/分，BP 112/74mmHg。神志清楚，心肺听诊未见明显异常，腹部体查无异常发现。

8. 麻醉专科检查

张口度＞3横指，无活动性义齿，头颈部活动度正常，Mallampati分级Ⅰ级，甲颏距离＞6.5cm，预计无面罩通气及插管困难。

9. 辅助检查

（1）血常规：白细胞计数5.2×10^9（3.5～9.5），中性分叶核42.3%（40.0～75.0），血红蛋白122g/L（115～150），血小板计数196×10^9（100～300）。

（2）血生化：总胆固醇6.06mmol/L，尿酸435μmol/L，余肝功能、肾功能、电解质正常。

（3）凝血全套：正常。

（4）肿瘤标志物：CA19-9、CEA、AFP均正常。

（5）ECG：①窦性心律；②大致正常心电图。

（6）胸部CT：①食管下段部分壁偏心性增厚，考虑食管平滑肌瘤可能；②双肺少许慢性炎症，并炎症肉芽肿形成可能；③右肺中叶内段支气管稍扩张伴周围少许慢性炎症。

其余检查无明显异常。

10. 麻醉术前访视小结

ASA分级Ⅱ级，心功能Ⅰ级。

二、麻醉计划

拟在气管插管全麻下行"内镜下食管肿物STER术"。

三、关键节点的临床思维和临床决策

（一）术前麻醉评估

在进行消化内镜诊疗镇静和（或）麻醉前，麻醉医师需要充分做好麻醉前访视，具体包括下列内容。

麻醉前评估主要包括三个方面：病史、体格检查和实验室检查。根据访视结果，结合评估患者对麻醉手术的耐受能力。

重点判别患者：是否存在困难气道、恶性高热易感；是否存在未控制的高血压、心律失常和心力衰竭等可能导致围手术期严重心血管事件的情况；是否有阻塞性睡眠性呼吸暂停（OSA）、急性上呼吸道感染、肥胖、支气管哮喘、吸烟和未禁食等可能导致围手术期严重呼吸系统事件的情况；是否有胃肠道潴留、活动性出血、反流或梗阻等可能导致反流误吸的情况。

麻醉医师在了解患者的原发疾病时，应着重关注患者的病变部位以及是否存在贲门失弛缓、胃潴留或上消化道大出血等情况，并仔细询问患者的禁食禁水时间。体格检查的重点是患者的营养状况及气道评估。

患者知情告知：应告知患者和（或）患者受托人镇静和（或）麻醉的操作方案，并向患者和（或）受托人解释镇静和（或）麻醉的目的和风险，取得患者和（或）委托人同意，并签署知情同意书。

（二）麻醉前准备和术前准备

术前禁食禁饮要求如下：清饮2h，但需控制在5ml/kg以内；牛奶、配方奶和淀粉类食物6h；脂肪、油炸类食物8h。若患者有胃排空延迟情况，则应适当延长禁食禁饮时间。可按需服用小于50ml的黏膜清洁剂。

准备好气管插管所需的药品及器具，喉镜，气管导管，管芯，胶带，听诊器，润滑油。

麻醉开始前需检查基本抢救药品，如阿托品、肾上腺素、麻黄碱、甲泼尼龙等，以及简易呼吸器、吸氧装置和负压吸引装置等。

口咽部表面麻醉：口咽部表面麻醉可以增强患者耐受性、抑制咽反射，利于内镜操作；本例患者行气管插管全麻，可不使用口咽部表面麻醉。

当日实施麻醉的主管医师应当对镇静和（或）麻醉前评估与准备记录进行确认，并且和内镜医师及内镜护士再次核实患者身份和将要进行的操作。

预防性抗菌药物应用：消化管腔内并非无菌环境，正常消化道黏膜是防御感染的重要屏障，但隧道技术切开黏膜，存在导致术后感染可能，建议隧道技术治疗贲门失弛缓症和食管贲门固有肌层肿瘤时，经验性的术前应用抗生素来预防感染，应用方法为黏膜切开前30min即麻醉诱导时静脉给药，并在30min内滴完，输注时要严密监测生命征，注意过敏反应的发生。

术前建立静脉通道：建立较粗的静脉通道，尽量选择右前臂静脉，以利于病情急危重患者的抢救及术中快速输血、输液，是手术顺利进行的重要保证。

术前讨论：对于疑难病例建议多学科会诊MDT，权衡食管肿物行内镜下STER治疗的获益与风险，制定切实的诊疗方案。

（三）麻醉监测

在消化内镜诊疗麻醉中监测患者生命体征是保证患者生命安全的重要环节。常规监测应包括：心电图、呼吸、血压和脉搏血氧饱和度，有条件者可监测呼气末二氧化碳分压；气管插管（包括喉罩）全身麻醉宜常规监测呼气末二氧化碳分压。对于高龄和有心脏基础疾病的患者，应监测心律的变化。

（四）麻醉方案的实施

消化内镜下治疗手术多在手术室外的内镜中心进行，麻醉存在几大潜在问题，包括手术地点、麻醉设备、工作人员经验、安全性、低体温、禁食依从性、麻醉药物及方法的选择。

麻醉药物及方法选择上有以下特点：

（1）手术多为短小诊断性或干预性，麻醉药物宜具有作用时间短，恢复迅速特性。

（2）多数操作术后疼痛感较轻，无须应用强效阿片类药物进行术后镇痛。

（3）肌松药仅用于插管时，短效肌松药为首选。

（4）麻醉方法选择在于疾病特点。

根据不同患者耐受内镜诊疗所需的镇静和（或）麻醉深度不同，理想的状态是患者安全、舒适、无记忆，内镜操作易于实施。

食管肿物行内镜下 STER 治疗时，由于手术部位特殊性，在建立黏膜下隧道时需保证患者处于深度镇静或全身麻醉状态，以减轻消化道内脏神经的刺激和牵拉，避免体动、呛咳、恶心、呕吐等发生。操作时，需经常充气扩张食管、注水冲洗，并常有出血，增加了反流误吸的风险，加之贲门失弛缓症患者较普通患者更易出现胃酸反流情况，若不插管可能带来误吸风险，不利于患者的气道管理。推荐选择气管插管全麻；有条件者选择加强型钢丝气管导管为佳，该类导管不易扭曲打折，且便于固定。气管导管妥善固定，适当加大插管深度，以防由于内镜医师操作时经常移动胃镜，导致导管脱出。

因此，本例患者我们选用气管内插管静吸复合全身麻醉，舒芬太尼＋丙泊酚＋顺式阿曲库铵麻醉诱导，地氟烷＋丙泊酚＋瑞芬太尼麻醉维持，顺式阿曲库铵间断推注维持肌松状态。

麻醉诱导：舒芬太尼 30μg，丙泊酚 140mg，顺式阿曲库铵 14mg；可视喉镜充分显露声门后，再插入 7.5 号钢丝导管。

麻醉维持：丙泊酚 2mg/（kg·h）＋瑞芬 0.15μg/（kg·min）＋ 3%～5% 地氟烷，顺式阿曲库铵 2mg/ 次间断推注；术中根据手术情况实时调整麻醉维持剂量。

麻醉平稳后摆放患者处于左侧卧位，进行内镜治疗。

（五）术中出现气腹＋气胸气体并发症的处理

食管肿物行内镜下 STER 治疗进行 1.5h 后，$P_{ET}CO_2$ 逐渐升高，最高升至 70mmHg，气道压升高不明显，2～3cmH_2O。听诊可闻及双肺呼吸音，颈部胸部可触及明显捻发感，嘱内镜医师暂停手术操作。术中生命体征见图81-1。

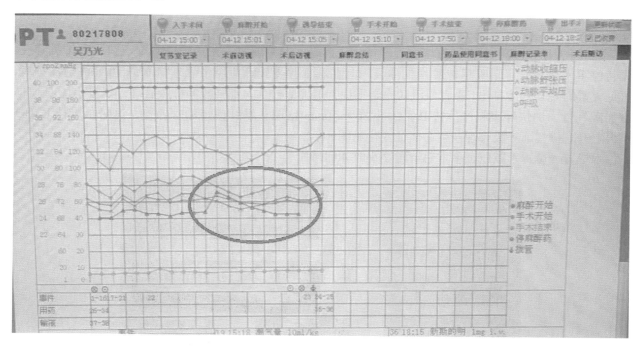

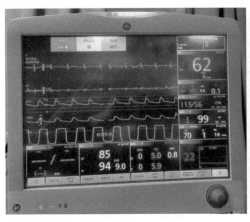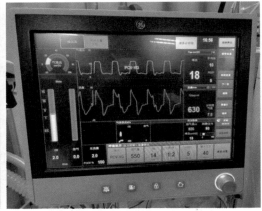

图 81-1　术中生命体征

患者出现了 STER 术中常见的气体相关并发症。本例患者食管下肿物位于距门齿 42cm 的食管下段和贲门的胸腔与腹腔交界处，切除肿物时若穿破食管浆膜层，导致大量 CO_2 进入纵隔及腹腔，从而出现皮下气肿、纵隔气肿、气胸和气腹。

妥善应对术中此类突发情况是此类手术麻醉管理的关键点之一。

目前消化内镜诊疗中多应用 CO_2 作为充气介质，CO_2 在人体内可自行吸收，术中全程应用 CO_2 气体可以有效减轻气体相关并发症。

术中及术后并发轻度的皮下气肿和纵隔气肿，不需要特殊处理，适当延长禁食时间即可。若气道压逐渐增大，及时听诊双肺呼吸音，若怀疑有气胸并伴有循环不稳定，应及时与术者沟通，暂停手术先处理气胸，行闭式引流术。

腹腔积气可致气道峰压升高，并可引起血流动力学变化，严重时可行右下腹麦氏点或右侧腹中部穿刺放气。

此时我们的处理：由于气腹压力逐渐增大，$P_{ET}CO_2$ 升高明显，跟内镜医师交流，术野未见穿孔，先暂停手术操作，尽量吸尽胃腔内气体，同时在右下腹麦氏点应用带生理盐水的 50ml 注射器穿刺，可见大量的 CO_2 气体排出；患者血流动力学平稳，追加肌松药，加强控制呼吸管理，以排出体内 CO_2：增加潮气量，加快呼吸频率。待 $P_{ET}CO_2$ 下降至 50mmHg 时，继续内镜治疗操作，这时可维持 $P_{ET}CO_2$ 不再上升。排气、呼吸管理及生命体征变化见图 81-2。

术毕置入鼻胃管减压，手术总历时 2 小时 40 分钟。

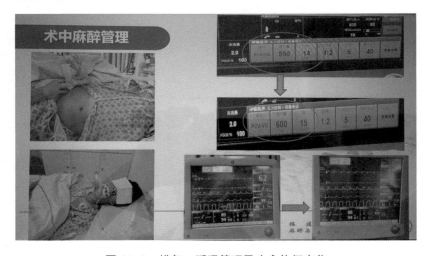

图 81-2　排气、呼吸管理及生命体征变化

（六）术后管理

延迟拔除气管导管，带管进入麻醉恢复室，继续控制呼吸，维持 $P_{ET}CO_2$ 在 35 ~ 40mmHg，并监测其他生命体征。

拔管时机：待患者神智完全清醒，肌力完全恢复，新斯的明＋阿托品拮抗肌松残余，潮气量约 500ml，呼吸频率 15 ~ 18 次 / 分，听诊双肺呼吸音清晰，清理气道及口腔内的血液和分泌物后，予以拔除气管导管。

术后镇痛：术后疼痛相对轻微，轻、中度疼痛予以非甾体抗炎药。抗胆碱药物可解除痉挛性疼痛，必要时选用阿片类药物。如因腹腔积气、胃肠胀气、胃肠持续痉挛等引起疼痛，可请专科医师予以相应处理。

术后恶心呕吐（post-operative nausea and vomiting，PONV）：出现 PONV，予以对症处理。

患者出现气体并发症，考虑存在隐性穿孔可能，术后适当延长禁食时间，同时加强抗感染治疗；进行胸腹部 CT 检查，以评估气体并发症的情况。

患者皮下捻发感于术后第 2 天消退明显，术后第 4 天完全消失；术后第 6 天腹痛缓解，留置胃管未引流出血液，予以拔除胃管，改流质膳食；术后第 9 天，生命体征平稳，已经口饮食，予以出院。

四、相关知识要点拓展

（一）我国食管肿瘤概况及其诊疗进展

食管癌发病率在我国大陆居恶性肿瘤第 3 位，病死率居第 4 位。

胃镜及胃镜下活检是食管肿瘤诊断的金标准，消化内镜新诊治技术的出现，明显提高了食管早期癌的检出率。

内镜下切除逐渐成为早期食管肿瘤治疗的一线方法，具有创伤小、并发症少、恢复快、费用低等优点，且与外科疗效相当，5 年生存率均可超过 90%。

消化内镜隧道技术是 2009 年出现的一种内镜微创治疗新技术，其通过建立黏膜下隧道在隧道内外进行肿瘤切除（原理见图 81-3，操作见图 81-4），已广泛应用于消化道疾病的诊治，应用领域包括：

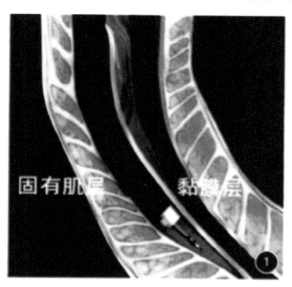

图 81-3　消化内镜隧道技术的原理

（1）对黏膜层疾病的治疗，如食管大面积或环周型早期癌及癌前病变的内镜黏膜下隧道法剥离术（endoscopic submucosal tunnel dissection，ESTD）；

（2）对固有肌层病变的治疗，如经口内镜下肌切开术（peroral endoscopic myotomy，POEM）和黏膜下隧道法内镜切除术（submucosal tunneling endoscopic resection，STER）切除固有肌层来源肿瘤等；

（3）对消化道腔外疾病的诊断与治疗，如纵隔或腹腔淋巴结切除、良性肿瘤切除等。

食管是一纵行的肌性管道，其黏膜下层由疏松结缔组织组成，肌层相对发达，这种结构特点使得隧道技术在食管疾病的诊治中独具优势。目前隧道技术可用于治疗食管早期癌及癌前病变及食管黏膜下肿瘤，手术安全性好、完整切除率高、创伤小。

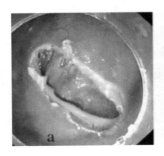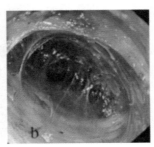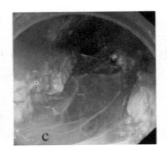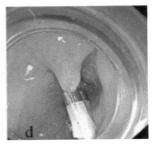

图 81-4　隧道技术的主要操作步骤

（二）内镜下食管肿瘤切除术中出现气胸的气体并发症处理

内镜下食管肿瘤切除术的并发症包括：出血、穿孔及气体相关并发症［气胸、皮下气肿和（或）气腹］、胸腹腔感染等。

术中一旦发现气道压骤升，血氧饱和度下降，以及心率持续增快，应高度怀疑气胸可能：

（1）立即告知手术医师，暂停手术。

（2）检查两肺有无呼吸音减弱、消失及气管偏移，对可疑出现气胸的一侧于锁骨中线第 2 肋间穿刺看是否可抽出气体或行床旁胸部 X 线片检查。

（3）按气胸处理流程处理，见图 81-5、图 81-6。

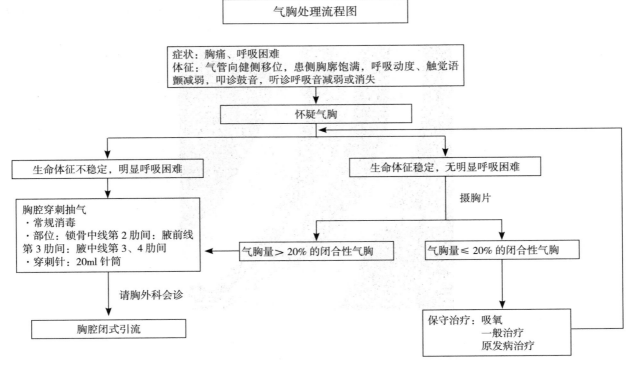

图 81-5　气胸处理流程图

斯坦福手术室应急手册

气胸

斯坦福麻醉手术室应急手册创作小组

体征
1. 吸气压峰值增加
2. 心动过速
3. 低血压
4. 低氧血症
5. 呼吸音减弱或不对称
6. 胸部叩诊音增强
7. 气管偏移（晚期体征）
8. 颈静脉怒张／中心静脉压升高
9. 创伤和慢性阻塞性肺病（COPD））患者应该高度怀疑气胸

紧急呼叫		急救设备车？

通知急救小组

治疗
1. 病人血流动力学不稳定时无需等待胸部 X 线结果再开始治疗
2. 高流量纯氧通气
3. 排除主支气管插管
4. 考虑立刻使用胸部 X 光或 TTE（经胸超声心动图）检查
5. 用 14 号或 16 号针穿刺患侧锁骨中线第二肋间空隙，如果是高张力气胸可听到气流嘶嘶声
6. 针刺减压术后立即进行胸廓造口术（胸腔导管）

图 81-6　气胸处理

五、小结

食管肿瘤患者的内镜治疗要充分做好麻醉前访视及评估，重点是气道评估，排除困难气道。

为提高临床医疗安全，本类患者麻醉常实施气管内插管全身麻醉；宜常规监测呼气末二氧化碳分压。

此类治疗应提倡增强麻醉与内镜治疗合作点：病灶的部位、大小、浸润深度和操作者熟练程度均会影响穿孔和出血等并发症的发生率，麻醉科医师和内镜医师需密切配合，及时沟通。

一旦穿孔，内镜医师应及时告知麻醉科医师；当术中气道压突然升高、$P_{ET}CO_2$ 显著变化时，麻醉科医师也应提醒内镜医师穿孔可能，必要时停止或减缓注气，封闭穿孔。

术中出血且量较多，一时难以止血时，内镜医师也应及时告知麻醉科医师，尤其是在镇静麻醉时，以便麻醉科医师及时气管插管控制气道，避免误吸。

内镜医师应及时和麻醉科医师沟通手术进程，便于麻醉科医师调整用药，加速患者周转。

随着此类治疗的普遍开展，加之此类手术通常在手术室外进行，麻醉医师应术前充分评估患者情况，选择合理的麻醉方法及术中管理，并准备各种应急措施，术中一旦出现相应并发症要及时果断处理，以保证患者的安全和手术顺利完成。

参考文献

［1］中华医学会麻醉学分会．中国消化内镜诊疗镇静／麻醉的专家共识（2020 版）.2020 版中国麻醉学指南与专家共识 [M]. 北京：人民卫生出版社，2020 年．

［2］中华医学会消化内镜学分会麻醉协作组，张澍田，田鸣．常见消化内镜手术麻醉管理专家共识 [J]. 中华消化内镜杂志，2019，36(1)：9-19.

［3］国家消化内镜质控中心，国家麻醉质控中心，王洛伟，等．中国消化内镜诊疗镇静／麻醉操作技术规范 [J]. 临床麻醉学杂志，2019，35(1)：81-84.

[4] 消化内镜隧道技术专家共识（2017，北京）[J]. 中华消化内镜杂志，2018，35(1)：1-14.

（撰稿：李德龙　审稿：郑　澍）

82　治疗性经内径逆行性胰胆管造影术

一、病例简介

1. 基本信息
女，54 岁，身高 170cm，体重 68kg。

2. 主诉
右上腹痛 3 月余。

3. 现病史
缘于入院前 3 月余无明显诱因出现右上腹痛，为阵发性胀痛。

4. 既往史
20 余年前因"甲亢"行"^{131}I 治疗"，术后"甲减"，规律服用"优甲乐 50μg qd"。"高血压病"10 余年，最高血压 150/100mmHg，规律服药，血压控制良好。13 年前因"先天性胆总管囊肿"行"囊肿切除、胆囊切除、肝总管 – 空肠 Roux-en-Y 吻合术"，术后恢复可。否认糖尿病、哮喘等病史。

5. 入院诊断
（1）胆总管残端结石伴胆管炎。

（2）放射性碘治疗后甲状腺功能减退症。

（3）高血压病。

（4）先天性胆总管囊肿术后。

6. 手术计划
治疗性 ERCP。

7. 体格检查
T 36.1℃，HR 75 次 / 分，RR 20 次 / 分，BP 125/74mmHg。神志清楚，心肺听诊未见明显异常。全身皮肤、巩膜无黄染，腹部平坦，正中可见一纵行手术瘢痕，长约 5cm，全腹软，右上腹轻压痛，无反跳痛，余腹无压痛，肝脾肋下未触及，Murphy 征阳性，腹部叩诊鼓音，移动性浊音阴性，肝、肾区无叩痛，肠鸣音 4 次 / 分，未闻及气过水音。

8. 麻醉查体
张口度 > 3cm，头颈部活动度正常，Mallampati 分级 I 级。

9. 辅助检查
（1）血常规：血红蛋白 109g/L（115 ～ 150）。

（2）血生化、凝血功能、尿常规无明显异常。

（3）甲状腺功能全套：正常。

（4）血清淀粉酶（AMY）：正常。

（5）降钙素原（PCT）：正常。

（6）ECG：①窦性心动过缓；②ST 段压低（Ⅱ、Ⅲ、aVF、V$_4$ ～ V$_6$）请结合临床。

（7）心脏超声：左房增大，二尖瓣反流；左室舒张功能降低；左室射血分数 62%。

（8）胸部 CT：①左肺下叶后基底段结节，炎性结节可能，良性肿瘤性病变待除。②余双肺少许慢性炎症，伴少许炎症肉芽肿形成。

（9）MRCP 示：①胆囊切除术后改变，胆肠吻合术后改变，近肝门部分胆管扩张伴积气；胆总管中上段结石，其下缘及胆总管下端炎性狭窄，余胆总管不均匀炎性扩张；②胰腺改变，请结合临床；③肝内少许囊肿。

（10）肺功能检查：未测。

10. 麻醉术前访视小结

ASA 分级 Ⅱ 级，心功能 Ⅱ 级。

二、麻醉计划

（1）在患者基础疾病允许的情况下根据手术要求和病情需要，选择对循环影响较小、可控性强的麻醉方法和麻醉药物。

（2）围术期麻醉管理的要点：维持术中血流动力学稳定，避免血压剧烈波动，保证组织器官的血流灌注。

（3）加强麻醉期间呼吸及循环监测，必要时监测麻醉深度和体温。

（4）加强疼痛管理，防止 PONV，加强转运的安全管理。

三、临床思维与临床决策

内镜下逆行胰胆管造影术（endoscopic retrograde cholangiopancreatography，ERCP）在早期用来诊断胆道疾病，后来逐渐发展到胆道及胰腺疾病的治疗，是消化内镜领域中具有里程碑意义的内镜技术。ERCP 分为诊断性 ERCP 及治疗性 ERCP；ERCP 患者多为老年人且合并症较多，与一般内镜治疗相比，操作时间更长、麻醉风险更大。镇静 / 麻醉下行 ERCP 能增强患者对 ERCP 下诊疗操作的耐受性，也为消化内镜医师创造最佳的诊疗条件。

（一）术前麻醉评估

1. 所有患者应在完成术前检查后前往麻醉门诊评估

麻醉门诊由主治医师（含）以上资质的麻醉科医师按照麻醉前评估要求对患者进行全身状况、合并症、器官功能等评估，重点评估危重、合并症较多的高龄患者，主要判别患者是否存在困难气道、肥胖、哮喘、未控制的高血压、心律失常和心力衰竭等情况；是否有胃肠道潴留、反流或梗阻等情况。我们医院所有行麻醉下 ERCP 诊疗的患者由出诊麻醉科门诊的副主任医师及以上的医师进行麻醉前评估。

依据评估结果选择麻醉方案，签署麻醉知情同意书，告知麻醉注意事项，指导患者术前用药并建议咨询相关专科医师（如心血管药物、抗凝药物、糖尿病药物的使用等），解答患者及家属的相关问题。

2. 治疗性 ERCP 患者术前评估时需要重点注意以下特点

（1）人群方面：接受治疗性 ERCP 患者平均年龄超过 60 岁，多为老年人。

（2）重要脏器功能评估：我国高龄 ERCP 患者以胆道结石等胆道疾病为主，常合并高血压、糖尿病等慢性疾病，心血管疾病风险显著增加。

胰胆管疾病可影响肝功能；而且老年患者常由于就医不及时，导致了胆源性肝肾功能损害。

肝功能严重受损患者常因严重低蛋白血症产生腹水和水肿，大量腹水可影响患者呼吸。

患者常存在长期口服心脑血管等药物，特别是抗血小板、抗凝药等的比率高，要注意凝血功能评估，术前需仔细询问病史，及时停药，以避免 ERCP 术中或术后出血的发生。

因此，除术前严格把握 ERCP 适应证外，对老年患者还应完善相关检查，重点评估心肺功能、肝肾功能及心血管疾病发生的风险，选择最佳的麻醉方案和实施最适宜的麻醉方法，做好术中和术后管理。

（二）麻醉前准备和术前准备

（1）术前禁食禁饮要求如下：清饮 2h，但需控制在 5ml/kg 以内；母乳 4h，牛奶、配方奶和淀粉类食物 6h；脂肪、油炸类食物 8h。若患者有胃排空延迟情况，则应适当延长禁食禁饮时间。可按需服用小于 50ml 的黏膜清洁剂。胃肠道术前准备要求请参照有关消化内镜手术指南。

（2）准备好气管插管所需的药品及器具，喉镜，气管导管，管芯，胶带，听诊器，润滑油。

（3）麻醉开始前需检查基本抢救药品，如山莨菪碱、肾上腺素、麻黄碱、甲泼尼龙等，以及呼吸器、吸氧装置和负压吸引装置等。

（4）口咽部表面麻醉：口咽部表面麻醉可以增强患者耐受性、抑制咽反射，利于内镜操作；本例患者行气管插管全麻，可不使用口咽部表面麻醉。

（5）当日实施麻醉的主管医师应当对镇静和（或）麻醉前评估与准备记录进行确认，并且和内镜医师及内镜护士再次核实患者身份和将要进行的操作。

（6）预防性抗菌药物应用：没有必要对所有拟行 ERCP 的患者术前使用抗菌药物，但是有以下情况之一者应考虑预防性应用：①已发生胆道感染的脓毒血症；②肝门部胆管狭窄；③胰腺假性囊肿的介入治疗；④器官移植/免疫抑制患者；⑤原发性硬化性胆管炎；⑥有中高风险的心脏疾病（心脏瓣膜疾病）。均建议使用广谱抗菌药物，抗菌谱需覆盖革兰阴性菌，肠球菌及厌氧菌。

（7）凝血功能检查：拟行内镜下十二指肠乳头切开（EST）的患者需行血小板计数、凝血酶原时间或国际标准化比值检测，检查的有效时间不宜超过 72h，指标异常可能增加 EST 术后出血风险，应予以纠正。长期抗凝治疗的患者，在行 EST 前应考虑调整有关药物，如服用阿司匹林、非甾体抗炎药、活血中药、抗抑郁药物等，应停药 5～7d；服用其他抗血小板凝聚药物（如氯吡格雷、噻氯匹定等），应停药 7～10d；服用华法林者，可改用低分子肝素或普通肝素；内镜治疗后再酌情恢复使用。

（8）预防胰腺炎：直肠应用吲哚美辛和术中留置胰管支架均能显著降低术后胰腺炎的发生。

（9）术前建立静脉通道：建立较粗的静脉通道，尽量选择右前臂静脉。

（10）术前讨论：对于疑难病例建议多学科会诊 MDT，权衡患者行 ERCP 治疗的获益与风险，制定切实的术前优化治疗及诊疗方案。

（三）麻醉监测

在 ERCP 麻醉中监测患者生命体征是保证患者生命安全的重要环节。常规监测应包括：心电图、呼吸、血压和脉搏血氧饱和度，有条件者可监测呼气末二氧化碳分压；气管插管（包括喉罩）全身麻醉宜常规监测呼气末二氧化碳分压。对于高龄和有心脏基础疾病的患者，应监测心律变化，有创血压。对于高龄老年、婴幼儿和预计手术时间长宜监测体温。

（四）麻醉的实施

患者入室，开放静脉通道，摆好体位，连接监护设备，并记录患者生命体征；自主呼吸下充分给氧去氮（8～10 L/min，3～5 min）。根据 ERCP 的诊疗目的和镇静/麻醉深度的需求，可采用不同的麻醉或镇静方法。绝大多数治疗性 ERCP 要求患者俯卧位或俯侧卧位，患者胸部与腹部受压，对呼吸产生明显影响；并且操作时间较长，刺激较强，与一般消化内镜操作相比，ERCP 的镇静/麻醉风险更大；如何保证良好的麻醉效果，并且维持患者呼吸循环的稳定，是 ERCP 麻醉管理的关键。消化内镜诊疗的镇静深度/麻醉及其评估要点见表 82-1。

表 82-1　消化内镜诊疗的镇静深度/麻醉及其评估要点

	轻度镇静	中度镇静	深度镇静*	全身麻醉*
Ramsay 镇静评分	2～3分	4分	5～6分	
反应	对语言刺激反应正常	对语言或触觉刺激存在有目的反应	对非伤害性刺激无反应，对伤害性刺激有反应	对伤害性刺激无反应
通气功能	无影响	足够，无须干预	可能不足，可能需要干预	常不足，常需干预
心血管功能	无影响	通常能保持	通常能保持	可能受损

1.深度镇静、全身麻醉

（1）中度镇静：此方法相对简单，对麻醉科医师依赖性低，周转率快，应用于 ASA Ⅰ～Ⅲ级、依从性良好的患者，但会导致部分患者不能耐受和迷走反射的发生率高。

（2）深度镇静/麻醉：对于不接受中度镇静或不能配合的患者，在全身状态稳定且呼吸功能储备良好、侧卧位下手术且手术相对简短的情况下，可由有经验的麻醉科医师在必要的辅助通气条件下谨慎实施，但易导致呼吸抑制且处理不便。

（3）气管插管全身麻醉：鉴于 ERCP 手术的特殊体位、经上消化道进镜使患者的胸肺顺应性下降和麻醉呼吸管理困难，气管插管全身麻醉是最安全的方法，适用于大多数患者，尤其是对于小儿（年龄 ≤ 12 岁）、重度肥胖（BMI > 35kg/m²）、消化道出血、反流误吸风险高、预计操作复杂手术时间过长（超过 2h）、呼吸道梗阻或十二指肠梗阻及合并严重疾病：如肝硬化、腹水、冠心病心绞痛等患者，更应采用经口或经鼻气管插管的全身麻醉。

2. 麻醉过程

本例患者实施气管内插管全身麻醉。

08：40，患者入 ERCP 诊疗室，开放上肢静脉，行桡动脉穿刺；长托宁（盐酸戊乙奎醚）0.5mg，抑制唾液腺和气道腺体分泌；

08：50，麻醉诱导：舒芬太尼 20μg，丙泊酚 100mg，顺式阿曲库铵 6mg；可视喉镜充分显露声门后，插入 7.0 号钢丝导管；插管后 3% ～ 6% 地氟烷麻醉维持；

摆放患者于俯卧位，右肩与右髂骨下各置一软枕头，以缓解对胸部及腹部的压迫；棉被覆盖患者全身；

09：10，手术开始；甲泼尼龙 40mg iv；

11：00，氟比洛芬酯 40mg ＋托烷司琼 4mg ivgtt；

11：10，手术结束；停止地氟烷吸入；

11：15，患者过床恢复平卧位；

11：25，患者神志完全清醒，呼吸和肌力恢复良好，循环稳定，予以拔除气管导管；

11：30，患者进入 PACU 监测与恢复；

12：00，患者送回病房。

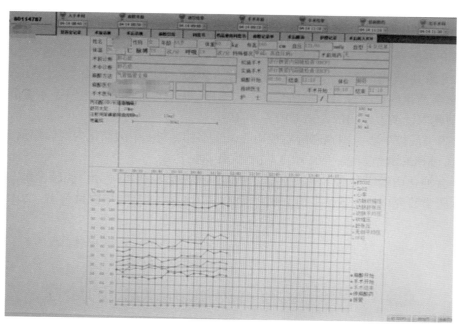

图 82-1　术中生命体征

（五）术后镇痛

一般为轻、中度疼痛，内脏痛，主要与操作性相关因素有关，例如切开十二指肠乳头、安放鼻胆管/置入胆道支架/胰管支架、CO₂ 充气、ERCP 术后胰腺炎（post-ERCP pancreatitis，PEP）前驱症状

（如果持续、重度疼痛需考虑）临床上常予以 NSAIDs 处理。本例患者的疼痛管理：凯纷 100mg 术前静滴。NSAIDs 对 PEP 有预防作用，经肛门给予吲哚美辛或双氯芬酸 100 mg 能够显著预防 PEP 发生，并且未出现与 NSAIDs 相关的不良事件 。考虑到 NSAIDs 相关不良反应，针对行 ERCP 的患者预防性应用 NSAIDs 治疗的剂量以及凯纷是否可以预防需要进一步研究。

（六）院内转运

需重视气管插管全麻下 ERCP 术后患者院内转运安全管理。①要有危机意识。术后患者尚未清醒时转运至麻醉恢复室或临床病房路途中存在风险的。②要严格掌握拔管适应证。③转运回病房前，拔管后观察 30min 以上，必须 Aldrete 评分 ≥ 9 分。④医护人员护送，并备有抢救设备及药物。

四、小结

（1）气道的评估和管理是临床麻醉永恒的主题，治疗性 ERCP 麻醉也不例外。对于多数患者建议选择气管内插管＋静吸复合全麻。

（2）除了常规的麻醉前准备和监测外，需要加强有创血压和呼吸末二氧化碳分压监测；有条件的话进行麻醉深度监测和体温监测。

（3）ERCP 过程注意防治胆心综合征。

（4）体位：搬动体位时，注意保护气道和颈椎脊髓的同时，必须考虑体位变换对循环和呼吸的影响。

（5）术中输液：围手术期约 9h 内以 5.0ml/（kg•h）的速度补充乳酸林格氏液 LRS 可降低内镜逆行胰胆管造影术后胰腺炎（PEP）发生率、中重度 PEP 发生率，而不增加补液不良事件的发生，是预防和减轻 PEP 的最合理的补液方案，推荐遵循个体化的原则加以应用。

（6）术后镇痛：ERCP 患者术后疼痛一般为轻中度的内脏痛，建议给予 NSAIDs 处理，同时 NSAIDs 对 PEP 有预防作用；注意预防 PONV。建议术中应用氟比洛芬酯＋托烷司琼。

（7）院内转运：需重视气管插管全麻下 ERCP 术后患者院内转运安全管理。

参考文献

[1] 中华医学会麻醉学分会 . 中国消化内镜诊疗镇静 / 麻醉的专家共识（2020 版）.2020 版中国麻醉学指南与专家共识 [M]. 北京：人民卫生出版社，2020.

[2] 中华医学会消化内镜学分会麻醉协作组，张澍田，田鸣 . 常见消化内镜手术麻醉管理专家共识 [J]. 中华消化内镜杂志，2019，36（1）：9-19.

[3] 国家消化内镜质控中心，国家麻醉质控中心，王洛伟，等 . 中国消化内镜诊疗镇静 / 麻醉操作技术规范 [J]. 临床麻醉学杂志，2019，3（1）：81-84.

[4] 中华医学会消化内镜学分会 ERCP 学组，中国医师协会消化医师分会胆胰学组，国家消化系统疾病临床医学研究中心，等 . 中国 ERCP 指南（2018 版）[J]. 中华内科杂志，2018，57（11）：772-801.

（撰稿：李德龙　审稿：郑　澍）

83　肥胖患者行胃肠镜一般诊疗的处理

一、病例简介

1. 基本信息

女，56 岁，身高 160cm，体重 80kg，BMI 31.25kg/m²。

2. 主诉

发现"结肠侧向发育型肿瘤"1个月。

3. 现病史

缘于入院前一个月在我院查电子肠镜发现肝曲见一扁平隆起，大小约 1.2cm×1.5cm，表面光滑；距肛门 20cm 见一扁平息肉，大小约 0.5cm，表面光滑。拟诊"结肠侧向发育型肿瘤，结肠息肉"。无恶心、呕吐、呕血，无腹痛、腹泻、血便、黑便、黏液脓血便，无排便增多，今为进一步治疗来我院就诊，门诊拟"结肠侧向发育肿瘤"收入院。

4. 既往史

5年前行"子宫肌瘤全子宫切除术"。否认高血压、心脏病史，否认糖尿病、脑血管疾病、精神疾病史，否认哮喘等病史。

5. 入院诊断

（1）结肠侧向发育型肿瘤。

（2）结肠息肉。

（3）肝功能异常。

（4）轻度脂肪肝。

（5）高胆固醇血症。

（6）子宫肌瘤全子宫切除术后。

6. 手术计划

内镜黏膜下剥离术（ESD）。

7. 体格检查

T：36.6℃，P 78 次/分，R 19 次/分，BP 125/76mmHg。神志清楚，全身皮肤黏膜无黄染，皮下无水肿，无肝掌、蜘蛛痣，心肺听诊未见明显异常，腹部可见一长约 8cm 术后瘢痕。

8. 麻醉专科检查

询问病史时，患者告知睡眠时打鼾，偶有憋醒史，未诊治；另加做麻醉胃镜。

张口度大于 3 横指，无活动性义齿，头颈部活动度正常，Mallampati 分级 Ⅱ 级，甲颏距离大于 6.5cm，预计无面罩通气及插管困难。

9. 辅助检查

（1）血常规：白细胞计数 $6.3×10^9$/L，中性分叶核计数 $3.3×10^9$/L，血红蛋白 135g/L，血小板计数 $231×10^9$/L。

（2）血生化：总蛋白 75g/L，谷丙转氨酶 78U/L，谷草转氨酶 38U/L，三酰甘油 1.57mmol/L，总胆固醇 6.78mmol/L，低密度脂蛋白胆固醇 4.28mmol/L。

（3）凝血常规：纤维蛋白原 3.52g/L。

（4）糖化血红蛋白（HbA1c）6.0%。

（5）肌钙蛋白 I、N 端 –B 型钠尿肽前体、降钙素原、C 反应蛋白、术前八项、CA19–9、癌胚抗原、甲胎蛋白、CA125、甲功三项、自身免疫肝病、二便常规未见明显异常。

（6）ECG：窦性心动过缓，HR 58 次/分。

（7）电子肠镜：结肠侧向发育型肿瘤，结肠息肉。

（8）胸部 X 线片（DR）：心肺未见明显异常。

10. 麻醉术前访视小结

ASA 分级 Ⅱ 级，心功能 Ⅰ 级。

二、麻醉过程

麻醉前含服利多卡因胶浆以充分表麻，备好呼吸管路、口咽通气道及鼻咽通气道；患者入室常规

麻醉科住院医师规范化培训临床案例集

心电监护，BP 130/74mmHg，HR 74 次 / 分，SpO₂ 98%，采取头高斜坡位鼻导管高流量吸氧，增加氧储备，吸氧后可达到 100%。

告知患者准备麻醉，并协助摆头高左侧卧位。（见图 83-1）

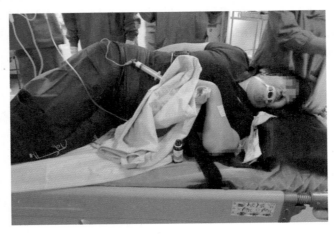

图 83-1　患者体位

麻醉诱导：缓慢注射舒芬太尼 4.5μg（瘦体重 45kg），丙泊酚首次推注 80mg，密切观察患者神志及呼吸变化情况。

麻醉维持：丙泊酚持续泵注 2 ～ 10mg/（kg·h），舒芬太尼间断静脉注射 2 ～ 3μg/ 次。

待患者意识消失后行消化内镜诊疗；在行结肠侧向发育型肿瘤剥除时，由于腹式呼吸动作较大，影响内镜医师对肿瘤的切除，予以置入鼻咽通气道，后仰颈部及胸部，尽量打开胸廓和开放气道以通畅呼吸道；整个过程生命征平稳，SpO₂ 可以维持在 90% 以上。

整个麻醉过程相对平顺，内镜诊疗顺利，总历时 1 小时 25 分钟，患者对无痛内镜诊疗过程满意，未有不适感。（麻醉记录单见图 83-2）

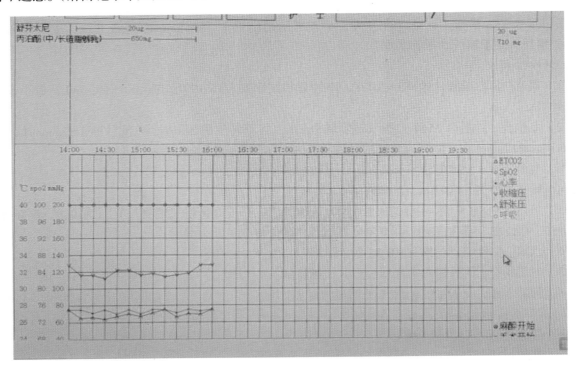

图 83-2　麻醉记录单

三、肥胖患者行无痛胃肠镜诊疗的临床思维与临床决策

1. 肥胖的相关概念

（1）定义（表83-1）

表83-1　肥胖的定义

	WHO	亚太地区
过瘦	BMI < 18.5	
正常	18.5 < BMI < 25	18.5 < BMI < 23
超重	25 < BMI < 30	23 < BMI < 25
轻度肥胖	30 < BMI < 35	25 < BMI < 30
中度肥胖	35 < BNQ < 40	30 < BMI < 35
重度肥胖	BMI ≥ 40	BMI > 35

（2）全体重（TBW）：即患者实际体重。

（3）理想体重（IBW）：按照正常体脂比，随年龄变化，可由身高和性别近似计算。

男：身高 –100（cm）

女：身高 –105（cm）

（4）瘦体重（LBW）：即去掉脂肪的体重，最常用的计算公式如下；

$$LBW（kg）=\frac{9270 \times TBW（kg）}{6680+（216 \times BMI（kg/m^2）)}男性$$

$$LBW（kg）=\frac{9270 \times TBW（kg）}{8780+（244 \times BMI（kg/m^2）)}女性$$

（5）常用药物剂量的计算（表83-2）

表83-2　常用药物剂量的计算

瘦体重	全体重
丙泊酚（维持剂量） 芬太尼 舒芬太尼 瑞芬太尼 罗库溴铵 阿曲库铵和顺式阿曲库铵（维持剂量） 维库溴铵 对乙酰氨基酚 吗啡 利多卡因 丁哌卡因	丙泊酚（负荷剂量） 咪达唑仑 琥珀胆碱 泮库溴铵 阿曲库铵和顺式阿曲库铵（负荷剂量）

2. 术前麻醉评估

肥胖患者均应进行系统的术前评估，包括病史采集，体格检查和实验室检查。应着重于对呼吸系统、气道及心血管系统的评估，同时应重点识别和筛查 OSAHS（STOP-Bang 评分）和高血栓风险的患者。（STOP-Bang 评分见表83-3）

表 83-3　STOP-Bang 评分

S=Snoring 是否打鼾？比讲话声音大，或在隔壁房间可以听到

T=Tiredness 是否经常疲倦？或白天嗜睡

O=Observed Apnea 是否有人观察到睡眠中呼吸暂停？

P=Pressure 是否高血压？

B=BMI > 35kg/m²

A= 年龄 > 50 岁

N= 颈围 > 40cm

G= 男性

注：≥ 3 个，高危；< 3 个，低危

肥胖患者术前麻醉评估的重点：

（1）呼吸功能的评估应进行血常规（确定有无红细胞增多）、胸部 X 线检查、仰卧位和坐位时的动脉血气分析、肺功能检查及夜间脉搏氧饱和度监测；尽量识别提示呼吸性疾病的症状和体征，存在以下征象：①呼吸空气下 SpO_2 < 95%；② FVC < 3L 或 FEV1 < 1.5L；③休息时伴有喘息；④血清碳酸氢盐 > 27mmol/L，需考虑呼吸系统疾病，立即行动脉血气分析，如 $PaCO_2$ 高于 45mmHg，提示存在呼吸衰竭，麻醉风险相应增加。

（2）对于活动量较少的肥胖患者，易于发生下肢静脉血栓。

（3）事先检查各脏器功能，注意坐位、卧位的血气分析变化和 SpO_2 的差别。

（4）患者很可能存在困难气道，常规进行困难气道的评估，如肥胖面颊、颈围大小、头颈活动度、颞下颌关节活动度、舌体大小、张口度以及 Mallampati 评分等；约 10% 肥胖患者存在面罩通气困难，1% 肥胖患者存在气管插管困难，应做好困难气道的准备。

（5）肥胖者是 2 型糖尿病的高发人群，应了解病程长短和血糖的水平。

（6）心血管系统的评估，应询问患者有无胸痛、劳累性呼吸困难、端坐呼吸、疲劳和晕厥及睡眠时体位。肥胖患者因体型原因，伴有左心室或右心室衰竭的体征常难被发现，如颈静脉压增高、心脏杂音、啰音、肝大、外周性水肿等。常规行心电图检查，必要时行动态心电图及超声心动图等评估心血管状况。

3. 术前准备

（1）术前减肥。建议适当减轻体重，以减少围手术期呼吸和心血管并发症。

（2）鼓励术前戒烟。6 至 8 周的戒烟可以降低术后呼吸系统并发症风险。即使戒烟 12h，可以减少体内的碳氧血红蛋白，48h 可以恢复血红蛋白的正常携氧能力。建议术前戒烟至少 6 至 8 周和术前禁烟 12h。

（3）术前 CPAP 或 NIPPV 治疗。对筛查存在 OSAHS 肥胖患者，推荐行持续气道正压通气（continuous positive airway pressure，CPAP）或双相气道正压通气（bilevel positive airway pressure，BIPAP）治疗；未诊断的 OSAHS 患者和不能耐受 CPAP 治疗的患者术后呼吸循环系统并发症的发生率较高，而能够很好同步 CPAP 治疗的患者，术后相应并发症的发生率较低。

（4）麻醉物品与监测设备的准备：各种导管、设备、麻醉机、具有 SpO_2、BP、ECG 和 $P_{ET}CO_2$ 的监测仪，同时还应备有血气分析仪、转运呼吸机及必要的血流动力学监测仪。

肥胖和 OSA，以及两者的结合，是插管困难的危险因素。肥胖患者的任何插管均应视为潜在的困难，必须遵循困难气道插管流程做好充分的准备。

（5）术前禁食禁饮：一般术前禁食至少 6h，术前禁水至少 2h；可按需服用小于 50ml 的黏膜清洁剂。

　　肥胖患者常存在胃排空功能障碍或胃潴留，应适当延长禁食和禁水时间，必要时需术前胃肠减压。由于服用大量肠道清洁剂，即使禁水超过 2h，一些患者胃腔仍存在大量的液体，增加了反流误吸的风险；对高危误吸的风险者，必要时行气管内插管以保护气道。

　　口咽部表面麻醉：轻度与中度镇静下，口咽部表面麻醉可以增强患者耐受性，抑制咽反射，利于内镜操作。

　　当日实施麻醉的主管医师应当对镇静 / 麻醉前评估与准备记录进行确认，并且和内镜医师和护士进行三方核查。

　　4. 术中管理

　　（1）麻醉方案的选择：消化内镜诊疗操作过程中，应用不同的镇静 / 麻醉药物可使患者处于相应的镇静深度，可分为四级：即轻度镇静、中度镇静、深度镇静和全身麻醉（表 83-4）。不同患者耐受内镜诊疗所需的镇静 / 麻醉深度不同，理想的状态是患者安全、舒适、无记忆，内镜操作易于实施。

表 83-4　消化内镜诊疗的镇静深度 / 麻醉及其评估要点

	轻度镇静	重度镇静	深度镇静 *	全身麻醉 *
Ramsay 镇静评分	2～3 分	4 分	5～6 分	
反应	对语言刺激反应正常	对语言或触觉刺激存在有目的的反应	对非伤害性刺激无反应，对伤害性刺激有反应	对伤害性刺激无反应
通气功能	无影响	足够，无须干预	可能不足，可能需要干预	常不足，常需干预
心血管功能	无影响	通常能保持	通常能保持	可能受损

　　* 深度镇静、全身麻醉必须由麻醉科医师实施。

　　（2）麻醉的实施：患者入室，根据内镜诊疗种类，摆放好体位，一般为左侧曲膝卧位；监测生命征；肥胖患者均应视为困难气道可能，密切监测呼吸和循环功能，必要时监测麻醉深度。

　　自主呼吸下充分给氧去氮，鼻导管高流量给氧 8～10L/min，3～5min；或面罩给氧，或双路给氧。

　　开放静脉通道，常选择上肢较粗的静脉，尽量选择右前臂静脉；对于静脉穿刺困难肥胖患者，超声引导肘前静脉置管相比于中心静脉置管更可取。

　　根据消化内镜的诊疗目的和镇静 / 麻醉深度的需求，可采用下列不同的麻醉或镇静方法。

　　①中度镇静：以镇痛为目标的中度镇静方案，主要适用于 ASA Ⅰ～Ⅲ级、能够合作的患者。咽喉部喷洒表面麻醉药或者含服利多卡因凝胶后，静脉给予舒芬太尼 0.1μg/kg、咪达唑仑 1～2mg；术中根据患者及诊疗情况酌情调整剂量。也可采用小剂量瑞芬太尼滴定法给药或静脉泵注右美托咪定等。

　　②深度镇静 / 麻醉：主要适用于呼吸功能储备良好的患者和气道可控性强的消化内镜诊疗。静脉推注：静脉给予舒芬太尼 0.1～0.2μg/kg，或瑞芬太尼 0.4～0.6μg/kg，每 2～5min 追加 10～20μg，或纳布啡 0.1mg/kg，复合使用丙泊酚达到深度镇静 / 麻醉状态。

　　靶控输注（target controlled infusion，TCI）可采用以下方式：

　　舒芬太尼 0.1～0.15μg/kg，设定丙泊酚效应室靶浓度为 1.0μg/ml，2min 后靶浓度。

　　递增 0.5μg/ml，直到睫毛反射消失，内镜插入后适当降低丙泊酚 TCI 浓度维持麻醉。可用丙泊酚 0.5～2.0μg/ml 复合瑞芬太尼 0.75～2.0ng/ml 至目标效应室靶浓度。

　　③气管插管全身麻醉：适用于操作时间长、有潜在误吸风险及可能影响气体交换的消化内镜手术，如 ERCP、POEM、上消化道 ESD 和 EUS。

　　麻醉诱导可采用静脉注射：咪达唑仑 1～2mg，舒芬太尼 0.4～0.6μg/kg，丙泊酚 1.5～2.5mg/kg，罗库溴铵 0.6～1.0mg/kg。麻醉维持可采用静 – 吸复合全身麻醉，也可采用全凭静脉麻醉，或全凭吸入麻醉。

麻醉诱导时体位推荐采用头高斜坡位（见图 83-3），即保持外耳道水平与胸骨切迹水平齐平，上肢远离胸廓；

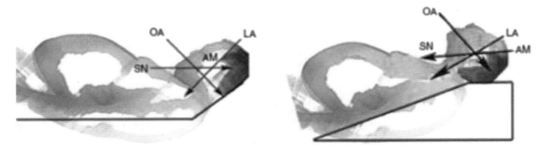

图 83-3　肥胖患者的头高斜坡位

AM：耳道；LA：咽轴线；OA：口轴线；SN：胸骨切迹

面罩通气采用 V-E 手法相比于 C-E 手法失败率更低，且能够产生更高的潮气量（见图 83-4）；可在插管期间采用经鼻给予高流量氧气（15 ～ 70L/min）的技术来延长患者缺氧时间。

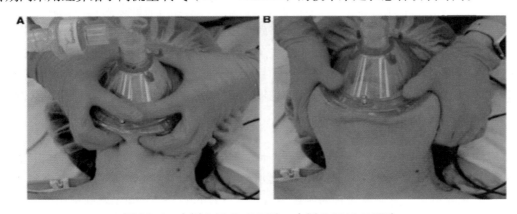

图 83-4　左侧 A 示 C-E 手法，右侧 B 示 V-E 手法

术中托下颌（头过伸位）等操作可显著增加咽喉部特别是会厌至咽后壁之间咽腔的大小（见图 83-5），体位的改变也可能影响术中的氧供，侧卧位发生低氧血症的概率小于仰卧位。

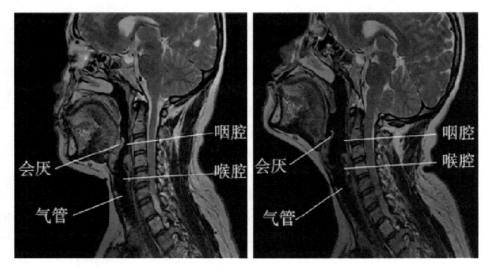

图 83-5　头位对咽腔大小的影响

术中液体管理：对于行肠道准备或禁饮禁食时间过长，麻醉前有脱水趋势的患者，诱导前应适当补液，以防发生循环衰竭；有大出血可能的患者，建议采用18G以上的套管针开放静脉通路。对操作时间较长（＞4h）的手术，建议留置导尿管。肥胖患者所需液体应根据其瘦体重来计算，以达到等量补液的目的。

气道管理：肥胖相关的OSA是通气困难的危险因素。OSA患者的气管插管更困难，达到15%～20%（而普通人群为2%～5%），特别是严重OSA，肥胖会导致插管困难。

面罩通气困难和气管插管困难都是全麻诱导时低氧血症的危险因素，建议在肥胖患者的日常实践中采用改善预氧合的技术。

肥胖患者应用面罩进行自主通气预吸氧，在诱导后也会出现快速低氧。NIV中（吸气支持［AI］＋呼气正压［PEP］）进行5min预吸氧，可以更快地获得＞90%的呼出氧气比例（FeO_2），并改善了氧合。

高流量鼻腔插管氧气疗法，通过鼻腔插管提供高流量、加热和加湿的空气，吸氧量（FiO_2）为100%，最大流量为60L/min，可实现窒息性氧合技术，窒息时间延长17min，有效地减少无痛胃镜检查中的低氧。

肥胖患者下食管括约肌功能低下，胃食管反流很常见，麻醉后反流误吸的风险增加。对于操作复杂，历时长等无痛消化内镜下治疗者，推荐使用快速顺序诱导加环状软骨压迫法，也可在视频喉镜辅助下行侧卧位气管插管。如果插管困难和面罩通气的风险非常高，应考虑使用纤维支气管镜清醒插管。如果插管困难和（或）面罩通气困难，强烈建议插入喉罩。

通气管理：最重要的两个问题是氧合功能和气道压力。容量控制或压力控制模式均可，实施保护性肺通气策略有助于改善肥胖患者术中和术后的氧合功能。推荐动脉血气监测列为病态肥胖患者监测的常规。预防气压伤可通过及时调节呼吸机相关参数及完善肌松来实现。

5. 术后管理

（1）术后疼痛管理：采取不同作用机制的镇痛药物，多途径、多模式的镇痛方法更为安全可靠。消化内镜诊疗患者术后疼痛相对轻微，轻、中度疼痛予以非甾体类抗炎药。抗胆碱药物可解除痉挛性疼痛，必要时选用阿片类药物。如因腹腔积气、胃肠胀气、胃肠持续痉挛等引起疼痛，可请专科医师予以相应处理。

（2）PACU管理：管理重点为维持充足的氧合及气道通畅、合理判断拔管时机及防止相关并发症发生。肥胖患者拔管后发生气道阻塞的危险性显著增加。重症OSA患者，或明显困难气道均需保留气管内导管，带管在PACU治疗；在肌松监测下指导应用肌松拮抗剂，使患者在清醒前恢复肌力，足够的潮气量，在清醒下半卧位拔管。拔管前应常规做好放置口咽或鼻咽通气道的准备，并准备好行双人面罩辅助通气，同时做好紧急气道处理的准备，如喉罩、再次气管插管等。

肥胖患者Aldrete评分＞9分（表83-5），离PACU时，必须评估患者无刺激时有无低通气或呼吸暂停体征，至少观察1h未出现这些征象以及吸空气下脉搏氧饱和度达到所需水平，方可返回病房。消化内镜诊疗结束后，当患者的离院PADSS评分＞9分（表83-6），患者可由亲友陪同离院。

图83-6为消化内镜诊疗镇静/麻醉操作流程图。

表83-5　Aldrete评分表（出苏醒室标准）

项目	改良Aldrete评分	入室
活动	自主或遵嘱活动四肢和抬头	2
	自主或遵嘱活动二肢和有限制的抬头	1
	不能活动肢体或抬头	0

（续表）

项目	改良 Aldrete 评分	入室
呼吸	能深呼吸和有效咳嗽，呼吸频率和幅度正常	2
	呼吸困难或受限，但有浅而慢的自主呼吸，可能用口咽通气道	1
	呼吸暂停或微弱呼吸，需呼吸器治疗或辅助呼吸	0
血压	麻醉前 ±20% 以内	2
	麻醉前 ±20% ～ 49%	1
	麻醉前 ±50% 以上	0
意识	完全清醒（准确回答）	2
	可唤醒，嗜睡	1
	无反应	0
SpO_2	呼吸空气 $SpO_2 \geqslant 92\%$	2
	呼吸氧气 $SpO_2 \geqslant 92\%$	1
	呼吸氧气 $SpO_2 \geqslant 92\%$	0
总分		

注：上述五项总分为 10 分，当患者评分 > 9 分，可考虑转出 PACU

表 83-6　镇静 / 麻醉后离院评分量表

生命体征（血压和心率）	疼痛
2= 术前数值变化 20% 范围内	2= 轻微
1= 术前数值变化 21% ～ 40%	1= 中等
0= 变化超出术前值的 41% 以上	0= 严重
运动功能	手术出血
2= 步态稳定 / 没有头晕	2= 轻微
1= 需要帮助	1= 中等
0= 不能行走 / 头晕	0= 严重
恶心、呕吐	
2= 轻微	
1= 中等	
0= 严重	

注：上述五项总分为 10 分，当患者评分 > 9 分，可考虑离院

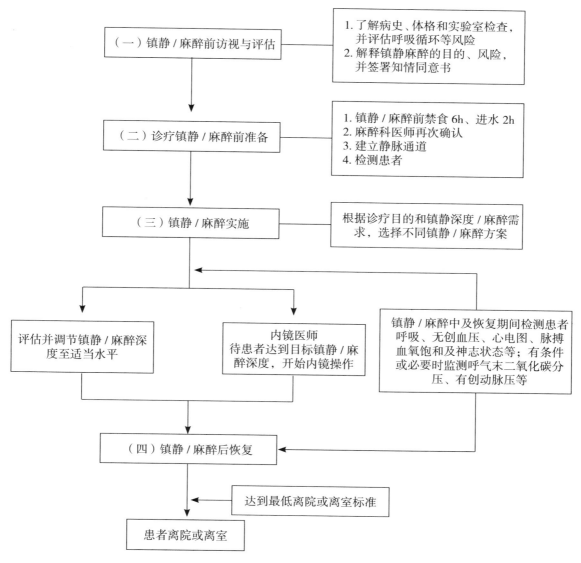

图 8-5-6　消化内镜诊疗镇静 / 麻醉操作流程

6.无痛胃肠镜的理念

（1）无痛并不等于无知觉，尤其是肥胖患者、老年人、消化道出血患者。

（2）一般患者可以中 – 重度镇静：以丙泊酚为主的诱导方式。

（3）特殊患者采用镇痛的方案：以瑞芬太尼为主的诱导方式。

四、总结

（1）肥胖患者尤其合并 OSAHS，利多卡因胶浆充分表麻，采取头高斜坡位，高流量预吸氧，有条件可应用高流量鼻腔插管氧气疗法（HFNO）。

（2）术前充分评估患者呼吸功能及困难气道情况。

（3）根据消化内镜的诊疗目的和镇静 / 麻醉深度的需求，对肥胖采用最低浓度的麻醉或镇静方法。

（4）内镜操作开始时可行托下颌操作。

（5）术中可采用内镜面罩吸氧，可加压供氧。

参考文献

［1］中华医学会麻醉学分会.中国消化内镜诊疗镇静/麻醉的专家共识（2020版）.2020版中国麻醉学指南与专家共识[M].北京：人民卫生出版社，2020.

［2］中华医学会消化内镜学分会麻醉协作组，张澍田，田鸣.常见消化内镜手术麻醉管理专家共识[J].中华消化内镜杂志，2019，36（1）：9-19.

［3］国家消化内镜质控中心，国家麻醉质控中心，王洛伟，等.中国消化内镜诊疗镇静/麻醉操作技术规范[J].临床麻醉学杂志，2019，35（1）：81-84.

［4］熊利泽.邓小明.肥胖患者麻醉管理专家共识（2017）.2017年版中国麻醉学指南与专家共识[M].北京：人民卫生出版社，2017.

［5］中华医学会麻醉学分会五官科麻醉学组，吴新民，王月兰，等.阻塞性睡眠呼吸暂停患者围术期麻醉管理专家共识（2020修订版）快捷版[J].临床麻醉学杂志，2021，037（2）：196-199.

（撰稿：李德龙　审稿：郑　澍）